中医临床必读丛书重刊

医宗金鉴

中册

清·吴谦 等编

郑金生 整理

人民卫生出版社

·北京·

图书在版编目（CIP）数据

医宗金鉴. 中册 /（清）吴谦等编；郑金生整理
. —北京：人民卫生出版社，2023.4
（中医临床必读丛书重刊）
ISBN 978-7-117-34489-0

Ⅰ. ①医…　Ⅱ. ①吴…　②郑…　Ⅲ. ①中国医药学 - 总集 - 清代　Ⅳ. ①R2-52

中国国家版本馆 CIP 数据核字（2023）第 033201 号

中医临床必读丛书重刊
医宗金鉴
Zhongyi Linchuang Bidu Congshu Chongkan
Yizong Jinjian
（中册）

编　　者：清 · 吴谦等
整　　理：郑金生
出版发行：人民卫生出版社（中继线 010-59780011）
地　　址：北京市朝阳区潘家园南里 19 号
邮　　编：100021
E - mail：pmph @ pmph.com
购书热线：010-59787592　010-59787584　010-65264830
印　　刷：三河市宏达印刷有限公司
经　　销：新华书店
开　　本：889 × 1194　1/32　印张：22　字数：549 千字
版　　次：2023 年 4 月第 1 版
印　　次：2023 年 5 月第 1 次印刷
标准书号：ISBN 978-7-117-34489-0
定　　价：65.00 元
打击盗版举报电话：010-59787491　E-mail：WQ @ pmph.com
质量问题联系电话：010-59787234　E-mail：zhiliang @ pmph.com
数字融合服务电话：4001118166　E-mail：zengzhi @ pmph.com

御纂医宗金鉴总目

上　册

中　册

下　册

中册目录

删补名医方论

编辑四诊心法要诀

编辑运气要诀

编辑伤寒心法要诀

卷三十七……801

编辑杂病心法要诀

卷四十三……912

编辑妇科心法要诀

编辑幼科杂病心法要诀

编辑痘疹心法要诀

编辑幼科种痘心法要旨

删补名医方论

御纂医宗金鉴卷二十六

删补名医方论　卷一

古医方得人乃传，非人勿言。故扁鹊、仓公皆称禁方不轻授人，诚重之也。后汉张机著《伤寒杂病论》，始立众方，公之天下。故建安以前，苦于无方；元丰而后，虽有局方，漫无指归，不可为法。今博集《金匮》《千金》《外台》诸书及王好古、李杲、刘完素、朱震亨、张从正、薛己诸方之佳者，采录成编。然方论始于成无己，近代则有吴琨、李中梓、柯琴、汪昂诸家，于医方虽各有发明，但其间或有择焉未精、语焉未详者。复推其立方之意，综其简要，删繁补阙，归于明显，名之曰《删补名医方论》，以昭示来兹云。

独参汤　治元气大虚，昏厥，脉微欲绝，及妇人崩产，脱血，血晕。

人参分两随人、随证

须上拣者，浓煎顿服，待元气渐回，随证加减。

［集注］柯琴曰：一人而系一世之安危者，必重其权而专任之；一物而系一人之死生者，当大其服而独用之。故先哲于气几息、血将脱之证，独用人参二两，浓煎顿服，能挽回性命于瞬息之间，非他物所可代也。世之用者，恐或补住邪气，姑少少以试之，或加消耗之味以监制之，其权不重、力不专，人何赖以得生乎？如古方霹雳散、大补丸，皆用一物之长而取效最捷，于独参汤何疑耶？

［按］若病兼别因，则又当随机应变，于独参汤中或加熟附补阳而回厥逆，或加生地凉阴而止吐衄，或加黄芪固表之汗，或加当归救血之脱，或加姜汁以除呕吐，或加童便以止阴烦，或加茯苓令水化津生，治消渴泄泻；或加黄连折火逆冲

上，治噤口毒痢。是乃相得相须以有成，亦何害其为独哉？如薛己治中风，加人参两许于三生饮中，以驾驭其邪，此真善用独参者矣。

参附汤 治阴阳气血暴脱等证。

人参 附子（制）

水煎服。

［注］先身而生，谓之先天；后身而生，谓之后天。先天之气在肾，是父母之所赋；后天之气在脾，是水谷之所化。先天之气为气之体，体主静，故子在胞中，赖母息以养生气，则神藏而机静；后天之气为气之用，用主动，故育形之后，资水谷以奉生身，则神发而运动。天人合德，二气互用。故后天之气得先天之气，则生生而不息；先天之气得后天之气，始化化而不穷也。若夫起居不慎则伤肾，肾伤则先天气虚矣。饮食不节则伤脾，脾伤则后天气虚矣。补后天之气无如人参，补先天之气无如附子，此参附汤之所由立也。二脏虚之微甚，参附量为君主。二药相须，用之得当，则能瞬息化气于乌有之乡，顷刻生阳于命门之内，方之最神捷者也。若表虚自汗，以附子易黄芪，名人参黄芪汤，补气兼止汗。失血阴亡，以附子易生地，名人参生地黄汤，固气兼救阴。寒湿厥汗，以人参易白术，名术附汤，除湿兼温里。阳虚厥汗，以人参易黄芪，名芪附汤，补阳兼固表。此皆参附汤之转换变化法也，医者扩而充之，不能尽述其妙。

生脉饮 治热伤元气，气短倦怠，口渴出汗。

人参 麦门冬 五味子

水煎服。

［注］经云：大气积于胸中，则肺主之。夫暑热伤肺，肺伤则气亦伤矣。故气短、倦怠而喘咳也。肺主皮毛，肺伤则失其卫护，故汗出也。热伤元气，气伤则不能生津，故口渴也。是方君人参以补气，即所以补肺。臣麦冬以清气，即所以清肺。佐五味以敛气，即所以敛肺。吴琨云：一补、一清、一敛，

养气之道备矣。名曰生脉，以脉得气则充，失气则弱。李杲谓：夏月服生脉饮，加黄芪、甘草，名生脉保元汤，令人气力涌出；更加当归白芍，名人参饮子，治气虚喘咳、吐血衄血，亦虚火可补之例也。

保元汤 治男妇气虚之总方也。婴儿惊怯，痘家虚者，最宜。

黄芪三钱 人参二钱 甘草一钱 肉桂春夏二三分，秋冬六七分

上四味，水煎服。

［集注］柯琴曰：昔东垣以此三味能泻火、补金、培土，为除烦热之圣药，镇小儿之惊，效如桴鼓。魏桂岩得之，以治痘家阳虚顶陷，血虚浆清，皮薄发痒，难灌难敛者，始终用之。以为血脱须补气，阳生则阴长，有起死回生之功，故名之为保元也。又少佐肉桂，分四时之气而增损之，谓桂能治血以推动其毒，扶阳益气以充达周身。血内泣，引之出表，则气从内托；血外散，引之归根，则气从外护。参、芪非桂引导，不能独树其功。桂不得甘草和平气血，亦不能绪其条理，要非寡闻浅见者能窥其万一也。四君中不用白术，避其燥；不用茯苓，恐其渗也。用桂而不用四物者，以芎之辛散，归之湿润，芍之酸寒，地黄之泥滞故耳。如宜升则加升柴，宜燥加苓、术，宜润加当归，宜利气加陈皮，宜收加芍，宜散加芎。又表实去芪，里实去参，中满忌甘，内热除桂，斯又当理会矣。

［按］元气者，太虚之气也。人得之则藏乎肾，为先天之气，即所谓生气之原，肾间动气者是也。生化于脾，为后天之气，即所谓水谷入胃，其精气行于脉中之营气，其悍气行于脉外之卫气者是也。若夫合先后而言，即大气之积于胸中，司呼吸、通内外，周流一身，顷刻无间之宗气者是也。总之，诸气随所在而得名，实一元气也。保元者，保守此元气之谓。是方用黄芪保在外一切之气，甘草保在中一切之气，人参保上、中、下、内、外一切之气，诸气治而元气足矣。然此汤补后

天水谷之气则有余，生先天命门之气则不足，加肉桂以鼓肾间动气，斯为备耳。

四君子汤　治面色痿白，言语轻微，四肢无力，脉来虚弱者。若内伤虚热，或饮食难化作酸，须加炮姜。

人参　白术　茯苓　甘草各二钱

加姜、枣，水煎服。

加木香、藿香、葛根，为七味白术散。

加陈皮，为五味异功散。

加陈皮、半夏，为六君子汤。

加藿香、砂仁，为香砂六君子汤。

［集注］张璐曰：气虚者，补之以甘，参、术、苓、草，甘温益胃，有健运之功，具冲和之德，故为君子。盖人之一生，以胃气为本，胃气旺则五脏受荫，胃气伤则百病丛生。故凡病久虚不愈，诸药不效者，惟有益胃、补肾两途。故用四君子，随证加减。无论寒热补泻，先培中土，使药气四达，则周身之机运流通，水谷之精微敷布，何患其药之不效哉！是知四君子为司命之本也。

吴琨曰：夫面色痿白，则望之而知其气虚矣。言语轻微，则闻之而知其气虚矣。四肢无力，则问之而知其气虚矣。脉来虚弱，则切之而知其气虚矣。如是则宜补气。是方也，四药皆甘温，甘得中之味，温得中之气，犹之不偏不倚之人，故名君子。本方加木香、藿香、葛根名七味白术散，治小儿脾虚肌热，泄泻作渴。以木、藿之芳香，佐四君入脾，其功更捷；以葛根甘寒，直走阳明，解肌热而除渴也。

［按］本方加陈皮，名五味异功散，治气虚而兼气滞者；再加半夏，名六君子汤，治气虚而兼痰饮者；再加砂仁、藿香，名香砂六君子汤，治气虚而兼呕吐者。此皆补中有消导之意也。

香砂六君子汤　治气虚痰饮，呕吐痞闷，脾胃不和，变生诸证者。

人参一钱　白术二钱　茯苓二钱　甘草七分　陈皮八分　半夏一钱　砂仁八分　木香七分

上生姜二钱，水煎服。

［集注］柯琴曰：经曰：壮者气行则愈，怯者着而为病。盖人在气交之中，因气而生，而生气总以胃气为本。若脾胃一有不和，则气便着滞，或痞闷哕呕，或生痰留饮，因而不思饮食，肌肉消瘦，诸证蜂起，而形消气息矣。四君子气分之总方也，人参致冲和之气，白术培中宫，茯苓清治节，甘草调五脏，胃气既治，病安从来。然拨乱反正，又不能无为而治，必举大行气之品以辅之，则补者不至泥而不行。故加陈皮以利肺金之逆气，半夏以疏脾土之湿气，而痰饮可除也；加木香以行三焦之滞气，缩砂以通脾肾之元气，而膹郁可开也。君得四辅，则功力倍宣，四辅奉君，则元气大振，相得而益彰矣。

当归补血汤　治男妇血虚似白虎证，肌热面赤，烦渴引饮，脉来洪大而虚，重按则微。

当归二钱　黄芪一两

水煎服。

［集注］吴琨曰：血实则身凉，血虚则身热，或以饥困劳役虚其阴血，则阳独治，故诸证生焉。此证纯象白虎，但脉大而虚，非大而实为辨耳。《内经》所谓脉虚、血虚是也。五味之中，惟甘能补。当归味甘而厚，味厚则补血；黄芪味甘而薄，味薄则补气。今黄芪多数倍，而云补血者，以有形之血不能自生，生于无形之气故也。经言：阳生阴长，是之谓耳。

佛手散　治妊娠胎动下血，或因伤动，子死腹中，下血疼痛，口噤欲死。服此探之，不损则痛止，已损则立下。及横生倒生，交骨不开，产后血晕昏乱，崩中金疮，去血过多等证。

当归二两或三两　川芎一两

上剉粗末合均，每服五钱，水一盏，酒半盏，煎八分，热服。未效再服。

加败龟版一具，梳发一团，名开骨散。

［注］命名不曰归芎，而曰佛手者，谓此方治妇人胎前、产后诸疾，如佛手之神妙也。当归、川芎为血分之主药，性温而味甘辛，以温能和血，甘能补血，辛能散血也。古人俱必以当归君川芎，或一倍或再倍者，盖以川芎辛窜，捷于升散，过则伤气，故寇宗奭曰：不可单服、久服，亦此义也。然施之于气郁血凝，无不奏效，故用以佐当归而收血病之功，使瘀去新生，血各有所归也。血既有所归，则血安其部，而诸血病愈矣。至妊娠胎动，胎伤下血，非血壅胎伤，即血乱妄下。服此以探之，血乱胎未动者，血顺则痛止；血壅胎未损者，血行痛止，则胎因之而安也；已动已损者，血得顺行，则胎亦因之而顺下也。横生倒生，因用力太早，或误服催生之药，致气逆血乱，亦用此以调之。产后崩中金疮，亡血昏冒，亦用此以补之。子死腹中，腹痛欲死，亦用此以逐之。已上诸病，皆血病而气不虚者也。若夫气虚难产，产后血脱，唇面黄白，少气烦乱，动则昏冒，若误与此，反致立败。则必倍加人参，速固无形之气，以救有形之血也。至于交骨难开，加龟版、梳发，下输阴道；寒加姜、桂，热加黄芪，汗加桂枝，搐加荆穗，又当以意消息、加减可也。

四物汤 治一切血虚、血热、血燥诸证。

当归 熟地各三钱 川芎一钱五分 白芍（酒炒）二钱

上四味，水煎服。

［集注］张璐曰：四物为阴血受病之专剂，非调补真阴之的方。方书咸谓四物补阴，遂以治阴虚发热，火炎失血等证，蒙害至今。又专事女科者，咸以此汤随证漫加风、食、痰、气等药，纷然杂出。其最可恨者，不辨热之虚实，率加知母、黄柏，令人久服，而庸工利其有劫病之能，咸乐用之。殊不知四君子气药，治上下失血过多，一切血药置而不用，独推独参汤、童便以固其脱者，以有形之血，不能速生，无形之气，所当急固也。昔人有言：见血休治血，必先调其气。又云：四物汤不得补气药，不能成阳生阴长之功。诚哉言也！然此汤伤寒

火邪解后,余热留于血分,至夜微热不除,或合柴胡,或加桂枝,靡不应手辄效,不可没其功也。

柯琴曰:经云:心生血,肝藏血。故凡生血者,则究之于心;调血者,当求之于肝也。是方乃肝经调血之专剂,非心经生血之主方也。当归甘温和血,川芎辛温活血,芍药酸寒敛血,地黄甘平补血。四物具生长收藏之用,故能使营气安行经隧也。若血虚加参、芪,血结加桃仁、红花,血闭加大黄、芒硝,血寒加桂、附,血热加芩、连。欲行血去芍,欲止血去芎,随所利而行之,则又不必拘拘于四矣。若妇人数脱其血,故用以调经种子。如遇血崩、血晕等证,四物不能骤补,而反助其滑脱,则又当补气生血,助阳生阴长之理。盖此方能补有形之血于平时,不能生无形之血于仓卒;能调阴中之血,而不能培真阴之本;为血分立法,不专为女科套剂也。王好古治妇女,不论内伤、外感,胎前、产后,随证加二味于四物中,名曰六合,未免任意牵强。

圣愈汤 治一切失血过多,阴亏气弱,烦热作渴,睡卧不宁等证。

四物汤加人参、黄芪(一方去芍药)。

上水煎服。

[集注] 柯琴曰:经云:阴在内,阳之守也;阳在外,阴之使也。故阳中无阴,谓之孤阳;阴中无阳,谓之死阴。朱震亨曰:四物皆阴,行天地闭塞之令,非长养万物者也。故四物加知柏,久服便能绝孕,谓嫌于无阳耳。此方取参、芪配四物,以治阴虚血脱等证。益阴阳互为其根,阴虚则阳无所附,所以烦热燥渴;气血相为表里,血脱则气无所归,所以睡卧不宁。然阴虚无骤补之法,计在培阴以藏阳,血脱有生血之机,必先补气,此阳生阴长,血随气行之理也。故曰:阴虚则无气,无气则死矣。此方得仲景白虎加人参之义而扩充者乎。前辈治阴虚,用八珍、十全,卒不获效者,因甘草之甘,不达下焦;白术之燥,不利肾阴;茯苓渗泄,碍乎生升;肉桂辛热,动

其虚火。此六味皆醇厚和平而滋润，服之则气血疏通，内外调和，合于圣度矣。

地骨皮饮　治阴虚火旺，骨蒸发热，日静夜剧者；妇人热入血室，胎前发热者。

四物汤加　地骨皮　牡丹皮各三钱

水煎服。

［集注］柯琴曰：阴虚者阳往乘之，发热也。当分三阴而治之：阳邪乘入太阴脾部，当补中益气以升举之，清阳复位而火自熄也；若乘入少阴肾部，当六味地黄丸以对待之，壮水之主而火自平也；乘入厥阴肝部，当地骨皮饮以凉补之，血有所藏而火自安也。四物汤为肝家滋阴调血之剂，加地骨皮清志中之火以安肾，补其母也；加牡丹皮清神中之火以凉心，泻其子也。二皮凉而不润，但清肝火不伤脾胃，与四物加知、柏之湿润而苦寒者不同也。故逍遥散治肝火之郁于本脏者也，木郁达之，顺其性也；地骨皮饮，治阳邪之乘于肝脏者也，客者除之，勿纵寇以遗患也。二方皆肝家得力之剂。

犀角地黄汤　治热伤吐衄、便血，妇人血崩、赤淋。

生犀角　生地黄　白芍　牡丹皮

上四味，先用三物水煎，去滓，入生犀汁，热服。

［注］吐血之因有三：曰劳伤，曰努伤，曰热伤。劳伤以理损为主，努伤以去瘀为主，热伤以清热为主。热伤阳络则吐衄，热伤阴络则下血。是汤治热伤也，故用犀角清心去火之本，生地凉血以生新血，白芍敛血止血妄行，丹皮破血以逐其瘀。此方虽曰清火，而实滋阴；虽曰止血，而实去瘀。瘀去新生，阴滋火熄，可为探本穷源之法也。若心火独盛，则加黄芩、黄连以泻热；血瘀胸痛，则加大黄、桃仁以逐瘀也。

四生丸　治阳盛阴虚，血热妄行，或吐或衄者。

生地黄　生柏叶　生荷叶　生艾叶各等分

上四味，捣烂为丸，如鸡子大，每服一丸，滚汤化服。

［集注］柯琴曰：阴虚而阳无所附，则火炎上焦；阳盛则

阳络伤，故血上溢于口鼻也。凡草木之性，生者凉，而熟之则温；熟者补，而生者泻。四味皆清寒之品，尽取其生者，而捣烂为丸，所以全其水气；不经火煮，更远于火令矣。生地多膏，清心肾而通血脉之源。柏叶西指，清肺金而调营卫之气。艾叶芳香，入脾胃而擅去瘀生新之权。荷叶法震，入肝家而和藏血摄血之用。五志之火既清，五脏之阴安堵，则阴平阳秘，而血归经矣。是方也，可暂用以遏妄行之热血，如多用则反伤营。盖血得寒，则瘀血不散，而新血不生也。设但知清火凉血，而不用归脾、养荣等剂以善其后，鲜有不绵连岁月而毙者。非立法之不善，妄用者之过耳。

当归六黄汤 治阴虚有火，令人盗汗者。

当归 生地 熟地 黄芪 黄芩 黄连 黄柏

上水煎服。

［注］寤而汗出曰自汗，寐而汗出曰盗汗。阴盛则阳虚不能外固，故自汗。阳盛则阴虚不能中守，故盗汗。若阴阳平和之人，卫气昼则行阳而寤，夜则行阴而寐，阴阳既济，病安从来？惟阴虚有火之人，寐则卫气行阴，阴虚不能济阳，阳火因盛而争于阴，故阴液失守外走而汗出；寤则卫气复行出于表，阴得以静，故汗止矣。用当归以养液，二地以滋阴，令阴液得其养也。用黄芩泻上焦火，黄连泻中焦火，黄柏泻下焦火，令三火得其平也。又于诸寒药中加黄芪，庸者不知，以为赘品，且谓阳盛者不宜，抑知其妙义正在于斯耶！盖阳争于阴，汗出营虚，则卫亦随之而虚。故倍加黄芪者，一以完已虚之表，一以固未定之阴。经曰：阴平阳秘，精神乃治。此之谓欤！

［集注］吴琨曰：杂证盗汗，与伤寒盗汗不同。伤寒是半表半里之邪未尽，杂证则阴虚有火而已。彼以和表为主，此以救阴为急。故以补阴之品，佐泻火之药，明者辨之。

黄芪建中汤 治虚劳里急，悸、衄、腹中痛，夜梦失精，四肢酸痛，手足烦热，咽干口燥，诸不足诸证。

黄芪　胶饴　白芍　甘草　桂枝　生姜　大枣

上七味，水煎服。

［集注］喻昌曰：虚劳而至于亡血、失精，津液枯槁，难为力矣！《内经》于针砭所莫治者，调以甘药；《金匮》遵之而立黄芪建中汤，急建其中气，俾饮食增而津液旺，以至充血生精，而复其真阴之不足。但用稼穑作甘之本味，而酸辛咸苦在所不用，盖舍此别无良法也。然用法贵立于无过之地，不独呕家不可用建中之甘，即微觉气滞，更当虑甘药太过，令人中满也。至大建中则大建其中之阳，小建中则小小建立之义，理中则燮理之义，治中则分治之义，补中、温中，何莫非先中州之义。缘伤寒外邪逼入于内，法难尽用，仲景但于方首以“小”之一字，微示其意，至《金匮》始尽建中之义。后人引伸触类，制乐令建中汤、十四味建中汤，曲畅建中之旨。学者心手之间，所当会其大义也。

双和饮　治大病之后，虚劳气乏。补血益气，不热不冷，温而调之。

白芍二钱　黄芪(炙)一钱半　甘草(炙)七分　中桂七分　当归一钱　熟地黄一钱　川芎七分

生姜三片，大枣二枚，水二盏，煎一盏，温服。

［注］此汤乃李杲以黄芪建中汤减饴糖合四物之方也。黄芪建中，治虚劳不足，是从脾胃中化生血气。此则直补阴血，兼之温养阳气，所以减饴糖之甘，加纯阴之品，名曰双和也。地骨皮饮，其意在凉血热，故佐二皮以清之。圣愈汤，其意在救血脱，故佐参、芪以补之。双和饮，其意在温养血气，故佐芪、桂、炙草以温之。经曰：“形不足者，温之以气”是也。

人参养荣汤　治脾肺俱虚，发热恶寒，肢体瘦倦，食少作泻等证。若气血虚而变见诸证，弗论其病其脉，但用此汤，诸证悉退。

人参　白术　茯苓　甘草　黄芪　陈皮　当归　熟地　白芍　桂心　远志　五味子

上十二味，加姜三片，枣二枚，水煎服。

［集注］柯琴曰：古人治气虚以四君子，治血虚以四物，气血俱虚者以八珍，更加黄芪、肉桂，名十全大补，宜乎万举万当也。而用之有不获效者，盖补气而不用行气之品，则气虚之甚者，几无气以运动；补血而仍用行血之物，则血虚之甚者，更无血以流行。故加陈皮以行气，而补气者悉得效其用；去川芎行血之味，而补血者因以奏其功。此善治者，只一加一减，便能转旋造化之机也。然气可召而至，血易亏而难成，苟不有以求其血脉之主而养之，则营气终归不足。故倍人参为君，而佐以远志之苦，先入心以安神定志，使甘温之品，始得化而为血，以奉生身。又心苦缓，必得五味子之酸，以收敛神明，使营行脉中而流于四脏。名之曰养荣，不必仍十全之名，而收效有如此者。

归脾汤　治思虑伤脾，或健忘怔忡，惊悸盗汗，寤而不寐，或心脾作痛，嗜卧少食，及妇女月经不调。

人参　龙眼肉　黄芪　甘草　白术　茯苓　木香　当归　酸枣仁　远志

姜三片，水煎服。

［集注］罗谦甫曰：方中龙眼、枣仁、当归，所以补心也；参、芪、术、苓、草，所以补脾也。薛己加入远志，又以肾药之通乎心者补之，是两经兼肾合治矣。而特名“归脾”何也？夫心藏神，其用为思；脾藏智，其出为意，见神智思意、火土合德者也。心以经营之久而伤，脾以意虑之郁而伤，则母病必传之子，子又能令母虚，所必然也。其病则健忘怔忡，怵惕不安之征见于心也；饮食倦怠不能运输，手足无力，耳目昏眊之证见于脾也。故脾阳苟不运，心肾必不交。彼黄婆者，若不为之媒合，则已不能摄肾气归心，而心阴何所赖以养？此取坎填离者，所以必归之脾也。其药一滋心阴，一养脾阳，取乎健者，以壮子益母。然恐脾郁之久，思意不通，故少取木香之辛且散者，以畅气醒脾，使能速通脾气，以上行心阴。脾之所

归，正在斯耳。

张璐曰：补中益气与归脾同出保元，并加归、术，而有升举胃气，滋补脾阴之不同。此方滋养心脾，鼓动少火，妙佐以木香少许，调顺诸气，畅和心脾。世医不谙此理，反以木香性燥不用，服之多致痞闷减食者，以其补药多滞，不能输化故耳。

妙香散　治梦遗失精，惊悸郁结。

山药二两　人参　黄芪　远志（制）　茯苓　茯神一两　桔梗三钱　甘草　辰砂（另研）一钱　麝香一钱　木香二钱五分

为末，每服二钱，酒下。

［集注］汪昂曰：心，君火也。君火一动，相火随之。相火寄于肝胆，肾之阴虚则精不藏，肝之阳强则气不固，故精脱而成梦矣。山药益阴，兼能涩精，故以为君。人参、黄芪用以固气，远志、二茯用以宁神。神宁气固，则精自守其位矣。丹砂镇心安魂，二香开郁通窍，桔梗载诸心药久留膈上，甘草调和诸药，交和于中。是方不以泻火固涩立法，但安神固气，使精与神气相依，而梦少精秘矣。

［按］朱震亨云：主秘藏者肾也，司疏泄者肝也。二脏有相火，而其系，上属于心。心，君火也，为物所感则易于动，心动则相火翕然随之，虽不交会，精亦暗流而渗漏矣。所以圣人只是教人收心养性，其旨深矣。震亨此论至当。其平生精力在补阴以制相火，深得《内经》天以阳生阴长，地以阳杀阴藏之旨。近世医者惟知阳生，不知阴亦能生；惟知阴杀，不知阳亦能杀。经虽每每指出阳脱、阴脱、阳绝、阴绝皆令人死，奈志迷偏见者不回也。即此一证，老年之人，心有所动，而相火衰不能翕然随之，虽有所梦而无所遗。由此可知震亨用黄柏一味，少佐冰片，名清心丸，独泻相火，而治中年相火盛，梦遗心悸者，屡用屡效也。

天王补心丹　治心血不足，神志不宁，津液枯竭，健忘怔忡，大便不利，口舌生疮等证。

人参　酸枣仁　当归　生地黄　麦冬　天冬　柏子仁　远志　五味子　丹参　元参　白茯苓　桔梗

上为末,炼蜜丸如椒目大,白汤下。

[集注]柯琴曰:心者主火,而所以主之者神也,火盛则神困。心藏神,补神者必补其心,补心者必清其火,而神始安。补心丹故用生地黄为君,取其下足少阴以滋水,主水盛可以伏火,此非补心之阳,乃补心之神耳。凡果核之有仁,犹心之有神也。清气无如柏子仁,补血无如酸枣仁,以其神存耳。参、苓之甘,以补心气;五味之酸,以收心气;二冬之寒,以清气分之火,心气和而神自归矣。当归之甘,以补心血;丹参之寒,以生心血;元参之咸,以清血中之火,血足而神自藏矣。更加桔梗为舟楫,远志为向导,和诸药,入心而安神明。以此养生,则百体从令,何有健忘怔忡、津液干涸、舌上生疮、大便不利之虞哉?

酸枣仁汤　治虚劳,虚烦不得眠。

酸枣仁二升　甘草一两　知母二两　白茯苓二两　川芎一两

上五味,以水八升,煮枣仁得六升,内药煮取三升,分温三服。

[集注]罗谦甫曰:经云:肝藏魂,人卧则血归于肝。又曰:肝者,罢极之本。又曰:阳气者,烦劳则张。罢极必伤肝,烦劳则精绝。肝伤精绝,则虚劳虚烦不得卧明矣。枣仁酸平,应少阳木化而治肝,极者宜收宜补,用酸枣仁至二升,以生心血、养肝血,所谓以酸收之,以酸补之是也。顾肝郁欲散,散以川芎之辛散,使辅枣仁通肝调荣,又所谓以辛补之也。肝急欲缓,缓以甘草之甘缓,使防川芎疏泄过急,此所谓以土葆之也。然终恐劳极则火发,伤阴阳旺,阳分不行于阴,而仍不得眠,故佐知母崇阴水以制火,茯苓利阳水以平阴,将水壮而魂自宁,火清而神且静矣。此治虚劳肝极之神方也。

朱砂安神丸 治心神昏乱，惊悸怔忡，寤寐不安。

朱砂（另研） 黄连各半两 当归二钱 生地黄三钱 甘草二钱

上为细末，酒泡蒸饼丸如麻子大，朱砂为衣。每服三十丸，卧时津液下。

［集注］叶仲坚曰：经云：神气舍心，精神毕具。又曰：心者生之本，神之舍也。且心为君主之官，主不明，则精气乱；神太劳，则魂魄散，所以寤寐不安，淫邪发梦。轻则惊悸怔忡，重则痴妄癫狂也。朱砂具光明之体，色赤通心，重能镇怯，寒能胜热，甘以生津，抑阴火之浮游，以养上焦之元气，为安神之第一品。心若热，配黄连之苦寒，泻心热也，更佐甘草之甘以泻之。心主血，用当归之甘温，归心血也，更佐地黄之寒以补之。心血足则肝得所藏，而魂自安，心热解则肺得其职，而魄自宁也。

御纂医宗金鉴卷二十七

删补名医方论 卷二

补中益气汤 治阴虚内热，头痛口渴，表热自汗，不任风寒，脉洪大，心烦不安，四肢困倦，懒于言语，无气以动，动则气高而喘。

黄芪 人参 云术 炙甘草 陈皮 当归 升麻 柴胡

上八味，加生姜三片，大枣二枚，水煎，温服。

［集注］柯琴曰：仲景有建中、理中二法。风木内干中气，用甘草、饴、枣，培土以御木；姜、桂、芍药，平木而驱风，故名曰建中。寒水内凝于中气，用参、术、甘草，补土以制水，佐干姜而生土以御寒，故名曰理中。至若劳倦形衰，气少阴虚而生内热者，表证颇同外感，惟李杲知其为劳倦伤脾，谷气不胜阳气，下陷阴中而发热，制补中益气之法。谓风寒外伤其形，为有余；脾胃内伤其气，为不足。遵《内经》劳者温之，损者益之之义，大忌苦寒之药，选用甘温之品升其阳，以达阳春升生之令。凡脾胃一虚，肺气先绝，故用黄芪护皮毛而闭腠理，不令自汗。元气不足，懒言、气喘，人参以补之。炙甘草之甘，以泻心火而除烦，补脾胃而生气。此三味，除烦热之圣药也。佐白术以健脾，当归以和血。气乱于胸，清浊相干，用陈皮以理之，且以散诸甘药之滞。胃中清气下陷，用升麻、柴胡气之轻而味之薄者，引胃气以上腾，复其本位，便能升浮，以行生长之令矣。补中之剂，得发表之品而中自安；益气之剂，赖清气之品而气益培，此用药有相须之妙。是方也，用以补脾，使地道卑而上行，亦可以补心、肺。损其肺者，益其气；损其心者，调其营卫也。亦可以补肝木，郁则达之也。惟不

宜于肾，阴虚于下者不宜升，阳虚于下者更不宜升也。凡李杲治脾胃方，俱是益气。去当归、白术，加苍术、木香便是调中，加麦冬、五味辈，便是清暑。此正是医不执方，亦是医必有方。

赵献可曰：后天脾土，非得先天之气不行，此气因劳而下陷于太阴，清气不升，浊气不降，故用升、柴以佐参、芪，是方所以补益后天中之先天也。凡脾胃不足，喜甘而恶苦，喜补而恶攻，喜温而恶寒，喜通而恶滞，喜升而恶降，喜燥而恶湿，此方得之矣。

陆丽京曰：此为清阳下陷者言之，非为下虚而清阳不升者言之也。倘人之两尺虚微者，或是肾中水竭，或是命门火衰，若再一升提，则如大木将摇而拨其本也。

升阳益胃汤 治脾胃虚，怠惰嗜卧，四肢不收。时值秋燥令行，湿热方退，体重节痛，口干舌燥，饮食无味，大便不调，小便频数，食不消，兼见肺病，洒淅恶寒，惨惨不乐，面色不和。

羌活 独活 防风 柴胡 人参 白术 茯苓 甘草 黄芪 白芍 半夏 黄连 泽泻 陈皮

水煎服。

［集注］吴琨曰：脾土虚弱不能制湿，故体重节痛；不能运化精微，故口干无味；中气既弱，传化失宜，故大便不调，小便频数也。洒淅恶寒，肺弱表虚也。面色不乐，阳气不伸也。是方半夏、白术能燥湿，茯苓、泽泻渗之，二活、防风、柴胡能升举清阳之气，黄连疗湿热，陈皮平胃气，参、芪、甘草以益胃，白芍酸收用以和营，而协羌活、柴胡辛散之性，盖古人用辛散必用酸收，所以防其峻厉，犹兵家之节制也。

［按］人参属补，不知君于枳、朴中，即为补中泻也。羌、防辈为散，不知佐于参、芪中，即为补中升也。近世之医，一见羌、防辈，即曰：发散不可轻用，亦不审佐于何药之中。皆因读书未明，不知造化别有妙理耳。

升阳散火汤　治脾阴血虚，胃阳气弱，春寒不去，及过食冷物，抑遏少阳清气，郁于脾土之中，四肢发困热、肌热、筋骨间热、表热如火燎于肌肤，扪之烙手，并宜服之。

升麻　葛根　独活　羌活　白芍　人参已上各五钱　甘草（炙）三钱　柴胡三钱　防风二钱　甘草（生）二钱

上㕮咀，如麻豆大。每服秤五钱，水二盏，煎一盏，去滓，大温服，无时，忌寒凉之物。

［集注］吴琨曰：经云：少火生气。天非此火不能生物，人非此火不能有生，扬之则光，遏之则灭。令为春寒不去，遏郁阳气，饮食冷物，填塞至阴，以致升生之气几于息矣。故用升麻、柴胡、羌活、独活、葛根，皆辛温风药，以鼓动少阳生气。清阳既出上窍，则浊阴自归下窍，而食物传化，自无抑遏之患。芍药味酸，能泻土中之木。人参味甘，能补中州之气。生甘草能泻郁火于脾，从而炙之，则健脾胃而和中矣。李杲圣于脾胃者，其治之也，必主于升阳。俗医知降而不知升，是扑其少火也，安望其卫生耶？若气不虚，本方除人参、独活加葱白，名火郁汤，治同。

补脾胃泻阴火升阳汤　治饮食伤胃，劳倦伤脾，脾胃一虚，阳气下陷，阴火乘之，时值夏令，当从此治。

黄芪　苍术（泔浸，炒）　甘草（炙）　羌活一两　升麻八钱　柴胡两半　黄连（酒炒）五钱　黄芩（炒）　人参七钱　石膏少许，长夏微用，过时去之

每服五钱，姜、枣煎服。

［集注］汪昂曰：李杲云：脾胃一伤，阳气日损。脾胃之清气下陷，浊阴之火得以上乘，是有秋冬而无春夏也。惟以气味薄之风药，升发阳气，佐以苦寒之品，泻阴中火，则阴不病、阳气伸矣。是方参、芪、术、草，以补脾胃也。佐羌活、升、柴，以助阳升；佐石膏、芩、连，以泻阴火。假令不能食而瘦，乃本病也。右关脉缓弱，乃本脉也。或本脉兼见弦脉，本证兼见四肢满、闭、淋、溲便难、转筋一二证，此肝之脾胃病也，

当加风药以泻肝木。脉兼见洪大，证兼见肌热、烦热、面赤一二证，此心之脾胃病也，当加泻心火之药。脉兼见浮涩，证兼见短气、气上、喘咳、痰盛、皮涩一二证，此肺之脾胃病也，当加泻肺及补气之药。脉兼见沉细，证兼见善欠、善恐一二证，此肾之脾胃病也，当加泻肾水及泻阴火之药。所以言此者，欲人知百病皆从脾胃而生，处方者当从此法加时令药也。

清暑益气汤　长夏湿热蒸炎，四肢困倦，精神减少，身热气高，烦心便黄，渴而自汗，脉虚者，此方主之。

人参　黄芪　甘草　白术　神曲　五味子　青皮　升麻　干葛　麦冬　黄柏　泽泻　广橘皮　苍术钱半　当归

姜三片，枣二枚、去核，水煎服。

［集注］吴琨曰：暑令行于夏至，长夏则兼湿令矣。此方兼而治之。炎暑则表气易泄，兼湿则中气不固。黄芪所以实表，白术、神曲、甘草所以调中。酷暑横流，肺金受病，人参、五味、麦冬，所以补肺、敛肺、清肺，经所谓扶其所不胜也。火盛则水衰，故以黄柏、泽泻，滋其化源。津液亡则口渴，故以当归、干葛，生其胃液。清气不升，升麻可升；浊气不降，二皮可理。苍术之用，为兼长夏之湿也。

程应旄曰：人知清暑，我兼益气，以暑伤气也。益气不独金能敌火，凡气之上腾而为津、为液者，回下即为肾中之水。水气足，火淫自却也。

清燥汤　治痿厥之病，腰以下痿软不能动，行走不正，两足欹侧。

黄连　黄柏(酒炒)　柴胡已上各一分　麦冬　当归身　生地　猪苓　炙甘草　神曲已上各二分　人参　白茯苓　升麻已上各三分　橘皮　白术　泽泻已上各五分　苍术一钱　黄芪一钱五分　五味子九枚

上㕮咀，如麻豆大，水二盏半，煎一盏，去滓，空心温服。

［注］清暑益气汤与此方均治湿暑之剂。清暑益气汤，治暑盛于湿。暑伤气，所以四肢困倦，精神减少，烦渴身热，自

汗脉虚，故以补气为主，清暑为兼，少佐去湿之品，从令气也。此方治湿盛于暑，湿伤形，所以李杲曰：六、七月之间，湿令大行，子能令母实，湿助热旺而刑燥金，绝其寒水生化之源，源绝则肾亏，痿厥之病作矣。故以清暑变为清燥，佐泻热利湿之药，从邪气也。是方即清暑益气汤去葛根者，以无暑外侵之肌热也。加二苓者，专去湿也。加黄连、生地，专泻热也。二苓佐二术，利水燥湿之力倍。连、地佐黄柏，救金生水之功多。中气益，则阴火熄而肺清矣。湿热除，则燥金肃而水生矣。肺清水生，则湿热痿厥之病，未有不愈者也。但此方药味，性偏渗泻，若施之于冬春，水竭髓枯骨痿，或非湿热为病者，反劫津液，其病愈甚，则为谬治矣。

白术附子汤　治寒中腹胀满，作涎作清涕；或多溺足下痛，不能任身履地，骨乏无力，喜睡，两丸多冷，时作阴阴而痛；或妄见鬼状，梦亡人，腰背、胛眼、腰脊皆痛。

白术　附子（炮，去皮脐）　苍术　陈皮　厚朴（姜制）　半夏（汤洗）　茯苓　猪苓（去皮）半两　泽泻　肉桂四钱

上剉如麻豆大，每服半两，水三盏，姜三片，同煎至一盏，去滓，食前温服。量虚实加减多少。

［注］李杲云：脾胃之证，有热中，有寒中。热中者，是火乘土位之病，则当上举清阳，下消阴火，故用补中益气，泻阴火升阳等汤。寒中者，水反侮土之病，则当下伐水邪，中燥脾湿，故用二苓、术、泽、苍、陈、朴、夏，更用桂、附，壮阳胜寒，流通血脉，寒中之病自可愈也。

［按］李杲制此方，施之于脾胃寒湿内盛，胀满多溺，涎涕外盛，足软，腰脊、丸痛，而气不虚者宜矣。若其人中气已虚，内外寒湿又盛，水来侮土者，总不若理中汤加附子、苍术、茯苓为愈也。

葛花解酲汤　治酒客病。

莲花青皮（去穰）三分　木香五分　橘皮（去白）　白茯苓　人参　猪苓已上各钱五分　神曲（炒）　泽泻　干姜　白

术已上各二钱　白豆蔻仁　葛花　砂仁以上各五钱

上为细末，和均，每服三钱，白汤调下。但得微汗，酒病去矣。不可恃此过饮，频服取汗，损人天年。

［注］酒为水谷精液所化，体湿性热，少饮则能调和气血，流畅阴阳，内助中气，捍御外邪。若过饮无度，轻则伤人脾胃，重则损人神气。所以酒困之人，昏晕烦乱，干呕恶心，饮食即吐，百体酸软，身热头疼，嘈杂吞酸，胸膈痞塞，口燥舌干，手足颤摇，心神恍惚，不思饮食，小便浑浊，大便溏泻，此皆湿热伤形与气也。

［按］李杲曰：酒病者，往往以大热、大寒下之者，是无形元气受病，反下有形阴血，乖误甚矣。大热则伤阴，大寒则伤胃，元气消亡，七神无依，折人寿命，不然则虚损之病成矣。故制此方，君葛花，佐以辛香之品；用神曲，佐以快气之品；用苓、泽，佐以甘温之品。服后取汗，是谓外解肌肉，内清阳明，令上下、内外，分消其患，使胃中秽为芳变，浊为清化，泰然和矣。

平胃散　治湿淫于内，脾胃不能克制，有积饮、痞膈、中满者。

苍术（米泔浸七日）五斤　陈皮（去白）　厚朴（姜汁炒）各三斤　甘草（炙）三十两

上为末，每服二钱，姜汤下，日三服。或水煎，每服五钱。

［集注］柯琴曰：《内经》以土运太过曰敦阜，其病腹满；不及曰卑监，其病留满痞塞。张仲景制三承气汤，调胃土之敦阜。李杲制平胃散，平胃土之卑监。培其卑者，而使之平，非削平之谓。犹温胆汤用凉剂，温缓而使之和，非用温之谓。后之注本草者，曰：敦阜之土，宜苍术以平之；卑监之土，宜白术以培之。若以湿土为敦阜，将以燥土为卑监耶？不审敦阜属燥，卑监属湿之义，因不知平胃之理矣。二术苦甘，皆燥湿健脾之用。脾燥则不滞，所以能健运而得其平。第二术白者柔而缓，苍者猛而悍，此取其长于发汗，迅于除湿，故以苍

术为君耳。不得以白补、赤泻之说，为二术拘也。厚朴色赤苦温，能助少火以生气，故以为佐。湿因于气之不行，气行则愈，故更以陈皮佐之。甘先入脾，脾得补而健运，故以炙甘草为使。名曰平胃，实调脾承气之剂欤！张洁古取《金匮》之枳术汤以为丸，枳实之峻重于厚朴，且无甘草以和之，虽倍白术，而消伐过于此方，昧者以术为补而久服之，不思枳实峻削而不宜多服也。

枳术丸 治胃虚湿热，饮食壅滞，心下痞闷。

白术（土蒸）二两 枳实（麸炒）一两

上为细末，荷叶煨陈米饭为丸，如椒目大，白汤下。

［集注］李杲曰：白术苦甘温，其苦味除胃中之湿热，其甘温补脾家之元气。多于枳实一倍。枳实味苦温，泄心下痞闷，消胃中所伤。此药下胃所伤不能即去，须一、二时许，食乃消化。先补虚，而后化所伤，则不峻厉矣。荷叶状如仰盂，于卦为震，正少阳甲胆之气，饮食入胃，营气上行，即此气也，取之以生胃气。更以煨饭和药，与术协力，滋养谷气而补脾胃，其利大矣。若用峻厉之药下之，传变诸证，不可胜数。

资生丸 治妇人妊娠三月，脾虚呕吐，或胎滑不固。兼丈夫调中养胃，饥能使饱，饱能使饥，神妙难述。

人参三两 茯苓二两 云术三两 山药二两 薏苡仁两半 莲肉二两 芡实两半 甘草一两 陈皮二两 麦蘖二两 神曲二两 白豆蔻八钱 桔梗一两 藿香一两 川黄连四钱 砂仁两半 白扁豆两半 山楂两半

上十八味，为细末，炼蜜丸，弹子大，每服二丸，米饮下。

［集注］罗谦甫曰：此方始于缪仲醇，以治妊娠脾虚及胎滑。盖胎资始于足少阴，资生于足阳明。故阳明为胎生之本，一有不足，则元气不足以养胎，又不足以自养。故当三月正阳明养胎之候，而见呕逆。又其甚者，或三月、或五月而堕，此皆阳明气虚不能固耳。古方安胎，类用芎、归，不知此正不免于滑。是方以参、术、茯、草、莲、芡、山药、扁豆、薏苡

之甘平，以补脾元；陈皮、曲、柏、砂、蔻、藿、桔之香辛，以调胃气。其有湿热，以黄连清之、燥之。既无参苓白术散之补滞，又无香砂枳术丸之燥消，能补能运，臻于至和。于以固胎，永无滑堕。丈夫服之，调中养胃。名之资生，信不虚矣。

六味地黄丸 治肾精不足，虚火炎上，腰膝痿软，骨热酸痛，足跟痛，小便淋秘或不禁，遗精梦泄，水泛为痰，自汗、盗汗，亡血消渴，头目眩运，耳聋齿摇，尺脉虚大者。

熟地黄八两 山茱萸四两 白茯苓三两 干山药四两 牡丹皮三两 泽泻三两

上为末，炼蜜丸，如桐子大，空心淡盐汤下。

［集注］柯琴曰：肾虚不能藏精，坎宫之火无所附而妄行，下无以奉肝木升生之令，上绝其肺金生化之源。地黄禀甘寒之性，制熟则味厚，是精不足者补之以味也，用以大滋肾阴，填精补髓，壮水之主。以泽泻为使，世或恶其泻肾而去之，不知一阴一阳者，天地之道；一开一阖者，动静之机。精者属癸，阴水也，静而不走，为肾之体；溺者属壬，阳水也，动而不居，为肾之用。是以肾主五液，若阴水不守，则真水不足，阳水不流，则邪水泛行。故君地黄以密封蛰之本，即佐泽泻以疏水道之滞也。然肾虚不补其母，不导其上源，亦无以固封蛰之用。山药凉补，以培癸水之上源，茯苓淡渗，以导壬水之上源。加以茱萸之酸温，借以收少阳之火，以滋厥阴之液。丹皮辛寒，以清少阴之火，还以奉少阳之气也。滋化源，奉生气，天癸居其所矣。壮水制火，特其一端耳。

［按］五行皆一，惟火有二，君火、相火也。君火为心经之火，君主一身之火也。相火为肾中之火，宣布一身之火也。使君火无相火，则不能宣布诸火，以奉生身之本。相火无君火，则不能君主诸火，以制其妄行之灾。故李杲立内伤劳倦，火乘土位之论，以心火有余，用升阳气、泻阴火朱砂安神等药，而未及心火之不足者，以前人已有归脾、养心等方也。震亨立阳常有余，阴常不足之论，以肾火有余，用补阴、补天等

药，而未及肾火之不足者，以前人已有肾气、桂附地黄汤丸也。依本方加附子、肉桂，名桂附地黄丸，治两尺脉弱，相火不足，虚羸少气，王冰所谓益火之原，以消阴翳者是也。加黄柏、知母，名知柏地黄丸，治两尺脉旺，阴虚火动，午热骨痿，王冰所谓壮水之主，以制阳光者是也。经云：阴平阳秘，精神乃治。若阴阳偏胜，则疾病丛生。夫肾取象乎坎，阳藏于阴之脏也。不独阴盛阳衰，阳畏其阴而不敢附，即阴衰阳盛，阴难藏阳亦无可依，虽同为火不归原，而其为病则异也。故于肾药中加桂、附，壮阳胜阴，使阳无所畏，而自归原矣。加知、柏补阴秘阳，使阳有所贮，而自归藏矣。世人但知以桂、附引火归原，不知以知、柏平阴秘阳。举世皆蒙其误，故震亨特立补阴之论，以辟以火济火之非。而未达其旨者，从而诽之，良可叹也。

八味地黄丸　治命门火衰，不能生土，以致脾胃虚寒，饮食少思，大便不实，或下元衰惫，脐腹疼痛，夜多漩溺等证。

熟地黄（九蒸为度，捣膏）八两　干山药四两　山萸肉四两　白茯苓　丹皮　泽泻各三两　肉桂　附子各一两

上八味为末，炼蜜丸如桐子大，酒下十五丸，日再服。

［集注］赵献可曰：君子观象于坎，而知肾中具水火之用。今人入房而阳易举者，阴虚火动也；阳事先痿者，命门火衰也。真水竭则隆冬不寒，真火熄则盛夏不热。是方也，熟地、山药、泽泻、丹皮、茯苓、山萸皆濡润之品，所以能壮水之主；肉桂、附子辛润之物，能于水中补火，所以能益火之原。水火得其养，则肾气复矣。

喻昌曰：《金匮》用八味丸，治脚气上入少腹不仁者。脚气即阴气，少腹不仁即攻心之渐，故用之以驱逐阴邪也。其虚劳腰痛，少腹拘急，小便不利，则因过劳其肾，阴气逆于少腹，阻遏膀胱之气化，小便不能通利，故用之温养下焦，以收肾气也。其短气有微饮者，饮，亦阴类，阻其胸中之阳，自致短气，故用之引饮下出，以安胸中也。消渴病，饮水一斗，小

便亦一斗，此肾气不能摄水，小便恣出，源泉有立竭之势，故急用以逆折其水也。夫肾水下趋之消证，肾气不上升之渴证，非用是以蛰护封藏，蒸动水气，舍此曷从治哉！后人谓八味丸为治消渴之圣药，得其旨矣。

柯琴曰：命门之火，乃水中之阳。夫水体本静，而川流不息者，气之动、火之用也，非指有形者言也。然火少则生气，火壮则食气，故火不可亢，亦不可衰。所云火生土者，即肾家之少火游行其间，以息相吹耳。若命门火衰，少火几于熄矣。欲暖脾胃之阳，必先温命门之火，此肾气丸纳桂、附于滋阴剂中十倍之一，意不在补火，而在微微生火，即生肾气也。故不曰温肾，而名肾气，斯知肾以气为主，肾得气而土自生也。且形不足者，温之以气，则脾胃因虚寒而致病者固痊，即虚火不归其原者，亦纳之而归封蛰之本矣。崔氏加减八味丸，以五味之酸收，易附子之辛热，肾虚而不寒者宜之也。《千金方》于八味外，更加元参之咸寒，以助熟地而滋肾；加芍药之酸寒，助丹皮以滋肝。总之为桂附加锁钥耳。以之壮水则有余，以之益火恐不足也。《济生方》加牛膝、车前以治水肿，倍茯苓以辅地黄、山药、茱萸，与泽、丹、车、牛等列，随证加减，允为得法。益阴肾气丸于六味外加当归、五味、柴胡，以治目暗不见，化裁愈妙矣。

资生肾气丸　治肾虚脾弱，腰重脚肿，小便不利，腹胀喘急、痰盛，已成鼓证，其效如神。

熟地黄四两　白茯苓三两　牡丹皮一两　泽泻一两　干山药一两　车前子一两　山茱萸一两　牛膝一两　肉桂一两　附子五钱

上十味，蜜和丸，每服八十丸，空心米饮下。

［集注］李中梓曰：经云：诸湿肿满，皆属于脾。又云：其本在肾，其末在肺，皆聚水也。又曰：肾者主水，胃之关也，关门不利，故聚水而从其类也。肿胀之病，诸经虽有，无不由于脾、肺、肾者，盖脾主运行，肺主气化，肾主五液。凡五气所化

之液，悉属于肾；五液所行之气，悉属于肺；转输二脏，以制水生金者，悉属于脾。故肿胀不外此三经也。然其治法，有内、外、上、下、虚、实，不可不辨也。在外则肿，越婢汤、小青龙汤证也。在内则胀，十枣丸、神祐丸证也。在上则喘，葶苈大枣汤、防己椒目葶苈大黄丸证也。在下则小便闭，沉香琥珀丸、疏凿饮子证也。此皆治实之法，若夫虚者，实脾饮此方证也。

张介宾曰：地黄、山药、丹皮，以养阴中之真水。山萸、桂、附，以化阴中之真气。茯苓、泽泻、车前、牛膝，以利阴中之滞。能使气化于精，即所以治肺也；补火生土，即所以治脾也；壮水利窍，即所以治肾也。补而不滞，利而不伐，治虚水方，更无有出其右者。然当因此扩充，随证加减。若其人因大病之后，脾气大虚而病水胀者，服此虽无所碍，终不见效，每熟计之，脾气大伤，诚非肾药之所能治。专用理中汤一两，加茯苓一两。命火衰者，加附子；两足冷者，加肉桂；腹胀甚者，加厚朴。三大剂而足胫渐消，十余剂而腹胀退。凡治中年之后脾肾虚寒者，悉用此法。盖气虚者，不可复行气；肾虚者，不可专利水。温补即所以化气，塞因塞用之妙，顾在用之者何如耳。古法治肿，不用补剂，而用去水等药，微则分利，甚则推逐。如五苓散、五淋散、五皮散、导水茯苓汤之类，皆所以利水也。如舟车神祐丸、浚川散、禹功散、十枣汤之类，皆所以逐水也。但察其果系实邪，则此等治法，仍不可废也。

大补阴丸　治阴亏火旺，肺痿咳血，骨蒸盗汗，虚劳之证。

黄柏（盐酒炒）　知母（盐水炒）各四两　熟地（酒蒸）　败龟板（酥炙）各六两

猪脊髓和炼蜜为小丸，日干。每服三钱，淡盐汤下。

［注］朱震亨云：阴常不足，阳常有余，宜常养其阴。阴与阳齐，则水能制火，斯无病矣。今时之人，过欲者多，精血既亏，相火必旺，真阴愈竭，孤阳妄行，而劳瘵、潮热、盗汗、骨蒸、咳嗽、咯血、吐血等证悉作。所以世人火旺致此病者，十

居八九，火衰成此疾者，百无二三。震亨发明先圣千载未发之旨，其功伟哉！是方能骤补真阴，承制相火，较之六味功效尤捷。盖因此时以六味补水，水不能遽生；以生脉保金，金不免犹燥。惟急以黄柏之苦以坚肾，则能制龙家之火；继以知母之清以凉肺，则能全破伤之金。若不顾其本，即使病去犹恐复来，故又以熟地、龟板大补其阴，是谓培其本、清其源矣。虽有是证，若食少便溏，则为胃虚，不可轻用。

封髓丹 治梦遗、失精及与鬼交。

黄柏 砂仁 甘草

上蜜为丸，每服三钱。

［集注］赵羽皇曰：经云：肾者主水，受五脏六腑之精而藏之。又曰：肾者，主蛰，封藏之本，精之处也。盖肾为坚脏，多虚少实，因肝木为子，偏喜疏泄母气。厥阴之火一动，精即随之外溢。况肝又藏魂，神魂不摄，宜其夜卧鬼交精泄之证作矣。封髓丹为固精之要药，方用黄柏为君，以其味性苦寒，又能坚肾。肾职得坚，则阴水不虞其泛溢；寒能清肃，则龙火不至于奋扬。水火交摄，精有不安其位者乎？佐以甘草，以甘能缓急，泻诸火与肝火之内扰，且能使水土合为一家，以妙封藏之固。若缩砂者，以其味辛性温，善能入肾，肾之所恶在燥，而润之者惟辛，缩砂通三焦达津液，能内五脏六腑之精而归于肾。肾家之气内，肾中之髓自藏矣。此有取于封髓之意也。

汪昂曰：此方加天冬、地黄、人参，名三才封髓丹。用天冬补肺以生水，地黄补肾以益精，用人参补脾，从饮食中化生水精也。以药有天、地、人之名，而补亦在上、下、中之分，使天地位育参赞居中，故曰三才也。喻昌曰：加黄柏以入肾滋阴，砂仁以入脾行滞，甘草以少变天冬、黄柏之苦，俾合人参建立中气，以伸参两之权，殊非好为增益成方之比也。

虎潜丸 治肾阴不足，筋骨痿软，不能步履。

龟板 黄柏各四两 知母 熟地各二两 牛膝三两

五钱　芍药一两五钱　锁阳一两　虎骨一两　当归一两　陈皮七钱五分

上为末，煮羯羊肉，捣为丸，桐子大，淡盐汤下。

［集注］王又原曰：肾为作强之官，有精血以为之强也。若肾虚精枯，而血必随之。精血交败，湿热风毒遂乘而袭焉。此不能步履、腰酸筋缩之证作矣。且肾兼水火，火胜烁阴，湿热相搏，筋骨不用宜也。方用黄柏清阴中之火，燥骨间之湿，且苦能坚肾，为治痿要药，故以为君。虎骨去风毒、健筋骨为臣。因高源之水不下，母虚而子亦虚，肝藏之血不归，子病而母愈病，故用知母清肺原，归、芍养肝血，使归于肾。龟禀天地之阴独厚，茹而不吐，使之坐镇北方。更以熟地、牛膝、锁阳、羊肉群队补水之品，使精血交补。若陈皮者，疏血行气。兹又有气化血行之妙，其为筋骨壮盛，有力如虎也必矣。《道经》云：虎向水中生，以斯为潜之义焉夫！是以名之曰：虎潜丸。

叶仲坚曰：痿原虽分五脏，然其本在肾，其标在肺。《内经》云：五脏因肺热叶焦，发为痿躄。又曰：阳气内伐，水不胜火，则骨痿髓虚，故足不任身。骨痿者生于大热也，若视为虚寒而投以桂、附，多致不救。是方以虎名者，虎于兽中禀金气之至刚，风生一啸，特为肺金取象焉。其潜之云者，金从水养，母隐子胎，故生金者必丽水，意在纳气归肾也。龟应北方之象，禀阴最厚，首常向腹，善通任脉，能大补真阴，深得夫潜之意者。黄柏味厚，为阴中之阴，专补肾膀之阴不足，能使足膝中气力涌出，故痿家必用二者为君，一以固本，一以治标，恐奇之不去，则偶之也。熟地填少阴之精，用以佐龟板、知母清太阴之气；用以佐黄柏、牛膝入肝舒筋。归、芍佐之，肝血有归；陈皮疏之，气血以流，骨正筋柔矣。又虑热则生风，逗留关节，用虎骨所以驱之；纯阴无阳不能发生，佐锁阳以温之。羊肉为丸，补之以味。淡盐汤下，急于入肾。斯皆潜之为义。

滋肾丸又名通关丸　治热在下焦，小便癃闭，而口不渴者。

黄柏（酒炒）二两　知母（酒浸，炒）二两　肉桂一钱

上为细末，熟水丸，桐子大，每服五十丸，空心下。

［集注］李杲曰：小便者，足太阳膀胱所主，生于肺金。肺中伏热，水不能生，是绝小便之源也；渴而小便不通者，肺气不得降是也。故用清燥金之正化、气薄淡渗之药，泻火而清肺，滋水之化源也。若热在下焦而不渴，是绝其流而溺不泄也，须用气味俱厚，阴中之阴药治之。《素问》云：无阳则阴无以生，无阴则阳无以化。又云：膀胱者，州都之官，津液藏焉，气化则能出矣。无液癃秘，是无阴则阳无以化也。须用知、柏大苦寒之剂，桂一钱为引，服之须臾，前阴若刀刺火烧，溺如涌泉而愈。此证一在上焦气分而渴，一在下焦血分而不渴。两者之殊，至易辨耳。

柯琴曰：水为肾之体，火为肾之用。人知肾中有水，始能制火，不知肾中有火，始能致水耳。盖天一生水，一者，阳气也，即火也，气为水母，阳为阴根，必火有所归，斯水有所主。故反佐以桂之甘温，引知、柏入肾而奏其效。此相须之殷，亦相制之理也。

琼玉膏　治虚劳干咳。

生地黄四斤　白茯苓十三两　白蜜二斤　人参六两

上以地黄汁同蜜熬沸，用绢滤过，将参、茯为细末，入前汁和匀，以磁瓶用绵纸十数层，加箬叶封瓶口，入砂锅内，以长流水没瓶颈，桑柴火煮，三昼夜取出，换纸扎口，以蜡封固，悬井中，一日取起，仍煮半日，汤调服。

［集注］李中梓曰：干咳者，有声无痰，火来乘金，金极而鸣也。此本元之病，非渐渍难以成功；若误用苦寒，只伤脾土，金反无母。故丹溪以地黄为君，令水盛则火自息。又损其肺者益其气，故用人参以鼓生发之元。虚则补其母，故用茯苓以培万物之本。白蜜为百花之精，味甘归脾，性润悦肺，

且缓燥急之火。四者皆温良和厚之品，诚堪宝重。郭机曰：起吾沉瘵，珍赛琼瑶。故有琼玉之名。

龟鹿二仙胶 大补精髓，益气养神。

鹿角(血者)十斤 龟板(自败者)五斤 枸杞子(甘州者)三十两 人参十五两

上用铅坛，如法熬胶。初服酒化一钱五分，渐加至三钱，空心下。

［集注］李中梓曰：人有三奇，精、气、神，生生之本也。精伤无以生气，气伤无以生神。精不足者，补之以味。鹿得天地之阳气最全，善通督脉，足于精者，故能多淫而寿；龟得天地之阴气最具，善通任脉，足于气者，故能伏息而寿。二物气血之属，味最纯厚，又得造化之元微，异类有情，竹破竹补之法也。人参益气，枸杞生精，佐龟、鹿补阴补阳，无偏胜之忧；入气入血，有和平之美。由是精生而气旺，气旺而神昌，庶几龟、鹿之年矣。故曰二仙。

四神丸 治脾肾双虚，子后作泻，不思食，不化食。

肉果二两 补骨脂(炒)四两 五味子二两 吴茱萸(炮)二两

上为末，红枣四十九枚，生姜四两、切，水煮，枣熟去姜，取枣肉捣，和药丸，桐子大。空心盐汤下。

二神丸 去茱萸、五味。

五味子散 去肉果、补骨脂。

［集注］柯琴曰：泻利为腹疾，而腹为三阴之都会，一脏不调，便能泻利。故三阴下利，仲景各为立方以主之：太阴有理中、四逆，厥阴有乌梅、白头翁，少阴有桃花、真武、猪苓、猪肤、四逆汤散、白通、通脉等剂，可谓曲尽病情，诸法备矣。然只为一脏立法，若三脏相关，久留不痊，如子后作泻一证，犹未之及也。夫鸡鸣至平旦，天之阴，阴中之阳也。因阳气当至而不至，虚邪得以留而不去，故作泻于黎明。其由有四：一为脾虚不能制水，一为肾虚不能行水，故二神丸君补骨脂之

辛燥，补肾以行水，佐肉果之辛温，补脾以制水，丸以姜、枣，又辛甘发生诸阳也；一为命门火衰不能生土，一为少阳气虚无以发陈，故五味子散君五味子之酸温，以收坎宫耗散之火，使少火生气以培土也，佐吴茱萸之辛温，以顺肝木欲散之势，为水气开滋生之路，以奉春生也。此四者，病因虽异，而见证则同，皆水亢为害。二神丸是承制之剂，五味子散是化生之剂也。二方理不同而用则同，故可互用以助救，亦可合用以建功。合为四神丸是制生之剂也，制则生化，久泄自瘳矣。称曰四神，比理中、八味二丸较速欤！

［按］命门无火，不能为中宫腐熟水谷之用：肾气不固，谁复司其闭藏之职？故木气才萌，不疏泄而亦疏泄矣。虽是木邪干土，亦实肾之侮脾也。此际当脾肾双补，固涩平肝。故以补骨脂温肾，肉果补脾，五味子收涩，吴茱萸泻肝。肾暖而气蒸，肝平而脾旺，关门闭而水谷腐矣。

御纂医宗金鉴卷二十八

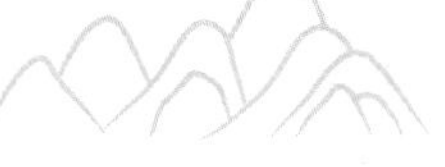

删补名医方论　卷三

续命汤　治中风痱，身体不能自收，口不能言，冒昧不知痛处，或拘急不得转侧。

麻黄　桂枝　石膏　干姜　杏仁四十枚　川芎　当归　人参　甘草各三两

上九味，以水一斗，煮取四升，温服一升，当小汗。薄覆脊，凭几坐，汗出自愈。不汗更服。无所禁，勿当风。并治脉伏不得卧，咳逆上气，面目浮肿。

［集注］赵良曰：痱病者，营卫气血，不养于内外，故身体不用，机关不利，精神不治。然是证有虚、有实。虚者自饮食房劳七情感之，如《内经》所谓内夺而厥，则为瘖痱之类是也。实者自风寒暑湿感之。虚者不可以实治，治之则愈散其气血。今此方明言中风痱，是属营卫之实邪也，故用续命。续命乃麻黄汤之变者，加干姜以开血受寒邪，石膏以解肌受风邪，当归和血，人参益气，川芎行血散风也。其并治咳逆上气，面浮者，亦以为风寒所致也。

三生饮　治卒中，昏不知人，口眼歪斜，半身不遂，并痰厥、气厥。

南星（生用）一两　川乌（去皮，生用）五钱　附子（去皮，生用）五钱　木香二钱

上每服五钱，姜水煎；加人参一两。

［集注］柯琴曰：风为阳邪，风中无寒，不甚伤人，惟风中挟寒，害始剧矣。寒轻而在表者，宜发汗以逐邪；寒重而入里者，非温中补虚终不可救。此取三物之大辛、大热者，且不炮不制，更佐以木香，乘其至刚、至锐之气而用之，非专以治

风兼以治寒也。然邪之所凑，其气必虚，但知勇于攻邪，若正气虚而不支，能无倒戈之患乎？必用人参两许以驾驭其邪，此薛己真知确见，立于不败之地而收万全之效者也。若在庸手，必谓补住邪气而不敢用，此谨熟阴阳，毋与众谋，岐伯所以叮咛致告耳。观其每服五钱，必四服而邪始出。今之畏事者，用乌、附分数，必制熟而后敢用，更以芩连监制之，乌能挽回如是之危证哉？古今人不相及，信然。本方去乌、附即星香散，治痰厥、气厥足矣。

稀涎千缗汤 治风痰不下，喉中声如牵锯，或中湿肿满。

半夏（大者）十四枚　猪牙皂角（炙）一挺　甘草一钱　白矾二钱

上四味为末，用生姜自然汁少许，冲温水一盏，调末一钱，灌之，得吐痰涎，即醒。

［集注］柯琴曰：攻邪有汗、吐、下三法，仲景于吐剂立栀子豉、瓜蒂二方，所以导热邪之上出，逐寒邪而外散也。其有不因外感，因醇酒厚味渐积，凝结变为顽痰，一旦乘虚上塞咽喉，气不得通，忽然昏仆，目反直视，喉中声如牵锯，此为痰厥。先辈所云：怪证多属于痰者，此也。非用峻药以攻之，顽痰不能遽退，故用生姜、半夏之辛以散之，甘草之甘以涌之，白矾之涩以敛之，牙皂之勇以开之。此斩关夺门之势，惟禀气素实而暂虚者可用。壅塞稍疏，续进他药，不可多用以伤元气。如平素虚弱者，又当攻补兼施，六君子汤中加牙皂、白矾末以吐之，则庶几矣。若误作中风治之，去生便远。

秦艽升麻汤 治风寒客胃，口眼㖞斜，恶见风寒，四肢拘急，脉浮而紧。

升麻　葛根　秦艽　白芷　防风　桂枝　甘草　人参　芍药　葱白

上十味，水煎服。

［集注］李中梓曰：至哉坤元！为五脏之主。木胜风淫，则仓廪之官受制；脾主四肢，故瘈瘲也。口为土之外候，眼为

木之外候，故俱病也。升麻、白芷皆阳明本药，故用为直入之兵。桂枝、芍药和其营卫，防风、秦艽驱散风邪，葱根佐风药发汗，则无微不达，又借人参、甘草补而和之，则大气周流，而邪气有不散者乎！

防风黄芪汤 治中风不能言，脉迟而弱者。

防风 黄芪等分

水煎服。

［集注］柯琴曰：夫风者，百病之长也。邪风之至，急如风雨。善治者治皮毛，故用防风以驱逐表邪。邪之所凑，其气必虚，故用黄芪以鼓舞正气。黄芪得防风，其功愈大者，一攻一补，相须相得之义也。唐柳太后中风不言，许荫宗造防风黄芪汤数十斤，置床下蒸之，身在气中居，次日便能语，是以外气通内气，令气行而愈也。经曰：五气入鼻，藏于心肺，上使耳目修明，声音能彰。制此方者，其知此义矣。夫熏蒸之力，尚能去病，况服之乎！今人治风，惟以发散为足法，而禁用参、芪。岂知目盲不能视，口噤不能言，皆元气不足使然耳。谁知补气可以御风，正胜而邪却之理耶！神而明之，存乎其人。信哉！

玉屏风散 治风邪久留而不散者。自汗不止者亦宜。

防风 黄芪 白术等分

上为细末，酒调服。

［集注］柯琴曰：邪之所凑，其气必虚。故治风者，不患无以驱之，而患无以御之；不畏风之不去，而畏风之复来。何则？发散太过，玄府不闭故也。昧者不知托里固表之法，遍试风药以驱之，去者自去，来者自来，邪气留连，终无解期矣。防风遍行周身，称治风之仙药，上清头面七窍，内除骨节疼痹，外解四肢挛急，为风药中之润剂，治风独取此味，任重功专矣。然卫气者，所以温分肉而充皮肤，肥腠理而司开阖，惟黄芪能补三焦而实卫，为玄府御风之关键，且无汗能发，有汗能止，功同桂枝，故又能除头目风热，大风癞疾，肠风下血，妇

人子脏风，是补剂中之风药也。所以防风得黄芪，其功愈大耳。白术健脾胃，温分肉，培土即以宁风也。夫以防风之善驱风，得黄芪以固表，则外有所卫；得白术以固里，则内有所据。风邪去而不复来。此欲散风邪者，当依如屏，珍如玉也。其自汗不止者，亦以微邪在表，皮毛肌肉之不固耳。

黄芪五物汤 治风痱身无痛，半身不遂，手足无力，不能动履者。久久服之，自见其功。

黄芪（蜜炙）六钱 白芍药（酒炒）三钱 桂枝（嫩枝连皮）三钱 生姜（外皮）三钱 大枣（去核）四枚

水煎服。

［注］经曰：虚邪偏客于身半，其入深者，内居营卫，营卫衰则真气去，邪气独留，发为偏枯；其邪气浅者，脉偏痛。此谓虚邪贼风之中人也。营卫虚则其入深，久留发为偏枯、半身不遂也。营卫实则其入浅，即作经脉偏痛、风痹病也。八风、五痹之病，营卫实者，则以续命汤、换骨丹发其营卫之邪。风痱、偏枯之病，是营卫虚，则当以此汤补其营卫之虚也。故君黄芪以补卫，臣桂、芍以补营，佐姜、枣补而兼通，以和营卫也。此方乃小建中汤之变制，加黄芪，减甘草、饴糖者，是其意在补外，而不在补中也。若左半身不遂，则加当归以补血；右半身不遂，则倍黄芪以补气。手软倍桂枝，足软加牛膝，筋软加木瓜，骨软加虎骨，元气虚加人参，阳气虚加附子，在临证者消息之。久久服之，无不应也。如外风邪盛，则又当从事乎羌活愈风汤，补而散之可也。

羌活愈风汤 治年近四旬，营卫不足，肝肾虚弱，风中经络。精神恍惚，语言不清，半身不遂，手足麻木，筋骨无力；或手足枯瘦浮肿，或手足筋挛不收。一切风病稍愈之后，调理俱宜此方。及初觉大指次指麻木不用，手足少力，或肌肉微掣，口眼跳动，若不预防调治，三年之内，风病必生，亦宜服之。

羌活 甘草（炙） 防风 黄芪 蔓荆子 地骨皮 川

芎　细辛　枳壳　人参　麻黄　知母　甘菊花　薄荷　枸杞　当归　独活　白芷　杜仲　秦艽　柴胡　半夏(制)　厚朴(姜制)　熟地黄　防己已上各二两　芍药　黄芩　白茯苓各三两　石膏　生地　苍术各四两　官桂一两　前胡二两

上每服一两，水二盏，煎一盏，去滓，空心温服。如遇天阴，加生姜三片，临卧再煎，滓俱要，食远空心服。

清热化痰汤　治中风痰热，神气不清，舌强难言。

人参　白术　茯苓　甘草(炙)　橘红　半夏　麦冬　石菖蒲　枳实　木香　竹茹　黄芩　黄连　南星

水煎，加竹沥、姜汁服。

[注] 中风有内生、外中二因。内生则因胃浊生痰，志极动火；外中则因形气不固，感召风邪。所以内生者，病必痰迷不语，火发神昏。外中者，病必筋骨不用，口眼歪斜。单发者易治，同发者难愈。然此病之来，必有先兆。如大指、次指麻木不仁，或手足无力，或肌肉微掣，此营卫受邪，外中之先兆也。如上盛下虚，头眩脚软，神短忽忽，言语失常，此痰火将发，内生之先兆也。医方中预防外中、内生之剂甚多，皆不若羌活愈风、清热化痰二方，均以补正为主，除邪次之。故羌活愈风，以十全大补汤为君剂；清热化痰，以六君子汤为君剂也。羌活愈风汤，用人参、苓、草以补气，归、地、芍药以补血，黄芪、桂枝以扶卫，麻黄、芎䓖以调营。湿盛则筋骨痿软，故佐苍、半、防己以除之。风盛则筋骨拘劲，故佐枸、杜、地黄以滋之。病久气必滞，故佐枳壳、厚朴以行之。风多从燥化，故佐知、膏、黄芩以清之。更佐诸羌、独辈发散之品，以驱六经之风，是风非汗不除也。久病风邪之人，若一旬无汗，须加麻黄微汗以和其表。若数日大便不利，更加大黄微利以和其里。春倍柴胡、半夏，夏倍知、膏、黄芩，季夏倍防己、术、苓，秋倍厚朴加桂、藿，冬倍归、桂加附子，此皆通塞从时，活变法也。一气一候亦然，假如今日风气大来，是风淫也，则倍防风；热气大来，是火淫也，则倍黄芩；湿气大来，是湿淫也，则

倍苍术；清气大来，是燥淫也，则倍桂枝皮；寒气大来，是寒淫也，则加炮附子。此又随气候加药法也。清热化痰汤，用参、苓、术、草以补气，木香、枳实以利气，橘、半、南星以化痰，黄芩、黄连以泻热，菖蒲通心，麦、竹清心，姜汁、竹沥通神明去胃浊，则内生诸病自渐愈矣。气实减人参、白术者，恐助热也。气虚减木香枳实者，恐伤气也。痰热甚盛，大便秘实者，此方攻病力缓，又当与礞石滚痰丸相兼服之，大便利，止再服，恐过则伤正也。若利后数日，仍秘实者，仍服之，是又恐痰热盛而助邪也。其变通加减施治，总在临证者消息之，难以尽述。

防风通圣散　风热壅盛，表里三焦皆实者，此方主之。

防风　川芎　当归　芍药　大黄　薄荷　麻黄　连翘　芒硝各半两　石膏　黄芩　桔梗各一两　滑石三两　甘草三两　荆芥　白术　栀子各二钱半　生姜三片

每服三钱。

［集注］吴琨曰：防风、麻黄，解表药也，风热之在皮肤者，得之由汗而泄。荆芥、薄荷清上药也，风热之在颠顶者，得之由鼻而泄。大黄、芒硝，通利药也，风热之在肠胃者，得之由后而泄。滑石、栀子，水道药也，风热之在决渎者，得之由溺而泄。风淫于膈，肺胃受邪，石膏、桔梗，清肺胃也。而连翘、黄芩，又所以祛诸经之游火。风之为患，肝木主之，川芎、归、芍，和肝血也。而甘草、白术，所以和胃气而健脾。刘守真长于治火，此方之旨详且悉哉！亦治失下发斑，三焦火实。全方除硝、黄，名双解散，解表有防风、麻黄、薄荷、荆芥、川芎，解里有石膏、滑石、黄芩、栀子、连翘，复有当归、芍药以和血，桔梗、白术、甘草以调气，营卫皆和，表里俱畅，故曰双解。本方名曰通圣，极言其用之妙耳。

九味羌活汤一名冲和汤　四时发散之通剂。

羌活　防风　川芎　白芷　细辛　苍术　黄芩　甘草　生地

加生姜三片，葱白三茎，水煎服。

活人败毒散 治伤寒温疫，风湿风眩，拘踡风痰，头痛目眩，四肢痛，憎寒壮热，项强睛疼。老人小儿皆可服。

羌活 独活 前胡 柴胡 川芎 枳壳 白茯苓 桔梗 人参各一两 甘草五钱

上为细末，每服二钱，水一盏，入生姜三片，煎七分，温服，或沸汤点服。

烦热口干，加黄芩。

［集注］赵羽皇曰：东南地土卑湿，凡患感冒，辄以伤寒二字混称。不知伤者，正气伤于中；寒者，寒气客于外，未有外感而内不伤者也。仲景医门之圣，立法高出千古，其言冬时严寒，万类深藏，君子固密，不伤于寒。触冒之者，乃名伤寒，以失于固密而然。可见人之伤寒，悉由元气不固，肤腠之不密也。昔人常言伤寒为汗病，则汗法其首重矣。然汗之发也，其出自阳，其源自阴，故阳气虚，则营卫不和而汗不能作；阴气弱，则津液枯涸而汗不能滋。但攻其外，不顾其内可乎？表汗无如败毒散，羌活汤。其药如二活、二胡、芎、苍、辛、芷群队辛温，非不发散，若无人参、生地之大力者居乎其中，则形气素虚者，必至亡阳；血虚挟热者，必至亡阴，而成痼疾矣。是败毒散之人参，与冲和汤之生地，人谓其补益之法，我知其托里之法。盖补中兼发，邪气不致于流连；发中带补，真元不致于耗散。施之于东南地卑气暖之乡，最为相宜，此古人制方之义。然形气俱实，或内热炽盛，则更当以河间法为是也。

胡天锡曰：非其时而有其气，惟气血两虚之人受之。寒客营而风客卫，不可用峻剂，故稍从其轻者，此羌活汤、败毒散所由立也。九味汤主寒邪伤营，故于发表中加芎、地，引而入血，即借以调荣。用葱、姜为引，使通体汗出，庶三阳血分之邪，直达而无所滞矣。败毒散主风邪伤卫，故于发表中加参、苓、枳、桔，引而达卫，固托以宣通。用生姜为使，使留连肺部，则上焦气分之邪不能干矣。是方亦可用黄芩者，以诸药气味辛温，恐其僭亢，一以润之，一以清之也。

柴葛解肌汤 治三阳合病，头痛发热，心烦不眠，嗌干耳聋，恶寒无汗，三阳证同见者。

石膏 柴胡 羌活 白芷 黄芩 芍药 桔梗 甘草 葛根

加姜枣，水煎服。

［注］陶华制此以代葛根汤。不知葛根汤，只是太阳、阳明药，而此方君柴胡，则是又治少阳也；用之于太阳、阳明合病，不合也。若用之以治三阳合病，表里邪轻者，无不效也。仲景于三阳合病，用白虎汤主之者，因热甚也。曰汗之则谵语遗尿，下之则额汗厥逆，正示人惟宜以和解立法，不可轻于汗下也。此方得之葛根、白芷，解阳明正病之邪，羌活解太阳不尽之邪，柴胡解少阳初入之邪。佐膏、芩治诸经热，而专意在清阳明，佐芍药敛诸散药而不令过汗，桔梗载诸药上行三阳，甘草和诸药通调表里。施于病在三阳，以意增减，未有不愈者也。若渴引饮者，倍石膏加栝蒌根，以清热而生津也。若恶寒甚无汗，减石膏、黄芩加麻黄，春夏重加之，以发太阳之寒。若有汗者，加桂枝以解太阳之风，无不可也。

升麻葛根汤 治阳明表热下利，兼治痘疹初发。

升麻 葛根 芍药 甘草（炙）

上四味，水煎服。

［集注］柯琴曰：此为阳明初病，解表和里之剂，可用以散表热，亦可用以治里虚，一方而两擅其长也。夫身热汗自出，不恶寒反恶热，是阳明之本证。仲景未尝立治表之方，见阳明初起，汗出多而恶寒者，便用桂枝汤；及无汗而恶寒者，则用葛根汤。证同太阳而称阳明者，是阳明之表病自太阳传来，故治仍同太阳也。此方治阳明自病，不用麻桂者，恐汗太过而亡津液，反致胃燥也。用升麻、葛根发胃脘之阳，以散肌肉之表热；芍药、甘草泻脾经之火，以解胃腑之里热。有汗则发，无汗则止，功同桂枝，而已远于姜、桂，且不须啜稀粥以助

阳也。胃实为阳明之里证，仲景用承气三方。然阳明初病，往往有移热于脾而下利者，《内经》所谓暴注下迫，皆属于热也。下利，正是胃热之兆，故太阳阳明合病，必自下利，仲景用葛根汤以发两阳之表热，即所以治里热也。此方即仿其义，去姜、桂之辛热，以升麻代麻黄，便是阳明表剂，而非太阳表剂矣。葛根禀性甘凉，可以散表实，协升麻以上升，则使清阳达上而浊阴下降。可知芍药收敛脾阴，甘草缓急和里，则下利自止。可知治里仍用表药者，以表实下利、而非里实故也。痘疹自里达表，出于少阴而发于太阳，初起则内外皆热，故亦宜于凉散耳。若无汗加麻黄，有汗加桂枝，渴热加石膏，咽痛加桔梗，头痛合芎芷散，头面肿合消毒饮，有少阳证加柴、芩，火盛加芩、连，凡邪在三阳，以此出入，无不利也。

参苏饮 治感冒风寒，头痛发热，憎寒咳嗽，涕唾稠粘，胸膈满闷，脉弱无汗。

人参八分 苏叶八分 干葛八分 前胡八分 陈皮八分 枳壳八分 茯苓八分 半夏八分 桔梗五分 木香五分 甘草五分 生姜五片 大枣一枚

上水煎，热服取汗。

［注］风寒感冒太阳则传经，以太阳主表，故用麻、桂二方，发营卫之汗也。若感太阴则不传经，以太阴主肺，故用此汤外散皮毛，内宣肺气也。盖邪之所凑，其气必虚，故君人参以补之。皮毛者，肺之合也，肺受风寒，皮毛先病，故有头痛无汗，发热憎寒之表，以苏叶、葛根、前胡为臣以散之。肺一受邪，胸中化浊，故用枳、桔、二陈以清之，则咳嗽、涕唾稠粘、胸膈满闷之证除矣。加木香以宣诸里气，加姜、枣以调诸表气，斯则表里之气和，和则解也。以本方去人参加川芎，以前胡易柴胡，名芎苏饮。治气实有火者，头痛甚亦加之。喘嗽者，加杏仁以降气，桑皮以泻肺。合四物名茯苓补心汤，治气血两虚，及新产之后虚损吐血，感冒伤风咳嗽，最相宜也。

藿香正气散 治外受四时不正之气，内停饮食，头痛寒热，或霍乱吐泄，或作疟疾。

藿香　桔梗　紫苏　白芷　厚朴　大腹皮　半夏　茯苓　陈皮　甘草

上十味，加姜枣，水煎，热服。

［集注］吴琨曰：四时不正之气，由鼻而入，不在表而在里，故不用大汗以解表，但用芬香利气之品以正里。苏、芷、陈、腹、朴、梗，皆气胜者也，故能正不正之气；茯、半、甘草则甘平之品，所以培养中气者也。若病在太阳，与此汤全无干涉，伤寒脉沉发热，与元气本虚之人，并夹阴发热者宜戒。又金不换正气散，即平胃散加半夏、藿香，凡受山岚瘴气及出远方不服水土、吐泻下利者主之。盖平胃散，可以平湿土而消瘴，半夏之燥以醒脾，藿香之芬以开胃。名曰正气，谓能正不正之气也。

神术汤　主治三时外感寒邪、内伤生冷而发热及脾泻肠风。

白术三钱　防风二钱　甘草一钱

上三味，无汗用苍术加葱白、生姜，有汗用白术、生姜。

［集注］柯琴曰：此王好古得意之方，仿仲景麻、桂二方之义，而制为轻剂也。然此是太阴之剂，可以理脾胃之风湿，而不可治太阳之风寒，亦不可以治阳明之表证与少阳之半表里也。《内经》所谓春伤于风，邪气留连而洞泄，至夏而飧泄、肠澼者宜之。若冬伤于寒，至春而温病者，又非所宜也。今人不知仲景立方之旨，只恐麻黄、桂枝之伤人也，得此平和之剂，恃为稳当。不知营卫不和，非调和脾胃者所可代。胃家之实者，非补虚之品所能投。肝胆之相火往来，少阴之水火相射者，不得以燥剂该摄也。先明药之理，始得方之用。能知方，始可用方而不执方。若病在太阳，先发阳明之汗，是引贼破家，张洁古岂独为葛根道哉！

麻黄加术汤　治湿家身烦疼。

麻黄三两　桂枝二两　甘草（炙）二两　杏仁七十个　白

术(炒)四两

上五味,以水九升,煮麻黄,减二升,去沫,内诸药,煮取二升半,去滓,温服八合,覆取微似汗。

［集注］程知曰:此汤为湿家表散法也。身疼为湿,身烦为热。加白术于麻黄汤中,一以助其去湿,一以恐其过散,此治湿之正法也。发散方中加白术,又为张洁古、王好古二人开法门。

桂枝附子汤 主治伤寒八九日,风湿相搏,身体烦疼,不能转侧,不呕不渴,脉浮虚而涩者。

桂枝四两 附子(炮)三枚 甘草二两 生姜三两 大枣十二枚

上五味,以水六升,煮取二升,去滓,分温三服。

［集注］程知曰:湿与风相搏,流入关节,身疼极重,而无头痛、呕、渴等证,脉浮虚者风也,涩者寒湿也。风在表者,散以桂、甘之辛甘。湿在经者,逐以附子之辛热。姜、枣辛甘,行营卫通津液以和表。盖阳虚则湿不行,温经助阳散湿,多借附子之大力也。

栝蒌桂枝汤 治太阳证备,身体强几几然,脉反沉迟,此为痓,此汤主之。

栝蒌根二两 桂枝三两 芍药三两 甘草二两 生姜三两 大枣十二枚

上六味,以水九升,煮取三升,分温三服,取微汗,汗不出,食顷须啜热粥发之。

［集注］喻昌曰:伤寒方中,治项背几几,用桂枝加葛根汤矣。彼之汗出恶风,其邪在表,而此之太阳证,罔不具备,其邪之亦在于表可知也。但以脉之沉迟,知其在表之邪为津液内竭所召,不当从风寒之表法起见,故不用葛根之发表解肌,改用栝蒌根之味苦入阴,擅生津液之长者为君,加之桂枝和营卫、养筋脉而治其痓,乃变表法为和法也。然既君以栝蒌根,当增之;桂枝为臣,当减之。

水解散 治天行时气初起，头痛、壮热等疫。

大黄四两 白芍二两 黄芩 甘草（炙） 桂心 麻黄各三两

上为粗末，每撮一两，水煎服。汗下不再服。

二圣救苦丹

川大黄（生）一斤 皂角（猪牙者，去皮弦，微炒）四两

上为末，和匀，水泛为丸，每服三钱，无根水下。弱者减服。

［注］天行时气，即四时不正之气，感而为病者，初不名疫也。因病气互相传染，老幼相似，沿门阖境而共病之，故曰：天行时气也。然此疫气从鼻而入，一受其邪，脏腑皆病，若不急逐病出，则多速死。急逐之法，非汗即下，故古人治疫之方，以下为主，以汗次之，是为病寻出路也。此二方，一以治冬疫，一以治春疫。冬疫多寒，春疫多热。多寒者宜水解散，方中用麻、桂、芍、草发营卫之汗，大黄、黄芩泻疫毒之邪。多热者宜救苦丹，方中用皂角开窍而发表，大黄泻火而攻里，使毒亦从汗下而出也。二方审而用之，治疫之大法可类推矣。

天水散一名益元散 一名六一散 治夏时中暑，热伤元气，内外俱热，无气以动，烦渴欲饮，肠胃枯涸者。又能催生下乳，积聚水蓄，里急后重，暴注下迫者宜之。

桂府滑石（水飞）六两 甘草一两 辰砂三钱

上为细末，新汲水一碗，调服三钱。

［集注］柯琴曰：元气虚而不支者死，邪气盛而无制者亦死。今热伤元气，无气以动，斯时用参、芪以补气，则邪愈甚；用芩、连以清热，则气更伤。惟善攻热者，不使败人元气；善补虚者，不使助人邪气，必得气味纯粹之品以主之。滑石禀土中冲和之气，行西方清肃之令，秉秋金坚重之形，寒能胜热，甘不伤脾，含天乙之精而具流走之性，异于石膏之凝滞，能上清水原，下通水道，荡涤六腑之邪热从小便而泄。炙甘草禀草中冲和之性，调和内外，止渴生津；用以为佐，保元气

而泻虚火，则五脏自和矣。然心为五脏主，暑热扰中，神明不安，必得朱砂以镇之，则神气可以遽复；凉水以滋之，则邪热可以急除，此清心之阳热可通行也。至于热利初起，里急后重者宜之，以滑可去著也。催生下乳，积聚蓄水等证，同乎此义，故兼治之。是方也，益气而不助邪，逐邪而不伤气，不负益元之名，宜与白虎、生脉三方鼎足也。

香薷饮 治暑热乘凉饮冷、阳气为阴邪所遏、头痛发热、恶寒烦躁、口渴腹满、吐泻者。

香薷 厚朴（姜汁炒） 白扁豆（炒）

水煎浸，冷服。

［集注］叶仲坚曰：饮与汤稍有别：服有定数者名汤，时时不拘者名饮。饮因渴而设，用之于温暑则最宜者也。然胃恶燥，脾恶湿，多饮伤脾，反致下利。治之之法，心下有水气者发汗，腹中有水气者利小便。然与其有水患而治之，曷若先选其能汗、能利者用之？香薷芳香辛温，能发越阳气，有彻上彻下之功，故治暑者君之，以解表利小便。佐厚朴以除湿，扁豆以和中，合而用之为饮。饮入于胃，热去而湿不留，内外之暑悉除矣。若心烦口渴者，去扁豆加黄连，名黄连香薷饮。加茯苓、甘草，名五物。加木瓜、参、芪、橘、术，名十味。随证加减，尽香薷之用也。然劳倦内伤，必用清暑益气；内热大渴，必用人参白虎，若用香薷，是重虚其表而反济其内热矣。香薷乃夏月解表之药，如冬月之麻黄，气虚者尤不可服。今人不知暑伤元气，概用以代茶，是开门揖盗也。

御纂医宗金鉴卷二十九

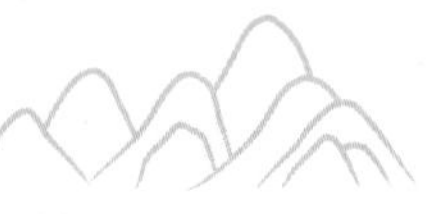

删补名医方论　卷四

黄连解毒汤　治一切阳热火盛，面赤口干，狂燥心烦，错语不眠，大热干呕，吐血衄血，及下后而便不实，热仍不已者。

黄连　栀子各等分　黄柏　黄芩

水煎服。

［集注］汪昂曰：寒极曰阴毒，热极曰阳毒。是方名曰黄连解毒，是君以黄连直解心经火毒也。黄芩泻肺经火毒，黄柏泻肾经火毒，栀子通泻三焦火毒，使诸火毒从膀胱出。若大便实者加大黄，名栀子金花汤，利大便，是使火毒从大、小二便而出也。盖阳盛则阴衰，火盛则水衰，故用大苦大寒之药，抑阳而扶阴，泻其亢甚之火，而救其欲绝之水也。然非实热不可轻投。

［按］黄连解毒汤、白虎汤、三黄石膏汤、大青龙汤，皆治表里俱热证。然大青龙汤治表实壮热，里热之浅在肌；三黄石膏汤治表实壮热，里热之深在胃。故一以石膏佐麻、桂，一以石膏佐麻、豉，均发太阳之表，解阳明之里也。大青龙汤，则更以杏、草、姜、枣佐麻黄，其意专发热郁之在肌也。三黄石膏汤，则更以芩、连、栀、柏佐石膏，其意专泻热深之在胃也。白虎汤治表热在肌，里热在胃，所以不用麻、桂、以发太阳，专主石膏而清阳明也。解毒汤治表热在三阳，里热在三焦，所以亦不以麻、桂发太阳表，亦不以石膏清阳明里，而专以三黄泻上下内外之实火也。此皆太阳之邪，侵及阳明，而未入腑成实者也。若已入腑成实，则又当从事乎三承气汤，以下其热也。

三黄汤　治三焦实热，一切有余火证，大便秘结者。

黄芩　大黄各等分　黄连

水煎服。

二黄汤 治上焦火旺，头面大肿，目赤肿痛，心胸、咽喉、口舌、耳、鼻热盛及生疮毒者。

黄芩 黄连 甘草各等分

水煎，食后服。

［注］三黄汤用黄芩泻上焦火，黄连泻中焦火，大黄泻下焦火，三焦实火大便实者，诚为允当。若大便不实者，黄连解毒汤证也。以大黄易黄柏者，因其下焦热结未实也。加栀子者，使其热不从大便出而从小便出也。上、中二焦实火，用凉膈散。若夫上焦实火，则以此汤之大黄易甘草，名二黄汤，使芩、连之性，缓缓而下，留连膈上。张洁古以凉膈散减硝、黄加桔梗，亦此义也。虽同一泻火之剂，而其中上下、缓急、轻重之不同，此皆加减转换法也，不可不知。

三黄石膏汤 治伤寒阳证，表里大热而不得汗。或已经汗、下，过经不解，六脉洪数，面赤鼻干，舌燥大渴，烦躁不眠，谵语鼻衄，发黄、发疹、发斑。以上诸证，凡表实无汗，而未入里成实者，均宜主之。

石膏两半 黄芩 黄连 黄柏 麻黄已上各七钱 淡豆豉二合 栀子三十个

每服一两，加葱三根，水煎，热服。气实者倍服。

［注］仲景于表里大热，立两解之法。如大青龙汤治表里大热，表实无汗，故发汗，汗出而两得解也；白虎汤治表里大热，因表有汗，不主麻、桂，因里未实，不主硝黄，惟以膏、知、甘草，外解阳明之肌热，内清阳明之腑热，表里清而两得解也。若夫表实无汗，热郁营卫，里未成实，热盛三焦，表里大热之证。若以大青龙汤两解之，则功不及于三焦。若以白虎汤两解之，则效不及于营卫。故陶华制此汤，以三黄泻三焦之火盛，佐栀子屈曲下行，使其在里诸热从下而出。以麻黄开营卫之热郁，佐豉、葱直走皮毛，使其在表之邪从外而散。石膏倍用重任之者，以石膏外合麻、豉，取法乎青龙，是知解

诸表之热，不能外乎青龙也。内合三黄，取法乎白虎，是知解诸里之热，不能外乎白虎也。且麻、豉得石膏、三黄，大发表热，而不动里热；三黄得石膏、麻、豉，大清内热，而不碍外邪。是此方擅表里俱热之长，亦得仲景之心法者也。若表有微汗，麻黄减半，桂枝倍加，以防外疏；里有微溏，则减去石膏，倍加葛根，以避中虚也。

凉膈散 治心火上盛，中焦燥实，烦躁口渴，目赤头眩，口疮唇裂，吐血衄血，大小便秘，诸风瘛疭，胃热发斑发狂，及小儿惊急，痘疮黑陷。

连翘四两 大黄（酒浸） 黄芩（酒炒） 薄荷一两 甘草二两 栀子（炒） 芒硝

上为末，每服三钱，加竹叶，生蜜煎。

［集注］汪昂曰：此上、中二焦，泻实火药也。热淫于内，治以咸寒，佐以苦甘。故以连翘、黄芩、竹叶、薄荷散火于上，而以大黄、芒硝之猛利，荡热于中，使上升下行，而膈自清矣。用甘草、生蜜者，病在膈，甘以缓之也。古方用凉膈散居多。本方加菖蒲、远志，名转舌膏，治心经蕴热。加青黛、蓝根，名活命金丹，治肝经风热。张洁古减去硝、黄，加桔梗为之舟楫，浮而上行，治上焦诸热，便不实者宜之，不可以此方过泻而轻訾之也。

竹叶黄芪汤 治消渴，气血虚，胃火盛而作渴。

淡竹叶 生地黄各二钱 黄芪 麦冬当归 川芎 黄芩 甘草 芍药 人参 半夏 石膏各一钱

上水煎服。

［集注］柯琴曰：气血皆虚，胃火独盛，善治者补泻兼施；寒之而不至损阳，温之而不至助火，扶正而邪却矣。四君子气药也。加黄芪而去苓、术者，恐火就燥也。四物汤血药也，倍地黄而用生者，正取其寒也。人参、黄芪、甘草，治烦热之圣药，是补中有泻矣。且地黄之甘寒，泻心肾之火，竹叶助芍药清肝胆之火，石膏佐芍药清脾胃之火，麦冬同黄芩清肺肠

之火，则胃火不得独盛，而气血之得补可知。惟半夏一味温中辛散，用之大寒剂中，欲其通阴阳之路也。岐伯治阴虚而目不瞑者，饮以半夏汤，复杯则卧，今人以为燥而渴者禁用，是不明阴阳之理耳。

［按］是方即竹叶石膏汤加生地、当归、白芍、川芎、黄芪、黄芩也。彼则治伤寒解后烦渴少气，气逆欲吐。此则治消渴，气血虚、胃火盛。因其气虚，故加黄芪佐人参、甘草以补气；因其血虚，故加归、芎、芍、地以补血；因其胃火盛，故加黄芩佐石膏以清胃火。其烦渴则一，故余药皆同也。于此二方推之，用半夏之意，自可知矣。故脾者为胃行其津液也。脾湿胃燥，津液不行，得火则化痰，得寒则成饮。胃火清，脾湿燥，其痰饮自除矣。半夏消痰破饮，使未化痰之津液回清，而已成痰之浊液自化，非他药所可比伦也，故二方于胃火盛燥渴中同用之。

清胃散 治胃经湿热，齿龈肿痛，或牵引头脑，或面发热。

升麻　甘草　生地黄　川黄连　牡丹皮　当归

水煎服。

［集注］罗谦甫曰：阳明胃多气多血，又两阳合明为热盛，是以邪入而为病常实。若大渴、舌胎、烦躁，此伤气分，热聚胃腑，燥其津液，白虎汤主之。若醇饮肥厚炙煿过用，以致湿热壅于胃腑，逆于经络，而为是病，此伤血分，治宜清胃。方中以生地益阴凉血为君，佐之以丹皮，去蒸而疏其滞。以黄连清热燥湿为臣，佐之以当归，入血而循其经。仍用升麻之辛凉，为本经捷使引诸药直达血所，则咽喉不清，齿龈肿痛等证，廓然俱清矣。

导赤散 治心热，口糜舌疮，小便黄赤，茎中作痛，热淋不利。

生地　木通　甘草梢

上三味，水煎服。

［注］赤色属心。导赤者，导心经之热从小肠而出，以心

与小肠为表里也。然所见口糜舌疮、小便黄赤、茎中作痛、热淋不利等证，皆心热移于小肠之证。故不用黄连直泻其心，而用生地滋肾凉心，木通通利小肠，佐以甘草梢，取易泻最下之热，茎中之痛可除，心经之热可导也。此则水虚火不实者宜之，以利水而不伤阴，泻火而不伐胃也。若心经实热，须加黄连、竹叶，甚者更加大黄，亦釜底抽薪之法也。

五淋散 治膀胱结热，水道不通，淋涩热痛，或尿如豆汁，或成砂石，或如膏脓，或小便血。

赤苓一钱五分 赤芍一钱 栀仁一钱 当归 甘草各钱二分

上五味，加灯心，水煎服。

八正散

瞿麦 栀子 萹蓄 大黄 木通 滑石 车前子 甘草各一钱

加灯心一钱，煎服(朱震亨方：加木香一钱)。

［注］通调水道，下输膀胱，三焦之职也。受藏津液，气化能出，膀胱之职也。若水道不输，则内蓄喘胀，外泛肤肿，三焦之病也。若受藏不化，则诸淋涩痛，癃闭不通，膀胱之病也。经曰：阴无阳无以生，阳无阴无以化。故阴阳偏盛，皆不生化也。阳盛阴虚，而膀胱之气不化为病者，通关丸证也。阴盛阳虚，而膀胱之气不化为病者，肾气丸证也。此关乎气化阴阳之为病也。经曰：下虚则遗尿。又曰：膀胱不约为遗尿。经曰：胞移热于膀胱则癃。又曰：膀胱不利为癃。故虚而寒者，藏而不能约；实而热者，约而不能出也。膀胱气虚，无气以固，则藏而不约不禁，遗失之病生，补中固真汤证也。膀胱气热，壅结不行，则约而不出，淋涩癃闭之病生，八正、五淋散证也。此不全关乎气化，而又关乎虚寒、实热之为病也。八正、五淋皆治淋涩癃闭之药，而不无轻重之别。轻者，有热未结，虽见淋涩尿赤，豆汁、砂石、膏血、癃闭之证，但其痛则轻，其病不急，宜用五淋散单清水道。故以栀、苓清热而输水，归、芍益阴而化阳，复佐以甘草调其阴阳，而用梢者，意

在前阴也。重者，热已结实，不但痛甚势急，而且大便亦不通矣，宜用八正散兼泻二阴，故于群走前阴药中，加大黄直攻后窍也。丹溪方加木香者，其意亦以气化者欤！

逍遥散 治肝家血虚火旺，头痛目眩烦赤，口苦倦怠烦渴，抑郁不乐，两胁作痛，寒热，小腹重坠，妇人经水不调，脉弦大而虚。

芍药（酒炒） 当归 白术（炒） 茯苓 甘草（炙） 柴胡各二钱

引用煨姜三片，薄荷少许，煎服。

加味逍遥散，即此方加丹皮、山栀（炒）各五分。

[集注] 赵羽皇曰：五脏苦欲补泻，云肝苦急，急食甘以缓之。盖肝性急善怒，其气上行则顺，下行则郁，郁则火动而诸病生矣。故发于上，则头眩、耳鸣而或为目赤。发于中，则胸满、胁痛而或作吞酸。发于下，则少腹疼疝而或溲溺不利。发于外，则寒热往来，似疟非疟。凡此诸证，何莫非肝郁之象乎？而肝木之所以郁，其说有二：一为土虚不能升木也，一为血少不能养肝也。盖肝为木气，全赖土以滋培，水以灌溉。若中土虚，则木不升而郁。阴血少，则肝不滋而枯。方用白术、茯苓者，助土德以升木也。当归、芍药者，益荣血以养肝也。薄荷解热，甘草和中。独柴胡一味，一以为厥阴之报使，一以升发诸阳。经云：木郁则达之。遂其曲直之性，故名曰逍遥。若内热、外热盛者，加丹皮解肌热，炒栀清内热，此加味逍遥散之义也。

龙胆泻肝汤 治胁痛口苦，耳聋耳肿，筋痿阴湿，热痒阴肿，白浊溲血。

龙胆草（酒炒） 黄芩（炒） 栀子（酒炒） 泽泻 木通 车前子 当归（酒洗） 柴胡 甘草 生地（酒炒）

水煎服。

[注] 胁痛口苦，耳聋耳肿，乃胆经之为病也。筋痿阴湿，热痒阴肿，白浊溲血，乃肝经之为病也。故用龙胆草泻肝胆

之火，以柴胡为肝使，以甘草缓肝急，佐以芩、栀、通、泽、车前辈大利前阴，使诸湿热有所从出也。然皆泻肝之品，若使病尽去，恐肝亦伤矣，故又加当归、生地补血以养肝。盖肝为藏血之脏，补血即所以补肝也。而妙在泻肝之剂，反作补肝之药，寓有战胜抚绥之义矣。

左金丸 治肝脏火实，左胁作痛。

黄连（炒）六两 吴茱萸（汤泡）一两

上为末，作丸。

［集注］胡天锡曰：此泻肝火之正剂。肝之治有数种：水衰而木无以生，地黄丸，乙癸同源是也；土衰而木无以植，参苓甘草剂，缓肝培土是也；本经血虚有火，用逍遥散清火；血虚无水，用四物汤养阴。至于补火之法，亦下同乎肾；而泻火之治，则上类乎心。左金丸独用黄连为君，从实则泻子之法，以直折其上炎之势；吴茱萸从类相求，引热下行，并以辛燥开其肝郁，惩其扞格，故以为佐。然必本气实而土不虚者，庶可相宜。左金者，木从左而制从金也。

泻青丸 治肝火风热，不能安卧，多惊多怒，目赤肿痛，及小儿急惊抽搐。

龙胆草 山栀 大黄（酒蒸） 川芎 当归 羌活 防风

等分，蜜丸，竹叶汤下。

［注］龙胆草直入肝经，以泻其火，佐栀子、大黄，使其所泻之火，从大、小二便而出，是治火之标也。肝主风，风能生火，治肝不治风，非其治也。故用羌活、防风散肝之风，即所以散肝之火，是治火之本也。肝之情欲散，故用川芎之辛以散之。肝之质喜滋，故用当归之濡以润之。是于泻肝之中，寓有养肝之意。泻肝者，泻肝之病也；养肝者，悦肝之神也。盖肝木主春，乃阳升发动之始，万物生化之源，不可伤也。

当归龙荟丸 治肝经实火，头运目眩，耳聋耳鸣，惊悸搐搦，躁扰狂越，大便秘结，小便涩滞，或胸胁作痛，阴囊肿胀，凡属肝经实火，皆宜服之。

当归一两　黄连一两　黄芩一两　龙胆草一两　栀子仁一两　大黄五钱　芦荟五钱　青黛五钱　木香二钱五分　黄柏一两　麝香（另研）五钱

上为末，炒神曲，糊丸。每服二十丸，姜汤下。

［集注］汪昂曰：肝木为生火之本，肝火盛则诸经之火相因而起，为病不止一端矣。故以当归、芦荟、龙胆草、青黛直入本经气血两途，先平其甚者，而诸经之火，无不渐平矣。佐以黄芩泻肺火，黄连泻心火，黄柏泻肾火，大黄泻肠胃火，栀子泻三焦火，备举大苦大寒而直折之，使上、中、下三焦之火，悉从大、小二便利出。少加木香、麝香者，取其调气开窍灵通周至也。然非实火不可轻投。

越婢加半夏汤　治咳而上气，此为肺胀，其人喘，目如脱状，脉浮大者。

麻黄六两　石膏半斤　生姜三两　甘草二两　半夏半升　大枣十五枚

上六味，以水六升，先煮麻黄，去沫、内药，取三升，分温三服。

小青龙加石膏汤　治肺胀，咳而上气，烦躁而喘，脉浮者，心下有水气。

麻黄三两　桂枝三两　细辛三两　芍药三两　半夏半升　石膏三两　干姜三两　五味子半升　甘草三两

上九味，以水一斗，煮麻黄，去沫、内诸药，取三升。强人服一升，羸者减之，日三服。小儿服四合。

［集注］喻昌曰：前一方，麻黄汤中以桂、杏易石膏，以脉大有热而加姜、枣，则发散之力微而且缓也。后一方，小青龙汤中加入石膏，以证兼烦躁，虽宜汗散寒饮，犹防助热伤津也。越婢方中有石膏、半夏二物，协力建功。石膏清热，借辛热亦能豁痰；半夏豁痰，借辛凉亦能清热。前麦冬汤方中下气止逆，全借半夏入生津药中。此二方又借半夏入清温剂中，仲景加减成方，无非化裁后学矣。

清燥救肺汤 治诸气膹郁，诸痿喘呕。

桑叶（经霜者）三钱 石膏（炒）二钱五分 甘草一钱 胡麻仁（炒、研）一钱 真阿胶八分 人参七分 麦冬一钱二分 杏仁（去皮、尖，炒黄）七分 枇杷叶（去毛，蜜炙）一片

上九味，以水一碗，煎六分，频频二、三次，滚热服。

痰多加贝母、栝蒌。血枯加生地。热甚加犀角、羚羊角，或加牛黄。

［集注］喻昌曰：按诸气膹郁之属于肺者，属于肺之燥也，而古今治气郁之方，用辛香行气，绝无一方治肺之燥者。诸痿、喘、呕之属于上者，亦属于肺之燥也。而古今治法，以痿、呕属阳明，以喘属肺，是则呕与痿属之中、下，而惟喘属上矣，所以亦无一方及于肺之燥也。即喘之属于肺者，非表即下，非行气即泄气，间有一二用润剂者，又不得其肯綮。今拟此方名清燥救肺，大约以胃为主，胃土为肺金之母也。其天冬、知母能清金滋水，以苦寒而不用，至如苦寒降火之药，尤在所忌。盖肺金自至于燥，所存阴气不过一线耳。倘更以苦寒下其气，伤其胃，其人尚有生理乎？诚仿此增减以救肺燥变生诸证，庶克有济。

柯琴曰：古方用香燥之品以治气郁，不获奏效者，以火就燥也。惟缪仲醇知之，故用甘凉滋润之品，以清金保肺立法。喻昌宗其旨，集诸润剂，而制清燥救肺汤，用意深，取药当，无遗蕴矣。

［按］经云：损其肺者益其气。肺主诸气故也。然火与元气不两立，故用人参、甘草甘温而补气，气壮火自消，是用少火生气之法也。若夫火燥膹郁于肺，非佐甘寒多液之品，不足以滋肺燥，而肺气反为壮火所食，益助其燥矣。故佐以石膏、麦冬、桑叶、阿胶、胡麻仁辈，使清肃令行，而壮火亦从气化也。经曰：肺苦气上逆，急食苦以降之。故又佐以杏仁、枇杷叶之苦以降气。气降火亦降，而制节有权；气行则不郁，诸痿、喘、呕自除矣。要知诸膹郁，则肺气必大虚，若泥于肺热伤

肺之说而不用人参，郁必不开、而火愈炽，皮聚毛落，喘咳不休而死矣。此名之救肺，凉而能补之谓也。若谓实火可泻，而久服芩、连，苦从火化，亡可立待耳。

麦门冬汤 火逆上气，咽喉不利，止逆下气者主之。

麦门冬七升 半夏一升 人参三两 甘草二两 粳米三合 大枣十二枚

上六味，以水一斗二升，煮取六升；温服一升；日三服，夜一服。

［集注］喻昌曰：此方治胃中津液干枯，虚火上炎，治本之良法也。夫用降火之药而火反升，用寒凉之药而热转炽者，徒知与火热相争，弗知补正气以生津液，不惟无益而反害之矣。凡肺病有胃气则生，无胃气则死。胃气者，肺之母气也。本草有知母之名，谓肺借其清凉，知清凉为肺之母也。又有贝母之名，谓肺借其豁痰，豁痰为肺之母也。然屡施于火逆上气，咽喉不利之证，而屡不应者，名不称矣。孰知仲景妙法，于麦冬、人参、甘草、大枣、粳米大补中气以生津液队中，又增入半夏辛温之味，以开胃行津而润肺，岂特用其利咽下气哉？顾其利咽下气，非半夏之功，实善用半夏之功也。

人参清肺汤 治肺胃虚寒，咳嗽喘急，坐卧不安。并治久年劳嗽，吐血腥臭。

人参 阿胶 骨皮 知母 乌梅 粟壳 炙草 杏仁 桑皮各等分

加枣子，煎服。

人参定喘汤

人参 麻黄 阿胶 五味 粟壳 甘草 半夏曲各一钱 桑皮二钱

生姜三片，水煎服。

人参泻肺汤 治肺经积热上喘，胸膈胀满痰多，大便涩。

人参 黄芩 栀子 枳壳 薄荷 甘草 连翘 杏仁 桑皮 大黄 桔梗

水煎服。

［集注］王又原曰：经云：邪之所凑，其气必虚。又肺为娇脏，其不堪破耗也明矣。自肺热伤肺之说行，曰保肺补肺，众共哗之。曰清肺泻肺，药与和之。岂知古人清肺、泻肺等汤，而必皆以人参立名，夫亦可晓然于肺气之不可耗，而人参之在所必用也。肺体清而法天，下济而司降令，一切浑浊不得上干者，皆胸中之气健运行而不息也。若肺气少弛，则降下失令，浑浊之气遂逆上行，此为咳嗽为喘急，肺叶胀举，胸膈紧痛，移热大肠，大便艰涩，种种显有余之象，实种种为不足之征。故不问内伤外感，为热为寒，要以人参保定肺气为主。或佐骨皮、知母、阿胶滋之，乌梅、五味、罂粟壳敛之，半夏曲、生姜降之，杏仁、桑皮、枳壳、桔梗利之，栀子、黄芩、连翘凉之，麻黄、薄荷发之，大黄下之，总恃人参之大力，握枢而运，已入之邪易出，而将来之邪无从入也。肺邪得诸药以俱出，而肺气不随诸药以俱出也。然则人参亦何尝伤肺，乃畏而不敢用耶？又谓风寒咳嗽，忌用五味子；嗽用粟壳，止嗽如神，切肺如刀。然此无本之言，不知始自何出，皆因不读本草，不知药之性味功能，以讹传讹也。近世之医，亦不能辨，惟识者察之。

泻白散　治肺气郁热，咳嗽而喘，面肿身热。

桑白皮　地骨皮　甘草

水煎服。

［集注］季楚重曰：经云：肺苦气上逆。上逆则上焦郁热，气郁生涎，火郁生热，因而制节不行，壅甚为喘满肿嗽。白者肺之色，泻白泻肺气之有余也。君以桑白皮，质液而味辛，液以润燥，辛以泻肺。臣以地骨皮，质轻而性寒，轻以去实，寒以胜热。甘草生用泻火，佐桑皮、地骨皮泻诸肺实，使金清气肃而喘嗽可平，较之黄芩、知母苦寒伤胃者远矣。夫火热伤气，救肺之治有三：实热伤肺，用白虎汤以治其标；虚火刑金，用生脉散以治其本；若夫正气不伤，郁火又甚，则泻白散之清肺调中，标本兼治，又补二方之不及也。

阿胶散 治肺虚有火，嗽无津液，咳而哽气者。

真阿胶一两 牛蒡子（炒）二钱半 马兜铃（炒）五钱 杏仁七钱 炙甘草五钱 糯米一合

每服两许，水煎服。

［集注］程应旄曰：痰带红线，嗽有血点，日渐成痿。缘肺处脏之最高，叶间布有细窍，气从此出入。呼吸成液，灌溉周身，所谓水出高源也。一受火炎，吸时徒引火升，呼时并无液出，久则肺窍俱闭，喉间或痒或疮，六叶遂日焦枯矣。今用阿胶为君者，消窍瘀也。用杏仁、大力子，宣窍道也。马兜铃者，清窍热也。糯米以补脾，母气到则肺自轻清无碍矣。

二陈汤 治肥盛之人，湿痰为患，喘嗽胀满。

半夏（制）三钱 茯苓三钱 陈皮（去白）二钱 甘草一钱

上四味，加姜三片，水煎服。

［集注］李中梓曰：肥人多湿，湿挟热而生痰，火载气而逆上。半夏之辛，利二便而去湿。陈皮之辛，通三焦而理气。茯苓佐半夏，共成燥湿之功。甘草佐陈皮，同致调和之力。成无己曰：半夏行水气而润肾燥。经曰：辛以润之是也。行水则土自燥，非半夏之性燥也。或曰：有痰而渴，宜去半夏代以贝母。吴琨曰：渴而喜饮，小便利者易之。不能饮水，小便不利，虽渴宜半夏也。此湿为本，热为标，所谓湿极而兼胜己之化，非真象也。又东南之人，湿热生痰，故朱震亨主之加枳实、砂仁，名枳实二陈汤，其性较急也。先哲云：二陈为治痰之妙剂，其于上下、左右无所不宜，然只能治实痰之标，不能治虚痰之本。虚痰之本在脾胃，治者详之。

温胆汤 治热呕吐苦，虚烦，惊悸不眠，痰气上逆。

竹茹 枳实 半夏 甘草 陈皮 茯苓 生姜

上七味，水煎服。

［集注］罗谦甫曰：胆为中正之官，清静之府，喜宁谧，恶烦扰；喜柔和，恶壅郁。盖东方木德，少阳温和之气也。若病后，或久病而宿有痰饮未消，胸膈之余热未尽，必致伤少阳之和气，

以故虚烦惊悸者，中正之官，以熇蒸而不宁也。热呕吐苦者，清静之府，以郁炙而不谧也。痰气上逆者，木家夹热而上升也。方以二陈治一切痰饮，加竹茹以清热，加生姜以止呕，加枳实以破逆，相济相须，虽不治胆而胆自和，盖所谓胆之痰热去故也。命名温者，乃谓温和之温，非谓温凉之温也。若谓胆家真畏寒而怯而温之，不但方中无温胆之品，且更有凉胃之药也。

小半夏汤 呕家本渴，渴为欲解，今反不渴，心下有支饮故也。

半夏一升 生姜半斤

以水七升，煮取一升半，分温再服。

小半夏加茯苓汤 治卒呕吐，心下痞，膈间有水，眩悸者。

半夏一升 生姜半斤 茯苓三两

煎服如前。

外台茯苓饮 治心胸中有痰饮宿水，自吐出水，复心胸间虚气满不能食，消痰气令能食。

茯苓三两 人参三两 白术三两 枳实二两 橘皮二两半 生姜四两

上六味，水六升，煮取一升八合，分三服。如人行八九里，再进之。

［集注］赵良曰：呕为痰饮动中，涌而出之。呕尽本当渴，渴则可征支饮之全去。今反不渴，是其饮尚留，去之未尽也。用半夏之辛温，生姜之辛散，散其欲出之饮，则所留之邪自尽矣。半夏、生姜皆味辛，可治膈上痰，心下坚，呕逆目眩。然悸必心受水凌，故加茯苓以去水，伐肾邪安心神也。后方加人参、枳实、橘皮，此由上、中二焦气弱，水饮入胃，脾不能输归于肺，肺不能通调水道，以致停积为痰、为宿水。吐之则下气因而上逆，虚与气结，满不能食。当补益中气。以人参、白术为君，茯苓逐宿水，枳实破诸气为臣。开脾胃，宣扬上焦，发散凝滞，则陈皮、生姜为使也。其积饮既去，而虚气塞满其中，不能进食，此证最多。

御纂医宗金鉴卷三十

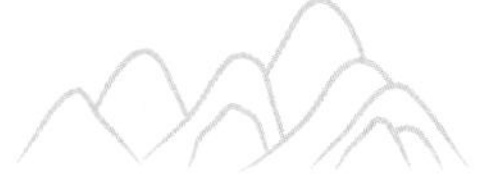

删补名医方论 卷五

礞石滚痰丸 治实热老痰之峻剂，虚寒者不宜用。

黄芩八两 大黄（酒蒸）八两 沉香（忌火）五钱 礞石（焰消煅过，埋地内七日用）一两

上四味为细末，水丸川椒大，量人大小用之。用温水一口，送过咽即仰卧，令药徐徐而下，半日不可饮食，勿起身行动言语，待药气自胃口渐下二肠，然后动作饮食。服后喉间稠粘壅滞不快，此药力相攻，故痰气泛上也。少顷药力至，而渐逐恶物入腹下肠，效如响应。

指迷茯苓丸 治中焦停痰伏饮。

半夏（制）二两 茯苓一两 枳壳五钱 风化消二钱半

上四味，姜汁糊为丸。

［注］经曰：饮入于胃，游溢精气，上输于脾。游者，运行也；溢者，渗溢也；输者，输布也；精气者，水化之精气也。言入于胃运行水化之精气，渗溢于肠胃之外，而上输布于脾也。又曰：脾气散精，上归于肺。言水之清者上升，犹天之雨露也。又曰：通调水道，下输膀胱。言水之浊者下降，犹地之江河也。此皆言水自浊化清，由腑输脏；自清分浊，由脏输腑，水之运行循环也。又曰：水精四布，五经并行。言水发源于脾，周布四脏，并行五经也。此皆言水内养脏腑，外滋百骸，水之变化精微也。如是者，何痰之有？若饮食失度不和于中，水精不渗溢于外，直下走大、小肠而为泄泻矣。若三焦失运，气不蒸化，水之清者不升，水之浊者不降，精化为水，则内停作胀，外泛作肿，上攻喘呼，下蓄淋闷矣。若上焦气不清肃，不能输布，留于胸中，水之精者悉变为浊，阳盛煎灼成痰，

阴盛凝蓄为饮也。故治痰者,以清火为主,实者利之,虚者化之。治饮者,以燥湿为主,实者逐之,虚者温之。所以古人治饮有温补之法,而治痰则无之也。王隐君制礞石滚痰丸,治老痰一方,用黄芩清胸中无形诸热,大黄泻肠胃有质实火,此治痰必须清火也。以礞石之燥悍,此治痰必须除湿也。以沉香之速降,此治痰必须利气也。二黄得礞石、沉香,则能迅扫直攻老痰巢穴,浊腻之垢而不少留,滚痰之所由名也。若阳气不盛,痰饮兼作,又非此方所宜,当以指迷茯苓丸合而治之,用半夏燥湿,茯苓渗湿,风消软坚,枳壳利气。别于二陈之甘缓,远于大黄、礞石之峻悍,殆攻中之平剂欤!

金匮枳术汤 治心下硬如大盘,边旋如杯,水饮所作。

枳实七枚 白术二两

上二味,以水五升,煮取三升,分温三服,腹中软即散。

[注] 心下,胃之上脘也。上脘结硬如盘,边旋如杯,谓时大时小,水气所作,非有形食滞也。用枳实以破结气,白术以除水湿,温服三服,则腹软结开而硬消矣。李杲法仲景以此方倍白术,是以补为主也。此方君枳实,是以泻为主也。然一缓一急,一补一泻,其用不同,只此多寡转换之间耳。

桂苓甘术汤 治心下有痰饮,胸胁支满目眩。又曰:短气有微饮,当从小便去之,桂苓甘术汤主之;肾气丸亦主之。

茯苓四两 桂枝三两 白术三两 甘草三两

上四味,以水六升,煮取三升,分温三服,小便则利。

[集注] 赵良曰:《灵枢》谓心胞络之脉动则病胸胁支满者,谓痰饮积于心胞,其病则必若是也。目眩者,痰饮阻其胸中之阳,不能布精于上也。茯苓淡渗,遂饮出下窍,因利而去,故用以为君。桂枝通阳输水走皮毛,从汗而解,故以为臣。白术燥湿,佐茯苓消痰以除支满。甘草补中,佐桂枝建土以制水邪也。夫短气有微饮,此水饮停蓄,呼吸不利而然也。《金匮》并出二方,妙义益彰。呼气之短,用苓桂术甘汤之轻清以通其阳,阳化气则小便能出矣。吸气之短,用肾气

丸之重降以通其阴，肾气通则关门自利矣。

［按］风水，阳水也；石水，阴水也。阳水多实，阴水多虚。阳水在上，故多喘；阴水在下，故多满。所以治阳水用散用攻，治阴水用温用补。然阴中必有阳，此方治阴水之在阳而上者也，肾气丸治阴水之在阴而下者也。于此推之，阳中亦必有阴，故有小青龙汤、五苓散之治法也。今举世不分阴阳虚实，皆以金匮肾气汤治之，服之不效，终不改辙，每至吐血而死，良可叹也。

疏凿饮子　治遍身水肿，喘呼口渴，大小便秘。

羌活　秦艽　槟榔　大腹皮　商陆　茯苓皮　椒目　木通　泽泻　赤小豆等分

加姜皮，水煎服。

［注］经曰：三焦者，决渎之官，水道出焉。若水饮阻于内，风寒束于外，则三焦之气化不行；上焦之如雾，中焦之如沤，同为下焦之如渎也。以致水气外泛，皮肤作肿，内停腹里作胀，上攻喘咳呕逆，下蓄小便不利，种种诸证，而治法总不外乎表里也。小青龙汤、真武汤、越婢汤、五苓散、疏凿饮子五方，皆治有水气兼表里证之药也。小青龙汤治表里寒实，中有水气。真武汤治里有虚寒，中兼水气。二证俱内不作胀，外不作肿，故一以麻、桂辈散寒以行水，一以姜、附辈温寒以制水也。越婢汤治表里实热，中有水气，五苓散治表里虚热，中有水气。故一以麻黄、石膏，散肤之水，清肌之热，以消肿也；一以桂、苓、术、泽，解肌表热，利所停水，以止吐也。疏凿饮子治表里俱实，不偏寒热而水湿过盛，遍身水肿喘胀便秘者。故以商陆为君，专行诸水。佐羌活、秦艽、腹皮、苓皮、姜皮，行在表之水，从皮肤而散；佐槟榔、赤豆、椒目、泽泻、木通，行在里之水，从二便而出。上下、内外，分消其势，亦犹神禹疏凿江河之意也。至于越婢汤加半夏者，因喘气上逆，用之降逆也。加附子者，因汗出恶风，散表固阳也。小青龙汤加石膏者，因喘而烦躁，用之兼清胃热也。五苓散以术、桂易

滑石、阿胶，名猪苓汤，专清阴兼治水也。真武汤，去生姜加人参，名附子汤，专温阳不治水也。由此可知仲景用方，于群温剂中，加以大寒之品；大寒剂中，加以辛热之品。去桂枝加滑石，则不走外；去生姜加人参，则不治水。其转换变化，神妙如此，拘拘之士，不足语也。

葶苈大枣泻肺汤 治肺痈喘不得卧及水饮攻肺喘急者。

葶苈（苦）一两 大枣十枚

以水五钟，先煮枣三钟，去枣，内葶苈，煮取一钟半，顿服，弱者减服。戒盐、酱。

苏葶定喘丸 治饮停上焦，攻肺喘满不得卧，面身水肿，小便不利者。

苦葶苈子（研泥） 南苏子（研泥）

各等分，合均，用枣肉为小丸，阴干，磁罐盛之，恐渗去油性，减去药力。每服三钱，于夜三更时白汤下，以利四、五次为度，利多则减服之，利少则加服之。次日身软，则隔一日、或隔二日服之。形气弱者，先减半服之，俟可渐加。戒盐酱，服之即奏奇功，如不严戒一切咸物，即对证用药，万无一生。

舟车神祐丸又名净府丸 治水肿水胀，形气俱实。

黑牵牛（炒）四两 大黄（酒浸）二两 甘遂（面裹煨）一两 大戟（面裹煨）一两 芫花（醋炒）一两 青皮（炒）一两 橘红一两 木香五钱 槟榔五钱 轻粉一钱

上为末，水丸，每服五分，五更白滚水下，大便利三次为度。若一二次不通利，次日仍服。或六分七分，渐加至一钱。若服后大便利四、五次，或形气不支，则减其服，三分二分俱可。或隔一、二、三日服一次，以愈为度。甚者忌盐、酱百日。

［注］葶苈大枣汤、苏葶定喘丸、舟车神祐丸，三方皆治肿胀之剂。然葶苈大枣汤，治水停胸中，肺满喘急不得卧，皮肤浮肿，中满不急者，故独用葶苈之苦，先泻肺中之水气，佐大枣恐苦甚伤胃也。苏葶定喘丸，即前方加苏子以降气，气降则水降，气降则输水之上源，水降则开水之下流也。舟车神

祐丸，治水停诸里，上攻喘咳难卧，下蓄小便不利，外薄作肿，中停胀急者，故备举甘遂、大戟、芫花、牵牛、大黄，直攻水之巢穴，使从大、小二便而出，佐青皮、陈皮、木香以行气，使气行则水行，肿胀两消，其尤峻厉之处，又在少加轻粉，使诸攻水行气之药，迅烈莫当，无微不入，无穷不达。用之若当，功效神奇，百发百中。然非形实或邪盛者，不可轻试，苟徒利其有劫病之能，消而旋肿，用者慎之！

实脾饮　治身重懒食，肢体浮肿，口中不渴，二便不实。

白术（土炒）　茯苓　甘草（炙）　厚朴（姜炒）　大腹子　草果仁　木香　木瓜　附子　干姜

加姜枣煎服。

气虚者加人参。

［注］脾胃虚，则土不能制水，水妄行肌表，故身重浮肿。用白术、甘草、生姜、大枣，以实脾胃之虚也。脾胃寒，则中寒不能化水，水停肠胃，故懒食不渴，二便不实。用姜、附、草果，以温脾胃之寒。更佐大腹、茯苓、厚朴、木香、木瓜者，以导水利气。盖气者水之母也，土者水之防也。气行则水行，土实则水治，故名曰实脾也。然此方导水利气之力有余，阴水寒胜而气不虚者，固所宜也，若气少声微，则必以理中汤加附子，数倍茯苓以君之，温补元气以行水，为万当也。

［按］苓桂术甘汤、实脾饮、肾气丸，皆治阳虚水气之证。苓桂术甘汤，治上焦阳虚不能输布，水留于上，心下逆满，气上冲胸，故用苓、桂、术、甘之品，扶阳通气输水道也。实脾饮，治中焦阳虚不能蒸化，水渍于中，外泛作肿，二便通利，故用姜、附、苓、术之剂，培土温中，胜寒湿也。肾气丸，治下焦阳虚，不能行水，小便不利，肢体浮肿，喘急腹胀，故用桂、附、地、苓之辈，温而补之，以行水也。

清脾饮　治痰积成疟，无表里证者。

青皮　厚朴　草果　半夏　柴胡　白术　甘草　茯苓　黄芩

水煎服。

［注］疟为少阳病兼太阳表者，麻桂各半汤汗之；兼阳明里者，大柴胡汤下之；若不兼表里，或已汗、下而仍作者，当从少阳和解法也。是方以小柴胡、四君二汤合剂，清少阳而顾及于脾，故名曰清脾也。减人参者，以气不虚也，加草果、厚朴气味俱厚之品，取以输胃之积。加青皮，佐茯苓、半夏，用以破痰之原。先哲云：无痰不成疟，无积不成疟，此汤是也。若夫气虚者仍加人参，气实者更加槟榔，热多者加石膏，汗多者加桂枝，自当临病斟酌也。

芍药汤 治滞下赤白，便脓血，后重窘痛。

芍药二两　当归五钱　黄连五钱　黄芩五钱　槟榔三钱　木香三钱　甘草三钱

每服半两，水煎服。痢不减，加大黄。

［注］滞下起于夏秋，非外因湿暑，即内因生冷，湿蒸热郁酿成。初起腑病，久则传脏，腑病易治，脏病难治。腑者何？病在大肠则从金化，故其色白；病在小肠则从火化，故其色赤。所以赤痢多噤口，以小肠近胃，秽气易于上攻，而为呕逆不食也。脏者何？传心则热不休，下利血水；传肾则利不止，如屋漏水；传脾则水浆不入，哕逆不食。此汤治初病在腑之方也，用当归、白芍以调血，木香、槟榔以调气，血和则脓血可除，气调则后重自止。芩、连燥湿而清热，甘草调中而和药。若窘迫痛甚，或服后痢不减者加大黄，通因通用也。

温脾汤 主治锢冷在肠胃间，泄泻腹痛，宜先取去，然后调治，不可谓虚以养病也。

厚朴二两　干姜二两　甘草二两　桂心二两　附子二两　大黄四钱

上㕮咀，取一两，水二钟，煎六分，顿服。

［集注］喻昌曰：许叔微制此方，深合仲景以温药下之之法。其大黄止用四钱，更为有见。夫锢冷在肠胃而泄泻矣，即温药中宁敢用大黄之猛重困之乎？减五之一，乃知许叔微

之得于仲景深也。仲景云:病人旧微溏者,栀子汤不可与服。又云:太阴病,脉弱便利,设当行大黄、芍药者,宜减之,以其人胃气弱易动故也。即是观之,肠胃锢冷之泄泻,而可恣用大黄耶?不用则温药恐不能制,而洞下之势或至转增。裁酌用之,真足法矣。

大黄附子汤 主治胁下偏痛发热,其脉紧弦,此寒也,以温药下之。

大黄二两 附子(炮)二枚 细辛二两

上三味,以水五升,煮取二升,分温三服。若强人取二升半,分三服,服后如人行四、五里,再进。

[集注]喻昌曰:仲景治伤寒热邪痞聚心下,而挟阳虚阴盛之证,用附子泻心汤之法矣。其杂证胁下偏痛发热为阳,其脉弦紧为阴;是则知阳中阴邪上逆也,复立此温药下之一法。然仲景谆谆传心,后世领略者鲜。《金匮》又别出一条云:其脉数而紧,乃弦状如弓弦,按之不移,数脉弦者,当下其寒;脉紧而迟者,必心下坚;脉大而紧者,阳中有阴,可下之。读者罔识其旨,讵知皆以温药下之之法耶!其曰当下其寒,谓阳中有阴实之邪可下,其金针不跃跃乎?

张璐曰:三承气汤,为寒下之柔剂;白散、备急丸,为热下之刚剂;附子泻心汤、大黄附子汤,为寒热互结,刚柔并济之和剂。近世但知寒下一途,绝不知有温下一法。盖暴感之热结可以寒下,久积之寒结亦可寒下乎?是以备急等法所由设也。然此仅可治寒实之结,设其人禀质素虚,虽有实邪固结,敢用刚猛峻剂攻击之乎?故仲景又立附子泻心汤,用芩、连佐大黄以祛膈上之热痞,即兼附子之温以散之;大黄附子汤用细辛佐附子,以攻胁下寒结,即兼大黄之寒以导之。寒热合用,温攻并施,此圣法昭然,不可思议者也。

越鞠汤丸 治一切湿痰食火,气血诸郁。

香附 苍术 抚芎 神曲 山栀仁

水煎服,或作丸。

[注] 夫人以气为本,气和则上下不失其度,运行不停其机,病从何生? 若饮食不节,寒温不适,喜怒无常,忧思无度,使冲和之气升降失常,以致胃郁不思饮食,脾郁不消水谷,气郁胸腹胀满,血郁胸膈刺痛,湿郁痰饮,火郁为热,及呕吐恶心,吞酸吐酸,嘈杂嗳气,百病丛生。故用香附以开气郁,苍术以除湿郁,抚芎以行血郁,山栀以清火郁,神曲以消食郁。此朱震亨因五郁之法,而变通者也。五药相须,共收五郁之效。然当问何郁病甚,便当以何药为主。至若气虚加人参,气痛加木香,郁甚加郁金,懒食加谷蘖,胀加厚朴,痞加枳实,呕痰加姜夏,火盛加萸、连,则又存乎临证者之详审也。

四磨饮 治七情感伤,上气喘急,胸膈不快,妨闷不食。

人参 槟榔 沉香 天台乌药

上四味,各浓磨水取七分,煎三五沸,放温,空心服。

[集注] 王又原曰:经云:圣人啬气如持至宝,庸人役物而反伤太和,此七情随所感皆能为病。然壮者气行而愈,弱者气着为病。愚者不察,一遇上气喘急,满闷不食,谓是实者宜泻,辄投破耗等药,得药非不暂快,初投之而应,投之久而不应矣。夫呼出为阳,吸入为阴,肺阳清肃,则气下行;肾阴宁谧,则气归摄,不复散而上逆矣。若正气既衰,即欲削坚破滞,则邪气难伏,法当用人参先补正气,沉香纳之于肾,而后以槟榔、乌药从而导之,所谓实必顾虚,泻必先补也。四品气味俱厚,磨则取其气味俱足,煎则取其气味纯和,气味齐到,效如桴鼓矣。

备急丸 治寒气冷食稽留胃中,心腹满痛,大便不通者。

大黄二两 干姜二两 巴豆(去皮,研如脂)一两

先捣大黄、干姜为末,内巴豆合捣千杵,和蜜丸,如豆大,藏密器中,勿泄气,候用。每服三四丸,暖水或酒下。

《金匮》主中恶心腹胀满,卒痛如锥刺,气急口噤如卒死者,捧头起,灌令下咽,须臾当差。不差更与三丸,当腹中鸣,即吐利便差。若口噤者,须化开,从鼻孔用苇管吹入,自下

于咽。

［集注］柯琴曰：大便不通，当分阳结阴结。阳结有承气、更衣之剂，阴结又制备急、白散之方。《金匮》用此治中恶，当知寒邪卒中者宜之。若用于温暑热邪，速其死矣。是方允为阴结者立，干姜散中焦寒邪，巴豆逐肠胃冷积，大黄通地道，又能解巴豆毒，是有制之师也。然白散治寒结在胸，故用桔梗佐巴豆，用吐下两解法。此则治寒结肠胃，故用大黄佐姜、巴，以直攻其寒。世徒知有温补之法，而不知有温下之法，所以但讲寒虚，不议及寒实也。

［按］世人之情，惟知畏贫，不知畏祸，因其贫遗其祸。病人之情亦多如是，惟知畏虚，不知畏病，因其虚忘其病。殊不知虚犹贫也，病犹祸也。虚而有病，犹夫贫者有祸也。去其祸而但贫，犹可安也。实而有病，犹夫富者有祸也。不去其祸，而其富未可保也。最可笑者，近世之医临诊病家，外饬小心，中存不决。且诿言虚不可攻，纵使病去，正气难复。病人畏惧，自然乐从。受病浅者幸而自愈，设不愈者，另延医至。讵病者先意难入，攻病之药尚未入口，众议咻咻，致明通之士，拂袖而去，坐而待毙，终不悟为庸工之所误也。医者久擅其术，初心原为自全，恬不知耻，久之亦竟以为养病为能，攻病为拙，而举世之病者，皆昧昧于治病也。尝考孙思邈以仲景麻黄、桂、杏、甘草之还魂汤，治卒中昏冒，口噤握固；李杲以仲景巴豆、大黄、干姜之备急丸，治卒中暴死，腹痛满闭，下咽立效。岂二人不知虚实耶？盖上工之医，未诊病时，并不先存意见，亦不生心自全，有是病但用是药耳。柯琴曰：备急丸治寒结肠胃，白散治寒结在胸。于此又可知还魂汤治寒结在胸之表，以散无形之邪气也；白散治寒结在胸之里，以攻有形之痰饮也；备急丸治寒结在肠胃，以攻不化之糟粕也。

磁朱丸　治神水宽大渐散，昏如雾露中行，渐睹空中有黑花，睹物成二体。及内障，神水淡绿色、淡白色。又治耳鸣及聋。

磁石二两　辰砂一两　神曲（生）三两

更以一两水和作饼，煮浮，入前药，炼蜜为丸。每服十丸，加至三十丸，空心米汤下。

［集注］王又原曰：五脏六腑之精，皆上注于目，则目之能视者气也，目之所以能视者精也。肾为藏精，故神水发于肾。心为离照，故神光发于心。光发阳而外映，有阴精以为守，则不散而常明。水发阴而凝静，有阳气以为布，则洞悉而不穷。惟心肾有亏，致神水干涸，神光短少，昏眊内障诸证所由作也。磁石直入肾经，收散失之神，性能引铁，吸肺金之气归藏肾水。朱砂体阳而性阴，能纳浮游之火而安神明。水能鉴，火能烛，水火相济，而光华不四射欤！然目受脏腑之精，精禀于谷，神曲能消化五谷，则精易成矣。盖神水散大，缓则不收，赖镇坠之品，疾收而吸引之，故为救急之剂也。其治耳鸣、耳聋等证，亦以镇坠之功能治虚阳之奔耳。

柯琴曰：此丸治癫痫之圣剂。盖狂痴是心、肾、脾三脏之病，心藏神，脾藏意与智，肾藏精与志。心者神明之主也，主不明则十二官危，使道闭塞而不通，形乃大伤，即此谓也。然主何以不明也？心法离而属火，真水藏其中，若天一之真水不足，地二之虚火妄行，所谓天气者蔽塞，地气者冒明，日月不明，邪害空窍，故目多妄见而作此奇疾也。非金石之重剂以镇之，狂必不止。朱砂禀南方之赤色，入通于心，能降无根之火而安神明。磁石禀北方之黑色，入通于肾，吸肺金之气以生精，坠炎上之火以定志。二石体重而主降，性寒而凉阴，志同道合，奏功可立俟矣。神曲推陈致新，上交心神，下达肾志、以生意智。且食入于阴，长气于阳，夺其食则已，此《内经》治狂法也。食消则意智明而精神治，是用神曲之旨乎？炼蜜和丸，又甘以缓之矣。

石斛夜光丸　治神水宽大渐散，昏如雾露，空中有黑花，及睹物成二，神水淡绿、淡白色者。

天门冬二两　菟丝子七钱　人参二两　茯苓二两　甘

菊花七钱　干山药七钱　麦冬一两　熟地一两　肉苁蓉五钱　青葙子五钱　生地一两　枸杞七钱　羚羊角（镑）五钱　草决明八钱　石斛七钱　杏仁七钱　蒺藜五钱　川芎五钱　甘草（炙）五钱　黄连五钱　防风五钱　枳壳五钱　乌犀（镑）五钱　牛膝七钱五分

上为细末，炼蜜丸，桐子大，每服三、五十丸，温酒、盐汤下。

［集注］罗谦甫曰：此方为阳衰阴弱，不能升精于目而设，故目科与千金磁朱丸并重，治证亦同。然磁朱为镇坠药，此为羡补药。《针经》曰：五脏六腑精气，皆上于目而为之精。故夫目之精明者，阴阳合传而为精明者也。若肾肝虚，则阴弱不能敛精以升养神水于内。脾肺虚，则阳衰不能摄阴而浮散神光于外。以致神水宽大，睹物成二。此其治法，其营在肝，其主在肾，其合在脾，能合肾脾之阴而使肝达之，则必能归精于两眸，而继明如昼夜矣。是方先补肾肝，以二冬、二地、兔丝、枸杞、五味、牛膝、苁蓉群队滋阴之品，以之强阴填精，敛气安神养血，此壮水之主，亦所以生水也，复以人参、炙草、茯苓、山药培补中宫，使调合阴阳也。佐之以蒺藜、甘菊、川芎、枳壳、防风行肝达气，青葙、决明子解结散滞，黄连、乌犀、羚角清火泻热。然必取石斛之妙合脾肾者清而行之，要使升精归明之用，脏腑合德，专精致一耳。其以为丸者，补上治下，利以缓，利以久，不利以速也。

洗刀散　治风热上攻，火眼赤痛，骤生云翳，外障遮睛。

防风一钱　石膏一钱　滑石一钱　归尾一钱　赤芍八分　羌活八分　荆芥五分　黄芩五分　连翘五分　川芎五分　桔梗五分　麻黄五分　白术五分　大黄五分　芒硝五分　独活五分　元参五分　木贼五分　菊花五分　白蒺藜五分　蝉退五分　草决明五分　薄荷四分　栀子四分　蔓荆子四分　细辛三分　甘草三分

加清茶叶五分，水煎服。

［注］目之病内障者，昏暗不明而不肿痛，得之于内，七情动中，劳伤心肾也。外障者，赤肿而痛，睛不昏暗，得之于六淫所袭，热蕴经络也。故内障多虚，外障多实。子和曰：眼无火不病，非止内障，正指外障而立言也。外障赤肿而痛者，或散外邪，或泻内热，或并解之，可立愈也。其有风火上攻，留而不散，凝结云翳，掩其光明者，又非或散、或下所能即愈也。洗刀散方既可以攻风热，又可以去云翳，是一方而兼擅其长也。方中用防风通圣散全剂，是主以去风热也。倍归尾、赤芍，是治风先治血，血行风自灭也。加羌、独活，蔓荆子，倍防风，是祛风而专在太阳表也。太阳之里少阴也，故又加细辛直走少阴，加元参下安肾火，是治表而顾及其里也。其加木贼、蝉蜕、草决明、白蒺藜、菊花者，是佐诸祛风清热之群药，以消风热骤壅之云翳也。

失笑散　治产后心腹绞痛欲死，或血迷心窍，不省人事。

五灵脂　蒲黄等分

每服三钱，酒煎服。

独圣散

南山楂肉（炒）一两

水煎，用童便沙糖和服。

［集注］吴于宣曰：经云：心主血，脾统血，肝藏血。故产后瘀血停滞，三经皆受其病，以致心腹瘀痛，恶寒发热，神迷眩运，胞膈满闷。凡兹者，由寒凝不消散，气滞不流行，恶露停留，小腹结痛，迷闷欲绝，非纯用甘温破血行血之剂，不能攻逐荡平也。是方用灵脂之甘温走肝，生用则行血；蒲黄辛平入肝，生用则破血。佐酒煎以行其力，庶可直抉厥阴之滞，而有推陈致新之功。甘不伤脾，辛能散瘀，不觉诸证悉除，直可以一笑而置之矣。至独圣散用山楂一味浓煎，与沙糖、童便同服者何也？山楂不惟消食健脾，功能破瘀止儿枕痛；更益以沙糖之甘，逐恶而不伤脾；童便之咸，入胞而不凉下。相得相须，功力甚伟，名之曰独圣，诚不虚也。

大黄䗪虫丸 治五劳七伤，内有干血，肌肤甲错，两目黯黑。

大黄（酒蒸）十两 桃仁（去皮、尖，炒）四两 杏仁（去皮、尖，炒）四两 黄芩（炒）二两 甘草三两 芍药（炒）四两 地黄十两 干漆（炒）一两 虻虫（去翅足，炒）一两五钱 水蛭（炙黄）百枚 蛴螬（炒）一两五钱 䗪虫（去头足，炒）一两

上十二味为末，蜜丸如小豆大。酒服五丸，日三服。

［集注］李中梓曰：劳伤之证，肌肤甲错，两目黯黑，此内有瘀血者也。瘀之日久，则必发热，热涸其液，则血干于经隧之间，愈干愈热，愈热愈干，而新血皆损。人之充养百骸，光华润泽者，止借此血，血伤则无以沃其肤，故甲错也。目得血而能视，血枯则无以荣，其目故黯黑也。仲景洞见此证，补之不可，凉之无益，而立此方。经曰：血主濡之，故以地黄为君。坚者削之，故以大黄为臣。统血者脾也，脾欲缓，急食甘以缓之。又酸苦涌泄为阴，故以甘、芍、桃仁为佐。咸走血，苦胜血，故以干漆之苦，四虫之咸为使。夫浊阴不降，则清阳不升，瘀血不去，则新血不生。今人遇一劳证，便用滋阴之药，服而不效，坐以待毙，术岂止此耶！

仙方活命饮附：薛己治疡通方 治一切疮疡，未成脓者内消，已成脓者即溃，又止痛、消毒之圣药也。

穿山甲 白芷 防风 皂角刺 乳香 没药 当归尾 赤芍 花粉 贝母 陈皮 金银花 甘草

上十三味。用酒一碗。煎数沸服。

［集注］罗谦甫曰：此疡门开手攻毒之第一方也。经云：营气不从，逆于肉理。故痈疽之发，未有不从营气之郁滞，因而血结痰滞蕴崇热毒为患。治之之法，妙在通经之结，行血之滞，佐之以豁痰理气解毒。是方穿山甲以攻坚，皂刺以达毒所，白芷、防风、陈皮通经理气而疏其滞，乳香定痛和血，没药破血散结，赤芍、归尾以驱血热而行之，以破其结。佐以贝母、金银花、甘草，一以豁痰解郁，一以散毒和血，其为溃坚

止痛宜矣。然是方为营卫尚强，中气不亏者设。若脾胃素弱，营卫不调，则有托里消毒散之法，必须斟酌而用。此薛己所论千古不易之治也。因附治疡用方之法于后，使学者服膺云。

薛己曰：治疡之法，若肿高焮痛者，先用仙方活命饮解之，后用托里败毒散。漫肿微痛者，用托里散，如不应，加姜、桂。若脓出而反痛，气血虚也，八珍散。不作脓不腐溃，阳气虚也，四君加归、芪、肉桂。不生肌、不收敛，脾气虚也，四君加芍药、木香。恶寒憎寒，阳气虚也，十全大补加姜、桂。晡热内热，阴血虚也，四物加参、芪。欲呕作呕，胃气虚也，六君加炮姜。自汗、盗汗，五脏虚也，六味丸料加五味子。食少体倦，脾气虚也，补中益气加茯苓、半夏。喘促咳嗽，脾肺虚也，前汤加麦冬、五味。欲呕少食，脾胃虚也，人参理中汤。腹痛泄泻，脾胃虚寒也，附子理中汤。热渴淋秘，肾虚阴火也，加减八味丸。大凡怯弱之人，不必分其肿溃，惟当先补胃气。盖疮疡之作，缘阴阳亏损，其脓既泄，气血愈虚，岂有不宜补者哉！或疑参、芪满中，间有用者，又加发散败毒，所补不偿所损。又或以有疾不服补剂，因而致误者多矣。可胜惜哉！

托里消毒散

人参　黄芪　白术　茯苓　当归　川芎　白芍　金银花　白芷　甘草　连翘

水煎服。

［注］参、芪、术、苓、草以益气分，归、芎、芍以滋血分，银花、白芷、连翘以解毒。

御纂医宗金鉴卷三十一

删补名医方论 卷六

桂枝汤 治风寒在表，脉浮弱，自汗出，头痛发热，恶风恶寒，鼻鸣干呕等证，及杂证自汗、盗汗、虚损、虚疟亦可用。若脉浮紧，汗不出者，酒客病风寒而汗出者，禁用。

桂枝三两 芍药三两 生姜三两 甘草(炙)二两 大枣十二枚

上五味，以水七升，煮取三升，服一升，覆令微汗，不可令如水流漓，病必不除。若服一升，汗出病瘥，不必尽剂。服已，更啜稀粥一盏，以助药力。

[注] 凡风寒在表，脉浮弱自汗出者，皆属表虚，宜桂枝汤主之。名曰桂枝汤者，君以桂枝也。桂枝辛温，辛能散邪，温从阳而扶卫。芍药酸寒，酸能敛汗，寒走阴而益营。桂枝君芍药，是于发散中寓敛汗之意；芍药臣桂枝，是于固表中有微汗之道焉。生姜之辛，佐桂枝以解肌表；大枣之甘，佐芍药以和营里。甘草甘平，有安内攘外之能，用以调和中气，即以调和表里，且以调和诸药矣。以桂、芍之相须，姜、枣之相得，借甘草之调和阳表阴里，气卫血营，并行而不悖，是刚柔相济以为和也。而精义在服后须臾啜热稀粥以助药力。盖谷气内充，不但易为酿汗，更使已入之邪不能少留，将来之邪不得复入也。又妙在温服令一时许，漐漐微似有汗，是授人以微汗之法。不可令如水流漓，病必不除，禁人以不可过汗之意也。此方为仲景群方之冠，乃解肌、发汗、调和营卫之第一方也。凡中风、伤寒，脉浮弱汗自出而表不解者，皆得而主之。其他但见一、二证即是，不必悉具。故麻、葛、青龙发汗诸剂，咸用之也。若汗不出麻黄证也，脉浮紧者麻黄脉也，固不可与桂

枝汤，然初起无汗，当用麻黄发汗，如汗解后复烦，脉浮数者，与下后脉仍浮、气上冲者，及下后下利止而身痛不休者，皆用此以解外。何也？盖此时表虽不解，腠理已疏，邪不在皮毛而在肌肉，且经汗下，津液已伤，故脉证虽同麻黄，而主治当属桂枝矣。粗工妄谓桂枝汤专治中风，不治伤寒，使人疑而不用；又谓专发肌表不治他病。不知此汤倍芍药、生姜加人参，名桂枝新加汤，用以治营表虚寒，肢体疼痛；倍芍药加饴糖，名小建中汤，用以治里虚心悸，腹中急痛；再加黄芪，名黄芪建中汤，用以治虚损虚热，自汗盗汗。因知仲景之方，可通治百病也。

麻黄汤　治太阳风寒在表，头项强痛，发热，身疼，腰痛，骨节痛，恶风寒无汗，胸满而喘，其脉浮紧或浮数者，用此发汗。虽有是证，若脉浮而弱，汗自出，或尺中脉微与迟者，俱不可用。风、寒、湿成痹，肺经壅塞，昏乱不语，冷风哮吼最宜。

麻黄（去节）三两　桂枝二两　甘草（炙）一两　杏仁（去皮、尖）六十枚

上四味，以水九升，先煮麻黄，减二升，去上沫，内诸药，煮取二升半，去滓，温服八合。温覆取微汗，不须啜粥。一服汗出，停后服。汗出多者，温粉扑之。

［注］凡风寒在表，脉浮紧数无汗者，皆表实也，宜麻黄汤主之。名曰麻黄汤者，君以麻黄也。麻黄性温，味辛而苦，其用在迅升；桂枝性温，味辛而甘，其能在固表。证属有余，故主以麻黄必胜之算也，监以桂枝制节之妙也。杏仁之苦温，佐麻黄逐邪而降逆；甘草之甘平，佐桂枝和内而拒外。饮入于胃，行气于玄府，输精于皮毛。斯毛脉合精，溱溱汗出，在表之邪必尽去而不留，痛止喘平，寒热顿解。不须啜粥而借汗于谷也。其不用姜、枣者，以生姜之性横散于肌，碍麻黄之迅升，大枣之性泥滞于膈，碍杏仁之速降，此欲急于直达，稍缓则不迅，横散则不升矣。然则为纯阳之剂，过于发散，如单

刀直入之将，用之若当，一战成功，不当则不戢而召祸。故可一而不可再，如汗后不解，便当以桂枝代之。此方为仲景开表逐邪发汗第一峻药也。庸工不知其制在温覆取汗，若不温覆取汗，则不峻也。世谓麻黄专能发表，不治他病。不知此汤合桂枝汤，名麻桂各半汤，用以和太阳留连未尽之寒热。去杏仁加石膏合桂枝汤，名桂枝二越婢一汤，用以解太阳热多寒少之寒热。若阳盛于内而无汗者，又有麻黄杏仁甘草石膏汤，以散太阴肺之邪。若阴盛于内而无汗者，又有麻黄附子细辛甘草汤，以温散少阴肾家之寒。《金匮要略》以此方去桂枝，《千金方》以此方桂枝易桂，皆名还魂汤，用以治邪在太阴，卒中暴厥，口噤气绝，下咽奏效，而皆不温覆取汗。是知麻黄汤之峻与不峻，而温复与不温覆。此仲景用方之心法，岂常人所能得而窥耶！

大青龙汤　治太阳风寒两伤，营卫同病。伤寒之脉而见中风之证，中风之脉而见伤寒之证，二证俱不出汗而烦躁者，用此两解发汗。虽有是证，若脉微弱，自汗出者，不可服之，服必亡阳。

麻黄（去节）六两　桂枝二两　杏仁（去皮、尖）四十个　甘草（炙）二两　生姜（切）三两　大枣（擘）十二枚　石膏（碎，绵裹）如鸡子大

上七味，以水九升，先煮麻黄，减二升，去上沫，内诸药，煮取三升，去滓，温服一升，取微汗。汗出多者，温粉扑之。一服汗者，停后服。汗多亡阳，遂虚，恶风烦躁不得眠也。

［注］何以知风寒两伤、营卫同病？以伤寒之脉而见中风之证，中风之脉而见伤寒之证也。名大青龙汤者，取龙兴云雨之义也。治风不外乎桂枝，治寒不外乎麻黄，合桂枝麻黄二汤以成剂，故为兼风寒中伤者主之也。二证俱无汗，故减芍药，不欲其收也。二证俱烦躁，故加石膏以解其热也。设无烦躁，则又当从事于麻黄桂枝各半汤也。仲景于表剂中加大寒辛甘之品，则知麻黄证之发热，热全在表；大青龙证之

烦躁，兼肌里矣。初病太阳即用石膏者，以其辛能解肌热，寒能清胃火，甘能生津液，是预保阳明存津液之先着也。粗工疑而畏之，当用不用，必致热结阳明，斑黄狂冒，纷然变出矣。观此则可知石膏乃中风伤寒之要药，得麻、桂而有青龙之名，得知、草而有白虎之号也。服后取微汗，汗出多者，温粉扑之。一服得汗，停其后服，盖戒人即当汗之证，亦不可过汗也。所以仲景桂枝汤中不用麻黄者，是欲其不大发汗也；麻黄汤中用桂枝者，恐其过汗无制也。若不慎守其法，汗多亡阳，变生诸逆，表遂空虚而不任风，阴盛格阳而更烦躁不得眠也。

小青龙汤 治伤寒表不解，心下有水气，干呕发热而咳。或渴、或利、或噎，或小便不利，少腹满，或喘者。及杂病肤胀、水肿证，用此发汗而利水。

麻黄(去节)三两 芍药三两 五味子半升 甘草(炙)三两 干姜二两 半夏(洗)半升 桂枝三两 细辛三两

上八味，以水一斗，先煮麻黄，减二升，去上沫，内诸药，煮取三升，去滓，温服一升。

若渴者，去半夏加栝蒌根三两。

若噎者，去麻黄加附子(炮)一枚。

若小便不利少腹满者，去麻黄加茯苓四两。

若喘者，去麻黄加杏仁(去皮、尖)半升。

若微利者，去麻黄加荛花如鸡子(熬令赤色)。

[按]“加荛花如鸡子，熬令赤色”，此必传写之讹。盖本草荛花即芫花类也，用之攻水，其力甚峻，五分可令人下行数十次，岂有治停饮之微利，而用鸡子大之荛花者乎？当改加茯苓四两。

[注]太阳停饮有二：一中风，表虚有汗，五苓散证也；一伤寒，表实无汗，小青龙汤证也。表实无汗，故合麻桂二方以解外。去大枣者，以其性泥也。去杏仁者，以其无喘也，有喘者加之。去生姜者，以有干姜也，若呕者仍用。佐干姜、细

辛，极温极散，使寒与水俱从汗而解。佐半夏逐痰饮，以清不尽之饮。佐五味收肺气，以敛耗伤之气。若渴者，去半夏加花粉，避燥以生津也。若微利与噎，小便不利，少腹满，俱去麻黄，远表以就里也。加附子以去噎散寒，则噎可止。加茯苓以利水，则微利少腹满可除矣。此方与越婢汤同治水饮溢于表，而为肤胀、水肿，宜发汗外解者，无不随手而消。越婢治有热者，故方中君以石膏以散阳水也。小青龙治有寒者，故方中佐以姜、桂以消阴水也。

葛根汤 治太阳、阳明两经合病，头项强痛，背亦牵强，脉浮无汗恶风者，及表不解，下利而呕者，并宜服此发汗。

葛根四两 麻黄（去节）三两 桂枝二两 芍药二两 甘草（炙）二两 生姜（切）二两 大枣（擘）十二枚

上七味，以水一斗，先煮麻黄、葛根，减二升，去沫，内诸药，煮取三升，温服一升。覆取微似汗，不须啜粥。余如桂枝法将息及禁忌。

［注］是方也，即桂枝汤加麻黄、葛根。麻黄佐桂枝发太阳营卫之汗，葛根君桂枝解阳明肌表之邪。不曰桂枝汤加麻黄、葛根，而以葛根命名者，其意重在阳明，以呕利属阳明多也。二阳表急，非温服覆而取汗，其表未易解也。或呕或利，里已失和，虽啜粥而胃亦不能输精于皮毛，故不须啜粥也。柯琴曰：此证身不疼、腰不疼、骨节不疼、不恶寒，是骨不受寒矣。头项强痛，下连于背，牵动不宁，是筋伤于风矣。不喘不烦躁，不干呕，是里不病。无汗恶风，病只在表。若表病而兼下利，则是表实里虚矣。比麻黄、青龙二证较轻，然项强连背拘强，更甚于项强无汗，不失为表。但脉浮不紧，故不从乎麻黄，而于桂枝方加麻黄倍葛根以去实，小变麻桂之法也。盖葛根为阳明主药，凡太阳有阳明者，则佐入太阳药中；凡少阳有阳明者，则佐入少阳药中，无不可也。李杲定为阳明经药。张洁古云：未入阳明者，不可便服。岂二人未读仲景书乎？要知葛根、桂枝，俱是解肌和里之药，故有汗、无汗，下利、不

下利，俱可用。与麻黄之专于发表者不同也。

《金匮》治太阳病无汗，小便反少，气上冲胸，口噤不得语，欲作刚痉。

［集注］喻昌曰：伤寒项背几几，无汗恶风者，用葛根汤。此证亦用之者，以其邪在太阳、阳明两经之界。两经之热并于胸中，必伤肺金清肃之气，故水道不行，小便少，津液不布而无汗。阳明之筋内结胃口，外行胸中，过人迎，环口，热并阳明，斯筋脉牵引，口噤不得语。然刚痉无汗，必从汗解，况湿邪内郁，必以汗出如故而止。故用此汤，合解两经之湿热，与风寒之表法，无害其同也。

桂枝麻黄各半汤　太阳病，得之八九日，如疟状，发热恶寒，热多寒少，其人不呕，清便欲自可，一日二三度发，脉微缓者，为欲愈也。脉微而恶寒者，此阴阳俱虚，不可更发汗、更下、更吐也。面色反有热色者，未欲解也，以其不能得小汗出，身必痒，宜桂枝麻黄各半汤。

桂枝一两六铢　芍药一两　麻黄(去节)一两　生姜一两　甘草(炙)一两　大枣(擘)四枚　杏仁(去皮、尖)二十四个

上七味，以水五升，先煮麻黄一二沸，去上沫，内诸药，煮取一升八合，去滓，温服六合。

［注］太阳病，得之八九日，有如疟状之寒热。热多寒少者，其人不呕，小便清白，此里和不受邪。虽为欲自愈，然必审其如疟状寒热，一日二三度，轻轻而发，诊其脉微而且缓，则知邪衰正复，表里将和，始为欲愈也。若脉微不缓，正未复也；更恶寒者，邪未衰也。虽不能自愈，但已为前之汗、吐、下虚其表里，故不可更发汗、更吐、更下也。脉微恶寒，表里俱虚，面色当白，今色反赤，是犹有表邪怫郁，不能得小汗出宣发阳气，故面赤身痒，未欲解也，宜桂枝麻黄各半汤，小小汗之以和营卫，自可愈也。

桂枝二麻黄一汤　服桂枝汤，大汗出，脉洪大者，与桂枝汤如前法。若形如疟，日再发者，汗出必解，宜桂枝二麻黄

一汤。

桂枝一两十七铢　芍药一两六铢　麻黄(去节)十六铢　甘草一两二铢　杏仁(去皮、尖)十六个　生姜一两六铢　大枣(擘)五枚

上七味，以水五升，先煮麻黄一二沸，去上沫，内诸药，煮取二升，去滓，温服一升，日再服。

［注］服桂枝汤大汗出，脉洪大不解，若烦渴者，则表邪已入阳明，白虎汤证也。今脉虽洪大而不烦渴，则为表邪仍在太阳，故与桂枝汤如前法也。若脉不洪大，壮热亦减，惟寒热如疟，日再发者，虽属轻邪，然终为微寒所持，非汗出必不解也，宜桂枝二麻黄一汤，小发营卫之汗。不用麻黄桂枝各半汤者，盖因已大汗出，不欲其发营卫汗，欲其和营卫汗也。

桂枝二越婢一汤　太阳病，发热恶寒，热多寒少。脉微弱者，此无阳也，不可更汗。宜桂枝二越婢一汤。

桂枝一两六铢　芍药一两　甘草(炙)一两三铢　石膏二十四铢　麻黄十六铢　大枣(擘)五枚　生姜(切)一两六铢

上七味，以水五升，煮麻黄一二沸，去上沫，内诸药，煮取二升，去滓，温服一升，日再服。本方当裁为越婢汤、桂枝汤，各饮一升，今合为一方，桂枝二越婢一汤。

［注］桂枝二越婢一汤，即大青龙以杏仁易芍药也，名虽越婢辅桂枝，实则大青龙之变制也。去杏仁恶其从阳而辛散，用芍药以其走阴而酸收。以此易彼，裁而用之，则主治不同也。以桂枝二主之，则不发汗。可知越婢一者，乃麻黄、石膏二物，不过取其辛凉之性，佐桂枝二中和表而清热，则是寓微汗于不发之中，亦可识也。非若大青龙以石膏佐麻黄而为发汗驱热之重剂也。桂枝二麻黄一汤，治若形如疟，日再发者，汗出必解，而无热多寒少，故不用石膏之凉也。桂枝麻黄各半汤，治如疟状，热多寒少，而不用石膏更倍麻黄者，以其面有怫郁热色，身有皮肤作痒，是知热不向里而向表，令得小汗以顺其势，故亦不用石膏之凉里也。桂枝二越婢一汤，治

发热恶寒，热多寒少，而用石膏者，以其表邪寒少，肌里热多，故用石膏之凉，佐麻桂以和营卫，非发营卫也。今人一见麻桂，不问轻重，亦不问温覆不温覆，取汗不取汗，总不敢用。皆因未究仲景之旨，麻桂只是营卫之药。若重剂温覆取汗，则为发营卫之药；轻剂不温覆取汗，则为和营卫之药也。

越婢汤 治风水恶风，一身悉肿，脉浮不渴，续自汗出，无大热者。又治里水，一身面目黄肿，其脉沉小便不利，故令病水。假令小便自利，此亡津液，故令渴也。越婢加术汤主之。

麻黄六两 石膏半斤 生姜（切）三两 大枣（擘）十五枚 甘草一两

恶风加附子（炮）一枚。

上五味，以水六升，煮麻黄，去沫，内诸药，煮取三升，分三服。

［集注］喻昌曰：越婢汤者，示微发表于不发之方也，大率取其通调营卫。麻黄、石膏二物，一甘热，一甘寒，合而用之，脾偏于阴则和以甘热，胃偏于阳则和以甘寒。乃至风热之阳，水寒之阴，凡不和于中土者，悉得用之何也？中土不和，则水谷不化其精悍之气以实营卫。营卫虚，则或寒、或热之气，皆得壅塞其隧道，而不通于表里。所以在表之风水用之，而在里之水兼渴，而小便自利者，咸必用之，无非欲其不害中土耳。不害中土，自足消患于方萌矣。赵良曰：五脏各一其阴阳，独脾胃居中而两属之，故土不独成四气。土亦从四维而后成，不惟火生而已。于是四方有水寒之阴，即应于脾；风热之阳，即应于胃，饮食五味之寒热，凡入于脾胃者亦然。一有相干，则脾气不和，胃气不清，而水谷不化其精微，以行营卫，以实阴阳也。甘者，土之本味，所以脾气不和，和以甘热，胃气不清，清以甘寒。麻黄之甘热，走手足太阴经，连于皮肤，行气于三阴，以祛阴寒之邪；石膏之甘寒，走手足阳明经，达于肌肉，行气于三阳，以祛风热之邪。既用其味甘以入土，

用其寒、热以和阴阳，用其性善走以发越脾气，更以甘草和中缓急，二药相协而成功。大枣之甘，补脾中之血；生姜之辛，益胃中之气。恶风者阳虚，故加附子以益阳。风水者，则加术以散皮肤间风水气，发谷精以宣营卫，与麻黄、石膏为使，引其入土也。越婢之名，不亦宜乎！

［按］喻昌所论明析，赵良之说，能细剖其理，开悟后学，故两录之。

麻黄杏仁甘草石膏汤　治温热内发，表里俱热，头痛身疼，不恶寒反恶热，无汗而喘，大烦大渴，脉阴阳俱浮者，用此发汗而清火。若脉浮弱沉紧，沉细恶寒，自汗出而不渴者，禁用。

麻黄（去节）四两　杏仁（去皮、尖）五十枚　甘草（炙）二两　石膏（碎，绵裹）半斤

上四味，以水七升，先煮麻黄，减二升，去上沫，内诸药，煮取二升，去滓，温服一升。

［集注］柯琴曰：石膏为清火之重剂，青龙、白虎皆赖以建功，然用之不当，适足以召祸。故青龙以无汗烦躁，得姜、桂以宣卫外之阳也；白虎以有汗烦渴，须粳米以存胃中之液也。此但热无寒，故不用姜、桂，喘不在胃而在肺，故不须粳米。其意重在存阴，不必虑其亡阳也，故于麻黄汤去桂枝之监制，取麻黄之专开，杏仁之降，甘草之和，倍石膏之大寒，除内外之实热，斯溱溱汗出，而内外之烦热与喘悉除矣。

麻黄附子细辛汤　治少阴病始得之，反发热脉沉，二三日无里证者。

麻黄一两　附子（炮）一枚　细辛二两

热微者，以甘草易细辛微发汗。

上三味，以水一斗，先煮麻黄，减二升，去沫，内药，煮取三升，去滓，温服一升，日三服。

［集注］柯琴曰：少阴主里，应无表证；病发于阴，应有表寒。今少阴始受寒邪而反发热，是有少阴之里，而兼有太阳

之表也。太阳之表脉应不沉，今脉沉者，是有太阳之证，而见少阴之脉也。故身虽热而脉则沉也。所以太阳病而脉反沉，便用四逆以急救其里；此少阴病而表反热，便于表剂中加附子以预固其里。夫发热无汗，太阳之表不得不开；沉为在里，少阴之枢又不得不固。设用麻黄开腠理，细辛散浮热，而无附子以固元阳，则少阴之津液越出，太阳之微阳外亡，去生便远。惟附子与麻黄并用，则寒邪虽散，而阳不亡。此里病及表，脉沉而当发汗者，与病在表脉浮而发汗者迳庭也。若表微热，则受寒亦轻，故以甘草易细辛而微发其汗，甘以缓之，与辛以散之者，又少间矣。

桂枝加附子汤　太阳病发汗，遂漏不止，其人恶风，小便难，四肢微急，难以屈伸者，此方主之。

桂枝汤加附子一枚（炮去皮，破八片）。

煎、服法同，不须啜粥。

［集注］柯琴曰：发汗太过，阳无所止息，而汗出不止矣。汗多亡阳，玄府不闭，风乘虚入，故复恶风；津液外泄，不能润下，故小便难。四肢者，诸阳之本；阳气者，柔则养筋，开阖不得，风寒从之，故筋急而屈伸不利也。是方以附子加入桂枝汤中，大补表阳也；表阳密，则漏汗自止，恶风自罢矣。汗止津回，则小便自利，四肢自柔矣。汗漏不止，与大汗出同，而从化变病则异。服桂枝、麻黄后，大汗出而大烦渴，是阳陷于里，急当救阴，故用白虎加人参汤。服桂枝、麻黄汤，大汗出遂漏不止，是阳亡于外，急当救阳，故用桂枝加附子汤。要知发汗之剂，用桂枝不当，则阳陷于里者多；用麻黄不当，则阳亡于外者多。因桂枝汤有芍药而无麻黄，故虽汗大出，而玄府尚能自闭，多不致亡阳于外耳。

芍药甘草附子汤　发汗病解，反恶寒者，虚故也，此方主之。

芍药三两　甘草（炙）二两　附子（炮去皮，破八片）一枚

上三味，以水五升，煮取一升五合，去滓，分温服。

［集注］柯琴曰：发汗病解而反恶寒，比未汗时更甚，其阳虚可知矣。夫太阳、少阴为表里，太阳之病，本由少阴之虚，不能藏精而为阳之守也。今恶寒反见于发汗病解后，是寒邪已从汗解，太阳阳虚不能卫外而为阴之使也，则阳亡之兆已见于此。若仍以桂枝汤攻表，非以扶阳反以亡阳也。故以芍药收少阴之精气，甘草缓阴邪之上行，附子补坎宫之少火，但使肾中元阳得位，在表之虚阳恶寒自解耳。

桂枝甘草汤 治发汗过多，其人叉手自冒心，心下悸，欲得按者。

桂枝四两 甘草（炙）二两

上二味，水三升，煮取一升，顿服。

［集注］柯琴曰：汗出多，则心液虚，中气馁，故悸。叉手自冒，则外有所卫，得按则内有所依，如此不堪之状，望之而知其虚矣。桂枝本营分药，得麻黄，则令营气外发而为汗，从辛也；得芍药，则收敛营气而止汗，从酸也；得甘草，则补中气而养血，从甘也。故此方以桂枝为君，独任甘草为佐，以补阳气、生心液。甘温相得，斯气血和而悸自平。不须附子者，以汗虽多而未至于阳亡。不须芍药者，以汗已止而嫌其阴敛也。

桂枝加芍药加大黄汤 本太阳病，医反下之，因而腹满时痛者，属太阴也，桂枝加芍药汤主之。大实痛者，桂枝加大黄汤主之。

桂枝加芍药汤方

于桂枝汤方内，更加芍药三两，随前共六两，余依桂枝汤法。

桂枝加大黄汤方

即桂枝加芍药汤方内，更加大黄一两。

［集注］柯琴曰：腹满为太阴、阳明俱有之证，然位同而职异。太阴主出，太阴病则腐秽之出不利，故满而时痛；阳明主内，阳明病则腐秽燥而不行，故大实而痛。大实痛是阳明

病，不是太阴病。仲景因表证未解，阳邪已陷入于太阴，故倍芍药以益脾调中，而除腹满时痛，此用阴和阳法也。若表邪未解，而阳邪陷入于阳明，则加大黄以润胃通结，而除其大实痛，此双解表里法也。凡妄下必伤胃气，胃气虚则阳邪袭阴，故转属太阴；胃液涸则两阳相搏，故转属阳明。属太阴则腹满时痛而不实，阴道虚也；属阳明则腹满大实而痛，阳道实也。满而时痛，是下利之兆，大实而痛，是燥屎之征。故倍加芍药，小变建中之剂；少加大黄，微示调胃之方。

小建中汤 治伤寒表未解，或心悸而烦，或腹中急痛，而脉阳涩阴弦者。

桂枝三两 芍药六两 生姜(切)三两 甘草二两 胶饴一斤 大枣(擘)十二枚

上六味，以水七升，煮取三升，去滓，内胶饴，更上火消解，日三服。呕家不可用建中汤，以甜故也。

［注］是方也，即桂枝汤倍芍药加胶饴。名曰小建中，谓小小建立中气，以中虽已虚，表尚未和，不敢大补也。故以桂枝汤仍和营卫，倍芍药加胶饴调建中州，而不啜稀粥温服令汗，盖其意重在中虚，而不在伤寒之表也。中虚建立，营卫自和，津液可生，汗出乃解，烦悸可除矣。伤寒浮得脉涩，营卫不足也；沉得脉弦，木入土中也。营卫不足则表虚，木入土中则里急，表虚里急，故亦以此汤主治也。呕家不可用，谓凡病呕者不可用，恐甜助呕也。

炙甘草汤 治伤寒脉结代，心动悸者。又治肺痿，咳吐多，心中温温液液者。

甘草(炙)四两 生姜(切)三两 桂枝三两 麦门冬半升 麻子仁半升 大枣(擘)十二枚 人参一两 阿胶二两 生地黄一斤

上九味，以清酒七升，水八升，先煮八味，取三升，去滓，内胶，烊消尽，服一升，日三服。

［集注］柯琴曰：仲景于脉弱阴弱者，用芍药以益阴；阳

虚者，用桂枝以通阳；甚则加人参以生脉，未有用地黄、麦冬者。岂以伤寒之法义重扶阳乎？抑阴无骤补之法欤？此以心虚脉结代，用生地黄为君，麦冬为臣，峻补真阴，开后学滋阴之路也。地黄、麦冬，味虽甘而气则寒，非发陈、蕃莠之品，必得人参、桂枝以通阳脉，生姜、大枣以和卫营，阿胶补血，酸枣安神；甘草之缓，不使速下；清酒之猛，捷于上行，内外调和，悸可宁而脉可复矣。酒七升水八升，只取三升者，久煎之则气不峻，此虚家用酒之法。且知地黄、麦冬得酒最良。此证当用酸枣仁，肺痿用麻子仁可也。如无真阿胶，以龟板胶代之。

桂枝人参、葛根黄芩黄连二汤合论：太阳外证未解，而数下之，遂协热而利，利下不止，表里不解，脉微弱，心下痞硬者，桂枝人参汤主之。桂枝证，医反下之，利遂不止，其脉促喘而汗出者，葛根黄连黄芩汤主之。

桂枝人参汤

桂枝四两　甘草四两　人参三两　白术三两　干姜三两

水九升，先煮四味，取五升，肉桂更煮三升，日再服，夜一服。

葛根黄芩黄连汤

葛根半斤　黄连三两　黄芩三两　甘草(炙)二两

水八升，先煮葛根，减二升；内诸药，煮二升，分温再服。

［集注］柯琴曰：外热不除，是表不解，下利不止，是里不解，病因则同。一以微弱之脉而心下痞硬，是脉不足而证有余；一以脉促而喘，反汗自出，是脉有余而证不足。表里虚实，当从脉而辨证矣。弱脉见于数下后，则痞硬为虚。故用理中之辛甘温补，止利消痞硬，又加桂枝以解表。先煮四味，后内桂枝，和中之力饶，而解肌之气锐，是于两解中寓权宜法也。桂枝证脉本缓，误下后而反促，阳气重，可知邪束于表，阳扰于内，故喘而汗出。利遂不止者，是暴注下迫，属于热也。故君气清质轻之葛根，以解肌而止利；佐苦寒清肃之芩

连，以止汗而除喘；又加甘草以和中。先煮葛根后内诸药，解肌之力缓，而清中之气锐，又与补中逐邪者殊法矣。又曰：上条脉证是阳虚，虽协热于外，而里则虚寒；下条脉证是阳盛，虽下利不止，而表里俱实。同一协热利，同是表里不解，而寒热虚实攻补不同。前方理中加桂枝，而冠桂枝于人参之上；后方泻心加葛根，而冠葛根于芩连之首。不名理中、泻心者，总为表未解故耳。补中亦能解表，凉中亦能散表，补中亦能散痞，凉中亦能止利。仲景制两解方，神化如此。

白虎汤 治阳明证，汗出渴欲饮水，脉洪大浮滑，不恶寒反恶热。

石膏（碎，绵裹）一斤 知母六两 甘草二两 粳米六合

上四味，以水一斗，煮米熟汤成，去滓，温服一升，日三服。

［集注］柯琴曰：阳明邪从热化，故不恶寒而恶热，热蒸外越，故热汗自出；热烁胃中，故渴欲饮水；邪盛而实，故脉滑，然犹在经，故兼浮也。盖阳明属胃，外主肌肉，虽有大热而未成实，终非苦寒之味所能治也。石膏辛寒，辛能解肌热，寒能胜胃火，寒性沉降，辛能走外，两擅内外之能，故以为君。知母苦润，苦以泻火，润以滋燥，故以为臣。用甘草、粳米调和于中宫，且能土中泻火，作甘稼穑，寒剂得之缓其寒，苦药得之平其苦，使沉降之性，皆得留连于味也。得二味为佐，庶大寒之品无伤损脾胃之虑也。煮汤入胃，输脾归肺，水精四布，大烦大渴可除矣。白虎为西方金神，取以名汤，秋金得令而炎暑自解矣。更加人参以补中益气而生津，协和甘草、粳米之补，承制石膏、知母之寒，泻火而土不伤，乃操万全之术者。

白虎加人参汤 治太阳中热，汗出恶寒，身热而渴者，暍是也。

石膏一斤 知母六两 甘草二两 粳米六合 人参三两

上五味，以水如前煮服法。

［集注］赵良曰：汗出恶寒，身热而不渴者，中风也。汗出

恶寒，身热而渴者，中暍也。其证相似，独以渴不渴为辨。然伤寒、中风，皆有背微恶寒与时时恶风而渴者，亦以白虎人参汤治之。盖为火烁肺金，肺主气者也。肺伤则卫气虚，卫虚则表不足，由是汗出身热恶寒。《内经》曰：心移热于肺，传为膈消。膈消则渴，皆相火伤肺所致，可知其要在救肺也。石膏能治三焦火热，功多于清肺，退肺中之火，故用为君。知母亦就肺中泻心火，滋水之源，人参生津、益所伤之气而为臣。粳米、甘草补土以资金为佐也。

猪苓汤 治阳明病，脉浮发热，渴欲饮水；少阴病下利六、七日，咳而呕渴，心烦不得眠者。

猪苓（去皮） 茯苓 阿胶 滑石 泽泻各一两

上五味，以水四升，先煮四味，取二升，去滓；内下阿胶，烊消，温服七合，日三服。

［集注］赵羽皇曰：仲景制猪苓一汤，以行阳明、少阴二经水热。然其旨全在益阴，不专利水。盖伤寒表虚最忌亡阳，而里热又患亡阴。亡阴者，亡肾中之阴与胃家之津液也。故阴虚之人，不但大便不可轻动，即小水亦忌下通。盖阴虚过于渗利，则津液反致耗竭。方中阿胶质膏养阴而滋燥，滑石性滑去热而利水，佐以二苓之渗泻，既疏浊热而不留其瘀壅，亦润真阴而不苦其枯燥，是利水而不伤阴之善剂也。故太阳利水用五苓者，以太阳职司寒水，故加桂以温之，是暖肾以行水也。阳明、少阴之用猪苓，以二经两关津液，特用阿胶、滑石以润之，是滋养无形以行有形也。利水虽同，寒温迥别，惟明者知之。

五苓散附：茵陈五苓散 治脉浮小便不利，热微消渴者。发汗已，脉浮数烦渴者。中风发热，六七日不解，而烦，有表里证，渴欲饮水，水入则吐者。

茯苓十八铢 猪苓十八铢 白术十八铢 泽泻一两 桂半两

上五味为散，以白饮和服方寸匕，日三服，多服暖水，汗出愈。

［注］是方也，乃太阳邪热入腑，水气不化，膀胱表里药也。一治水逆，水入则吐；一治消渴，水入则消。夫膀胱者，津液之腑，气化则能出矣。邪热入之，若水盛则水壅不化而水蓄于上，膀胱之气化不行，致小便不利也。若热盛则水为热耗，而水消于上，膀胱之津液告竭，致小便不利也。水入吐者，是水盛于热也；水入消者，是热盛于水也。二证皆小便不利，故均得而主之。然小便利者不可用，恐重伤津液也。由此可知五苓散非治水热之专剂，乃治水热小便不利之主方也。君泽泻之咸寒，咸走水腑，寒胜热邪。佐二苓之淡渗，通调水道，下输膀胱，并泻水热也。用白术之燥湿，健脾助土，为之堤防以制水也。用桂之辛温，宣通阳气，蒸化三焦以行水也。泽泻得二苓下降，利水之功倍，小便利而水不蓄矣。白术须桂上升，通阳之效捷，气腾津化渴自止也。若发热表不解，以桂易桂枝，服后多服暖水，令汗出愈。是此方不止治停水小便不利之里，而犹解停水发热之表也。加人参名春泽汤，其意专在助气化以生津。加茵陈名茵陈五苓散，治湿热发黄，表里不实，小便不利者，无不克也。

桂枝汤去芍药加茯苓白术汤　治服桂枝汤或下之，仍头项强痛，翕翕发热，无汗，心下满微痛，小便不利者，桂枝去芍药加茯苓白术汤主之。

桂枝去芍药加茯苓白术汤方

于桂枝汤方内，去芍药加茯苓、白术各三两，余依桂枝汤法煎服。小便利则愈。

［注］服桂枝汤已汗也，或下之已下也，今仍有头项强痛、翕翕发热、无汗之表；心下满微痛、小便不利、停饮之里；无汗表不解，心下有水气，当用小青龙汗之。今无汗表不解，有水气，心下满微痛，小便不利，而不用小青龙者，以其已经汗下，表里俱虚也。故仍用桂枝汤以解表，去芍药之酸收，避无汗心下之满；加茯苓之燥渗，因水停小便不利也。余依桂枝

汤法煎服，谓依桂枝汤法取汗也。小便利则愈，谓饮病输水道则愈也。此方即桂苓甘术汤而有生姜、大枣。其意专在解肌，利水次之，故用生姜、大枣佐桂枝，以通津液取汗也。桂苓甘术汤不用生姜、大枣而加茯苓，其意专在利水，扶阳次之，故倍加茯苓君桂枝，于利水中扶阳也。故方后不曰依服桂枝汤方也。

十枣汤 治太阳中风表解，漐漐汗出而不恶寒，里有水气，小便不利，呕逆短气，心下至胁痞满硬痛者。此治水之急方也。

大枣(擘)十枚 甘遂 大戟 芫花(熬)各等分

上三味，各别捣为散，以水一升半，先煮大枣肥者十枚，取八合，去滓，内药末，强人一钱，羸人服半钱，平旦温服。若下少病不除者，明日再服，加半钱。得快下后，糜粥自养。

[集注] 柯琴曰：仲景治水之方，种种不同，此其最峻者也。凡水气为患，或喘或咳，或悸或噎，或吐或利，病在一处而止。此则水邪留结于中，心腹胁下痞满硬痛，三焦升降之气阻隔难通。此时表邪已罢，非汗散之法所宜；里饮实盛，又非淡渗之品所能胜，非选逐水至峻之品以折之，则中气不支，束手待毙矣。甘遂、芫花、大戟三味，皆辛苦气寒而禀性最毒，并举而用之，气味相济相须，故可夹攻水邪之巢穴，决其渎而大下之，一举而患可平也。然邪之所凑，其气必虚；以毒药攻邪，必伤及脾胃，使无冲和甘缓之品为主宰，则邪气尽而大命亦随之矣。然此药最毒，参、术所不能君，甘草又与之相反，故选十枣之大而肥者以君之，一以顾其脾胃，一以缓其峻毒。得快利后，糜粥自养，一以使谷气内充，一以使邪不复作。此仲景用毒攻病之法，尽美又尽善也。昧者惑于甘能中满之说，而不敢用，岂知承制之理乎？

御纂医宗金鉴卷三十二

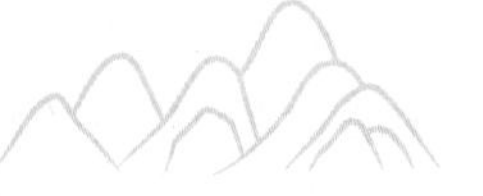

删补名医方论　卷七

大承气汤　治阳明病，潮热，手足濈然汗出，谵语汗出多，胃燥独语，如见鬼状，喘冒不能卧，腹满痛，脉滑实。又目中不了了，睛不和。又少阴病初得之，口燥咽干者。自利清水，色纯青，心下痛，口燥舌干者。六七日，腹胀不大便者。

大黄(酒洗)四两　厚朴半斤　枳实(炙)五枚　芒硝三合

上四味，以水一斗，先煮二物，取五升，内大黄，煮取二升，去滓；内芒硝，再上火微煮一二沸，分温再服。得下即停后服。

小承气汤

大黄四两　厚朴(炙，去皮)二两　枳实三枚

上三味，以水四升，煮取一升二合，去滓，分温三服。初服汤当大便，不尔再服，以利为度。得便即止服。

［集注］柯琴曰：诸病皆因于气，秽物之不去，由于气之不顺也。故攻积之剂，必用气分之药，因以承气名汤。方分大、小者，有二义焉：厚朴倍大黄，是气药为君，名大承气；大黄倍厚朴，是气药为臣，名小承气。味多性猛，制大其服，欲令大泄下也，因名曰大；味寡性缓，制小其服，欲微和胃气也，因名曰小。且煎法更有妙义，大承气用水一斗，煮枳、朴，取五升，去滓，内大黄，再煮取二升，内芒硝，何哉？盖生者气锐而先行，熟者气纯而和缓，仲景欲使芒硝先化燥屎，大黄继通地道，而后枳、朴除其痞满。若小承气以三味同煎，不分次第，同一大黄，而煎法不同，此可见仲景微和之意也。

喻昌曰：《金匮》治痉为病，胸满口噤，卧不着席，脚挛急必齘齿，可与大承气汤，乃死中求生之法也。《灵枢》谓热而痉者死，腰折、瘛疭、齿龂也。兹所云卧不着席，即腰折

之变文。脚挛急，即瘛疭之变文。且齘齿加以胸满口禁，上、中、下三焦热邪充斥，死不旋踵矣。在伤寒证腹满可下，胸满则不可下，然投是汤者，须知所谓胸满，谓其邪尚在表，故不可下。此证入里之热，极深极重，匪可比伦，况阳热深极，阴血立至消亡，即小小下之，尚不足以胜其阳救其阴。故取此汤以承领其一线之阴气，阴气不尽为阳热所劫，因而得生者多矣。"可与"二字甚活，临证酌而用之，初非定法也。既有下之重伤其阴之大戒，复有下之急救其阴之活法，学者欲为深造，端在此矣。

调胃承气汤 治表解有汗，里热不除，胃因不和，而不作解者。

大黄（酒洗）四两 甘草（炙）二两 芒硝半斤

上三味，以水三升，先煮二味，取一升，去滓；内芒硝，微煮令沸，少少温服之。

［注］三承气汤之立名，而曰大者，制大其服，欲急下其邪也；小者，制小其服，欲缓下其邪也。曰调胃者，则有调和承顺胃气之义，非若大、小专攻下也。经曰：热淫于内，治以咸寒；火淫于内，治以苦寒。君大黄之苦寒，臣芒硝之咸寒，二味并举，攻热泻火之力备矣。更佐甘草之缓，调停于大黄、芒硝之间，又少少温服之，使其力不峻，则不能速下而和也。

更衣丸 治津液不足，肠胃干燥，大便不通。

朱砂（研如飞面）五钱 芦荟（研细，生用）七钱

滴好酒少许，和丸。每服一钱二分，好酒下。

［集注］柯琴曰：胃为后天之本，不及固病，太过亦病。然太过复有阳盛阴虚之别焉。两阳合明而胃家实，仲景制三承气汤以下之；三阳燥结而津液亡，前贤又制更衣丸以润之。古人入厕必更衣，故以此命名也。朱砂以汞为体，性寒重坠下达；芦荟以液为质，味苦膏润下滋。兼以大寒大苦之性味，能润燥结，从上导下而胃关开矣。合以为丸，两者相须，得效最宏，奏功甚捷，诚匪夷所思矣。

麻仁丸又名脾约丸 治肠胃燥热，大便秘结，小便数多。

麻子二升　芍药半斤　枳实半斤　大黄(去皮)一斤　厚朴(去皮)一斤　杏仁(去皮、尖熬，碾脂)一升

上六味为末，炼蜜为丸，桐子大，饮服十丸，日三服；渐加，以利为度。

［集注］成无已曰：约者，约结之约，又约束也。经曰：饮入于胃，游溢精气，上输于脾；脾气散精，上归于肺，通调水道，下输膀胱；水精四布，五经并行。今胃强脾弱，约束津液，不得四布，但输膀胱，小便数而大便硬，故曰脾约。麻仁甘平而润，杏仁甘温而润。经曰：脾欲缓，急食甘以缓之。本草曰：润可去燥。是以麻仁为君，杏仁为臣。枳实破结，厚朴泻满，故以为佐。芍药调中，大黄通下，故以为使。

朱震亨曰：既云脾约，血枯火燔津竭，理宜滋阴降火，津液自生，何秘之有？此方惟热甚而禀实者可用，热微而虚者，愈致燥涸之苦矣。

桃仁承气汤　治血结胸中，手不可近，或中焦蓄血，寒热胸满，漱水不欲咽，善忘，昏迷如狂者。此方治败血留经，通月事。

桃仁(去皮、尖)五十个　桂枝三两　大黄四两　芒硝二两　甘草二两

上五味，以水七升，煮取二升半，去滓；内芒硝，更上火微沸；下火先食，温服五合；日三服，当微利。

抵当汤并丸　治伤寒蓄血，并治癥瘕，追虫攻毒甚佳。

水蛭(熬)三十个　虻虫(熬，去头足)三十个　大黄三两　桃仁(去皮、尖)三十个

上四味为散，以水五升，煮三升，去滓，温服一升。不下再服，利为度。

水蛭(熬)二十个　虻虫(熬，去翅)二十五个　桃仁(去皮、尖)二十个　大黄三两

上四味杵，分为四丸，以水一升，煮一丸，取七合服。晬时当下血，若不下更服。

［集注］柯琴曰：膀胱为水腑，血本无所容蓄者也。少腹

者，膀胱之室也，热结硬满，当小便不利，而反利者，是病不在膀胱内而在少腹内也。可知其随经之营血，因瘀热而结于少腹之里，而非膀胱之里也。故小便虽利，而硬满急结，蓄血仍瘀于少腹也。热淫于内，神魂不安，故发狂。血瘀不行，则营不运，故脉微而沉，营不运，则气不宣，故沉而结也。营气不周于身，则身黄。消谷善饥者，胃火炽盛也。大便反易者，血之濡也；色黑者，蓄血渗入也。善忘者，血不荣、智不明也。此皆瘀血之征兆，非至峻之剂，不足以抵其巢穴而当此重任，故立抵当汤。蛭，虫之善饮血者，而利于水。虻，虫之善吮血者，而猛于陆。并取水陆之善取血者以攻之，同气相求，更佐桃仁之苦甘，推陈致新，大黄之苦寒，荡涤邪热，故名抵当也。若热虽盛而未狂，少腹满而未硬，宜小其制，为丸以缓治之。若外证已解，少腹急结，其人如狂，是转属阳明，用调胃承气加桃仁、桂枝之行血者于其中，以微利之，胃和则愈矣。此桃仁承气为治之缓也。

栀子豉汤附：加减诸汤　治阳明病，脉浮而紧，咽燥口苦，腹满而喘，发热汗出，不恶寒、反恶热，身重烦躁，心中愦愦，怵惕懊憹，目疼鼻干，不得卧。

栀子（擘）十四枚　香豉（绵裹）四合

上二味，以水四升，先煮栀子，得二升半；内豉，煮取一升半，去滓，分二服。温进一服，得吐、止后服。

若少气者，加甘草二两。若呕者，加生姜三两。若下后心烦腹满、起卧不安者，去香豉加厚朴四两、枳实四枚。若医以丸药下之，身热不去，心中结痛，去香豉加干姜二两。若身热发黄者，去香豉加甘草一两、黄柏二两。

［集注］柯琴曰：太阳以心腹为里，阳明以心腹为表。盖阳明之里是胃实，不特发热恶热、目痛鼻干、汗出身重谓之表。一切虚烦虚热，咽燥口苦舌胎，腹满烦躁不得卧，消渴而小便不利，凡在胃之外者，悉是阳明之表也。仲景制汗剂，是开太阳表邪之出路，制吐剂是引阳明表邪之出路。所以太

阳之表宜汗不宜吐，阳明之表当吐不当汗。太阳当汗而反吐之，便见自汗出不恶寒，饥不能食，朝食暮吐，欲食冷食，不欲近衣等证，此太阳转属阳明之表法，当栀子豉汤吐之。阳明当吐而不吐，反行汗下，温针等法，以致心中愦愦，怵惕懊侬，烦躁舌胎等证，然仍在阳明之表，仍当栀子豉汤主之。栀子苦能涌泄，寒能胜热，其形象心，又赤色通心，故主治心中上、下一切证。豆形象肾，又黑色入肾，制而为豉，轻浮上行，能使心腹之浊邪上出于口，一吐而心腹得舒，表里之烦热悉解矣。所以然者，急除胃外之热，不致胃家之实，即此栀豉汤为阳明解表之圣剂矣。热伤气者少气，加甘草以益气。虚热相抟者多呕，加生姜以散邪。若下后而心腹满，起卧不安，是热已入胃，便不当吐，故去香豉。屎未燥硬，不宜复下，故只用栀子以除烦，佐枳、朴以泄满，此两解心腹之妙，又小承气之轻剂也。若以丸药下之，身热不去，知表未解也，心中结痛，知寒留于中也。表热里寒，故任栀子之苦以除热，倍干姜之辛以逐寒，而表热自解，里寒自除。然非吐不能达表，故用此以探吐之。此又寒热并用，为和中解表之剂矣。内外热炽，肌肉发黄，必须苦甘之剂以调之，柏皮、甘草色黄而润，助栀子以除内烦而解外热。形色之病，仍假形色以通之。此皆用栀豉加减以御阳明表证之变幻也。夫栀子之性，能屈曲下行，不是上涌之剂，惟豉之腐气上蒸心肺，能令人吐耳。观瓜蒂散必用豉汁和服，是吐在豉而不在栀也。栀子干姜汤去豉用姜，是取其横开。栀子厚朴汤，以枳、朴易豉，是取其下泄。似皆不欲上越之义，虽苦亦能作涌，然非探吐不能吐也。病人旧微溏者不可与，则栀子之性自明矣。

瓜蒂散　治胸中痞硬痰饮，一切实邪，及气冲咽不得息者，用此吐之。

瓜蒂（熬黄）一分　赤小豆一分

上二味，各别捣筛，为散已，合治之。取一钱匕，以香豉一合，热汤七合，煮作稀糜，去滓，取汁和散，温，顿服之。不吐者，少少加服，得快吐乃止。

［注］胸中者，清阳之府，诸邪入胸，皆阻阳气不得宣达，以致胸满痞硬，热气上冲，燥渴心烦，嗢嗢欲吐，脉数促者，热郁结也。胸满痞硬，气上冲咽喉不得息，手足寒冷，欲吐不能吐，脉迟紧者，寒郁结也。凡胸中寒热与气与饮郁结为病，谅非汗下之法所能治，必得酸苦涌泻之品，因而越之。上焦得通，阳气得复，痞硬可消，胸中可和也。瓜蒂极苦，赤豆味酸，相须相益，能除胸胃中实邪，为吐剂中第一品也。而佐香豉粥汁合服者，借谷气以保胃气也。服之不吐，少少加服，得快吐而即止者，恐伤胃中元气也。此方奏功之捷，胜于汗下。所以三法鼎立，今人不知岐伯、仲景之精义，置之不用，可胜惜哉！

小陷胸汤　治心下痞，按之则痛，脉浮滑者。

黄连一两　半夏半升　栝蒌实（大者）一个

上三味，以水六升，先煮栝蒌实，取三升，去滓，内诸药，煮取二升，分温三服。

［集注］程知曰：此热结未深者，在心下，不似大结胸之高在心上。按之痛，比手不可近为轻。脉之浮滑又缓于沉紧，但痰饮素盛，挟热邪而内结，所以脉见浮滑也。以半夏之辛散之，黄连之苦泻之，栝蒌之苦润涤之，皆所以除热散结于胸中也。先煮栝蒌，分温三服，皆以缓治上之法。

程应旄曰：黄连涤热，半夏导饮，栝蒌润燥，合之以开结气，亦名曰陷胸者，攻虽不峻，而一皆直泻，其胸里之实邪，亦从此夺矣。

大陷胸汤丸　主治伤寒发热，不发汗而反下之，表热乘虚入于胸中，与不得为汗之水气结而不散，令心下至少腹硬满而痛不可近，其人身无大热，但头汗出，或潮热燥渴，脉沉紧者。如水肿、肠澼，初起形气俱实者，亦可用。

大黄六两　芒硝　苦葶苈子　杏仁（去皮）各半升　甘遂（为末）一钱

上五味，以水先煮大黄、杏、苈，去滓，内芒硝，煮一二沸，内甘遂末，温服，得快利止后服。如未剧者，加白蜜二合，作丸如弹子大，水煮一丸，服过宿乃下，如不下更服。

［集注］柯琴曰：胸中者，宗气之所出，故名气海。气为阳，故属太阳之部。气为水母，气清则水精四布，气热则水浊而壅结矣。水结于胸，则津液不下，无以润肠胃，故大便必燥，不下输膀胱，故水道不通。大黄、芒硝善涤肠胃之热实，此病在胸中而亦用以为君者，热淫于内，当治以苦寒，且以润阳明之燥，是实则泻子之法，补膀胱之寒，亦制之以其所畏也。任甘遂之苦辛，所以直攻其水结。然水结因于气结，必佐杏仁之苦温，以开其水中之气，气行而水自利矣。水结又因于气热，必佐葶苈之大寒，以清其气分之热，源清而流自洁矣。若胸中水结而未及中焦者，当小其制，而复以白蜜之甘以缓之，使留恋于胸中，过宿乃下，但解胸心之结滞，而保肠胃之无伤，是又以攻剂为和剂也。是方为利水攻积之剂，故治水肿、痢疾之初起者甚捷。然必视其人壮实，可以一战成功，如平昔素虚弱与病久而不任攻伐者，当念虚虚之戒矣。

三物白散方 治伤寒，寒实结胸无热证者，及胸膈寒实痰水内结等证。

桔梗三分　贝母三分　巴豆（去皮，熬黑，研如泥）一分

上杵二味为末，内巴豆于臼中杵之，以白饮合服。强人一钱，羸者减之。病在膈上必吐，在膈下必利。不利进热粥一杯，利过不止，进冷粥一杯。

［注］是方治寒实痰水结胸，极峻之药也。君以巴豆极辛极烈，攻寒逐水，斩关夺门，所到之处无不破也。佐以贝母开胸之结，使以桔梗为之舟楫，载巴豆搜逐胸邪。膈上者必吐，膈下者必利，使其邪悉尽无余矣。然惟知任毒以攻邪，不量强羸，鲜能善其后也，故羸者减之。不利进热粥，利过进冷粥，盖巴豆性热，得热则行，得冷则止。不用水而用粥者，借谷气以保胃也。

大黄黄连泻心汤 治伤寒表解，心下痞，按之不软，其脉

关上浮者。

大黄二两　黄连一两

上二味，以麻沸汤二升渍之，须臾绞去滓，分温再服。

［注］痞硬虚邪而用大黄、黄连，能不起后人之疑耶？仲景使人疑处，正是妙处。盖因后人未尝细玩，不得其法，皆煎而服之，大悖其旨矣。观乎用气薄之麻沸汤渍大黄、黄连，须臾去滓，仅得其无形之气，不重其有形之味，是取其气味俱薄，不大泻下。虽曰攻痞，而攻之之妙义无穷也。

附子泻心汤　治伤寒表解，心下痞，恶寒汗出者。

大黄二两　黄连一两　黄芩一两　附子（炮去皮，别煮汁）一枚

上四味，切三味，以麻沸汤二升渍之，须臾绞去滓，内附子汁，分温再服。

［注］心下硬痛，结胸也；硬而不痛，心下痞也。恶寒而复汗出，非表不解，乃表阳虚也。故以大黄、黄连、黄芩泻痞之热，附子温表之阳，合内外而治之。其妙在以麻沸汤渍三黄，须臾绞去滓，内别煮附子汁，义在泻痞之意轻，扶阳之意重也。

甘草泻心汤　治伤寒中风，医反下之，其人下利，日数十行，谷不化，腹中雷鸣，心下痞硬而满，干呕心烦不得安。医见心下痞，谓病不尽，复下之，其痞益甚，此非结热，但以胃中虚客气上逆，故使硬也。

甘草四两　黄芩三两　黄连一两　干姜三两　半夏（洗）半升　大枣（擘）十二枚

上六味，以水一斗，煮取六升，去滓再煎，取三升，温服一升，日三服。

［注］毋论伤寒、中风，表未解，总不可下，医反下之，因而成痞。其人下利日数十行，水谷不化，腹中雷鸣者，误下胃中空虚也。心下痞硬而满，干呕心烦不得安者，乘虚客邪上逆也。医见心下痞硬，谓下之不尽，又复下之，其痞益甚。但此非结热之痞，亦非寒结之痞，乃乘胃空虚，客气上逆，阳陷

阴凝之痞也。方以甘草命名者，取和缓之意。用甘草、大枣之甘温，补中缓急，治痞之益甚。半夏之辛，破客逆之上从。芩、连泻阳陷之痞热，干姜散阴凝之痞寒。缓急破逆，泻痞寒热，备乎其治矣。

生姜泻心汤　治伤寒汗出解后，胃中不和，心下痞硬，干噫食臭，胁下有水气，腹中雷鸣下利者。

甘草(炙)二两　人参三两　干姜一两　半夏(洗)半升　黄芩三两　黄连一两　生姜(切)四两　大枣(擘)十二枚

上八味，以水一斗，煮取六升，去滓再煎，取三升，温服一升，日三服。

［注］伤寒汗出之后，余邪转属阳明，心下痞满硬痛不大便者，此其人胃素燥热，因而成实，攻之可也。今其人平素胃虚，兼胁下有水气，即不误下，余热乘虚入里，结成痞硬不痛。胃虚不能消化水谷，则干噫食臭也。胃中寒热不和，则腹中雷鸣下利也。名生姜泻心汤者，其义重在散水气之痞也。生姜、半夏散胁下之水气，人参、大枣补中州之土虚，干姜、甘草以温里寒，黄芩、黄连以泻痞热。备乎虚水寒热之治，胃中不和下利之痞，未有不愈者也。

半夏泻心汤　治伤寒五、六日，呕而发热，柴胡证具，而以他药下之，但满不痛，心下痞者。

半夏(洗)半升　黄芩三两　干姜三两　人参三两　黄连一两　甘草(炙)三两　大枣(擘)十二枚

上七味，以水一斗，煮取六升，去滓再煎，取三升，温服一升，日三服。

［集注］王又原曰：伤寒五、六日，柴胡证具，而以他药下之成痞。即用小柴胡汤，以干姜易生姜，以黄连易柴胡。彼以和表里，此以彻上下。而必推半夏为君者，痞从呕得来，半夏之辛以破结而止呕也。

旋覆代赭石汤　治汗、吐、下解之后，心下痞硬，噫气不除。

旋覆花三两　人参二两　代赭石一两　半夏(洗)半升

生姜（切）五两　甘草（炙）三两　大枣（擘）十二枚

上七味，以水一斗，煮取六升，去滓再煎，取三升，温服一升，日三服。

［集注］罗谦甫曰：汗、吐、下解后，邪虽去而胃气已亏矣。胃气既亏，三焦因之失职，清无所归而不升，浊无所纳而不降，是以邪气留滞，伏饮为逆，故心下痞硬，噫气不除。方中以人参、甘草养正补虚，姜、枣和脾养胃，所以安定中州者至矣。更以代赭石之重，使之敛浮镇逆，旋覆花之辛，用以宣气涤饮，佐人参以归气于下，佐半夏以蠲饮于上。浊降痞硬可消，清升噫气自除。观仲景治少阴水气上凌，用真武汤镇之；治下焦滑脱不守，用赤石脂禹余粮固之。此胃虚气失升降，复用此法理之，则胸中转否为泰。其为归元固下之法，各极其妙如此。

麻黄连轺赤小豆汤　治伤寒表不解，瘀热在里发黄者。

麻黄二两　赤小豆一升　杏仁（去皮、尖）四十枚　生姜（切）一两　大枣（擘）十二枚　甘草（炙）一两　生梓白皮一升　连轺二两

以上八味，以潦水一斗，先煮麻黄，再沸，去上沫，内诸药，煮取三升，分温三服，半日则尽。

［注］湿热发黄无表里证，热盛者清之，小便不利者利之，里实者下之，表实者汗之，皆无非为病求去路也。用麻黄汤以开其表，使黄从外而散。去桂枝者避其湿热也，佐姜枣者和其营卫也，加连轺、梓皮以泻其热，赤小豆以利其湿，同成表实发黄之效也。连轺即连翘根，无梓皮以茵陈代之。成无己曰：煎以潦水者，取其味薄不助湿热也。

栀子柏皮汤　治伤寒身黄发热，无表里证者。

栀子（擘）十五枚　甘草一两　黄柏一两

上三味，以水四升，煮取一升半，去滓，分温再服。

［注］伤寒身黄发热者，若有无汗之表，以麻黄连轺赤小豆汤汗之；若有成实之里，以茵陈蒿汤下之。今外无可汗表

证，内无可下里证，惟有黄热，宜以栀子柏皮汤清之可也。此方之甘草当是茵陈，传写之误也。

茵陈蒿汤　阳明病发热，但头汗出，身无汗，小便不利，渴饮水浆，此为瘀热在里，身必发黄，腹微满者，本方主之。

茵陈蒿六两　栀子（擘）十四枚　大黄二两

上三味，以水二斗，先煮茵陈，减六升，内二味，煮取三升，去滓，分温三服。小便当利，如皂角汁状，色正赤，一宿腹减，黄从小便去也。

［集注］柯琴曰：太阳、阳明俱有发黄证，但头汗出而身无汗，则热不外越。小便不利，则热不下泄，故瘀热在里。然里有不同，肌肉是太阳之里，当汗而发之，故用麻黄连翘赤小豆汤为凉散法。心胸是太阳阳明之里，当寒以胜之，用栀子柏皮汤，乃清火法。肠胃是阳明之里，当泻之于内，故立本方，是逐秽法。茵陈禀北方之气，经冬不凋，傲霜凌雪，偏受大寒之气，故能除热邪留结，率栀子以通水源，大黄以调胃实，令一身内外瘀热，悉从小便而出，腹满自减，肠胃无伤，乃合引而竭之之法，此阳明利水之圣剂也。又曰：仲景治阳明渴饮有四法：本太阳转属者，五苓散微发汗以散水气；大烦燥渴小便自利者，白虎加参清火而生津；脉浮发热小便不利者，猪苓汤滋阴而利水；小便不利腹满者，茵陈蒿汤以泄满，令黄从小便出。病情治法，胸有成竹矣。每思仲景利小便必用气化之品，通大便必用承气之品。故小便不利者，必加茯苓，甚者兼用猪苓。因二苓为气化之品，而小便由于气化也。兹小便不利，不用二苓者何？本论云：阳明病，汗出多而渴者，不可与猪苓汤。以汗多胃中燥，猪苓汤复利小便故也。斯知阳明病汗出多而渴者，不可用，则汗不出而渴者，津液先虚，更不可用明矣。此以推陈致新之茵陈，佐以屈曲下行之栀子，不用枳、朴以承气，与芒硝之峻利，则大黄但可以润胃燥，而大便之不遽行可知。故必一宿而腹始减，黄从小便去而不由大肠去。仲景立法神奇，匪夷所思耳。

御纂医宗金鉴卷三十三

删补名医方论 卷八

小柴胡汤 治伤寒五六日，寒热往来，胸胁苦满，嘿嘿不欲饮食，心烦喜呕，口苦耳聋，脉弦数者，此是少阳经半表半里之证，宜此汤以和解之。

柴胡半斤 黄芩三两 人参三两 半夏半升 甘草(炙)三两 生姜(切)三两 大枣(擘)十二枚

上七味，以水一斗二升，煮取六升，去滓再煎，取三升，温服一升，日三服。

若胸中烦而不呕，去半夏、人参，加栝蒌实。

若渴者，去半夏，加人参、栝蒌根。

若腹中痛，去黄芩，加芍药。

若胁下痞硬，去大枣，加牡蛎。

若心下悸、小便不利者，去黄芩，加茯苓。

若不渴外有微热者，去人参，加桂枝，温覆取微似汗愈。

若咳者，去人参、大枣、生姜，加五味子、干姜。

［集注］程应旄曰：方以小柴胡名者，取配乎少阳之义也。至于制方之旨及加减法，则所云“上焦得通，津液得下，胃气因和”尽之矣。何则？少阳脉循胁肋，在腹阳背阴两岐间。在表之邪欲入里，为里气所拒，故寒往而热来；表里相拒而留于岐分，故胸胁苦满。神识以拒而昏困，故嘿嘿。木受邪则妨土，故不欲食。胆为阳木而居清道，为邪所郁，火无从泄，逼炎心分，故心烦。清气郁而浊，则成痰滞，故喜呕。呕则木火两舒，故喜之也。此则少阳定有之证，其余或之云者，以少阳在人身为游部，凡表里经络之罅，皆能随其虚而见之，不定之邪也。据证俱是太阳经中所有者，特以五、六日上见，故属

之少阳，半表半里兼而有之，方是小柴胡证。方中以柴胡疏木，使半表之邪得从外宣，黄芩清火，使半里之邪得从内彻。半夏豁痰饮，降里气之逆。人参补久虚，助生发之气。甘草佐柴、芩调和内外。姜、枣佐参、夏通达营卫，相须相济，使邪无内向而外解也。至若烦而不呕者，火成燥实而逼胸，故去人参、半夏加栝蒌实也。渴者，燥已耗液而逼肺，故去半夏加栝蒌根也。腹中痛，木气散入土中，胃阳受困，故去黄芩以安土，加白芍以戢木也。胁下痞硬者，邪既留则木气实，故去大枣之甘而泥，加牡蛎之咸而软也。心下悸、小便不利者，水邪侵乎心矣，故去黄芩之苦而伐，加茯苓之淡而渗也。不渴身有微热者，半表之寒尚滞于肌，故去人参加桂枝以解之也。咳者，半表之寒凑入于肺，故去参、枣，加五味子，易生姜为干姜以温之。虽肺寒不减黄芩，恐干姜助热也。总之，邪在少阳，是表寒里热，两郁不得升之，故小柴胡之治，所谓升降浮沉则顺之也。

大柴胡汤　治热结在内，心下急呕不止，郁郁微烦，柴胡证仍在者，与大柴胡汤下之。

柴胡半斤　黄芩三两　半夏半升　芍药三两　枳实四枚　大黄二两　生姜五两　大枣(擘)十二枚

上八味，以水一斗二升，煮取六升，去滓再煎，温服一升，日三服。

［注］柴胡证在，又复有里，故立少阳两解法也。以小柴胡汤加枳实、芍药者，仍解其外以和其内也。去参、草者，以里不虚。少加大黄，以泻结热。倍生姜者，因呕不止也。斯方也，柴胡得生姜之倍，解半表之功捷，枳、芍得大黄之少，攻半里之效徐。虽云下之，亦下中之和剂也。

柴胡桂枝汤　伤寒六七日，发热微恶寒，肢节烦疼微呕，心下支结，此太阳少阳并病也，柴胡桂枝汤主之。

柴胡四两　桂枝一两半　人参一两半　甘草一两　半夏(洗)二合半　黄芩一两半　芍药一两半　大枣(擘)六枚　生姜

(切)一两半

上九味,以水七升,煮取三升,去滓,分温服。

[集注] 柯琴曰:仲景书中最重柴、桂二方。以桂枝解太阳肌表,又可以调诸经之肌表;小柴胡解少阳半表,亦可以和三阳之半表。故于六经病外,独有桂枝证、柴胡证之称,见二方之任重不拘于经也。如阳浮阴弱条,是仲景自为桂枝证之注释;血弱气虚条,亦仲景自为柴胡证之注释。桂枝有坏病,柴胡亦有坏病,桂枝有疑似证,柴胡亦有疑似证。病如桂枝证而实非,若脚挛急与胸中痞硬者是已。病如柴胡证而实非,本渴而饮水呕、食谷呕,与但欲呕胸中痛微溏者是已。此条为伤寒六七日,正寒热当退之时,反见发热恶寒诸表证,更见心下支结诸里证,表里不解,法当表里双解之。然恶寒微,发热亦微,可知肢节烦疼,则一身骨节不疼;可知微呕,心下亦微结,故谓之支结。表证虽不去而已轻,里证虽已见而未甚。故取桂枝之半,以散太阳未尽之邪;取柴胡之半,以解少阳微结之证。口不渴、身有微热者,法当去人参;以六七日来,邪虽未解,而正已虚,故仍用之。外证虽在,而病机已见于里,故方以柴胡冠桂枝之上,为双解两阳之轻剂也。

黄芩汤　治太阳、少阳合病,自下利者。若呕者,加半夏、生姜。

黄芩　甘草　芍药各三两　大枣(擘)十二枚

上四味,以水一斗,煮取三升,去滓,温服一升,日再服,夜一服。

呕者,加半夏半升,生姜三两。

[集注] 程应旄曰:此之合病者,头痛,胸满口苦,咽干,目眩,或往来寒热,或脉大而弦,半表之邪、不待太阳传递而即合。少阳里气失守,所以下利,阳热渐盛,所以上呕。故用黄芩汤清热益阴,半里清而半表自解矣。

柯琴曰:太阳、少阳合病,是热邪已入少阳之里。胆火下攻于脾,故自下利,上逆于胃,故兼呕也。与黄芩汤,酸苦相济，调中以存阴也。热不在半表，故不用柴胡，今热已入半里，故黄芩主之。虽非胃实，亦非胃虚，故不须人参以补中。兼呕者，故仍加半夏、生姜，以降逆也。

黄连汤 治伤寒胸中有热，胃中有邪气，腹中痛欲呕吐者。

黄连三两 干姜三两 甘草三两 人参二两 桂枝三两 半夏半升 大枣十二枚

上七味，以水一斗，煮取六升；去滓，温服一升，日三服，夜二服。

［集注］程应旄曰：热在胸中，有烦躁郁闷之证可知。胃中反有邪气，以寒邪被格在下故也。此证寒热俱有，较之大青龙之寒热，已向近里一层，故其证不见之表里际，而只见之上下际。腹中痛者，阴邪在胃而寒乃独治于下也。欲呕吐者，阳邪在胸、而热乃独治于上也。此为上下相格治法，亦寒热并施，而辛寒易以苦寒，辛热加以苦热，更以人参、半夏以补宣中气，升降阴阳。自此条而互及泻心诸汤，皆其法也。

成无己曰：湿家下后，舌上如胎者，以丹田有热，胸中有寒，是邪气入里而为下热上寒也。此伤寒传里而为下寒上热也。

喻昌曰：阴阳悖逆，皆当和解法。

黄连阿胶汤 治少阴病，得之二三日以上，心中烦不得卧。

黄连四两 黄芩一两 芍药二两 鸡子黄二枚 阿胶三两

上五味，以水五升，先煮三物，取二升，去滓，内胶烊尽，小冷，内鸡子黄，搅令相得，温服七合，日三服。

［集注］柯琴曰：此少阴病之泻心汤也。凡泻心必借连、芩，而导引有阴阳之别。病在三阳，胃中不和，而心下痞硬者，虚则加参、甘补之，实则加大黄下之。病在少阴，而心中烦不得卧者，既不得用参、甘以助阳，亦不得用大黄以伤胃

矣。用芩、连以直折心火，用阿胶以补肾阴，鸡子黄佐芩、连，于泻心中补心血；芍药佐阿胶，于补阴中敛阴气，斯则心肾交合，水升火降。是以扶阴泻阳之方，变而为滋阴和阳之剂也。是则少阴之火，各归其部，心中之烦不得卧可除矣。经曰：阴平阳秘，精神乃治。斯方之谓欤！

理中汤丸　治中气不运，腹中不实，口失滋味，病久不食，脏腑不调，与伤寒直中太阴，自利不渴，寒多而呕等证。

人参三两　白术三两　甘草三两　干姜三两

上四味，捣筛为末，蜜丸如鸡子黄大，以沸汤数合和一丸，研碎，温服之。日三四枚，夜二枚；腹中未热，益至三四丸。然不及汤。汤法以四物依两数切，用水八升，煮取三升，去滓，温服一升，日三服。

若脐上筑者，肾气动也，去术，加桂四两。

多吐者，去术，加生姜三两。

下多者，还用术。

悸者，加茯苓二两。

渴欲得水者，加术，足前成四两半。

腹中痛者，加人参，足前成四两半。

寒者，加干姜，足前成四两半。

腹满者，去术，加附子一枚。服汤后如食顷，饮热粥一升许，微自温，勿发衣被。

［集注］程应旄曰：阳之动始于温，温气得而谷精运，谷气升而中气赡，故名曰理中。实以燮理之功，予中焦之阳也。若胃阳虚，则中气失宰，膻中无发宣之用，六腑无洒陈之功，犹如釜薪失焰，故下致清谷，上失滋味，五脏凌夺，诸证所由来也。参、术、炙草，所以守中州，干姜辛以温中，必假之以焰釜薪而腾阳气。是以谷入于阴，长气于阳，上输华盖，下摄州都，五脏六腑，皆以受气，此理中之旨也。若水寒互胜，即当脾肾双温，加以附子，则命门益、土母温矣。白术补脾，得人参则壅气，故脐下动气；吐多腹满者，去术也。加桂以伐肾

邪，加生姜以止呕也，加附子以消阴也。下多者湿胜也，还用术燥湿也。渴欲饮水饮渴也，加术使饮化津生也。心下悸停水也，加茯苓导水也。腹中痛倍人参，虚痛也。寒者加干姜，寒甚也。

干姜附子汤 下后复发汗，昼日烦躁不得眠，夜而安静，不呕不渴，无表证，脉沉微，身无大热者，干姜附子汤主之。

干姜一两 附子（去皮，生用，破八片）一枚

上二味，以水三升，煮取一升，去滓，顿服。

茯苓四逆汤 伤寒厥而心下悸，发汗，若下之，病仍不解，烦躁者，茯苓四逆汤主之。

茯苓六两 人参一两 甘草（炙）一两 干姜一两 附子（生用，破八片）一枚

上五味，以水五升，煮取三升，去滓，温服七合，日三服。

［注］凡太阳病治不如法，汗后复下，或下后复汗，误而又误，变成坏病。若其人阳盛而从热化，则转属三阳，阳衰而从寒化，则系在三阴。此二汤所治之烦躁，皆坏病也。烦躁虽六经俱有，而多见于太阳、少阴者，太阳为真阴之标，少阴为真阳之本也。未经汗下而烦躁，多属阳，其脉实大，其证渴热，是烦为阳盛，躁为阴虚。已经汗下而烦躁，多属阴，其脉沉微，其证汗厥，是烦为阳虚，躁为阴极也。夫先下后汗，于法为逆。外无大热，内不渴呕，似乎阴阳自和，而实妄汗亡阳。所以虚阳扰乱于阳分，故昼日烦躁不得眠，盛阴偏安于阴分，故夜而安静。脉沉微，是真阳将脱而烦躁也。用干姜、附子壮阳以配阴。姜、附者，阳中阳也，生用则力更锐，不加甘草则势更猛，是方比四逆为峻，救其相离，故当急也。先汗后下，于法虽顺，若病不解，厥悸仍然，骤增昼夜烦躁，似乎阴盛格阳，而实肾上凌心，皆因水不安其位，挟阴邪而上乘，是阳虚有水气之烦躁也。用茯苓君四逆，抑阴以伐水。人参佐四逆，生气而益阳。参、苓君子也，兼调以甘草，比四逆为缓，

阴阳不急，故当缓也。一去甘草，一加参、苓，而缓急自别，仲景用方之妙如此。

附子汤 治少阴病，身痛手足寒，骨节痛，口中和，背恶寒，脉沉者。

附子（生用，去皮，破八片）二枚 茯苓三两 人参二两 白术四两 芍药三两

上五味，以水八升，煮取三升，去滓，温服一升，日三服。

［注］少阴为寒水之脏，故伤寒之重者多入少阴，所以少阴一经最多死证。方中君附子二枚者，取其力之锐，且以重其任也。生用者，一以壮少火之阳，一以散中外之寒，则恶寒自止，身痛自除，手足自温矣；所以固生气之原，令五脏六腑有本，十二经脉有根，脉自不沉，骨节可和矣。更佐白术以培土，芍药以平木，茯苓以伐水。水伐火自旺，旺则阴翳消，木平土益安，安则水有制，制则生化。此万全之术，其畏而不敢用，束手待毙者，曷可胜计耶！

四逆汤 治脉沉厥逆等证。

甘草（炙）二两 干姜一两半 附子（生用，去皮，破八片）一枚

上三味，以水三升，煮取一升二合，去滓，分温再服。

强人可大附子一枚，干姜三两。

［注］方名四逆者，主治少阴中外皆寒，四肢厥逆也。君以炙草之甘温，温养阳气。臣以姜、附之辛温，助阳胜寒。甘草得姜、附，鼓肾阳温中寒，有水中暖土之功；姜、附得甘草，通关节走四肢，有逐阴回阳之力。肾阳鼓寒，阴消则阳气外达而脉升手足温矣。

通脉四逆汤 治少阴下利清谷，里寒外热，手足厥逆，脉微欲绝，身反不恶寒，其人面赤色，或腹痛，或干呕，或咽痛，或利止脉不出者。厥阴下利清谷，里寒外热，汗出而厥者主之。

干姜三两，强人可四两 甘草（炙）二两 附子（生用，去皮）大者一枚

上三味，以水三升，煮取一升二合，去滓，分温再服，其脉即出者愈。

面色赤者，加葱九茎。腹中痛者，去葱加芍药二两。呕者，加生姜二两。咽痛，去芍药，加桔梗一两。利止脉不出者，加人参二两。

［注］论中扶阳抑阴之剂，中寒阳微不能外达，主以四逆。中外俱寒，阳气虚甚，主以附子。阴盛于下，格阳于上，主以白通。阴盛于内，格阳于外，主以通脉。是则可知四逆运行阳气者也，附子温补阳气者也，白通宣通上下之阳气者也，通脉通达内外之阳气者也。今脉微欲绝，里寒外热，是肾中阴盛，格阳于外，故主之也。倍干姜加甘草佐附子，易名通脉四逆汤者，以其能大壮元阳，主持中外，共招外热反之于内。盖此时生气已离，亡在俄顷，若以柔缓之甘草为君，岂能疾呼外阳耶？故易以干姜。然必加甘草与干姜等分者，恐涣漫之余，姜、附之猛不能安养元气，所谓有制之师也。若面赤者，加葱以通格上之阳。腹痛者，加芍药以和在里之阴。呕逆者，加生姜以止呕。咽痛者，加桔梗以利咽。利止脉不出气少者，俱倍人参，以生元气而复脉也。

白通汤　治少阴病，下利脉微者，与白通汤。利不止，厥逆无脉，干呕烦者，白通加猪胆汁汤主之。服汤，脉暴出者死，脉微续者生。

葱白四茎　干姜一两　附子（生用，去皮，破八片）一枚

上三味，以水三升，煮取一升，去滓，分温再服。

白通加猪胆汁汤

葱白四茎　干姜一两　附子（生用，去皮，破八片）一枚　人尿五合　猪胆汁一合

已上三味，以水三升，煮取一升，去滓，内猪胆汁人尿，和令相得，分温再服。若无胆汁亦可。

［注］是方也，即四逆汤减甘草加葱白也，而名之曰白通者，以葱白能通阳气也。减甘草者，因其缓也；加尿、胆者，

从其类也。下咽之后，冷体既消，热性便发，情且不违而致大益，则二气之拒格可调，上下之阴阳可通矣。

真武汤 治少阴水气为患，腹痛下利，四肢沉重疼痛，小便不利，其人或咳或呕，或小便利而下利者，用此加减。

白术二两 茯苓二两 白芍二两 大附子（炮）一枚 生姜（切）三两

上五味，以水八升，煮取三升，去滓，温服七合，日三服。

若咳者，加五味子半升，细辛、干姜各一两。

若小便利者，去茯苓。

若下利，去芍药，加干姜二两。

若呕，去附子，加生姜，足成半斤。

［注］小青龙汤治表不解有水气，中外皆寒实之病也。真武汤治表已解有水气，中外皆寒虚之病也。真武者，北方司水之神也，以之名汤者，借以镇水之义也。夫人一身，制水者脾也，主水者肾也。肾为胃关，聚水而从其类。倘肾中无阳，则脾之枢机虽运，而肾之关门不开，水即欲行，以无主制，故泛溢妄行而有是证也。用附子之辛热，壮肾之元阳，则水有所主矣。白术之苦燥建立中土，则水有所制矣。生姜之辛散，佐附子以补阳，于主水中寓散水之意。茯苓之淡渗，佐白术以健土，于制水中寓利水之道焉。而尤妙在芍药之酸收，仲景之旨微矣。盖人之身，阳根于阴，若徒以辛热补阳，不少佐以酸收之品，恐真阳飞越矣。用芍药者，是亟收阳气归根于阴也。于此推之，则可知误服青龙致发汗亡阳者，所以于补阳药中之必需芍药也。然下利减芍药者，以其阳不外散也；加干姜者，以其温中胜寒也。水寒伤肺则咳，加细辛、干姜者，散水寒也；加五味子者，收肺气也。小便利者，去茯苓，以其虽寒而水不能停也。呕者，去附子倍生姜，以其病非下焦，水停于胃也，所以不须温肾以行水，只当温胃以散水，且生姜功能止呕也。

当归四逆汤 手足厥冷，脉细欲绝者，主之。若其人内有久寒，加吴茱萸、生姜。

当归三两　桂枝三两　芍药三两　细辛二两　通草二两　甘草(炙)二两　大枣(擘)二十五枚

上七味，以水八升，煮取三升，去滓，温服一升，日三服。

当归四逆加吴茱萸生姜汤

于前汤内加吴茱萸半斤，生姜三两。

上九味，以水六升，清酒六升和煮，取五升，去滓，分温五服。

［注］凡厥阴病则脉微而厥，以厥阴为三阴之尽，阴尽阳生，若受其邪，则阴阳之气不相顺接，故脉微而厥也。然厥阴之脏，相火游行其间，经虽受寒，而脏不即寒，故先厥者后必发热。所以伤寒初起，见其手足厥冷，脉细欲绝者，不得遽认为虚寒而用姜、附也。此方取桂枝汤，君以当归者，厥阴主肝为血室也。佐细辛味极辛，能达三阴，外温经而内温脏。通草其性极通，善开关节，内通窍而外通营。倍加大枣，即建中加饴用甘之法。减去生姜，恐辛过甚而迅散也。肝之志苦急，肝之神欲散，甘辛并举，则志遂而神悦，未有厥阴神志遂悦，而脉微不出，手足不温者也。不须参、苓之补，不用姜、附之峻，此厥阴厥逆与太少不同治也。若其人内有久寒，非辛温之品所能兼治，则加吴茱萸、生姜之辛热，更用酒煎，佐细辛直通厥阴之脏，迅散内外之寒，是又救厥阴内外两伤于寒之法也。

吴茱萸汤　治厥阴病干呕吐涎沫、头痛者，少阴证吐利手足厥冷，烦躁欲死者，阳明食谷欲呕者。

吴茱萸一升　人参三两　生姜六两　大枣(擘)十二枚

上四味，以水七升，煮取二升，温服七合，日三服。

［集注］罗谦甫曰：仲景救阳诸法，于少阴四逆汤必用姜、附；通脉四逆汤倍加干姜，其附子生用；附子汤又加生附至二枚。所以然者，或壮微阳使之外达，或招飞阳使之内返，此皆少阴真阳失所，故以回阳为亟也。至其治厥阴，则易以吴茱萸，而并去前汤诸药，独用人参、姜、枣者，盖人身厥阴肝木虽为两阴交尽，而一阳之真气实起其中，此之生气一虚，则三阴

浊气直逼中上，不惟本经诸证悉具，将阳明之健运失职，以至少阴之真阳浮露而吐利，厥逆烦躁欲死，食谷欲呕，种种丛生矣。吴茱萸得东方震气，辛苦大热，能达木郁，直入厥阴，降其盛阴之浊气，使阴翳全消，用以为君。人参秉冲和之气，甘温大补，能接天真，挽回性命，升其垂绝之生气，令阳光普照，用以为臣。佐姜、枣和胃而行四末。斯则震坤合德，木土不害，一阳之妙用成，而三焦之间无非生生之气矣。诸证有不退者乎？盖仲景之法，于少阴则重固元阳，予厥阴则重护生气。学者当深思而得之矣。

乌梅丸 治厥阴病消渴，气上撞心，心中疼热，饥而不欲食，食即吐蛔。又主久痢。

乌梅三百个 细辛六两 干姜十两 黄连一斤 当归四两 附子六两 蜀椒（去汗）四两 桂枝六两 人参六两 黄柏六两

上十味，异捣筛，合治之。以苦酒浸乌梅一宿，去核蒸之五升米下，饭熟捣成泥，和药令相得，内臼中，与蜜杵二千下，丸如梧桐子大。先食饮服十丸，日三，稍加至二十丸，禁生冷滑物臭食等。

［集注］柯琴曰：六阴惟厥阴为难治。其本阴，其标热，其体木，其用火，必伏其所主而先其所因，或收、或散、或逆、或从，随所利而行之，调其中气，使之和平，是治厥阴法也。厥阴当两阴交尽，又名阴之绝阳，宜无热矣。第其具合晦朔之理，阴之初尽即阳之初生，所以厥阴病热，是少阳使然也。火旺则水亏，故消渴气上撞心，心中疼热；气有余便是火也。木胜则克土，故饥不欲食。虫为风化，饥则胃中空虚，蛔闻食臭出，故吐蛔也。仲景立方，皆以甘辛苦味为君，不用酸收之品，而此用之者，以厥阴主肝木耳。《洪范》曰：木曰曲直作酸。《内经》曰：木生酸，酸入肝。君乌梅之大酸，是伏其所主也。配黄连泻心而除疼，佐黄柏滋肾以除渴，先其所因也。连、柏治厥阴阳邪则有余，不足以治阴邪也。椒、附、辛、姜，大辛之品并举，不但治厥阴阴邪，且肝欲散，以辛散之也。又加桂枝、

当归，是肝藏血，求其所属也。寒热杂用，则气味不和，佐以人参，调其中气。以苦酒浸乌梅，同气相求，蒸之米下，资其谷气。加蜜为丸，少与而渐加之，缓则治其本也。蛔，昆虫也，生冷之物与湿热之气相成，故药亦寒热互用，且胸中烦而吐蛔，则连、柏是寒因热用也。蛔得酸则静，得辛则伏，得苦则下，信为治虫佳剂。久痢则虚，调其寒热，酸以收之，下痢自止。

赤石脂禹余粮汤　治久利不止，大肠虚脱，服理中丸而利益甚者。

赤石脂（捣碎）一斤　禹余粮（捣碎）一斤

上二味，以水六升，煮取二升，去滓，分温三服。

［集注］柯琴曰：甘、姜、参、术，可以补中宫元气之虚，而不足以固下焦脂膏之脱。此利在下焦，故不得以理中之剂收功矣。然大肠之不固，仍责在胃；关门之不闭，仍责在脾。二石皆土之精气所结，实胃而涩肠，急以治下焦之标者，实以培中宫之本也。要知此证土虚而火不虚，故不宜于姜、附。若湿甚而虚不甚，复利不止者，故又当利小便也。

白头翁汤　治厥阴热利，下重，脉沉弦，渴欲饮水者。

白头翁三两　黄连三两　黄柏三两　秦皮三两

上四味，以水七升，煮取三升，去滓，温服一升。不愈更服一升。

［注］三阴俱有下利证，自利不渴者，属太阴也；自利而渴者，属少阴也。惟厥阴下利属于寒者，厥而不渴，下利清谷；属于热者，消渴下重，下利脓血。此热利下重，乃火郁湿蒸，秽气奔迫广肠魄门，重滞而难出，《内经》云“暴注下迫”者是矣。君以白头翁寒而苦辛，臣以秦皮寒而苦涩。寒能胜热，苦能燥湿，辛以散火之郁，涩以收下重之利也。佐黄连清上焦之火，则渴可止。使黄柏泻下焦之热，则利自除也。治厥阴热利有二：初利用此方，以苦燥之，以辛散之，以涩固之，是谓以寒治热之法；久利则用乌梅丸之酸以收火，佐以苦寒，杂以温补，是谓逆之从之，随所利而行之，调其气使之平也。

编辑四诊心法要诀

御纂医宗金鉴卷三十四

编辑四诊心法要诀上

医家造精微，通幽显，未有不先望而得之者。近世惟事切巧，不事望神，大失古圣先贤之旨。今采医经论色诊之文，确然可法者，编为四言，合崔嘉彦《四言脉诀》[1]，名曰《四诊要诀》，实该望、闻、问、切之道。使后之为医师者，由是而教；为弟子者，由是而学。熟读习玩，揣摩日久，自能洞悉其妙。则造精微、通幽显也，无难矣。

望以目察，闻以耳占，问以言审，切以指参。明斯诊道，识病根源，能合色脉，可以万全。

［注］此明望、闻、问、切为识病之要道也。经曰：望而知之谓之神，是以目察五色也；闻而知之谓之圣，是以耳识五音也；问而知之谓之工，是以言审五病也；切而知之谓之巧，是以指别五脉也。神、圣、工、巧四者，乃诊病要道。医者明斯，更能互相参合，则可识万病根源。以之疗治，自万举而万当矣。

五行五色，青赤黄白，黑复生青，如环常德。

［注］此明天以五行，人以五脏，化生五色，相生如环之常德也。木主化生青色，火主化生赤色，土主化生黄色，金主化生白色，水主化生黑色；肝主化生青色，心主化生赤色，脾主化生黄色，肺主化生白色，肾主化生黑色。

变色大要，生克顺逆。青赤兼化，赤黄合一，黄白淡黄，黑青深碧，白黑淡黑。白青浅碧，赤白化红，青黄变绿，黑赤紫成，黑黄黛立。

［注］此明五色生克顺逆，相兼合化之变色也。五色相

［1］ 崔嘉彦《四言脉诀》：今考此书为崔嘉彦再传弟子张道中所撰。

兼合化，不可胜数，而其大要，则相生之顺色有五，相克之逆色赤有五：青属木化，赤属火化，黄属土化，白属金化，黑属水化，此五行所化之常色也。木火同化，火土同化，土金同化，金水同化，水木同化；金木兼化，木土兼化，土水兼化，水火兼化，火金兼化，此五行所化之变色也。如青赤合化，红而兼青之色。如赤黄合化，红而兼黄之色。如黄白合化，黄而兼白，淡黄之色。如白黑合化，黑而兼白，淡黑之色。如黑青合化，黑而兼青，深碧之色。皆相生变色，不病之顺也。如白青兼化，青而兼白，浅碧之色。如赤白兼化，白而兼赤之红色。如青黄兼化，青而兼黄之绿色。如黑赤兼化，黑而兼赤之紫色。如黄黑兼化，黄而兼黑之黧色。皆相克变色，为病之逆也。医能识此，则可推五脏主病、兼病，吉凶变化之情矣。

天有五气，食人入鼻，藏于五脏，上华面颐。肝青心赤，脾脏色黄，肺白肾黑，五脏之常。

［注］此明色之本原出于天，征乎人，五脏不病常色之诊法也。天以风、暑、湿、燥、寒之五气食人，从鼻而入。风气入肝，暑气入心，湿气入脾，燥气入肺，寒气入肾，藏于人之五脏，蕴其精气，上华于面。肝之精华，化为色青；心之精华，化为色赤；脾之精华，化为色黄；肺之精华，化为色白；肾之精华，化为色黑也。

脏色为主，时色为客。春青夏赤，秋白冬黑，长夏四季，色黄常则。客胜主善，主胜客恶。

［注］此明四时不病常色之诊法也。五脏之色，随五形之人而见，百岁不变，故为主色也。四时之色，随四时加临，推迁不常，故为客色也。春气通肝，其色当青；夏气通心，其色当赤；秋气通肺，其色当白；冬气通肾，其色当黑；长夏四季之气通脾，其色当黄，此为四时常则之色也。主色者，人之脏气之所生也。客色者，岁气加临之所化也。夫岁气胜人气为顺，故曰客胜主为善。人气胜岁气为逆，故曰主胜客为恶。凡所谓胜者，当青反白，当赤反黑，当白反赤，当黑反黄，当黄

反青之谓也。

色脉相合，青弦赤洪，黄缓白浮，黑沉乃平。已见其色，不得其脉，得克则死，得生则生。

［注］此明色脉相合相反，生死之诊法也。凡病人面青脉弦，面赤脉洪，面黄脉缓，面白脉浮，面黑脉沉，此为色脉相合，不病平人之候也。假如病人已见青色，不得弦脉，此为色脉相反，主为病之色脉也。若得浮脉，是得克色之脉，则主死也；得沉脉，是得生色之脉，则主生也。其余他色皆仿此。

新病脉夺，其色不夺。久病色夺，其脉不夺。新病易已，色脉不夺。久病难治，色脉俱夺。

［注］此以色脉相合，诊病新久难易之法也。脉夺者，脉微小也。色夺者，色不泽也。新病正受邪制，故脉夺也。邪受未久，故色不夺也。久病受邪已久，故色夺也。久病不进，故脉不夺也。若新病而色脉俱不夺，则正不衰而邪不盛也，故曰易已。久病色脉俱夺，则正已衰而邪方盛也，故曰难治。

色见皮外，气含皮中。内光外泽，气色相融。有色无气，不病命倾。有气无色，虽困不凶。

［注］此以五色合五气之诊法也。青、黄、赤、白、黑，显然彰于皮之外者五色也，隐然含于皮之中者五气也。内光灼灼若动，从纹路中映出，外泽如玉，不浮光油亮者，则为气色并至，相生无病之容状也。若外见五色，内无含映，则为有色无气。经曰：色至气不至者死。凡四时、五脏、五部、五官百病，见之皆死，故虽不病、命必倾也。若外色浅淡不泽，而内含光气映出，则为有气无色。经曰：气至色不至者生。凡四时、五脏、五部、五官百病，见之皆生，故虽病困而不凶也。

缟裹雄黄，脾状并臻；缟裹红肺，缟裹朱心；缟裹黑赤紫艳肾缘；缟裹蓝赤，石青属肝。

［注］此明气色并至容状之诊法也。缟，白罗也。如白罗裹雄黄，映出黄中透红之色，是脾之气色并至之容状也。如白罗裹浅红，映出浅红罩白之色，是肺之气色并至之容状也。

如白罗裹朱砂，映出深红正赤之色，是心之气色并至之容状也。如白罗裹黑赤，映出黑中透赤，紫艳之色，是肾之气色并至之容状也。如白罗裹蓝赤，映出蓝中扬红，石青之色，是肝之气色并至之容状也。

青如苍璧，不欲如蓝。赤白裹朱，衃赭死原。黑重漆炲，白羽枯盐。雄黄罗裹，黄土终难。

［注］此明四时百病，五脏、五部、五官、五色生死之诊法也。苍璧，碧玉也。蓝，蓝靛叶也。经曰：青欲如苍璧之色，即石青色，生青色也。不欲如蓝，即靛叶色，死青色也。衃血，死血也。赭，代赭石也。经曰：赤欲如白裹朱，即正赤色，生红色也。不欲如衃、赭，即死血、赭石之色，死红色也。重漆，光润紫色也。炲，地上苍枯黑土也。经曰：黑欲如重漆，即光润紫色，生黑色也。不欲如炲，即枯黑土色，死黑色也。白羽，白鹅羽也。枯，枯骨也。盐，食盐也。经曰：白欲如鹅羽，即白而光泽如鹅羽之色，生白色也。不欲如枯盐，即枯骨、食盐之色，死白色也。经曰：黄欲如罗裹雄黄，即黄中透红之色，生黄色也。不欲如黄土，即枯黄土之色，死黄色也。

舌赤卷短，心官病常。肺鼻白喘，胸满喘张。肝目眦青，脾病唇黄，耳黑肾病，深浅分彰。

［注］此以五色合五官主病虚实之诊法也。舌者，心之官也，舌赤，心之病也。色深赤焦卷者，邪实也，色浅红滋短者，正虚也。鼻者，肺之官也，鼻白，肺之病也。色浅白，喘而不满者，正虚也；色深白，喘而胸满者，邪实也。目者，肝之官也，目眦青，肝之病也。色深青者，邪实也；色浅青者，正虚也。口唇者，脾之官也，唇黄，脾之病也。色深黄者，邪实也；色浅黄者，正虚也。耳者，肾之官也，耳黑，肾之病也。色深黑者，邪实也；色浅黑者，正虚也。所谓深浅分彰者，即下之所谓浅淡为虚，深浓为实，分明彰显也。

左颊部肝，右颊部肺，额心颏肾，鼻脾部位。部见本色，深浅病累，若见他色，按法推类。

［注］此以五色合五部，主虚、实、贼、微、正，五邪之诊法也。左颊，肝之部也。右颊，肺之部也。额上，心之部也。颏下，肾之部也。鼻者，脾之部也。本部见本色，浅淡不及，深浓太过者，皆病色也。假如鼻者，脾之部位，见黄本色，则为本经自病，正邪也。若见白色，则为子盗母气，虚邪也。若见赤色，则为母助子气，实邪也。若见青色，则为彼能克我，贼邪也。若见黑色，则为我能克彼，微邪也。所谓按法推类者，谓余脏准按此法而推其类也。

天庭面首，阙上喉咽，阙中印堂，候肺之原。山根候心，年寿候肝，两傍候胆，脾胃鼻端。颊肾腰脐，颧下大肠，颧内小腑，面王子膀。当颧候肩，颧外候臂，颧外之下，乃候手位。根傍乳膺，绳上候背，牙车下股，膝胫足位。

［注］此以上部候头，下部候足，中部候脏腑，合五色主病之诊法也。阙中者，两眉之间，谓之印堂，中部之最高者，故应候肺之疾也。印堂之上，名曰阙上，阙上至发际，名曰天庭。天庭为上部之上，故应候头面之疾也。阙上为上部之下，故应候咽喉之疾也。山根者，两目之间，即下极也，在肺下之部，故应候心之疾也。年寿者，下极之下，即鼻柱也，在心下之部，故应候肝之疾也。面傍者，年寿之左右，胆附于肝，故应候胆之疾也。鼻端者，年寿之下，谓之面王，即准头鼻孔也，在肝下之部，故应候脾之疾也。鼻孔者，即方上也。脾胃相连，故应候胃之疾也。耳前之下，谓之两颊，四脏居腹而皆一，惟肾居脊而有两，故两颊应候肾之疾也；与腰脐对，故又应候腰脐之疾也。颊内高骨，谓之两颧之下，在肾下之部，故应候大肠之疾也。颧内者，即两颧之内也，小腑者，谓小肠之腑也，小肠在大肠之上，故应候之也。准头上至于庭，皆谓之明堂，准头下至于颏，皆谓之面王。面王者，即人中承浆之部也。膀胱者，肾之腑也，子处者，即精室血海也，皆居肾之下，故面王应候子处膀胱之疾也。此脏腑上下、内外之部位也。

五部以颏候肾者，以水居极下，且子处中通两肾也。以天庭候心者，以火居极上故也。以左颊候肝者，以木位居左故也。以右颊候肺者，以金位居右故也。以鼻候脾者，以土位居中故也。当颧者，当两颧骨之部也，颧为骨之本，而居外部之上，故应候肩之疾也。肩接乎臂，故颧骨之外，应候臂之疾也。臂接乎手，故颧外之下，应候手部之疾也。根傍者，山根两傍，两目内眦之部也，而居内部之上，故应候膺乳胸前之疾也。两颊候腰肾，颊外从颊骨上引曰绳骨，故应候背之疾也。颊外从颊骨下引曰牙车骨，故应候股下膝胫足部之疾也。此肢体上下、内外之部位也。

庭阙鼻端，高起直平。颧颊蕃蔽，大广丰隆。骨胳明显，寿享遐龄。骨胳陷弱，易受邪攻。

［注］此明五官、五部、强弱、寿夭之诊法也。天庭、阙中至鼻之端，皆高起直平，面颧、两颊、蕃蔽、耳门，皆大广丰隆，去之十步，皆见于外，则为骨胳明显也。其人不但不病，且享遐龄之寿也。若天庭、颧、颊、耳门诸处，骨卑肉薄，则为骨胳陷弱也。其人不但不免于病，且不寿也。

黄赤风热，青白主寒，青黑为痛，甚则痹挛。恍白脱血，微黑水寒，痿黄诸虚，颧赤劳缠。

［注］此以五色随其所在五官、五部、内部、外部、上部、下部主病之诊法也。黄赤为阳色，故为病亦阳，所以主风也，热也。青白黑为阴色，故为病亦阴，所以主寒也，痛也。若黑甚，在脉则麻痹，在筋则拘挛。恍白者，浅淡白色也，主大吐衄、下血、脱血也；若无衄吐下血，则为心不生血，不荣于色也。微黑者，浅淡黑色也，主肾病水寒也。痿黄者，浅淡黄色也，主诸虚病也。两颧深红赤色者，主阴火上乘，虚损劳疾也。

视色之锐，所向部官。内走外易，外走内难。官部色脉，五病交参，上逆下顺，左右反阽。

［注］此以五色传乘官部之诊法也。色之尖处为锐。凡

病相传相乘，当视其色之锐处所向何官、何部，则知起自何官、何部，传乘何部、何官，生克顺逆，自然明矣。锐处向外，是内部走外部，则为脏传腑，腑传表，易治之病也。锐处向内，是外部走内部，则为表传腑，腑传脏，难治之病也。内走外走，固有难易，然更当以五部、五官、五色、五脉、五病交相推参，则又有微甚生死之别焉。凡病色从下冲明堂而上额，则为水克火之贼邪，故逆也。从上压明堂而下颏，则为火侮水之微邪，故顺也。反，相反也。阽，危也。男子以左为主，女子以右为主。男子之色，自左冲右为从，自右冲左为逆。女子之色，自右冲左为从，自左冲右为逆。逆者相反也，相反故危也。前以内外部位分顺逆，后以上下、左右分顺逆，不可不知。

沉浊晦暗，内久而重。浮泽明显，外新而轻。其病不甚，半泽半明。云散易治，抟聚难攻。

［注］此以五色晦明聚散，别久、重、新、轻之病，易治、难治之诊法也。色深为沉，主病在内，若更浊滞晦暗，主久病与重病也。色浅为浮，主病在外，若得光泽明显，主新病与轻病也。若其色虽不枯晦，亦不明泽，主不甚之病也。凡诸病之色，如云撤散，主病将愈，易治也；抟聚凝滞，主病渐进，难治也。上以内外、上下、左右分顺逆，此以浅深、晦明、聚散分顺逆也。

黑庭赤颧，出如拇指，病虽小愈，亦必卒死。唇面黑青，五官黑起，擦残汗粉，白色皆死。

［注］此明非常之色，诊人暴死之法也。出如拇指，谓成块成条，抟聚不散也。黑色出如拇指于天庭，赤色出如拇指于两颧，此皆水火相射之候，故病者虽或小愈，亦必卒然而死也。病者唇面青黑，及五官忽起黑色白色，如擦残汗粉之状，虽不病，亦皆主卒死也。

善色不病，于义诚当。恶色不病，必主凶殃。五官陷弱，庭阙不张。蕃蔽卑小，不病神强。

［注］此明见其色不见其病之诊法也。善色者，气色并至之好色也，其人于理当不病也。恶色者，沉深滞晦之色也，其人即不病，亦必主凶殃也。凶殃者，即相家所谓红主焦劳口舌，白主刑罚孝服，黑主非灾凶死，青主忧讼暴亡之类也。五官陷弱者，谓五官骨陷肉薄也。庭阙不张者，谓天庭、阙中不丰隆张显也。蕃蔽卑小者，谓颊侧耳门卑低不广也。此皆无病而有不寿之形。若加恶色，岂能堪哉！其有不病者，必其人神气强旺素称其形也。

肝病善怒，面色当青，左有动气，转筋胁疼。诸风掉眩，疝病耳聋，目视䀮䀮，如将捕惊。

［注］此下五条，皆明色病相合，本脏自病，虚实之诊法也。怒者，肝之志，故病则好怒也。青者，肝之色，故病则面色当青也。肝之部位在左，故病则左胁有动气而胁疼也。肝主筋，故病则转筋也。掉者，动摇抽搐也。眩者，昏黑不明也。肝主风，故病则掉眩也。疝主肝，故病疝也。肝与胆为表里，故病耳聋也。此皆肝实之病。若肝虚，则目视䀮䀮无所见，以肝开窍于目也。肝虚则胆薄，故不时而有如人将捕之惊也。

心赤善喜，舌红口干，脐上动气，心胸痛烦。健忘惊悸，怔忡不安，实狂昏冒，虚悲悽然。

［注］喜者心之志，故病则好喜也。赤者心之色，故病则面色赤也。心开窍于舌，故病则舌赤红也。心主热，故病则口干心烦也。心之部位在上，故病则脐上有动气也。胸者心肺之宫城也，故病则心胸痛也。健忘、惊悸、怔忡，皆心神不安之病也。热乘心实，则发狂昏冒也。神怯心虚，则悽然好悲也。

脾黄善忧，当脐动气，善思食少，倦怠乏力，腹满肠鸣，痛而下利，实则身重，胀满便闭。

［注］黄者脾之色，故病则面色黄也。忧思者，脾之志，故病则好忧思也。脾之部位在中，故病则当脐有动气也。脾主

味，故病则食少也。脾主四肢，故病则倦怠乏力也。脾主腹，故病则腹满肠鸣、痛而下利也。此皆脾虚之病也。脾主肉，故实则病身重、腹胀满、便闭也。

肺白善悲，脐右动气，洒淅寒热，咳唾喷嚏，喘呼气促，肤痛胸痹，虚则气短，不能续息。

［注］白者肺之色，故病则面色白色。悲者肺之志，故病则好悲也。肺之部位在右，故病则右胁有动气也。肺主皮毛，故病则洒淅寒热肤痛也。咳嗽唾痰，喷嚏流涕，喘呼气促，皆肺本病也。胸者肺之府也，故病则胸痹而痛也。肺虚则胸中气少，故喘咳皆气短不能续息也。

肾黑善恐，脐下动气，腹胀肿喘，溲便不利，腰背少腹，骨痛欠气，心悬如饥，足寒厥逆。

［注］黑者肾之色，故病则面色黑也。恐者肾之志，故病则好恐也。肾之部位在下，故病则脐下有动气也。肾主水，故病则水蓄腹胀、肿满、喘不得卧也。肾开窍于二阴，故病则溲便不利也。肾主骨，肾与膀胱为表里，故病则少腹满，背与骨俱痛也。肾主欠，故病则呵欠也。肾邪上乘于心，故病则心空如饥也。诸厥属下，故病则足寒厥逆也。

正病正色，为病多顺；病色交错，为病多逆。母乘子顺，子乘母逆。相克逆凶，相生顺吉。

［注］此以五色合五病顺逆生死之诊法也。假如肝病色青，是正病正色。若反见他色，是病色交错也。若见黑色，为母乘子，相生之顺也。若见赤色，为子乘母，相生之逆也。若见黄色，为病克色，其病不加，凶中顺也。若见白色，为色克病，其病则甚，凶中逆也。曰相克逆凶者，谓相克为凶，凶中顺尚可也。凶中逆必凶也。曰相生顺吉者，谓相生为吉，如子乘母，为吉中小逆也，如母乘子，为吉中大顺也。其余四脏皆仿此。

色生于脏，各命其部。神藏于心，外候在目。光晦神短，了了神足。单失久病，双失即故。

［注］此以色合二目之神，诊病生死之法也。五色生于五脏，各命其部而见于面。神藏于心，虽不可得而识，然外候在目，视其目光晦暗，此为神短病死之候也。若目睛清莹，了了分明，此为神足不病之候也。单失者，谓或色或神，主久病也。双失者，神色俱失，故主即死也。

面目之色，各有相当，交互错见，皆主身亡。面黄有救，眦红疹疡，眦黄病愈，睛黄发黄。

［注］此以色合二目之色，诊病之法也。面目之色，各有相当之色，如面之色，肝青、心赤、脾黄、肺白、肾黑；目之色，如睛瞳黑、乌珠青、白珠白、两眦红也。若目青、目赤、目白、目黑，与面色但有不同，皆为交互错见，病者皆主身亡也。惟面色黄者，为土未败，五行有救，皆不死也。若伤寒两目眦红，则为发疹疡之兆。两目皆黄，则为病将愈之征。若两睛通黄，则为主发黄疸之候也。

闭目阴病，开目病阳。朦胧热盛，时瞑衄常。阳绝戴眼，阴脱目盲。气脱眶陷，睛定神亡。

［注］此诊目阴阳生死之法也。凡病者闭目，则为病在阴也；开目，则为病在阳也。朦胧昏不了了，非开目也，则为热盛伤神也。视而时瞑，非开目也，则为衄血之常候也。目上直视，谓之戴眼，则为阳绝之候也。视不见物，谓之目盲，则为阴脱之候也。目眶忽陷，则为气脱之候也。睛定不转，则为神亡之候也。

五色既审，五音当明。声为音本，音以声生。声之余韵，音遂以名。角徵宫商，并羽五声。

［注］此明五音，乃天地之正气，人之中声也。有声而后有音，故声为音本，音以声生也。声之余韵则谓之音，非声之外复有音也。五色命乎五脏，诊人之病，既已审矣；而五音通乎五脏，诊人之病，亦当明也。角属木通乎肝，徵属火通乎心，宫属土通乎脾，商属金通乎肺，羽属水通乎肾也。

中空有窍，故肺主声。喉为声路，会厌门户。舌为声

机，唇齿扇助。宽隘锐钝，厚薄之故。

［注］此明声音各有所主之诊法也。凡万物中空有窍者皆能鸣焉，故肺象之而主声也。凡发声必由喉出，故为声音之路也。必因会厌开阖，故为声音门户也。必借舌为宛转，故为声音之机也。必资之于牙齿唇口，故为声音之扇助也。五者相须，故能出五音而宣达远近也。若夫喉有宽隘，宽者声大，隘者声小。舌有锐钝，锐者声辨，钝者不真。会厌有厚薄，厚者声浊，薄者声清。唇亦有厚薄，厚者声迟，薄者声疾。牙齿有疏密，疏者声散，密者声聚。五者皆无病之声音，乃形质之禀赋不同也。以此推之，在喉、在会厌、在舌、在齿、在唇之故，当有别也。

舌居中发，喉音正宫，极长下浊，沉厚雄洪。开口张腭，口音商成，次长下浊，铿锵肃清。撮口唇音，极短高清，柔细透彻，尖利羽声。舌点齿音，次短高清，抑扬咏越，徵声始通。角缩舌音，条畅正中，长短高下，清浊和平。

［注］此明五脏声音不病之常之诊法也。经曰：天食人以五气，五气入鼻藏于心肺，上使五色修明，声音能彰。故五脏各有正声，以合于五音也。如舌居中，发音自喉出者，此宫之正音也；其声极长、极下、极浊，有沉洪雄厚之韵，属土入通于脾。开口张腭，音自口出者，此商之正音也；其声次长、次下、次浊，有铿锵清肃之韵，属金入通于肺。撮口而发，音自唇出者，此羽之正音也；其声极短、极高、极清，有柔细尖利之韵，属水入通于肾。以舌点齿成音者，乃徵之正音也；其声次短、次高、次清，有抑扬咏越之韵，属火入通于心。内缩其舌而成音者，乃角之正音也；其声长短、高下、清浊相和，有条畅中正之韵，属木入通于肝。此五脏不病之常声也。腭者，齿本肉也。

喜心所感，忻散之声。怒心所感，忿厉之声。哀心所感，悲嘶之声。乐心所感，舒缓之声。敬心所感，正肃之声。爱心所感，温和之声。

［注］前以咽喉、会厌、舌、齿、口唇禀赋不同，以别非病之音。此又复以人之情、感物成声，以明非病之声也。如为喜感于心者，则其发声必忻悦以散也。怒感于心者，则其发声必忿急而厉也。哀感于心者，则其发声必悲悽以嘶也。乐感于心者，则其发声必舒畅不迫也。敬感于心者，则其发声必正直肃敛也。爱感于心者，则其发声必温柔以和也。医者于此比类而推不病之音，自可识有病之音也。

五声之变，变则病生，肝呼而急，心笑而雄，脾歌以漫，肺哭促声，肾呻低微。色克则凶。

［注］此以五声变而生病之诊法也。五声失正，则谓之变，变则病生也。肝呼而声急，肝声失正，故知病生肝也。心笑而声雄，心声失正，故知病生心也。脾歌而声漫，脾声失正，故知病生脾也。肺哭而声促，肺声失正，故知病生肺也。肾呻而低微，肾声失正，故知病生肾也。所谓色克则凶者，假如肝病呼急，得相克之白色，主凶也。余脏仿此。

好言者热，懒言者寒。言壮为实，言轻为虚。言微难复，夺气可知。谵妄无伦，神明已失。

［注］此以声音诊病寒热、虚实、生死之法也。《中藏经》曰：阳候多语、热也，阴候无声、寒也。发言壮厉，实也；发言轻微，虚也。若言声微小不能出喉，欲言不能复言者，此夺气也。谵言妄语，不别亲疏，神明失也，皆主死候。

失音声重，内火外寒。疮痛而久，劳哑使然。哑风不语，虽治命难。讴歌失音，不治亦瘥。

［注］此明失音为病不同之诊也。失音声粗重，乃内火为外寒所遏，郁于肺也。若不粗重，且疮烂而痛，日久流连者，是因劳哑使然也。小儿抽风不语，大人中风不语，皆谓之哑风，虽竭力治之，而命则终难挽回，以金不能制木也。讴歌失音者，是因歌伤喉，不治亦可瘥也。

声色既详，问亦当知，视其五入，以知起止。心主五臭，自入为焦，脾香肾腐，肺腥肝臊。脾主五味，自入为甘，

肝酸心苦，肺辛肾咸。肾主五液，心汗肝泣，自入为唾，脾涎肺涕。

［注］此明五入问病之诊法也。肺主五声，肝主五色，前已详明，而问之之道，亦所当知也。经曰：治之极于一。一者，问其因而得其情也。其要在视其五入，即可以知病情之起止也。假如心主五臭，凡病者喜臭、恶臭，皆主于心，此统而言之也。若分而言之，则自入喜焦，病生心也；入脾喜香，病生脾也；入肾喜腐，病生肾也；入肺喜腥，病生肺也；入肝喜臊，病生肝也。脾主五味，凡病者喜味、恶味，皆主于脾，此统而言之也。若分而言之，则自入喜甘，病生脾也；入肝喜酸，病生肝也；入心喜苦，病生心也；入肺喜辛，病生肺也；入肾喜咸，病生肾也。肾主五液，凡病者多液、少液，皆主于肾，此统而言之也。若分而言之，则自入出而为唾，病生肾也；入心出而为汗，病生心也；入肝出而为泪，病生肝也；入脾出而为涎，病生脾也；入肺出而为涕，病生肺也。其声之微壮，色之顺逆，法同推也。

百病之常，昼安朝慧，夕加夜甚，正邪进退。潮作之时，精神为贵，不衰者实，困弱虚累。

［注］此以问知精神盛衰、虚实之诊法也。凡病朝慧者，以朝则人气始生，卫气始行，故慧也。昼安者，以日中则人气长，长则胜邪，故安也。夕加者，以夕则人气始衰，邪气始生，故加也。夜甚者，以夜半则人气入脏，邪气独居于身，故甚也。此百病消长，邪正进退之常也。凡病来潮发作之时，精神为贵者，以病至精神不衰，则为邪气不能胜正，正气实也；病至精神困弱，则为正气不能胜邪，正气虚也。

昼剧而热，阳旺于阳。夜剧而寒，阴旺于阴。昼剧而寒，阴上乘阳。夜剧而热，阳下陷阴。昼夜寒厥，重阴无阳。昼夜烦热，重阳无阴，昼寒夜热，阴阳交错，饮食不入，死终难却。

［注］此以问知昼夜起居，诊病阴阳、气血、生死之法也。

昼，阳也；热，阳也。凡病，昼则增剧烦热，而夜安静者，是阳自旺于阳分，气病而血不病也。夜，阴也；寒，阴也。凡病，夜则增剧寒厥，而昼安静者，是阴自旺于阴分，血病而气不病也。凡病，昼则增剧寒厥而夜安静者，是阴上乘于阳分之病也。凡病夜则增剧烦热而昼安静者，是阳下陷于阴分之病也。凡病，昼夜俱寒厥者，是重阴无阳之病也。凡病，昼夜俱烦热者，是重阳无阴之病也。凡病，昼则寒厥，夜则烦热者，名曰阴阳交错。若饮食不入，其人之死，终难却也。

食多气少，火化新痊。食少气多，胃肺两愆。喜冷有热，喜热有寒，寒热虚实，多少之间。

［注］此以问知饮食之诊法也。食多气盛，此其常也。若食多气少，非胃病火化，即新愈之后贪食，而谷气未足也。食少气少，此其常也。若食少气多，则必是胃病不食，肺病气逆，两经之愆也。喜冷者，中必有热。喜热者，中必有寒。虚热则饮冷少，实热则饮冷多，虚寒则饮热少，实寒则饮热多，故曰寒热虚实，辨在多少之间也。

大便通闭，关乎虚实。无热阴结，无寒阳利。小便红白，主乎热寒。阴虚红浅，湿热白泔。

［注］此以问知大、小二便之诊法也。大便之利不利，关乎里之虚实也。闭者为实，若内外并无热证，则为阴结便闭也。通者为虚，若内外并无寒证，则为阳实热利也。小便之红与白，主乎里之寒热也。红者为热，若平素浅红淡黄，则为阴虚也。白者为寒，若平素白浑如米泔，则为湿热所化也。

望以观色，问以测情。召医至榻，不盼不惊。或告之痛，并无苦容，色脉皆和，诈病欺蒙。

［注］此以色合问，诊病真伪之法也。望色只可以知病之处，非问不足以测病之情也。凡病者闻医至榻，未有不盼视而惊起者也，若不惊起而盼视者，非无病必骄恣之辈也。若病者或告之痛，医视其面并无痛苦容状，诊其色脉皆利，此乃诈病欺蒙医士也。

脉之呻吟，病者常情。摇头而言，护处必疼。三言三止，言謇为风。咽唾呵欠，皆非病征。

［注］此以声合情，诊病真伪之法也。医家诊脉，病者呻吟，以其为病所苦，无奈之常情也。凡欲言而先摇头者，是痛极艰于发声，摇头以意示缓故也。若以手护腹，则为里痛，护头则为头痛，但有所护之处，必有所痛也。持脉之时，病人三言三止者，谓欲言不言，不言欲言，如此者三也。言謇不能言者，风病也。若非言謇风病而三言三止者，是故为诈病之态也。或脉之而咽唾，或脉之而呵欠，皆非有病之征。以咽唾者里气和，呵欠者阴阳和故也。举此二事，以诊别其情之真伪，则其他可推广矣。盖意在使病者不能售其欺，医者不致为其所欺而妄治也。

黑色无痛，女疸肾伤，非疸血蓄，衄下后黄。面微黄黑，纹绕口角，饥瘦之容，询必噎膈。

［注］此以色合问，诊病之法也。黑色当主痛，询之无痛病，或为肾伤女劳疸也，察之又非女疸，其为血蓄于中，颜变于外可知。然血蓄之黑，则必或吐衄、或下血，而后即转黄色，以瘀去故也。面微黑黄者，即浅淡之黧色也，视其寿带纹短，若缠绕口角，亦非蓄血，即相家所谓螣蛇入口，主人饿死，更视其人有饥饿削瘦之容，可知病不能食，询问必是噎膈也。

白不脱血，脉如乱丝，问因恐怖，气下神失，乍白乍赤，脉浮气怯，羞愧神荡，有此气色。

［注］此以色合情之诊法也。白者脱血虚色也，察之并无脱血之证，问之始知因恐怖也。恐则血随气下，故色白也。怖则神随气失，故脉如乱丝也。乍白乍赤，气血不定之色也，脉浮气怯，神气不安之象也。问之始知中心羞愧，有此气色也。羞则气收，故气怯也。愧则神荡，故脉浮也。举此情色二端，一以诊病，一以诊情，他可类推，总在临病者神而明之也。

眉起五色，其病在皮。营变蠕动，血脉可知。眦目筋

病，唇口主肌，耳主骨病，焦枯垢泥。

［注］此以色合皮、脉、肉、筋、骨，诊病之法也。凡眉间起五色，主病在皮者，以肺主皮毛也。营变五色，蠕蠕然动，主病在脉者，以营行血脉也。眦目起五色，主病在筋者，以肝主筋也。唇口起五色，主病在肌者，以脾主肉也。耳起五色，主病在骨者，以肾主骨也。焦枯垢泥者，乃枯骨不泽，不能外荣也。此下皆诊病之杂法也。

发上属火，须下属水，皮毛属金，眉横属木，属土之毫，腋阴脐腹。发直如麻，毛焦死故。

［注］此明毛发诊病之法也。发属心而上长，故属火也。须属肾而下长，故属水也。通身之毛，属肺而生皮，故属金也。眉属肝而横长，故属木也。腋下、阴下、脐中、腹中之毫，属脾以应四维，故属土也。凡毛发虽属五脏，然皆血液所生，故喜光泽。若发直如麻，须毛焦枯，皆死候也。

阴络从经，而有常色。阳络无常，随时变色。寒多则凝，凝则黑青。热多则淖，淖则黄红。

［注］此以色合络脉之诊法也。络有阴阳，随阴经之络为阴络，随阳经之络为阳络也。阴络深而在内，阳络浮而在外，在内者不可得而见也，惟从经常之色而治之，故曰有常色也。在外者可得而见，则随四时推迁变色而治之，故曰阳络无常也。然阳络之变色，亦不外乎诊色之寒热也。寒多则脉凝，凝则色青黑也。热多则脉淖，淖则色黄红也。

胃之大络，名曰虚里，动左乳下，有过不及，其动应衣，宗气外泄，促结积聚，不至则死。

［注］此明宗气诊病法也。胃之大络，名曰虚里，贯膈络肺，出于左乳之下，动不应衣，以候宗气。若动之微而不见，则为不及，主宗气内虚也。若动之应衣而甚，则为太过，主宗气外泄。若三、四至一止，或五、六至一止，则主有积聚也。若绝不至者，则主死矣。

脉尺相应，尺寒虚泻，尺热病温，阴虚寒热。风病尺

滑，痹病尺涩，尺大丰盛，尺小亏竭。

［注］此明诊尺之法也。尺者，谓从关至尺泽之皮肤也。经曰：脉急尺之皮肤亦急，脉缓尺之皮肤亦缓，脉小尺之皮肤亦减而少气，脉大尺之皮肤亦贲而起，脉滑尺之皮肤亦滑，脉涩尺之皮肤亦涩。故曰脉尺相应也。若诊尺之皮肤寒，则主虚泻也。诊尺之皮肤热，则主病温也；非病温则主阴虚寒热劳疾也。凡风病则尺之肤滑也，痹病则尺之肤涩也，气血盛则尺之肉丰盛，气血虚则尺之肉亏竭也。

肘候腰腹，手股足端，尺外肩背，尺肉膺前，掌中腹中，鱼青胃寒，寒热所在，病生热寒。

［注］此明肘臂之诊法也。肘上曰膊，肘下曰臂，膊臂之节曰肘，臂内曰尺，尺外曰臂。肘上候腰腹，手主候股足，臂主候肩背，尺主候胸膺，掌中主候腹中。手大指本节后名曰鱼，或有青色，或现青脉，主候胃中寒也。诊其寒热所在，何处主病生寒热也。

诊脐上下，上胃下肠，腹皮寒热，肠胃相当。胃喜冷饮，肠喜热汤。热无灼灼，寒无沧沧。

［注］此明诊脐之法也。脐之上主候胃也，脐之下主候肠也。扪其上、下之腹皮寒热，则知胃肠有寒热相当之病也。胃中有病，每喜冷饮；肠间有病，多喜热汤，是其征也。然与之饮热，不可过于灼灼之热；与寒，不可过于沧沧之寒。盖恐其恣意有失，惟当适其寒温之宜也。

胃热口糜，悬心善饥。肠热利热，出黄如糜。胃寒清厥，腹胀而疼。肠寒尿白，飧泻肠鸣。

［注］此明胃肠寒热为病之诊法也。胃中有热，则上发口糜，心空善饥。肠中有热，则泻出之物亦热，色黄如粥。胃中有寒，面清冷厥，则腹胀而疼。肠中有寒，则小便尿白，飧泻肠鸣也。

木形之人，其色必苍，身直五小，五瘦五长。多才劳心，多忧劳事。软弱曲短，一有非良。

［注］此下五条，皆以色合形之诊法也。木形之人，其色合青，贵乎如碧苍之润也。身直者，象木之干直也。五小者，谓头小手足小，象木之颠枝也。五瘦五长者，谓身肢象木之条细而长也。多才者，象木之用，随斫成材也。多才之人，必劳于心也。多忧者，象木之性不能自静也，多忧之人，必劳于事也。若一有形质软弱曲短，皆非良材也。

火形赤明，小面五锐，反露偏陋，神清主贵。重气轻财，少信多虑，好动心急，最忌不配。

［注］火形之人，其色合赤，贵乎明也。五锐者，谓头、额、鼻、面、口，象火上之尖锐也。五反五露者，谓五官反外、露外也，象火之性，张显外露也。五偏五陋者，谓五官不正丑陋也，象火寄体，随物难定也。凡此反露偏陋，皆火败形，若神清而明，是为得火之神，则反主贵也。重气者，象火属阳，多气也。轻财者，象火之性，多散也。少信者，象火之性，易变也。多虑者，象火之明，烛物也。好动者，象火之用，不静也。心急者，象火之性，急速也。最忌神痴、气浊、色悖，则为不配，皆败形也。

土形之状，黄亮五圆，五实五厚，五短贵全。面圆头大，厚腹股肩。容人有信，行缓心安。

［注］土形之人，其色合黄，贵乎亮也。五圆者，象土之形圆也。五实五厚者，象土之质实厚也。五短者，象土之形敦短也。圆、实、厚、短，五者俱全，各成一形，皆为土之正形，则主贵也。面圆、头大、厚腹、美肩、美股，皆土厚实之状也。容人有信，行缓心安，皆土德性之厚也。

金形洁白，五正五方，五朝五润，偏削败亡。居处静悍，行廉性刚，为吏威肃，兼小无伤。

［注］金形之人，其色合白，贵乎洁也。五正五方者，象金之形方正也。五朝者，金主骨，骨胳贵内朝明堂也。五润者，象金之藏于水也。偏则不方正，削则骨露陷，败亡之形也。居处静悍者，象金静而悍也。行廉性刚者，象金性洁而刚也。

为吏威肃者，象金之性肃杀也。兼小无伤者，谓方正朝润，虽小无伤，金之正形也。

水形紫润，面肥不平，五肥五嫩，五秀五清。流动摇身，常不敬畏，内欺外恭，粗浊主废。

［注］水形之人，其色合紫，贵乎润色。面肥不平者，象水之面广而有波也。五肥者，象水之形广大也。五嫩者，象水之性滋润也。五秀五清者，象水之质清彻也。肥嫩之质，发行常流动摇身，象水之流动不居也。常不敬畏者，象水之性趋下不上也。内欺外恭者，象水之质内虚无实也。若神气粗浊，皆主废形也。

贵乎相得，最忌相胜。形胜色微，色胜形重。至胜时年，加感则病。年忌七九，犹宜慎恐。

［注］此明得其形不得其色之诊法也。假如木形之人，法当色青，是为形色相得，不病而贵之形也。若见黄色或见白色，是为相胜，主病而最忌者也。见黄色者，则为形胜色，主病微；见白色者，则为色胜形，主病重也。然其生病，必至于胜木之时之年，加感外邪则病也。年忌者，谓五形之人，形色相胜者，凡至七岁，是为年忌。积九递加至十六岁、二十五岁、三十四岁、四十三岁、五十二岁、六十一岁，皆年忌之年也。当此之年，加感为病则甚。故曰尤宜戒慎恐惧也。

形有强弱，肉有脆坚，强者难犯，弱者易干。肥食少痰，最怕如绵。瘦食多火，着骨难全。

［注］此明形肉生死之诊法也。五形之人，得其纯者，皆谓之强，得其驳者，皆谓之弱。强者加感之邪难犯，弱者加感之邪易干也。能食形肥者、强也；若食少而肥者，非强也，乃痰也。肥人最怕按之如绵絮，谓之无气，则主死矣。食少而瘦者，弱也；若食多而瘦者、非弱也，乃火也。瘦人最怕肉干着骨，谓之消瘦，亦主死矣。

形气已脱，脉调犹死。形气不足，脉调可医。形盛脉小，少气休治。形衰脉大，多气死期。

［注］此以形合脉，诊生死之法也。经曰：形气已脱，九候虽调犹死者，谓形脱无以贮气也。形气俱虚，寸口脉调可医者，谓形气未相失也。形盛而肥，脉小少气者，谓气不能胜形也。形衰而瘦，脉大多气者，谓形不能胜气也。故皆主死也。

颈痛喘疾，目裹肿水，面肿风水，足肿石水。手肿至腕，足肿至踝，面肿至项，阳虚可嗟。

［注］此明形肿生死之诊法也。视其病者，人迎颈脉大动，主喘不得卧之疾也。目裹上、下肿者，主有水气之病也。从面肿起者，名曰风水，阳水也。从足胫肿起者，名曰石水，阴水也。若手肿至腕，足肿至踝，面肿至项，非水也，乃阳气虚结不还之死证也。

头倾视深，背曲肩随；坐则腰痿，转摇迟回；行则偻俯，立则振掉；形神将夺，筋骨尫羸。

［注］此明形惫死候之诊法也。经曰：夫五脏者，身之强也。头者，精明之府，头倾视深，精神将夺矣。背者，胸中之府，背曲肩随，府将坏矣。腰者，肾之府，转摇艰难，肾将惫矣。膝者，筋之府，屈伸不能，行则偻俯，筋将惫矣。骨者，髓之府，不能久立，行则振掉，骨将惫矣。凡此形神将夺，筋骨尫羸之形状，故皆主死候也。

太阴情状，贪而不仁。好入恶出，下意貌亲。不随时务，后动于人。长大似偻，其色黮黮。

［注］此明阴阳之人之情状，以别阴阳盛衰法也。太阴，阴盛而过柔，故贪而不仁也。好入恶出，阴性藏也。下意貌亲，阴性卑柔也。不随时务，阴喜静也。后动于人，阴性迟也。长大者，阴盛之形也。似偻者，好曲身伛偻下意之态也。其色黑黮黮，阴盛之色也。此太阴人之情状也。

少阴情状，小贪贼心。喜失愠得，伤害无恩。立则险躁，寡和无亲。行如伏鼠，易惧易欣。

［注］少阴，阴微而残忍，故贪小而贼心也。喜失愠得，阴性嫉妒也。伤害无恩，阴性残忍也。立则险躁，阴性危险也。

寡和无亲，阴性冷落也。行如伏鼠，阴性隐伏也。易惧易欣，谓如鼠之得失，忻然而进，惧然而退也。此少阴人之情状也。

太阳情状，自大轩昂；仰胸挺腹，足高气扬；志大虚说，作事好强；虽败无悔，自用如常。

［注］太阳，阳盛而过刚，故自大轩昂，仰胸挺腹，足高气扬也。好志大者，阳性好刚强也。好虚说者，阳性好夸张也。作事好强，虽事败而不悔者，以其常好自用自是，亦阳过刚，果于断也。此太阳人之情状也。

少阳情状，谌谛自贵；志小易盈，好外不内；立则好仰，行则好摇；两臂两肘，常出于背。

［注］少阳，阳微而明小，故谌谛小察，自贵小官，志小易盈满也。好外交而不内附者，阳之性外也。立则好仰，阳之性上也。行则好摇，阳之性动也。两臂两肘常出于背者，亦阳之性喜露而不喜藏也。此少阳人之情状也。

得阴阳正，平和之人；无为惧惧，无为忻忻；婉然从物，肃然自新；谦谦君子，蔼蔼吉人。

［注］此明阴阳和平人之情状也。无为惧惧者，中心有所主，而威武不能屈也。无为忻忻者，外物不能惑，而富贵不能淫也。婉然从物者，谓豁然而大公，物来而顺应也。肃然自新者，谓尊严以方外，恭敬以直内也。夫如是之人，天必祐之，人必爱之，福禄绥之，焉得不谓之谦谦君子，蔼蔼吉人也哉！明此五者，其人之阴阳盛衰，自可见矣。

编辑四诊心法要诀下

《四言脉诀》，始自汉·张仲景平脉法，宋·崔嘉彦衍之，明·李时珍删补。及李中梓又补其缺略，删其差谬，复加注释，固已文简义该矣。然犹有与经义不合者，今皆删去，其未备者补之。

脉为血府，百体贯通，寸口动脉，大会朝宗。

［注］经曰：脉者，血之府也。周身血脉运行，莫不由此贯通，故曰百体贯通也。《难经》曰：十二经中皆有动脉，独取寸口，以决死生。寸口者，左右寸、关、尺，手太阴肺经动脉也；为脉之大要会也。故曰：寸口动脉，大会朝宗也。

诊人之脉，高骨上取，因何名关，界乎寸尺。

［注］凡诊人之脉，令仰其手，视掌后有高骨隆起，即是关部脉也。医者覆手取之，先将中指取定关部，方下前后二指于寸、尺之上。病人长，则下指宜疏；病人短，则下指宜密。因其界乎寸、尺二部之间，故命名曰关。

至鱼一寸，至泽一尺，因此命名，阳寸阴尺。

［注］从高骨上至鱼际，长一寸，因此命名曰寸。从高骨下至尺泽，长一尺，因此命名曰尺。寸部候上，故为阳也。尺部候下，故为阴也。

右寸肺胸，左寸心膻。右关脾胃，左肝膈胆。三部三焦，两尺两肾。左小膀胱，右大肠认。

［注］右寸浮候胸中，沉以候肺。左寸浮候膻中，沉以候心。右关浮以候胃，沉以候脾。左关浮候膈胆，沉以候肝。两尺沉俱候肾，左尺浮候小肠、膀胱，右尺浮候大肠。膻，膻中，即包络也。五脏皆一，惟肾有二，故曰两尺候两肾也。然《内经》言腑不及胆者，以寄于肝也。不及大、小肠、膀胱者，以统于腹中也。不及三焦者，以寸候胸中，主上焦也；关候膈中，主中焦也；尺候腹中，主下焦也。此遵《内经》分配三部诊脉法也。至伪诀以大、小肠配于寸上，以三焦配于左尺，以命门配于右尺，其手厥阴包络，竟置而不言，悉属不经。滑寿以左尺候小肠、膀胱前阴之病，右尺候大肠、后阴之病，可称千古只眼也。浮外候腑，沉内候脏之说，详于卷末。

命门属肾，生气之原。人无两尺，必死不痊。

［注］两肾之中，名曰命门。命门居两肾之中，故两尺属之。命门之少火，即肾间动气，是为生气之原也。人若无两

尺脉，则生气绝矣，病者必死不能痊也。

关脉一分，右食左风。右为气口，左为人迎。

［注］阴得尺中一寸，阳得寸内九分。一寸九分，寸、关、尺脉三分分之。今日关脉一分，乃关上之一分也。左关一分名人迎，肝胆脉也。肝胆主风，故人迎紧盛，主乎伤风。右关一分名气口，脾胃脉也。脾胃主食，故气口紧盛，主乎伤食。此创自叔和，试之于诊，每多不应，然为后世所宗，不得不姑存其说。观《内经》以足阳明胃经、颈上之动脉为人迎，手太阴肺经高骨之动脉为气口，足知其谬矣。

脉有七诊，曰浮中沉。上竟下竟，左右推寻。

［注］浮者，轻下指于皮脉间所得之脉也。沉者，重下指于筋骨间所得之脉也。中者，不轻不重，下指于肌肉间所得之脉也。上者，两寸也；竟者，即《内经》上竟上者，胸喉中事也。下者，两尺也；竟者，即《内经》下竟下者，少腹、腰、股、胫、足中事也。左右者，左右手脉也。此七诊者，乃推寻取脉之法也，非谓《内经》独大、独小、独寒、独热、独迟、独疾，独陷下七诊之脉也。

男左大顺，女右大宜。男尺恒虚，女尺恒实。

［注］天道阳盛于左，地道阴盛于右。故男左女右，脉大为顺，宜也。天之阳在南，阴在北，地之阳在北，阴在南，阳道常饶，阴道常亏。故男寸恒实，尺恒虚，女寸恒虚，尺恒实也。

又有三部，曰天地人，部各有三，九候名焉。额颊耳前，寸口歧锐，下足三阴，肝肾脾胃。

［注］此遵《内经》三部九候，十二经中皆有动脉之诊法也。三部，谓上、中、下也。曰天、地、人，谓上、中、下三部，有天、地、人之名也。部各有三，九候名焉，谓三部各有天、地、人，三而三之，合为九候之名也。额、颊、耳前，谓两额、两颊、耳前也。上部天，两额之动脉，当颔厌之分，足少阳脉气所行，以候头角者也。上部地，两颊之动脉，即地仓、人迎之分，足阳明脉气所行，以候口齿者也。上部人，耳前之动脉，即和

髎之分，手少阳脉气所行，以候耳目者也。寸口歧锐，谓寸口歧骨锐骨也。中部天，乃掌后经渠之次，寸口之动脉，手太阴脉气所行，以候肺者也。中部地，乃手大指次指歧骨间、合谷之动脉，手阳明脉气所行，以候胸中者也。中部人，乃掌后锐骨下神门之动脉，手少阴脉气所行，以候心者也。下足三阴，谓五里、太溪、箕门，肝、肾、脾、胃也。下部天，乃气冲下三寸，五里之动脉，足厥阴脉气所行，以候肝者也。下部地，乃内踝后跟骨傍，太溪之动脉，足少阴脉气所行，以候肾者也。下部人，乃鱼腹上越筋间，箕门之动脉，足太阴脉气所行，以候脾胃者也。

寸口大会，五十合经。不满其动，无气必凶。更加疏数，止还不能。短死岁内，期定难生。

［注］寸口动脉，五十一止，合于经常不病之脉也。若四十动一止，一脏无气，主四岁死。三十动一止，二脏无气，主三岁死。二十动一止，三脏无气，主二岁死。十动一止，四脏无气，主一岁死。不满十动一止，五脏无气，若更乍数乍疏，止而不能即还，则可期短死。一岁之内，必难生也。

五脏本脉，各有所管。心浮大散，肺浮涩短，肝沉弦长，肾沉滑软，从容而和，脾中迟缓。

［注］此言五脏各有所管之本脉，必皆不大不小，从容而和，始为五脏不病之脉也。

四时平脉，缓而和匀，春弦夏洪，秋毛冬沉。

［注］此言四时各有应见之平脉，必皆不疾不徐，缓而和匀，始为四时不病之脉也。

太过实强，病生于外。不及虚微，病生于内。

［注］外因六气——风、寒、暑、湿、燥、火之邪，脉必洪大紧数，弦长滑实而太过矣。内因七情——喜、怒、忧、思、悲、恐、惊之伤，脉必虚微细弱，短涩濡芤而不及矣。

饮食劳倦，诊在右关，有力为实，无力虚看。

［注］凡病外不因六气，内不因七情，为不内外因，内伤

饮食劳倦也。饮食伤胃，劳倦伤脾，故诊在右关。饮食伤形为有余，故右关脉有力。劳倦伤气为不足，故右关脉无力也。三因百病之脉，不论阴、阳、浮、沉、迟、数、滑、涩、大、小，凡有力皆为实，无力皆为虚。经曰：诸阳脉按之不鼓，诸阴脉按之鼓甚。此之谓欤！

凡诊病脉，平旦为准，虚静宁神，调息细审。

［注］经曰：常以平旦，阴气未动，阳气未散，饮食未进，经脉未盛，络脉调匀，气血未乱，乃可诊有过之脉。又曰：诊脉有道，虚静为宝。言无思无虑，以虚静其心，惟神凝于指下也。调息细审者，言医家调匀自己气息，精细审察也。

一呼一吸，合为一息，脉来四至，平和之则。五至无疴，闰以太息。三至为迟，迟则为冷。六至为数，数则热证。转迟转冷，转数转热。

［注］医者调匀气息，一呼脉再至，一吸脉再至，呼吸定息，脉来四至，乃和平之准则也。然何以五至无疴乎？人之气息，时长时短。凡鼓三息，必有一息之长；鼓五息，又有一息之长，名为太息；如三岁一闰，五岁再闰也。言脉必以四至为平，五至便为太过；惟正当太息之时，始曰无疴。此息之长，非脉之急也；若非太息，正合四至也。至于性急之人，五至为平脉，不拘太息之例，盖性急脉亦急也。若一息而脉三至，即为迟慢而不及矣；迟主冷病。若一息而脉遂六至，即为急数而太过矣，数主热病。若一息仅得二至，甚而一至，则转迟而转冷矣。若一息七至，甚而八至、九至，则转数而转热矣。一至、二至、八至、九至，皆死脉也。

迟数既明，浮沉须别。浮沉迟数，辨内外因。外因于天，内因于人。天有阴阳，风雨晦明。人喜忧怒，思悲恐惊。

［注］浮脉法天，候表之疾，即外因也。沉脉法地，候里之病，即内因也。外因者，天之六气：风（风淫末疾）、寒（寒淫阴疾）、暑（暑淫心疾）、湿（湿淫腹疾）、燥（燥淫涸疾）、火（火淫阳

疾）是也。内因者，人之七情：喜伤心，怒伤肝，忧思伤脾，悲伤肺，恐伤肾，惊伤心也。

浮沉已辨，滑涩当明。涩为血滞，滑为气壅。

［注］此上六脉，为诸脉之提纲。以浮沉统诸浮上沉下之部位也，以迟数统诸三至、六至之至数也，以滑涩统诸滑流涩滞之形状也。脉象虽多，然不属部位，则属至数，不属至数，则属形状，总不外此六脉，故为诸脉之提纲也。

浮脉皮脉，沉脉筋骨，肌肉候中，部位统属。

［注］皮脉取之而得者，谓之浮脉。筋骨取之而得者，谓之沉脉。此以上、下部位而得名也。凡脉因部位而得名者，皆统乎浮沉，故曰部位统属也。心肺俱浮，以皮毛取之而得者，肺之浮也；以血脉取之而得者，心之浮也。故曰浮脉皮脉。肝肾俱沉，以筋平取之而得者，肝之沉也；以至骨取之而得者，肾之沉也。故曰沉脉筋骨。肌肉在浮沉之间，故曰候中也。

浮无力濡，沉无力弱，沉极力牢，浮极力革。

［注］浮而无力谓之濡脉，沉而无力谓之弱脉，浮而极有力谓之革脉，沉而极有力谓之牢脉。

三部有力，其名曰实。三部无力，其名曰虚。

［注］浮、中、沉三部俱有力，谓之实脉。浮、中、沉三部俱无力，谓之虚脉。

三部无力，按之且小，似有似无，微脉可考。

［注］浮、中、沉三部极无力，按之且小，似有似无，谓之微脉。

三部无力，按之且大，涣漫不收，散脉可察。

［注］浮、中、沉三部极无力，按之且大，涣漫不收，谓之散脉。

惟中无力，其名曰芤，推筋着骨，伏脉可求。

［注］浮、沉有力，中取无力，谓之芤脉。推筋着骨，按之始得，谓之伏脉。已上十脉，皆以部位而得名者，故皆统于浮

沉也。

三至为迟，六至为数。

［注］一呼一吸，谓之一息。一息三至，谓之迟脉。一息六至，谓之数脉。此以脉之至数而得名也。凡脉因至数而得名者，皆统乎迟数也。

四至为缓，七至疾脉。

［注］一息四至谓之缓脉，一息七至谓之疾脉。

缓止曰结，数止曰促。凡此之诊，皆统至数。动而中止，不能自还，至数不乖，代则难痊。

［注］四至缓脉，时而一止，谓之结脉。六至数脉，时而一止，谓之促脉。结促之脉，动而中止，即能自还。若动而中止，不能自还，须臾复动，或十至或二三十至一止，其至数不乖，谓之代脉。难痊，谓不满五十动而止，合经难痊之死脉也。已上五脉，皆以至数而得名者，故皆统于迟数也。

形状如珠，滑溜不定。往来涩滞，涩脉可证。

［注］形状如珠，滑溜不定，谓之滑脉。进退维艰，往来滞涩，谓之涩脉。此以脉之形状而得名也。凡脉以形状而得名者，皆统乎滑涩也。

弦细端直，且劲曰弦。紧比弦粗，劲左右弹。

［注］状类弓弦，细而端直，按之且劲，谓之弦脉。较弦则粗，按之且劲，左右弹指，谓之紧脉。

来盛去衰，洪脉名显。大则宽阔，小则细减。

［注］上来应指而盛，下去减力而衰，谓之洪脉。脉形粗大阔然，谓之大脉。脉形细减如丝，谓之小脉，即细脉也。

如豆乱动，不移约约。长则迢迢，短则缩缩。

［注］其形如豆，乱动约约，动摇不移，谓之动脉。来去迢迢而长，谓之长脉。来去缩缩而短，谓之短脉。已上八脉，皆以形状而得名者，故皆统于滑涩也。

浮阳主表，风淫六气，有力表实，无力表虚。浮迟表冷，浮缓风湿，浮濡伤暑，浮散虚极，浮洪阳盛，浮大阳实，浮细

气少,浮涩血虚,浮数风热,浮紧风寒,浮弦风饮,浮滑风痰。

［注］浮,阳脉主表。风邪六气外因之病,皆从表入,故属之也。浮而有力,表实风病也;浮而无力,表虚风病也。迟,寒脉也,故曰表冷。缓,湿脉也,故曰风湿。濡,气虚脉也,气虚则伤暑,故曰浮濡伤暑也。散,气散脉也,气散则虚极,故曰浮散虚极也。浮洪,阳盛脉,故曰阳盛也。浮大,阳实脉,故曰阳实也。细,气少脉,气少不充,故曰气少也。涩,血少脉,血少枯滞,故曰血虚也。数,热脉也,故曰风热。紧,寒脉也,故曰风寒。弦,饮脉也,故曰风饮。滑,痰脉也,故曰风痰。

沉阴主里,七情气食。沉大里实,沉小里虚,沉迟里冷,沉缓里湿,沉紧冷痛,沉数热极,沉涩痹气,沉滑痰食,沉伏闭郁,沉弦饮疾。

［注］沉,阴脉主里。七情气食内因之病,皆由里生,故属之也。大,有余脉也,故曰里实。小,不足脉也,故曰里虚。迟,寒脉也,故曰里冷。缓,湿脉也,故曰里湿。紧,寒脉也,故曰冷痛。数,热脉也,故曰热极。涩,血滞脉,故曰痹气。滑,痰食脉,故曰痰食。伏,痛甚不得吐泻脉也,故曰闭郁。弦,饮脉也,故曰饮疾。

濡阳虚病,弱阴虚疾,微主诸虚,散为虚剧。

［注］濡,为阳分无力脉,故主诸阳虚之病。弱,为阴分无力脉,故主诸阴虚之病。微,为阴阳血气不足脉,故主诸虚。散,为元气散之脉,故曰虚剧也。

革伤精血,半产带崩。牢疝癥瘕,心腹寒疼。

［注］革,内空之脉,故主男子亡血、伤精之病,妇人半产、崩、带之疾。牢,内坚之脉,故主诸疝、癥瘕,心腹寒冷,疼痛之病也。

虚主诸虚,实主诸实,芤主失血,随见可知。

［注］虚,为三部无力脉,故主诸虚。实,为三部有力脉,故主诸实。芤,为营空之脉,故主失血。然此三脉,皆随听见之部位,可知其上下、内外之病也。

迟寒主脏，阴冷相干，有力寒痛，无力虚寒。

［注］迟，阴脉也，脏属阴，故主之。凡阴冷之病，皆属之也。有力为寒实作痛，无力为寒虚痛也。

数热主腑，数细阴伤，有力实热，无力虚疮。

［注］数，阳脉也，腑属阳，故主之。凡阳属之病，皆属之也。数为阳盛，细为不足，故曰伤阴。有力为实热，无力为虚热。数亦主疮，故曰虚疮。

缓湿脾胃，坚大湿壅。促为阳郁，结则阴凝。

［注］缓，脾胃脉，又主湿邪，故缓主湿邪脾胃之病。若搏指坚大，则为湿邪壅胀之病。促，为阳盛而郁之脉，结，为阴盛而凝之脉也。

代则气乏，跌打闷绝，夺气痛疮，女胎三月。

［注］代者，真气乏而求代之脉也。若不因跌打气闷、暴病夺气、痛疮伤气、女胎气阻者，而无故见之，则必死也。

滑司痰病，关主食风，寸候吐逆，尺便血脓。

［注］滑，阳脉，阳盛为痰，故司痰病。右关候胃，故主痰食。左关候肝，故主风痰。寸候上焦，故主吐逆。尺候下焦，故主便血脓也。

涩虚湿痹，尺精血伤，寸汗津竭，关膈液亡。

［注］涩，血少滞涩脉也，六脉见之，则主营虚受湿痹之病。若两尺见之，则主伤精伤血之病。两寸见之，则主汗多津伤之病。两关见之，则主噎膈反胃，液亡结肠之病也。

弦关主饮，木侮脾经，寸弦头痛，尺弦腹疼。

［注］弦，阴脉，阴盛为饮；弦，木脉，木旺侮土，土虚不能制湿，故饮病生焉。寸弦，阴乘阳也，故主头痛。尺弦，阴乘阴也，故主腹疼。

紧主寒痛，洪是火伤。动主痛热，崩汗惊狂。

［注］紧，寒实脉，故主寒痛。洪，热实脉，故主火伤。动，为阴阳相搏之阳脉，故主诸痛；阳动主发热、主惊狂，阴动主汗出、血崩也。

长则气治，短则气病，细则气衰，大则病进。

［注］长者，气之畅也，故曰气治。短者，气之缩也，故曰气病。小者，正气衰也。大者，邪病进也。

脉之主病，有宜不宜，阴阳顺逆，吉凶可推。

［注］病有阴阳，脉亦有阴阳。顺应则吉，逆见则凶。此以下至其死可测句，凡二十七节，详分某病见某脉吉，某病见某脉凶也。

中风之脉，却喜浮迟，坚大急疾，其凶可知。

［注］中风虚见虚脉，以浮迟为顺。若反见坚大急疾为逆，决无生理。

伤寒热病，脉喜浮洪，沉微涩小，证反必凶。汗后脉静，身凉则安；汗后脉躁，热甚必难。阳证见阴，命必危殆；阴证见阳，虽困无害。

［注］此节皆言伤寒之顺逆也。伤寒热病，传里属热，脉以浮、洪阳脉为吉；若见沉、微、涩、小阴脉，是证与脉反，故凶。汗后邪解，便当脉静身凉，若躁而热，所谓汗后不为汗衰，名曰：阴阳交，必难治矣。阳证而见沉、涩、细、微、弱、迟之阴脉，则脉与证反，命必危殆；阴证而见浮、大、数、动、洪、滑之阳脉，虽脉与证反，在他证忌之，独伤寒为阴邪还阳，将解之诊，病虽危困，无害于命也。

劳倦伤脾，脉当虚弱，自汗脉躁，死不可却。

［注］劳倦伤脾，脉当虚弱，为顺也。若自汗出而脉反躁疾，则逆矣。安得不死？

疟脉自弦，弦迟多寒，弦数多热，代散则难。

［注］疟为寒热之病，弦为少阳之脉。少阳主病寒热往来，凡寒热之病，多属少阳半表半里之界，故疟脉自应得弦象也。迟多寒，数多热，理自然也。若得代、散二脉，邪尚未解，正气已衰，命则难生矣。

泄泻下利，沉小滑弱，实大浮数，发热则恶。

［注］泻痢里虚，宜见沉小滑弱之脉为顺。若反见实大浮

数之脉，则身必发热而成恶候也。

呕吐反胃，浮滑者昌，沉数细涩，结肠者亡。

［注］呕吐反胃，脾虚有痰也。浮为虚，滑为痰，是为顺脉，故曰昌也。若沉数细涩，则为气少液枯，遂致结肠，粪如羊屎，死不可救矣。

霍乱之候，脉代勿讶，舌卷囊缩，厥伏可嗟。

［注］霍乱之诊，阳脉为佳，若见代脉，因一时清浊混乱，故脉不接续，非死候也。如脉伏不见，四肢厥逆，舌卷囊缩，为阴寒甚，则有可嗟之变也。

嗽脉多浮，浮濡易治，沉伏而紧，死期将至。

［注］嗽乃肺疾，脉浮为宜，兼见濡者，病将退也。若沉伏与紧则相反而病深矣。不死何待？

喘息抬肩，浮滑是顺，沉涩肢寒，切为逆证。

［注］阳喘多实，风与痰耳，故脉以浮滑为顺。阴喘多虚，寒与虚也，故脉沉涩，四肢寒者，均为不治逆证。

火热之证，洪数为宜，微弱无神，根本脱离。

［注］热证而得洪数，乃正应也。若见微弱，证脉相反，根本脱离，药饵不可施矣。

骨蒸发热，脉数而虚，热而涩小，必殒其躯。

［注］骨蒸者，肾水不足，壮火僭上，虚数二脉，是正象也。若涩小之脉，所谓发热脉静，不可救耳。

劳极诸虚，浮软微弱，土败双弦，火炎细数。

［注］虚证宜见虚脉，若两关脉弦，谓之双弦。弦乃肝脉，右关见之，是肝木乘脾，故曰土败。劳证之脉，若见细数，乃阴虚火盛，上刑肺金，便不可治。

失血诸证，脉必见芤，缓小可喜，数大堪忧。

［注］芤有中空之象，失血者宜尔也。缓小亦为虚脉，顺而可喜。若数且大，谓之邪胜，故可忧也。

蓄血在中，牢大却宜，沉涩而微，速愈者稀。

［注］蓄血者，有形之实证，见牢大之脉，脉证相宜。倘沉

涩而微，是挟虚矣。既不能自行其血，又难施峻猛之剂，安望速愈也？

三消之脉，数大者生，细微短涩，应手堪惊。

［注］渴而多饮为上消，消谷善饥为中消，渴而便数为下消。三消者，皆燥热太过，惟见数大之脉为吉耳。细微短涩，死不可救也。

小便淋闭，鼻色必黄，实大可疗，涩小知亡。

［注］鼻头色黄，必患小便难。六脉实大者，但用攻病之剂必愈。若逢涩小，为精气不化，死亡将及矣。

癫乃重阴，狂乃重阳，浮洪吉象，沉急凶殃。

［注］癫狂二证，皆以浮洪为吉，取其病尚浅也。若沉而急，病已入骨，虽有扁仓，莫之能救矣。

痫宜浮缓，沉小急实，但弦无胃，必死不失。

［注］痫本风痰，脉见浮缓，自应然也。若沉小急实，是病深也，或但弦无胃；则肝之真脏脉见矣，安望其更生耶？

心腹之痛，其类有九，细迟速愈，浮大延久。

［注］九种心腹之痛，皆宜迟细，易于施疗，如浮而大，是为中虚邪盛，不能收捷功也。

疝属肝病，脉必弦急，牢急者生，弱急者死。

［注］肝主筋，疝则筋急，故属肝也。肝脉弦急，是其常也。疝系阴寒之咎，牢主里寒之脉，亦其常也。如且弱且急，必有性命之忧矣。

黄疸湿热，洪数便宜，不妨浮大，微涩难医。

［注］湿蒸热瘀，黄疸生焉，洪数浮大，皆所宜也。一见微涩，虚衰已甚，必食少泻多，无药可疗矣。

肿胀之脉，浮大洪实，细而沉微，岐黄无术。

［注］水肿胀满，有余之证，宜见有余之脉，浮大洪实是矣。沉细而微，谓之证实脉虚，难言生矣。

五脏为积，六腑为聚，实强可生，沉细难愈。

［注］积聚皆实证也，实脉强盛，是所当然。沉细为虚，真

气败绝，不可为矣。

中恶腹胀，紧细乃生。浮大为何？邪气已深。

［注］中恶者，不正之气也。紧细则吉，浮大则凶也。

鬼祟之脉，左右不齐，乍大乍小，乍数乍迟。

［注］鬼祟犯人，左右二手，脉象不一，忽大忽小，忽数忽迟，无一定之脉形也。

痈疽未溃，洪大脉宜，及其已溃，洪大最忌。

［注］未溃属实，洪大为正脉也。溃后则虚，若仍见洪大，则为邪脉，最所忌也。

肺痈已成，寸数而实。肺痿之证，数而无力。痈痿色白，脉宜短涩，数大相逢，气损血失。肠痈实热，滑数相宜。沉细无根，其死可期。

［注］肺痈而寸口数实，知脓已成矣。肺叶焦痿，为火伤也，是以数而无力。肺痈、肺痿得白色者，肺之本色；得短涩者，肺之本脉，均相宜也。若逢数大，是火来克金，贼邪之诊，故气损血失也。肠痈实也，滑数相宜。沉细虚也，证实脉虚，死期将至矣。

妇人有子，阴搏阳别，少阴动甚，其胎已结。滑疾而散，胎必三月，按之不散，五月可别。左男右女，孕乳是主。女腹如箕，男腹如釜。

［注］此一节明女科胎前之脉也。阴搏阳别者，寸为阳，尺为阴，言尺阴之脉，搏指而动，寸阳之脉，则不搏指，迥然分别，此有子之诊也。或手少阴心脉独动而甚者，盖心主血，血主胎，故胎结而动甚也。动者，谓往来流利之动而滑，非厥厥摇动为病之动也。疾即数也，滑而且数，按之而散，三月之胎也；按之不散，五月之胎也。左为阳，故左疾为男胎；右为阴，故右疾为女胎。五六月后，孕妇之乳房有核，吮之有乳者，则主有子也。女胎腹形，状如箕之圆也。男胎腹形，状如釜之上小而下大也。

欲产离经，新产小缓，实弦牢大，其凶不免。

［注］此一节明产中之脉也。欲产脉离经者，谓见离乎经

常之脉也。盖胎动于中，脉乱于外，势所必然也。产后气血两虚，见小缓之虚脉为吉，若见实大弦牢，其凶不免矣。

经脉病脉，业已昭详，将绝之形，更当度量。

［注］经常之脉，主病之脉，皆明于前矣。而死绝之脉。亦不可不察也，分列于后。

心绝之脉，如操带钩，转豆躁疾，一日可忧。

［注］经曰：脉来前曲后居，如操带钩，曰心绝。前曲者，谓轻取则坚强而不柔。后居者，谓重取则牢实而不动。如持革带之钩，全失冲和之气，但钩无胃，故曰心死。钩，即洪脉也。转豆者，即经所谓如循薏苡子、累累然，状其短实坚强，真脏脉也。又曰：心绝，一日死。

肝绝之脉，循刃责责，新张弓弦，死在八日。

［注］经曰：真肝脉至，中外急如循刃。又曰：脉来急溢，劲如新张弓弦，曰肝死，又曰：肝绝，八日死。

脾绝雀啄，又同屋漏，覆杯水流，四日无救。

［注］旧诀曰：雀啄连来四五啄，屋漏少刻一点落。若杯覆，若水流，皆脾绝也。经曰：脾绝，四日死。

肺绝维何？如风吹毛，毛羽中肤，三日而号。

［注］经曰：如风吹毛，曰肺死。又曰：真肺脉至，如以毛羽中人肤。皆状其但浮而无胃气也。又曰：肺绝，三日死。

肾绝伊何？发如夺索，辟辟弹石，四日而作。

［注］经曰：脉来如夺索，辟辟如弹石，曰肾死。又曰：肾绝，四日死。旧诀云：弹石硬来寻即散，搭指散乱如解索。正此谓也。石，即沉脉也。

命脉将绝，鱼翔虾游，至如涌泉，莫可挽留。

［注］旧诀云：鱼翔似有又似无，虾游静中忽一跃。经曰：浑浑革至如涌泉，绵绵其去如弦绝。皆死脉也。

脉有反关，动在臂后，别由列缺，不干证候。

［注］反关脉者，脉不行于寸口，出列缺络，入臂后手阳明大肠之经也。以其不顺行于关上，故曰反关。有一手反关

者，有两手反关者，此得于有生之初，非病脉也。令病人侧立其手，诊之方可见也。

岐黄脉法，候病死生，太素脉法，阴阳贵清。清如润玉，至数分明，浊脉如石，模糊不清。小大贫富，涩滑穷通，长短寿夭，详推错综。

［注］脉法倡自岐黄，所以候病死生。至杨上善为风鉴者流，托名“太素脉法”，以神其说，每多不验。然其中有近理可采者，如论六阳六阴之脉，以清主贵，以浊主贱。清脉之状，似玉润净，至数分明；浊脉之状，如石粗涩，至数模糊。小脉主贫，大脉主富，涩脉主穷，滑脉主通，长脉主寿，短脉主夭。如质清脉浊，贵中贱也；质浊脉清，贱中贵也。清脉兼大，贵而富也；兼滑，贵而通也；兼长，贵而寿也。浊脉兼小，贱而贫也；兼涩，贱而穷也；兼短，贱而夭也。清脉兼小，贵而贫也；兼涩，贵而穷也；兼短，贵而夭也。浊脉兼大，贱而富也；兼滑，贱而通也，兼长，贱而寿也。详推错综者，即详推此质清脉清，质浊脉浊，质清脉浊，质浊脉清，错综等说之理耳。

附：订正《素问·脉要精微论》一则备考

尺内两傍，则季胁也。尺外以候肾，尺里以候腹中。中附上，左外以候肝，内以候膈；右外以候胃，内以候脾。上附上，右外以候肺，内以候胸中；左外以候心，内以候膻中。前以候前，后以候后。上竟上者，胸喉中事也；下竟下者，少腹、腰、股、膝、胫、足中事也。

［注］“内、外”二字，前人有以尺部一脉，前半部脉、后半部脉为训者；有以内侧曰内，外侧曰外为训者，皆非也。盖脉之形，浑然纯一，并不两条，亦不两截。若以前半部、后半部为是，则视脉为两截矣。若以尺内侧、尺外侧为是，则视脉为两条矣。故知二说皆非也。熟玩通章经文，自知其为传写之讹。岂有独于脾胃，则曰：右外以候胃，内以候脾者耶？盖外以候腑，内以候脏。《内经》脉书，确然可考。故当以“外以候胃，内以候脾”之句为正。其尺外之“外”字，当

是“里”字；尺里之“里”字，当是“外”字。中附上、左右之“内”“外”字，上附上、左右之“内”“外”字，皆当改之。故不循旧图所列，以符外候腑、内候脏之义也。前以候前，谓关之前寸也；后以候后，谓关之后尺也。上竟上者，谓上尽鱼际也；下竟下者，谓下尽尺泽也。

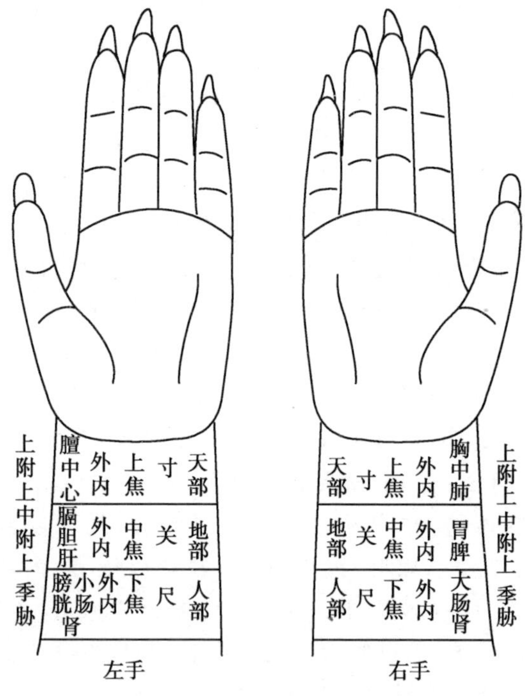

图15　订正《素问》脉位图

编辑运气要诀

御纂医宗金鉴卷三十五

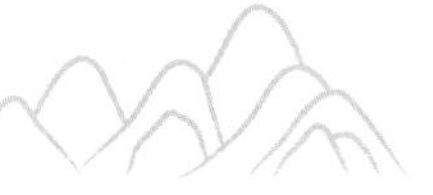

编辑运气要诀

经曰：夫五运阴阳者，天地之道也，万物之纲纪，变化之父母，生杀之本始，神明之府也。可不通乎？又曰：治不法天之纪、地之理，则灾害至矣。又曰：不知年之所加，气之盛衰，虚实之所起，不可以为工矣。由是观之，不知运气而为医，欲其无失者鲜矣。兹将《内经》运气要语，编成歌诀，并列图于前，使学者一览即明其大纲旨要之所在，然后遍求全经精义，庶乎有得云。

太虚理气天地阴阳歌

无极太虚气中理，太极太虚理中气。乘气动静生阴阳，阴阳之分为天地。未有天地气生形，已有天地形寓气。从形究气曰阴阳，即气观理曰太极。

［注］太者，极其至大之谓也；虚者，空虚无物之谓也。盖极大极虚，无声无臭之中，具有极大极至之理气焉。理气未分，而混沌者，太虚也。太虚曰无极者，是主太虚流行之气中主宰之理而言也。太虚曰太极者，是主太虚主宰之理中流行之气而言也。故周子曰：无极而太极者，亦是以极无而推极有也。盖极无中无是而非理，极有中无是而非气。不以极无之理而推极有之气，何以知有是气也。不以极有之气，而推极无之理，何以知有是理也。是则可知理气以其分殊而言之二也，以其浑合而言之一也。有是理则有是气，有是气则有是理。名虽有二，其实则一，本无有无、一二、先后之可言也。乘气动静生阴阳者，谓太极乘气机之动而生阳，乘气机之静而生阴，即周子曰：太极动而生阳，静而生阴之谓也。然不曰

无极动而生阳，静而生阴，而曰太极动而生阳，静而生阴者，盖以无极专主乎理，言理无动静故也。太极兼主乎气，言气有动静故也。阴阳之分为天地者，谓阴阳流行，相生不已，积阳之清者为天，积阴之浊者为地。故周子曰：分阴分阳，两仪立焉也。未有天地气生形者，谓未有天地，惟太虚中之一气化生天地之形也。已有天地形寓气者，谓已有天地，而太虚之气即已寓于天地之形也。是以天得之以资万物之始，地得之以资万物之生也。从形究气曰阴阳者，阴阳即理中流行之气也。即气观理曰太极者，太极即气中主宰之理也。故周子曰：阴阳一太极者，是指气之极者而言也；太极本无极者，是指理之极者而言也。（图16、图17）

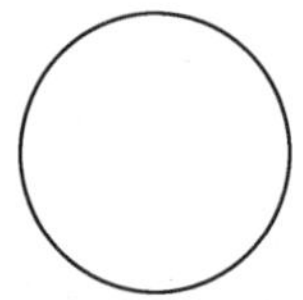

太虚者，太极也，太极本无极，故名曰太虚。《素问·天元纪大论》曰：太虚寥廓，肇基化元。万物资始，五运终天。布气真灵，总统坤元。九星悬朗，七曜周旋。曰阴曰阳，曰柔曰刚。幽显既位，寒暑弛张。生生化化，品物咸章。

图16　太虚图

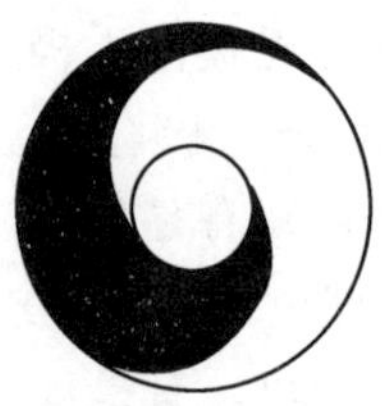

来知德《易经注》曰：对待者数，流行者气，主宰者理。即此三句，而天地万物，无不包括其中矣。

图17　阴阳图

［按］吴澄曰：太极无动静，动静者气机也，是以太极专主乎理言也。朱子曰：太极之有动静，是天命之流行也，是以太极兼主乎气言也。又曰：太虚者，本然之妙也。动静者，所乘之机也。本然之妙即太极，指其本然主宰，是动是静之妙之理也。所乘之机即动静，指其天命流行，乘动乘静之机之气也。当依朱子为是。

五行质气生克制化歌

天地阴阳生五行，各一其质各一气。质具于地气行天，五行顺布四时序。木火土金水相生，木土水火金克制。亢害承制制生化，生生化化万物立。

［注］天地既立，而阴阳即在天地之中。阳动而变，阴静而合，生五行也。天一生水，地六成之；地二生火，天七成之；天三生木，地八成之；地四生金，天九成之；天五生土，地十成之，是五行各一其质也。东方生木，木之气风；南方生火，火之气热；中央生土，土之气湿；西方生金，金之气燥；北方生水，水之气寒，是五行各一其气也。在地曰木，在天曰风；在地曰火，在天曰热；在地曰土，在天曰湿；在地曰金，在天曰燥；在地曰水，在天曰寒，是五行质具于地，气行于天也。木位东方，风气布春；火位南方，热气布夏；土位中央四维，湿气布长夏；金位西方，燥气布秋；水位北方，寒气布冬，是五气顺布四时之序也。即周子曰：阳变阴合，而生水、火、木、金、土。五气顺布，四时行焉。木生火，火生土，土生金，金生水，水复生木，是五行相生，主生养万物者也。木克土，土克水，水克火，火克金，金克木，木复克土，是五行相克，主杀害万物者也。相克则死，相制则生。木亢害土，土亢害水，水亢害火，火亢害金，金亢害木，此克其所胜者也。然我之所胜之子，即我之所不胜者也。我畏彼子出救母害，不敢妄行，承受乃制，制则生化，则各恒其德，而生化万物，无不具也。假如木亢太过，土受害矣，是我胜其我之所胜者也。土之子金，承而制焉，则我畏我之所不胜，自然承受

乃制，制则生化矣。火亢太过，金受制矣，金之子水，承而制焉。土亢太过，水受制矣，水之子木，承而制焉。金亢太过，木受制矣，木之子火，承而制焉。水亢太过，火受制矣，火之子土，承而制焉。五行皆若此也。此所以相生而不害，相制而不克也。而生生化化，万物立命之道，即在于是矣。此五行生克制化之理，不可不知者也。（图 18、图 19）

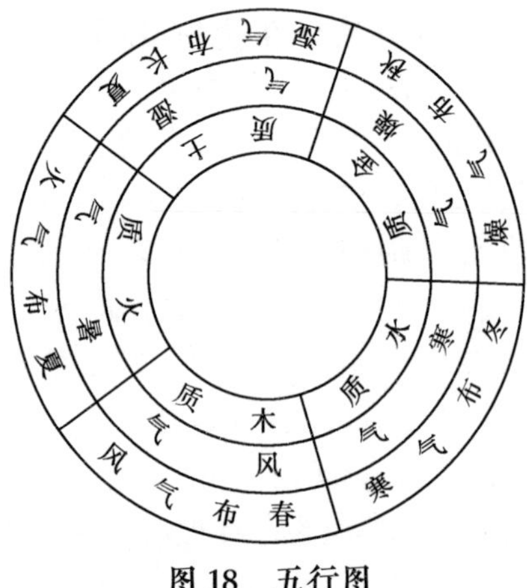

图 18　五行图

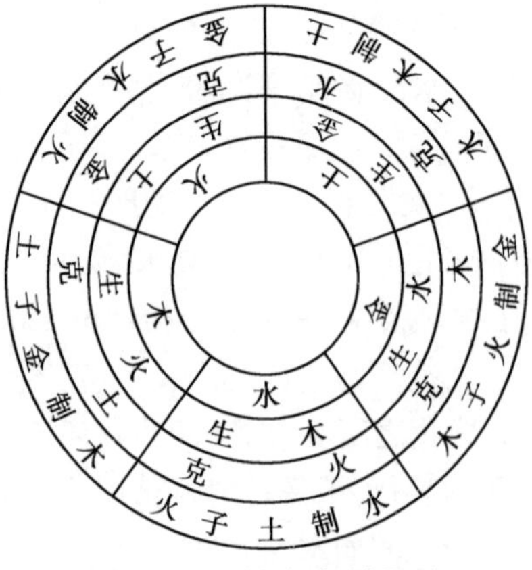

图 19　五行生克制化图

运气合脏腑十二经络歌

医明阴阳五行理，始晓天时民病情。五运五行五气化，六气天地阴阳生。火分君相气热暑，为合人之脏腑经。天干起运地支气，天五地六节制成。

［注］学医业者，必要明天地阴阳、五行之理，始晓天时之和不和，民之生病之情由也。人皆知五运化自五行、五质、五气也，而不知六气化自天地阴阳、六质、六气也。六质者，即经曰木、火、土、金、水、火，地之阴阳也，生、长、化、收、藏下应之也。六气者，即经曰风、暑、湿、燥、寒、火，天之阴阳也，三阴三阳上奉之也。是以在地之火分为君火、相火；在天之气分为热气、暑气，为合人之五脏六腑，包络十二经也。天干阴阳合而为五，故主五运。甲化阳土，合人之胃。己化阴土，合人之脾。乙化阴金，合人之肺。庚化阳金，合人大肠。丙化阳水，合人膀胱。辛化阴水，合人之肾。丁化阴木，合人之肝。壬化阳木，合人之胆。戊化阳火，合人小肠。癸化阴火，合人之心。相火属阳者，合人三焦。相火属阴者，合人包络。此天干合人之五脏六腑十二经也。地支阴阳合而为六，故主六气。子午主少阴君火，合人之心与小肠也。丑未主太阴湿土，合人之脾与胃也。寅申主少阳相火，合人之三焦包络也。卯酉主阳明燥金，合人之肺与大肠也。辰戌主太阳寒水，合人之膀胱与肾也。巳亥主厥阴风木，合人之肝与胆也。此地支之合人之五脏六腑十二经也。天数五，而五阴、五阳，故为十干。地数六，而六阴、六阳，故为十二支。天干之五，必得地支之六以为节，地支之六，必得天干之五以为制，而后六甲成，岁气备。故一岁中运，以七十二日五位分主之，六气以六十日六步分主之也。（图 20、图 21）

［按］十二经天干歌内云：甲胆乙肝丙小肠，丁心戊胃己脾乡，庚属大肠辛属肺，壬属膀胱癸肾脏，三焦亦向壬中寄，包络同归入癸方。此以方位言天干所属，配合脏腑，岁岁之常也。今以五运言天干所化，配合脏腑，年年之变，所以不同也。

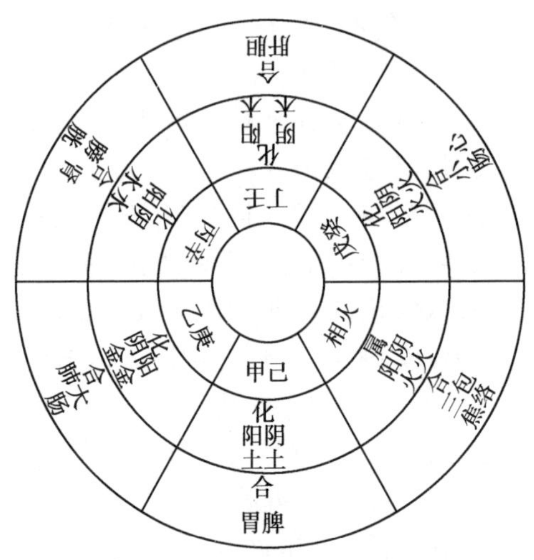

图 20　五运合脏腑十二经络图

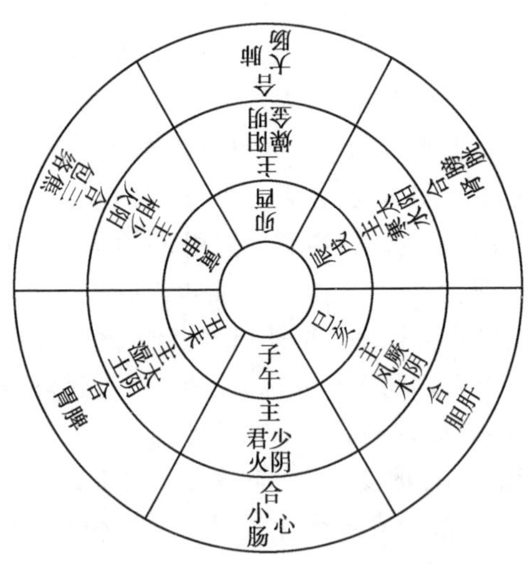
子午
主少阴君火
合心小肠
丑未
主太阴湿土
合脾胃
寅申
主少阳相火
合包络三焦
卯酉
主阳明燥金
合肺大肠
辰戌
主太阳寒水
合肾膀胱
巳亥
主厥阴风木
合肝胆

图 21　六气合脏腑十二经络图

十二经地支歌内云：肺寅大卯胃辰宫，脾巳心午小未中，申胱酉肾心包戌，亥焦子胆丑肝通。此以流行言地支所属，配合脏腑，日日之常也。今以六气言地支所化，配合脏腑，年年之变，所以不同也。读者审之。

主运歌

五运五行御五位，五气相生顺令行。此是常令年不易，然有相得或逆从。运有太过不及理，人有虚实寒热情。天时不和万物病，民病合人脏腑生。

［注］主运者，主运行四时之常令也。五行者，木、火、土、金、水也。五位者，东、南、中、西、北也。五气者，风、暑、湿、燥、寒也。木御东方风气，顺布春令，是初之运也。火御南方暑气，顺布夏令，是二之运也。土御中央四维湿气，顺布长夏之令，是三之运也。金御西方燥气，顺布秋令，是四之运也。水御北方寒气，顺布冬令，是五之运也。此是天以五为制，分五方主之，五运五气相生，四时常令，年年相仍而不易也。然其中之气化，有相得或不相得，或从天气，或逆天气，或从天气而逆地气，或逆天气而从地气。故运有太过不及、四时不和之理，人有脏腑经络、虚实寒热不同之情，始召外邪令化而生病也。天时不和，万物皆病，而为民病者，亦必因其人脏腑不和而生也。(图 22)

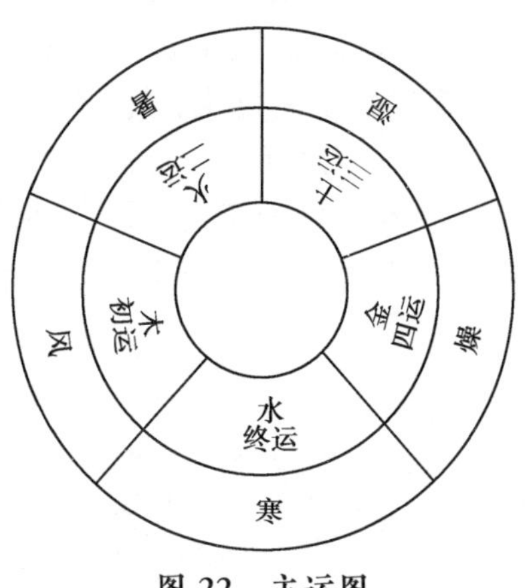

图 22　主运图

主气歌

主气六位同主运，显明之右君位知。退行一步相火治，复行一步土治之，复行一步金气治，复行一步水治之，复行一步木气治，复行一步君治之。

［注］主气者，厥阴风木，主春初之气也；少阴君火，主夏二之气也；少阳相火，主盛夏三之气也；太阴湿土，主长夏四之气也；阳明燥金，主秋五之气也；太阳寒水，主冬六之气也。此是地以六为节，分六位主之。六气相生，同主运五气相生，四时之常令也。显明者，正南之位，当君位也。而君火不在位治之，反退位于次，以相火代君火，司化则当知，即经云：少阴不司气化之义也。正南客气，司天之位也，司天之右，天之右间位也；在主气为二之气位，是少阴君火之位，主行夏令之气也。故曰：显明之右，君火之位也。君火之右，退行一步，乃客气司天之位也；在主气为三之气位，是少阳相火之位，主行盛夏之令之气也。不曰复行，而曰退行者，以臣对君之面，承命司化，不敢背行，故曰退行一步，即复行一步也。复行一步，土气治之，乃客气天之左间位也；在主气为四之气位，是太阴湿土之位，主行长夏令之气也。复行一步，金气治之，乃客气地之右间位也；在主气为五之气位，是阳明燥金之位，主行秋令之气也。复行一步，水气治之，乃客气在泉之位也；在主气为六之气位，是太阳寒水之位，主行冬令之气也。复行一步，木气治之，乃客气地之左间位也；在主气为初之气位，是厥阴风木之位，主行春令之气也。复行一步，君火治之，即前君火之位治之也。（图 23）

客运歌

五天苍丹黅玄素，天气天干合化临，甲己化土丙辛水，丁壬化木乙庚金，戊癸化火五客运，起以中运相生轮。阴少乙丁己辛癸，阳太甲丙戊庚壬。

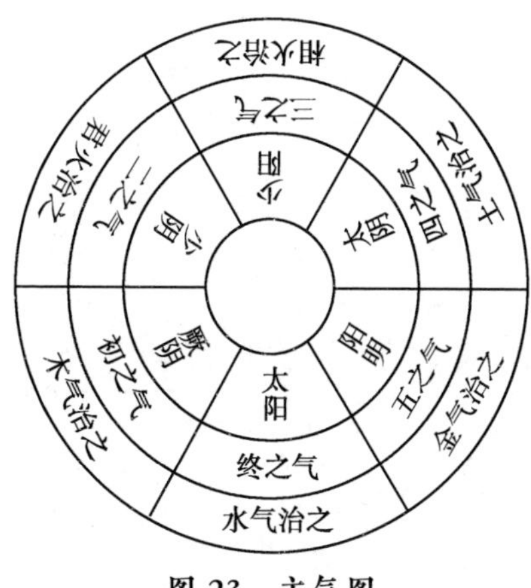

图 23　主气图

［注］五天者，苍天，天之色青者也；丹天，天之色赤者也；黅天，天之色黄者也；玄天，天之色黑者也；素天，天之色白者也。天气者，苍天之气，木也；丹天之气，火也；黅天之气，土也；玄天之气，水也；素天之气，金也。天干者，甲、乙、丙、丁、戊、己、庚、辛、壬、癸也。古圣仰观五天五气，苍天木气下临丁壬之方，故识丁壬合化而生木运也；丹天火气下临戊癸之方，故识戊癸合化而生火运也；黅天土气下临甲己之方，故识甲己合化而生土运也；玄天水气下临丙辛之方，故识丙辛合化而生水运也；素天金气下临乙庚之方，故识乙庚合化而生金运也，此天气天干合化，加临主运五位之客运也。起以所化，统主本年中运为初运，五行相生，以次轮取。如甲己之年，土运统之，起初运。土生金为二运，金生水为三运，水生木为四运，木生火为五运。余四运皆仿土运起之。乙、丁、己、辛、癸属阴干，为五阴年，主五少不及之运。甲、丙、戊、庚、壬属阳干，为五阳年，主五太太过之运也。（图 24）

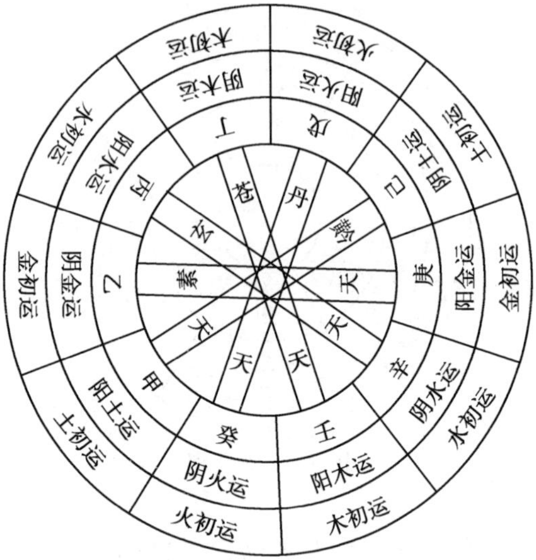

图 24　客运图

客气司天在泉间气歌

子午少阴君火天，阳明燥金应在泉。丑未太阴太阳治，寅申少阳厥阴联。卯酉却与子午倒，辰戌巳亥亦皆然。每岁天泉四间气，上下分统各半年。

〔注〕天干起运，地支起气。此言地之阴阳，正化、对化，加临主气，六位之客气也。如子午之岁，少阴君火治之，起司天也。阳明燥金在下，起在泉也。气由下而升上，故以在下之阳明起之，阳明二阳，二阳生三阳，三阳太阳，故太阳寒水为客初气，即地之左间也。三阳，阳极生一阴，一阴厥阴，故厥阴为客二气，即天之右间也。一阴生二阴，二阴少阴，故少阴为客三气，即司天之气也。二阴生三阴，三阴太阴，故太阴为客四气，即天之左间也。三阴阴极生一阳，一阳少阳，故少阳为客五气，即地之右间也。一阳生二阳，二阳阳明，故阳明为客六气，即在泉之气也。丑未寅申之岁，皆仿此法起之。卯酉却与子午倒换，辰戌却与丑未倒换，巳亥却与寅申倒换。谓卯酉之岁，

阳明燥金司天，少阴君火在泉；辰戌之岁，太阳寒水司天，太阴湿土在泉；巳亥之岁，厥阴风木司天，少阳相火在泉；彼此倒换也。每岁司天在泉左右四间气者，即六气分统上下，本年司天统主上半年，在泉统主下半年之统气也。(图 25)

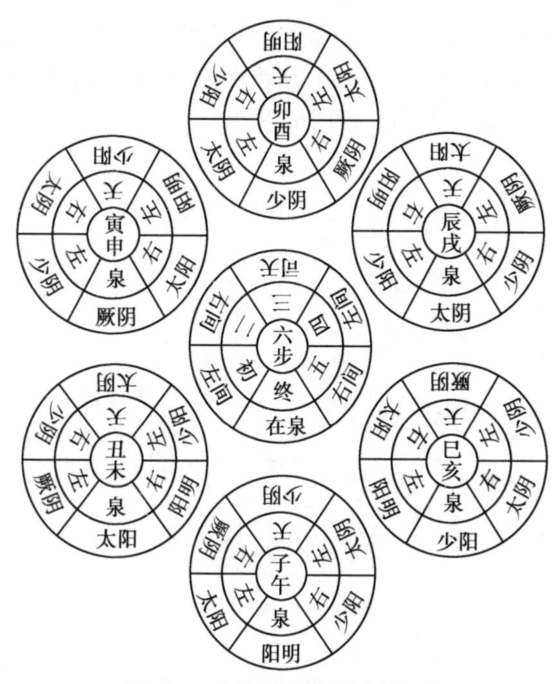

图 25　客气司天在泉间气图

运气分主节令歌

大立雨惊春清谷，立满芒夏小大暑，立处白秋寒霜立，小大冬小从头数。初大二春十三日，三运芒种十日甫，四运处暑后七日，五运立冬四日主。

［注］天以六为节，谓以二十四气六分分之，为六气之六步也。地以五为制，谓以二十四气五分分之，为五运之五位也。二十四气，即大寒、立春、雨水、惊蛰，主初之气也；春分、

清明、谷雨、立夏，主二之气也；小满、芒种、夏至、小暑，主三之气也；大暑、立秋、处暑、白露，主四之气也；秋分、寒露、霜降、立冬，主五之气也；小雪、大雪、冬至、小寒，主终之气也。此主气、客气分主六步之时也。大寒起，至春分后十二日，主初运也。春分十三日起，至芒种后九日，主二运也。芒种十日起，至处暑后六日，主三运也。处暑七日起，至立冬后三日，主四运也。立冬四日起，至小寒末日，主五运也。此主运客运分主五位之时也。（图26、图27）

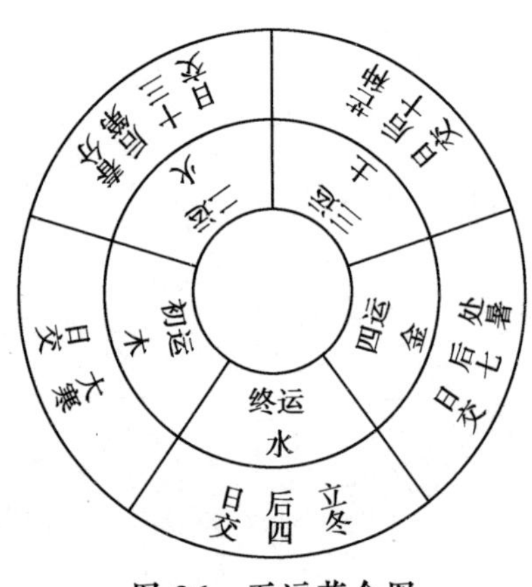

图26　五运节令图

五音主客太少相生歌

主运角徵宫商羽，五音太少中运取。如逢太徵太商年，必是少角少宫羽。若逢太角宫羽年，必是少商与少徵。以客取主太少生，以主定客重角羽。

［注］主运之音，必始角而终羽者，乃五音分主四时，顺布之常序也。然阳年为太，阴年为少者，是五音四时太过不及之变化也。如逢戊年太徵，庚年太商之年，则主运初运，必是少角，二运则是太徵，三运必是少宫，四运则是太商，终运必是少羽也。若逢壬年太角，甲年太宫，丙年太羽之年，则主运初运则

是太角，二运必是少徵，三运则是太宫，四运必是少商，终运则是太羽也。故曰太少皆以中运取，此是以客之中运取主之五运，太少相生之义也。又以主之太少，定客之五运，太少相重之法，以发明相加相临，太过不及之理也。（图 28）

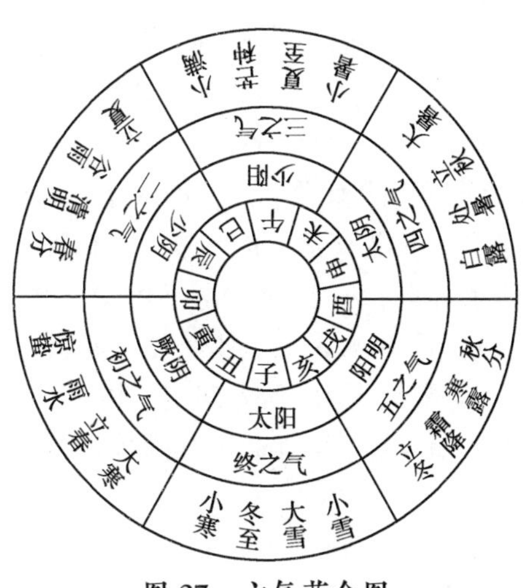

图 27　六气节令图

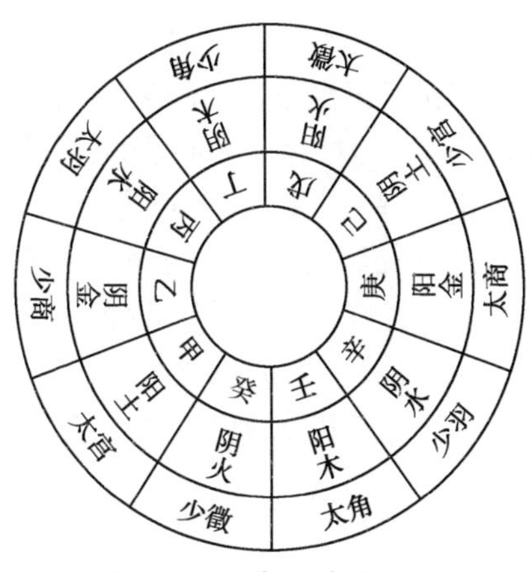

图 28　五音太少相生图

五运齐化兼化六气正化对化歌

运过胜己畏齐化，不及乘衰胜己兼。太过被克不及助，皆为正化是平年。气寅午未酉戌亥。正司化令有余看。子丑卯辰巳申岁。对司化令不足言。

［注］五运之中运，统主一年之运也。中运太过则旺，胜己者则畏其盛，反齐其化矣。如太宫土运，反齐木化；太角木运，反齐金化；太商金运，反齐火化；太徵火运，反齐水化；太羽水运，反齐土化也。即经所谓畏其旺，反同其化，薄其所不胜也。中运不及则弱，胜己者，则乘其衰，来兼其化矣。如少宫土运，木来兼化；少角木运，金来兼化；少商金运，火来兼化；少徵火运，水来兼化；少羽水运，土来兼化，即经所谓乘其弱，来同其化，所不胜薄之也。中运戊辰阳年，火运太过，遇寒水司天，则为太过被制；中运乙卯阴年，金运不及，遇燥金司天，则为同气；中运辛卯阴年，水运不及，则为相生；俱为不及得助。凡遇此类，皆为正化平和之年也。

气者，六气之客气，统一岁之司化之气也。如厥阴司巳亥，以厥阴属木，木生于亥，故正化于亥，对化于巳也。少阴司子午，以少阴为君火，当正南离位，故正化于午，对化于子也。太阴司丑未，以太阴属土居中，王于西南未宫，故正化于未，对化于丑也。少阳司寅申，以少阳属相火，位卑于君火，火生于寅，故正化于寅，对化于申也。阳明司卯酉，以阳明属金，酉为西方金位，故正化于酉，对化于卯也。太阳司辰戌，以太阳为水，辰戌属土，然水行土中，而戌居西北，属水渐旺之乡，是以洪范五行，以戌属水，故正化于戌，对化于辰也。是以寅、午、未、酉、戌、亥为正化。正化者，令之实，主有余也。子、丑、卯、辰、巳、申为对化。对化者，令之虚，主不足也。（图 29、图 30）

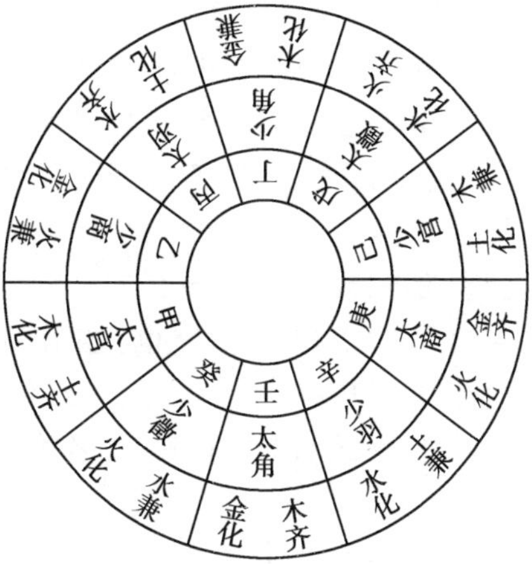

图 29　五运齐化兼化图

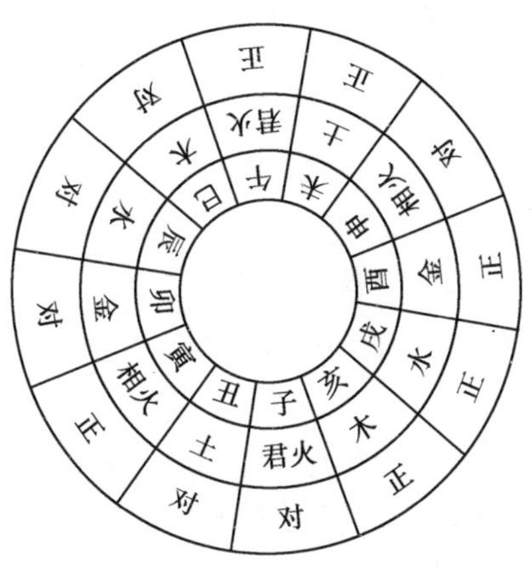

正司化令之实　对司化令之虚

图 30　六气正化对化图

六十年运气上下相临歌

客运中运主一岁，客气天泉主半年。气生中运曰顺化，运被气克天刑言。运生天气乃小逆，运克司天不和愆。气运相同天符岁，另有天符岁会参。

［注］客运之初运，即统主一岁之中运也。经曰：甲己之岁，土运统之云云者是也。客气司天之三气六气，即统主上半年；在泉统主下半年之气也。经曰：岁半以前，天气主之；岁半以后，地气主之者是也。六十年中，运气上下临遇，则有相得、不相得者也。

气生中运者，谓司天生中运也。如癸巳、癸亥木生火也，甲子、甲午、甲寅、甲申火生土也，乙丑、乙未土生金也，辛卯、辛酉金生水也，壬辰、壬戌水生木也。六十年中，有此十二年天气生运，以上生下，故名顺化，为相得之岁也。

运被气克者，谓司天克中运也。如己巳、己亥木克土也，辛丑、辛未土克水也，戊辰、戊戌水克火也，庚子、庚午、庚寅、庚申火克金也，丁卯、丁酉金克木也。六十年中，有此十二年天气克运，以上克下，故名天刑，为不相得之岁也。

运生天气者，谓中运生司天也。如癸丑、癸未火生土也，壬子、壬午、壬寅、壬申木生火也，辛巳、辛亥水生木也，庚辰、庚戌金生水也，己卯、己酉土生金也。六十年中有此十二年，运生天气，以下生上，虽曰相生，然子居母上，故为小逆而主微病也。

运克司天者，谓中运克司天也。如乙巳、乙亥金克木也，丙子、丙午、丙寅、丙申水克火也，丁丑、丁未木克土也，癸卯、癸酉火克金也，甲辰、甲戌土克水也。六十年中有此十二年运克天气，以下克上，故名不和，亦为不相得而主病甚也。

气运相同者，如运气皆木，丁巳、丁亥；运气皆火，戊子、戊午、戊寅、戊申；运气皆土，己丑、己未；运气皆金，乙卯、乙酉；运气皆水，丙辰、丙戌。六十年中有此十二年运气相同，皆天符也。虽曰同气，不无偏胜亢害焉。(图 31) 其太乙天符、岁会等年，另详在后。

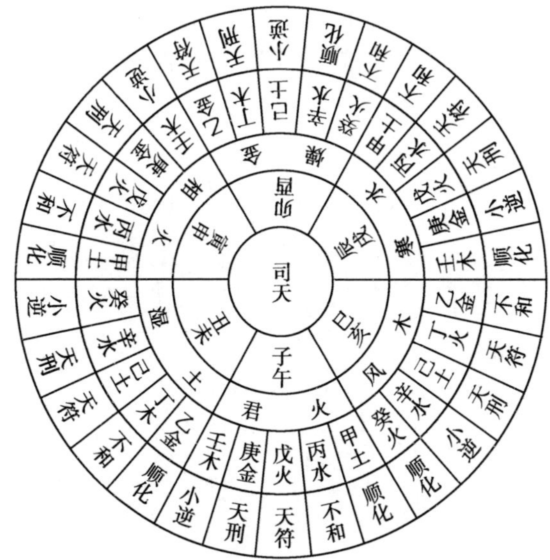

图 31　六十年运气上下相临图

起主客定位指掌歌

掌中指上定司天，中指根纹定在泉，顺进食指初二位，四指四五位推传，司天即是三气位，在泉六气位当然。主以木火土金水，客以阴阳一二三。

［注］左手仰掌，以中指上头定司天之位，中指根纹定在泉之位。顺进食指三节纹，定初之气位，头节纹定二之气位。中指上头定三之气位，即司天之位也。第四指头节纹定四之气位，二节纹定五之气位。中指根纹定六之气位，即在泉之位也。主气以木火土金水者，五气顺布之五位也。故初之气，厥阴风木；二之气，少阴君火；三之气，少阳相火；四之气，太阴湿土；五之气，阳明燥金；六之气，太阳寒水。是木生火，火生土，土生金，金生水，水复生木，顺布相生之序，一定不易者也。客气以一二三名之者，三阴三阳六气加临也。故厥阴为一阴，少阴为二阴，太阴为三阴，少阳为一阳，阳明为二阳，太阳为三阳。

是一生二，二生三，三复生一，阴极生阳，阳极生阴，六步升降之次每岁排取也。以此定位，主气客气，了然在握矣。（图32）

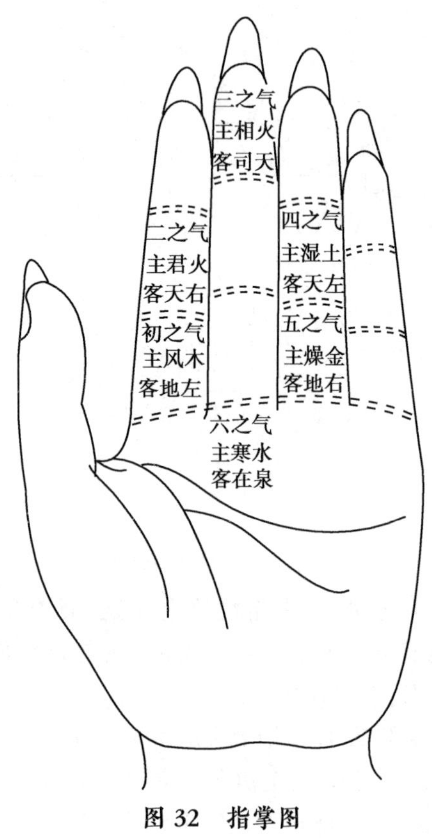

图32　指掌图

天符太乙天符岁会同天符同岁会歌

天符中运同天气，岁会本运临本支，四正四维皆岁会，太乙天符符会俱。同天符与同岁会，泉同中运即同司，阴岁名曰同岁会，阳年同天符所知。

［注］天符者，谓中运与司天之气同一气也。如木运木司天，丁巳、丁亥也；火运火司天，戊子、戊午、戊寅、戊申也；土

运土司天，己丑、己未也；金运金司天，乙卯、乙酉也；水运水司天，丙辰、丙戌也，共十二年。岁会者，谓本运临本支之位也。如木运临卯，丁卯年也；火运临午，戊午年也；金运临酉，乙酉年也；水运临子，丙子年也，此是四正。土运临四季，甲辰、甲戌、己丑、己未也，此是四维，共八年。

太乙天符者，谓天符之年，又是岁会，是天气、运气、岁支三者俱会也。如己丑、己未，中运之土，与司天土同气，又土运临丑未也。乙酉中运之金，与司天金同气，又金运临酉也。戊午中运之火，与司天火同气，又火运临午也。共四年。

同天符、同岁会者，谓在泉之气，与中运之气，同一气也。以阳年名曰：同天符，如木运木在泉，壬寅、壬申也；土运土在泉，甲辰、甲戌也；金运金在泉，庚子、庚午也。以阴年名曰：同岁会，如水运水在泉，辛丑、辛未也；火运火在泉，癸卯、癸酉、癸巳、癸亥也，共十二年。此气运符会之不同，人不可不知也。

右天符十二年，太乙天符四年，岁会八年，同天符六年，同岁会六年。然太乙天符四年，已同在天符十二年中矣。岁会八年，亦有四年同在天符中矣。合而言之，六十年中只得二十八年也。（图 33~ 图 35）

执法行令贵人歌

天符执法犯司天，岁会行令犯在泉，太乙贵人犯天地，速危徐持暴死占。二火相临虽相得，然有君臣顺逆嫌，顺则病远其害小，逆则病近害速缠。

［注］邪之中人，在天符之年，名曰中执法，是犯司天天气。天、阳也；阳性速，故其病速而危也。邪之中人在岁会之年，名曰中行令，是犯在泉地气。地，阴也；阴性徐，故其病徐而持也。邪之中人在太乙天符之年，名曰中贵人，是犯司天、在泉之气。天地之气俱犯，故其病暴而死也。二火，君火、相火也，虽同气相得，然有君臣顺逆之嫌，不可不知也。君火，君也；相火，臣也，二火相临，谓司天加临中运六步，客主加临，君

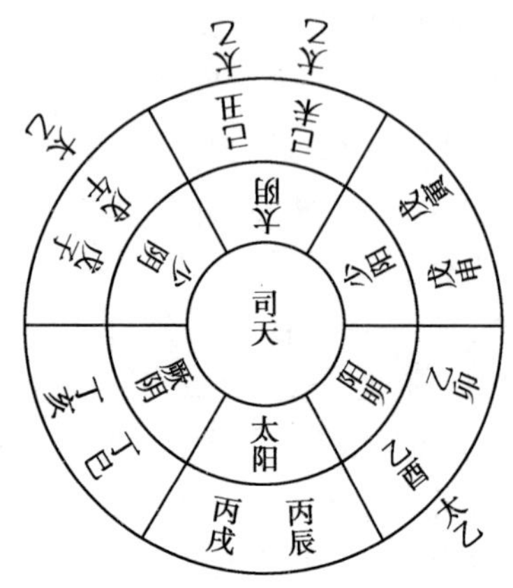

天符者，中运与司天相符也。如丁年木运，上见厥阴风木司天，即丁巳之类。共十二年。

太乙天符者，如戊午年以火运火支，又见少阴君火司天，三合为治也。共四年。

图 33　天符之图

火在上，相火在下，为君临臣则顺，顺则病远，其害小也。相火在上，君火在下，为臣犯君则逆，逆则病近，其害速也。

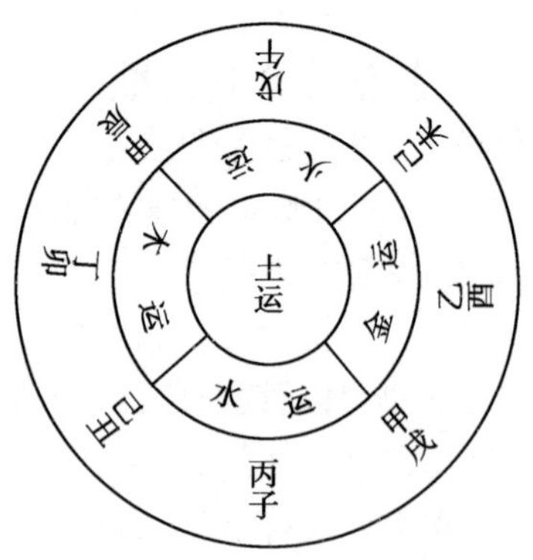

岁会者，中运与年支同其气化也。如木运临卯，火运临午之类。共八年。

图 34　岁会之图

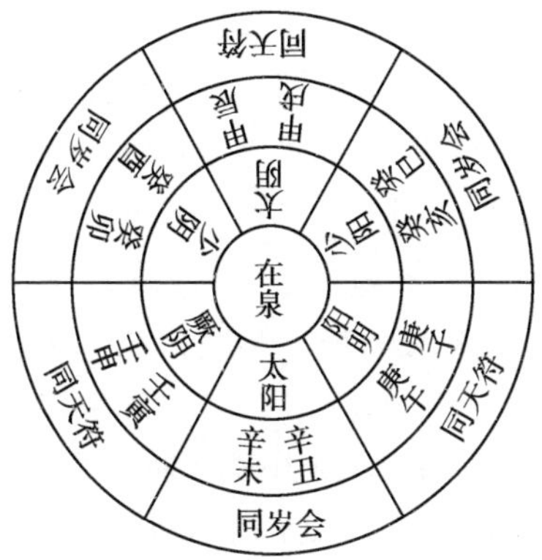

同天符、同岁会者，中运与在泉合其气化也。阳年曰：同天符，阴年曰：同岁会。如甲辰年，阳土运而太阴在泉，则为同天符。癸卯年，阴火运而少阴在泉，则为同岁会。共十二年。

图 35　同天符同岁会图

南北二政脉不应歌

天地之气行南北，甲己一运南政年，其余四运俱为北，少阴随在不应占。北政反诊候不应，姑存经义待贤参。从违非失分微甚，尺反阴阳交命难。

［注］天地之气，谓三阴三阳，司天、在泉，左间、右间之客气也。客气行南政之岁，谓之南政；行北政之岁，谓之北政。南政之岁，惟甲己一运，其余乙庚、丙辛、丁壬、戊癸四运，俱为北政之年也。少阴随在不应占者，谓少阴君火客气，随在司天、在泉、左间、右间加临之位，主占其脉不应于诊也。应于诊者，即经曰：少阴之至，其脉钩。不应者，谓脉不钩也。南政之年，少阴司天，则主占两寸不应，在泉则主占两尺不应；厥阴司天，其天左间则少阴，主占右寸不应；太阴司天，其天右间则少阴，主占左寸不应；厥阴在泉，其泉左间则少阴，主占左尺不应；太阴在泉，其泉右间则少阴，主占右尺不应，此皆在客气少阴之位也。北政之年，则反诊候其不应，皆在客气阳明之位。如少阴司天，则主占

两尺不应；在泉则主占两寸不应；厥阴司天，其天左间则少阴，主占左尺不应；太阴司天，其天右间则少阴，主占右尺不应；厥阴在泉，其泉左间则少阴，主占右寸不应；太阴在泉，其泉右间则少阴，主占左寸不应。然南政十二年，北政四十八年，其南政候以正诊，北政候以反诊，应与不应之理，熟玩经文，总令人难解，姑存经义，以待后之贤者参详可也。

不应之部不应者，则为得其气而和也。不应之部反应者，则为违其气而病也。应左而右，应右而左者，则为非其位。应上而下，应下而上者，则为失其位。皆主病也，而有微甚之别。甚者即尺寸反阴阳交也，谓少阴之脉，当寸不应反见于尺，当尺不应反见于寸，是为尺寸反，子、午、卯、酉年有之；少阴之脉，当左不应，反见于右，当右不应，反见于左，是为阴阳交，辰、戌、丑、未、寅、申、巳、亥年有之。皆主死，故曰命难也。（图 36~ 图 38）

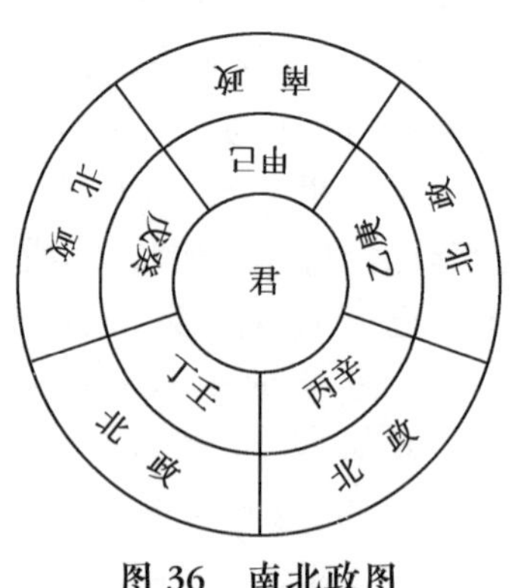

图 36　南北政图

五运气令微甚歌

运识寒热温凉正，气审加临过及平。六气大来皆邪化，五运失和灾病生。微甚非时卒然至，看与何时气化并，更与年虚月空遇，重感于邪证不轻。

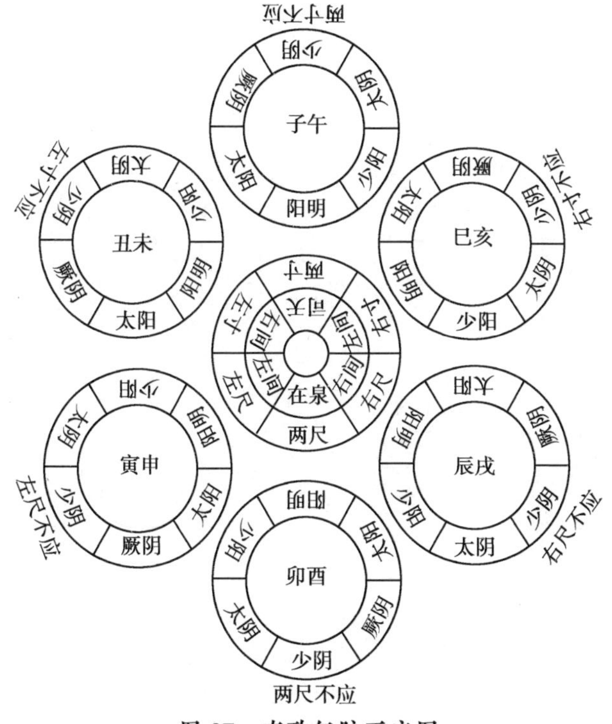

图 37　南政年脉不应图

［注］运，五运也，主四时，在天则有寒热温凉之正令，在地则有生长收藏之正化。气，六气也，主六步，在主则有风、热、火、湿、燥、寒一定之常候，在客则有六气加临太过、不及、平和之异应也。凡五运六气之来，应时而至，无微甚而和者，皆为平气也。即应时而至，或六气大来，或五运微甚，或至非其时，或卒然而至，皆邪化失和不平之气，主害物病人也。但看与何时之气化与病同并，则当消息其宜而主治也。若犯之而病者，更与不及之年，廓空之月，重感于邪，则其证必重而不轻也。

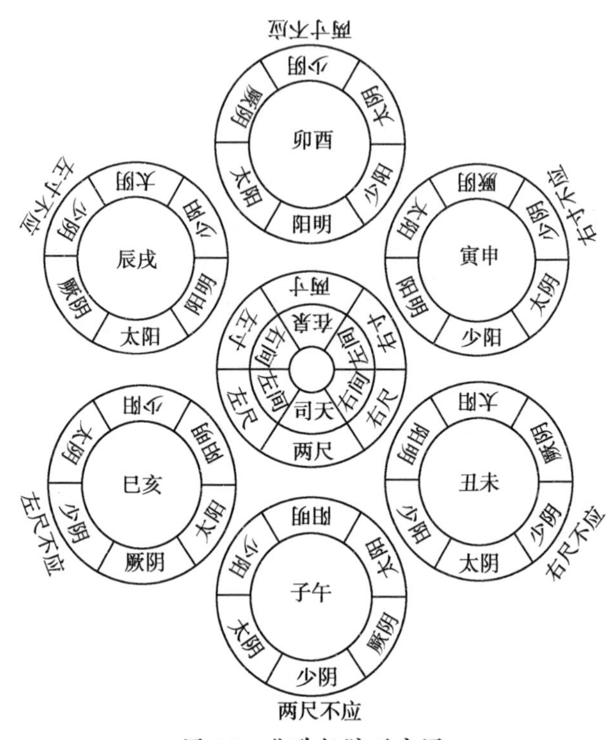

图 38　北政年脉不应图

五运平气太过不及歌

木曰敷和火升明，土曰备化金审平，水曰静顺皆平运，太过木运曰发生，火曰赫曦土敦阜，水曰流衍金坚成；不及委和伏明共，卑监从革涸流名。

［注］太过被抑，不及得助，皆曰平运。木名敷和，敷布和气生万物也。火名升明，阳性上升，其德明也。土名备化，土母万物，无不化也。金名审平，金审而平，无妄刑也。水名静顺，体静性顺，喜安澜也。甲、丙、戊、庚、壬阳年，皆曰太过之运，木名发生，木气有余，发生盛也；火名赫曦，炎暑施化，阳光盛也；土名敦阜，敦厚高阜，土尤盛也；金名坚成，坚则成物，金有余也；水名流衍，水气太过，流漫衍也。乙、丁、己、

辛、癸阴年，皆曰不及之运，木名委和，和气委弱，发生少也；火名伏明，火德不彰，光明伏也；土名卑监，土气不及，化卑监也；金名从革，金气不及，从火革也；水名涸流，水气不及，涸其流也。

运气所至先后时歌

应时而至气和平，正化承天不妄行，太过气淫先时至，侮刑我者乘我刑。不及气迫后时至，所胜妄行刑所生，所生被刑受其病，我所不胜亦来乘。

［注］应时而至，谓交五运六气之日、之时，正当其日、其时而气即至，则为正化平气，承天之令，不妄行也。如时未至而气先至，来气有余则为太过，名曰气淫，即邪化也。刑我，谓克我者也；我刑，谓我克者也。假如木气有余，克我之金不能制我，金反受木之侮，则木盛而土受克也必矣。其年若见肝病为正邪，见肺病为微邪，见脾病则为贼邪也，余时法此。若时已至而气未至，来气不足，则为不及，名曰气迫，亦邪化也。所胜谓我所胜，即我克者也。所生，我所生者也。所不胜，谓我所不胜，即克我者也。假如木气不及，我克之土，无畏妄行，则生我之水必受病也；木衰，金乘其衰亦来刑木为病也。其年若肾病为实邪，见心病为虚邪，见肺病则贼邪也。余时法此，推此可知二经三经兼病之理矣。

运气亢害承制歌

运气亢则皆为害，畏子之制敢不承，因有承制则生化，亢而无制胜病生。胜后子报母仇复，被抑屈伏郁病成，郁极乃发因子弱，待时得位自灾刑。

［注］五运六气太过而极，则谓之亢，亢则必害我所胜者也。假如木亢极，则必害我之所胜之土；土之子金，随起而制木，木畏承受其制，则不敢妄刑彼母也。五行有此承制之道，自相和顺，则生化不病矣。假如木亢盛而无制，则必生胜

病；胜病者肝，受病者脾，二经同病也。有胜必有复，有盛必有衰，自然之道也。木盛而后必衰，土之子金，则乘衰必复胜母之仇，是则更生复病也；复病者肺，受病者肝，二经同病也。余脏法此。若木不及，则被金遏抑，屈伏不伸，而木郁之病生也。然被郁极而乃发者，盖以木气不及，不能令子火旺，故不能复也，所以必待其己之得位时而后乃发也；虽发而不为他害，但自为灾病，亦由本气弱耳。故方其未发之时，与胜病同。胜病者肺，郁病者肝，及其已发之时，不复病肺，惟病肝也。余脏法此。此上文以太过释胜，不及释郁病，非谓一岁之太过不及，则分司之气无胜、复、郁病也。凡太过妄行，害彼而病者，皆胜病也。受害子终不能复，郁而发病者，皆郁病也。不及被抑而病者，亦郁病也。被郁待子来报母仇而病者，皆复病也。推此余皆可通也。

六气胜复歌

邪气有余必有复，胜病将除复病萌，复已又胜衰乃止，有无微甚若权衡。时有常位气无必，胜在天三复地终，主客有胜而无复，主胜客逆客胜从。

［注］六气有胜，则必有复，阴阳循环之道也。胜病将除，复病即萌，邪正进退之机也。胜已而复，复已又胜，本无常数，必待彼此气衰乃止，自然之理也。有胜则复，无胜则否，胜微复微，胜甚复甚，犹权衡之不相过也。然胜复之动时，虽有常位，而气无必也。气无必者，谓应胜之年而无胜也。时有常位者，谓胜之时在前，司天天位主之；自初气以至三气，此为胜之常也。复之时在后，在泉地位主之；自四气以至终气，此为复之常也。所谓六气互相胜复也。若至六气主客，则有胜而无复也。有胜而无复者，以客行天令，时去则已，主守其位，顺承天命也。主胜客，则违天之命，而气化不行，故为逆。客胜主，则上临下奉，而政令乃布，故为从也。

五运郁极乃发歌

火土金郁待时发，水随火后木无恒。水发雹雪土飘骤，木发毁折金清明，火发曛昧有多少，微者病已甚无刑。木达火发金郁泄，土夺水折治之平。

［注］五郁之发，各有其时。火郁待三气火时而发，土郁待四气土时而发，金郁待五气金时而发，此各待旺时而发也。水郁不待终气水时，而每发于二气三气二火时者，以水阴性险，见阳初退，即进乘之，故不待水旺而发也。木郁之发，无一定之时者，以木生风，善行数变，其气无常，故木发无恒时也。五发之时既已审矣，然五发征兆，五气微甚，天时民病，不可不知也。水发之征，微者为寒，甚为雹雪；雹雪，寒甚也。土发之征，微者为湿，甚为飘骤；飘骤，暴风雨也。木发之征，微者为风，甚为毁折；毁折，摧拔也。金发之征，微者为燥，甚为清明；清明，冷肃也。火发之征，微者为热，甚为曛昧；曛昧，昏翳也。多少者，谓有太过、不及也。不及者病微，太过者病甚。微者病已，谓本经自病也。甚者兼刑，谓兼我刑、刑我者同病也。如木气甚，我刑者土，刑我者金，土畏我乘来齐其化，金畏我胜来同其化，故三经兼见病也。余气法此。木达谓木郁达之；达者，条达舒畅之义也。凡木郁之病，风为清敛也，宜以辛散之、疏之，以甘调之、缓之，以苦涌之、平之，但使木气条达舒畅，皆治木郁之法也。火发谓火郁发之；发者，发扬解散之义也。凡火郁之病为寒束也，宜以辛温发之，以辛甘扬之，以辛凉解之，以辛苦散之，但使火气发扬解散，皆治火郁之法也。金泄谓金郁泄之；泄者，宣泄疏降之义也。凡金郁之病，燥为火困也，宜以辛宣之、疏之、润之，以苦泄之、降之、清之，但使燥气宣通疏畅，皆治金郁之法也。水折谓水郁折之；折者，逐导渗通之义也。凡水郁之病，水为湿瘀也，宜以辛苦逐之、导之，以辛淡渗之、通之，但使水气流通不蓄，皆治水郁之法也。土夺谓土郁夺之；夺者，汗、吐、下利之义也。凡土郁之病，湿为风阻也，在外者汗之，在内者攻之，

在上者吐之，在下者利之，但使土气不致壅阻，皆治土郁之法也。

天时地化五病二火歌

运气天时地化同，邪正通入五脏中，五脏受邪生五病，五病能该万病形。热合君火暑合相，盖以支同十二经，虽分二火原同理，不无微甚重轻情。

［注］木、火、土、金、水，五运之化，不能外乎六气；风、热、暑、湿、燥、寒，六气之化，亦不能出乎五行。故运虽有五，气虽有六，而天之气令、地之运化皆同也。邪化正化之气，皆通乎人之五脏之中。正化养人，邪化病人。五脏受邪，则生五脏之病。五病能该万病情形，谓主客一定之病，主客错杂之病，及胜复郁病，皆莫能逃乎五病之变。犹夫天地化生万物，皆莫能逃乎五行之属也。五行惟火有二，在地为火，在天为热、为暑。以热合少阴为君火，暑合少阳为相火。盖以地有阴阳十二支，同乎人之阴阳十二经，火虽有二，理则一也。故其德、政、令、化、灾、病皆同。然不无热微病轻、暑甚病重之情状也。

五星所见太过不及歌

五星岁木荧惑火，辰水镇土太白金，不及减常之一二，无所不胜色停匀，太过北越倍一二，畏星失色兼母云，盛衰徐疾征顺逆，留守多少吉凶分。

［注］天之垂象，莫先乎五星。五星者，木、火、土、金、水之五星也。木曰岁星，居东方。火曰荧惑星，居南方。水曰辰星，居北方。土曰镇星，居西南。金曰太白星，居西方。其主岁之星，不大不小，不芒不暗，不疾不徐，行所行道，守所守度，此其常也。若五阴年是为不及，其星则减常之一。不及之甚，则减常之二，其光芒缩。主岁之星，其色兼我所不胜之色而见也。如木不及，岁星青兼白色也；火

不及，荧惑星红兼黑色也；土不及，镇星黄兼青色也；金不及，太白星白兼红色也；水不及，辰星黑兼黄色也。五阳年是为太过，其主岁之星北越，谓越出本度而近于北也。北乃紫微之位，太乙所居之宫也。故倍常之一，太过之甚，倍常之二，其光芒盈。主岁之星，其色纯正，畏我之星，失其本色，而兼生我之母色也。假如木太过，畏木之星、土星也，失其本色之黄，而兼生土之火赤色也。盖以木盛而土畏，必盗母气为助，故兼母色见也。土兼赤色，土又生子，余星仿此。凡星当其时则当盛，非其时则当衰，星迟于天为顺，为灾病轻。星速于天为逆，为灾病重。稽留不进，守度日多，则灾病重。稽留不进，守度日少，则灾病轻。故曰吉凶分也。

五行德政令化灾变歌

木德温和政舒启，其令宣发化生荣，其变烈风云物飞，其灾摧拔殒落零。

［注］木主春，故其德温暖柔和也。春气发，故其政舒展开启也。春气升，故其令宣发也。春主生，故其化生荣也。春主风，故其变烈风而云物飞扬，此风之胜也。木胜不已，则为摧折拔殒，散落飘零之灾也。

火德彰显化蕃茂，其令为热政曜明，其变灾烈水泉涸，其灾焦灼萎枯形。

［注］火主夏，故其德彰著昭显也。夏主长，故其化蕃秀茂盛也。夏阳盛，故其令热也。夏阳外，故其政光明显曜也。夏主热，故其变炎光赫烈而水泉干涸，此热之胜也。火胜不已，则为万物焦灼，草萎木枯之灾也。

土德溽蒸政安静，其令云雨其化丰，其变阴埃震骤注，其灾霖雨岸堤崩。

［注］土主长夏，故其德溽蒸热也。土主静，故其政安静也。长夏气濡，故其令云雨也。土气厚，故其化万物丰备也。

长夏主湿，故其变阴晦烟埃震雷，骤注暴雨，此湿之胜也。土胜不已，则为久霖淫雨，溃岸崩堤之灾也。

金德清洁政劲切，其化紧敛令露膏，其变肃杀霜早降，其灾苍干草木凋。

［注］金主秋，故其德清凉皎洁也。秋气肃，故其政肃劲齐切也。秋主收，故其化紧收敛缩也。秋主露，故其令露膏万物也。秋主燥，故其变肃寒早霜杀物，此燥之胜也。金胜不已，则为苍枯，草木凋零之灾也。

水德凄沧政坚肃，其化清谧其令寒，其变凛冽寒太甚，其灾冰雹霜雪连。

［注］水主冬，故其德凄沧而寒也。冬气固，故其政坚凝肃劲也。冬主藏，故其化清冷静谧也。冬主寒，故其变凛冽，寒气太盛，此寒之胜也。水胜不已，则为冰雪霜雹之灾也。

五行地化虫畜谷果有太过不及齐兼化歌

木主化毛犬麻李，火主羽马麦杏饶，土主化倮牛稷枣，金主化介鸡稻桃，水主化鳞彘豆栗，得气皆育失萧条，太过齐化我克我，不及兼化克皆苞。

［注］虫者，毛、羽、倮、介、鳞也。麟为毛虫之长，而诸毛皆横生，故属木也。凤为羽虫之长，而诸羽皆翔升，故属火也。人为倮虫之长，而诸倮物皆具四肢，故属土也。龟为介虫之长，而诸介皆甲坚固，故属金也。龙为鳞虫之长，而诸鳞皆生于水，故属水也。次则其畜犬，其谷麻，其果李，皆木化也。其畜马，其谷麦，其果杏，皆火化也。其畜牛，其谷稷，其果枣，皆土化也。其畜鸡，其谷稻，其果桃，皆金化也，其畜彘，其谷豆，其果栗，皆水化也。凡此五化之物，得其气之和，则皆蕃育，失其气之和，则皆萧条而不育也。太过齐化，谓我所化之物，与克我者所化之物皆育也。假如木太过，毛虫、犬

畜、麻谷、李果，木化之类育，而介虫、鸡畜、稻谷、桃果、金化之类亦育。盖太过则气盛，所不胜者，来齐其化也，其余太过之化仿此。不及兼化，谓克我者、我克之者皆茂育也。假如木不及克我之金，其虫介、其畜鸡、其谷稻、其果桃、皆化育也。盖不及则气衰，克我者我畏之，我克者不畏我，来兼其化也。其余不及之化仿此。苞者，茂也。

运气为病歌

五运六气之为病，名异情同气质分，今将二病归为一，免使医工枉费心。

［注］五运六气之为病，虽其名有木、火、土、金、水，风、火、湿、燥、寒之异，而其实为病之情状则同也。今将木运之病、风气之病，火运之病、暑气之病，土运之病、湿气之病，金运之病、燥气之病，水运之病、寒气之病，总归为一病。不使初学医工，枉费心思而不得其头绪也。

诸风掉眩属肝木，诸暴强直风所因，肢痛软戾难转侧，里急筋缩两胁疼。

［注］在天为风，在地为木，在人为肝，在体为筋。风气通于肝，故诸风为病，皆属于肝木也。掉，摇动也；眩，昏运也。风主动旋，故病则头身摇动，目昏眩运也。暴，卒也；强直，筋病，强急不柔也。风性劲急，风入于筋，故病则卒然筋急强直也。其四肢拘急疼痛，筋软短缩，乖戾失常，难于转侧，里急胁痛，亦皆风伤其筋，转入里病也。

诸痛痒疮属心火，诸热昏喑躁谵狂，暴注下迫呕酸苦，膺背彻痛血家殃。

［注］在天为热，在地为火，在人为心，在体为脉。热气通于心，故诸火痛痒疮之病，皆属于心火也。热微则燥，皮作痒；热甚则灼，肤作痛。热入经脉与血凝结，浅则为痈，深则为疽，更深入之，则伤脏腑。心藏神，热乘于心，则神不明，故昏冒不省人事也。心主言，热乘于心，则神不辨，故喑而不能

言，或妄言而谵语也。火主动，热乘于身，则身动而不宁，故身躁扰，动甚则发狂也。暴注者，卒暴水泻，火与水为病也。下迫者，后重里急，火与气为病也。呕吐酸苦，火病胃也。膺背彻痛，火伤胸也。血家殃者，热入于脉，则血满腾，不上溢则下泻，而为一切失血之病也。

诸湿肿满属脾土，霍乱积饮痞闭疼，食少体重肢不举，腹满肠鸣飧泄频。

［注］在天为湿，在地为土，在人为脾，在体为肉。湿气通于脾，故诸湿为病，皆属于脾土也。湿蓄内外，故肉肿腹满也。饮乱于中，故病霍乱也。脾失健运，故病积饮也。脾气凝结，故病痞硬、便闭而痛也。脾主化谷，病则食少也。脾主肌肉，湿胜故身重也。脾主四肢，四肢不举，亦由湿使然也。脾主腹，湿淫腹疾，故腹满、肠鸣、飧泄也。

诸气膹郁痿肺金，喘咳痰血气逆生，诸燥涩枯涸干劲，皴揭皮肤肩臂疼。

［注］在天为燥，在地为金，在人为肺，在体为皮。燥气通于肺，故诸燥气为病，皆属于肺金也。膹郁，谓气逆胸满，膹郁不舒也。痿，谓肺痿咳嗽，唾浊痰涎不已也。喘咳气逆、唾痰涎血，皆肺病也。凡涩枯涸干劲，皆燥之化也。干劲似乎强直，皆筋劲病也。故卒然者，多风入而筋劲也。久之者，多枯燥而筋劲也。皴，肤皴涩也。揭，皮揭起也，此燥之病乎外也。臂痛肩痛也，亦燥之病于经也。

诸寒收引属肾水，吐下腥秽彻清寒，厥逆禁固骨节痛，癥瘕㿗疝腹急坚。

［注］在天为寒，在地为水，在人为肾，在体为骨。寒气通于肾，故诸寒气为病，皆属于肾水也。收，敛也；引，急也。肾属水，其化寒，敛缩拘急，寒之化也。热之化，吐下酸苦，故寒之化，吐下腥秽也。热之化，水液浑浊，故寒之化，澄彻清冷也。厥逆，四肢冷也。禁固，收引坚劲。寒伤于外，则骨节痛也。寒伤于内，则癥瘕、㿗疝、腹急坚痛也。

五运客运太过为病歌

风气大行太过木，脾土受邪苦肠鸣，飧泄食减腹支满，体重烦冤抑气升，云物飞扬草木动，摇落木胜被金乘，甚则善怒颠眩冒，胁痛吐甚胃绝倾。

［注］上文统论主运主气为病，此详言五运客运专主之病也。岁木太过，六壬年也，或岁土不及，六己年也。木太过则恃强乘土，土不及则母弱而金衰，无以制木，而木亦来乘土，故木气盛则风气大行，为木太过之化。在人则脾土受邪为病，苦肠鸣、飧泄、食少，腹满、体重、烦冤。烦冤者，谓中气抑郁不伸故也。在天则有云物飞扬之变，在地则有草木动摇之化。木胜不已而必衰，衰则反被金乘，有凋陨摇落之复也。故更见善怒、颠疾、眩冒、胁痛、吐甚之肝脾病也。胃绝倾者，谓胃土冲阳之脉绝而不至，是为脾绝，故主命倾也。

暑热大行太过火，肺金受邪喘咳疴，气少血失及病疟，注下咽干中热多，燔焫物焦水泉涸，冰雨寒霜水复过，甚则谵狂胸背痛，太渊脉绝命难瘥。

［注］岁火太过，六戊年也，或岁金不及，六乙年也。火太过，则火恃强而乘金。金不及，则母弱而水衰无以制火，而火亦乘金。故火气盛则暑热大行，为火太过之化。在人则肺金受邪，其为病喘而咳嗽，气少不足息，血失而颜色瘁，及疟疾注下，火泻咽干中热也。在天则有燔焫炎烈沸腾之变，在地则有物焦槁、水泉涸之化。火胜不已而必衰，衰则反被水乘，有雨冰雹早霜寒之复也；故更见谵语狂乱，胸背痛之心肺病也。太渊，肺脉也，肺金之脉绝而不至，是为肺绝，故主病难愈也。

雨湿大行太过土，肾水受邪腹中疼，体重烦冤意不乐，雨湿河衍涸鱼生，风雨土崩鳞见陆，腹满溏泻苦肠鸣，足痿瘈痛并饮满，太溪肾绝命难存。

［注］岁土太过，六甲年也，岁水不及，六辛年也。土太过，则土恃强而乘水，水不及，则母弱而木衰无以制土，而土

亦乘水。故土气盛则雨湿大行，为土太过之化。在人则肾水受邪，其为病，四肢冷厥、腹中痛，体重、烦冤、意不乐也。在天则有雨湿数至之变，在地则有河衍涸泽生鱼之化。湿胜不已而必衰，衰则反被木乘，有风雨大至，土崩鳞见于陆之复也，故更见腹满、溏泻、肠鸣、足痿瘈痛、饮满之脾胃病也。太溪，肾脉也，肾水之脉绝而不至，是为肾绝，故曰主命难存也。

清燥大行太过金，肝木受邪耳无闻，胁下少腹目赤痛，草木凋陨焦槁屯，甚则胸膺引背痛，胠胁何能反侧身，喘咳气逆而血溢，太冲脉绝命难生。

［注］岁金太过，六庚年也。岁木不及，六丁年也。金太过，则金恃强而乘木；木不及，则母弱而火衰无以制金，而金亦乘木。故金气盛则清燥大行，为金太过之化。在人则肝木受邪，其为病耳聋无闻，胁下痛、少腹痛、目眦赤痛也。在天则有清燥肃杀之变，在地则有草木凋陨之化。燥胜不已而必衰，衰则反被火乘，有苍干、焦槁之复也。故更见胸膺引背、胠胁疼痛、不能转侧，喘咳、气逆、失血之肝肺病也。太冲，肝脉也，肝木之脉绝而不至，是为肝绝，故主命难生也。

寒气大行太过水，邪害心火热心烦，躁悸谵妄心中痛，天冰霜雪地裂坚，埃雾濛郁寒雨至，甚则肿咳病中寒，腹满溏鸣食不化，神门脉绝死何言。

［注］岁水太过，六丙年也。岁火不及，六癸年也。水太过，则水恃强而乘火；火不及，则母弱而土衰无以制水，而水亦乘火。故水气盛则寒气大行，为水太过之化。在人则心火受邪，其为病心烦躁悸，谵语妄言，心中热痛也。在天则有雨冰霜雪之变，在地则有冻裂坚刚之化。寒胜不已而必衰，衰则反被土乘，有埃雾朦郁不散，寒雨大至之复也。故更见肿、喘、中寒，腹满、溏泻、肠鸣，饮食不化之肾脾病也。神门，心脉也，心火之脉绝而不至，是为心绝，故主死也。

六气客气主病歌

少阴司天热下临，肺气上从病肺心，燥行于地肝应病，燥热交加民病生，喘咳血溢及血泻，寒热鼽嚏涕流频，疮疡目赤嗌干肿，厥心胁痛苦呻吟。

［注］上文统论主运、主气为病，此则详言六气客气专主之病也。少阴君火司天，子午岁也。火气下临金之所畏，故肺气上从而病肺心也。凡少阴司天，则阳明燥金在泉，故燥行于地而病肝也。是则知燥热交加，民病喘咳，血上溢，血下泄，寒热、鼽塞、喷嚏、流涕、疮疡、目赤、嗌干、肿痛、心痛、胁痛，皆其证也。

太阴司天湿下临，肾气上从病肾阴，寒行于地心脾病，寒湿交攻内外淫，民病身重足跗肿，霍乱痞满腹胀䐜，肢厥拘急脚下痛，少腹腰疼转动屯。

［注］太阴湿土司天，丑未岁也。湿气下临水之所畏，故肾气上从而病肾阴也。凡太阴司天，则太阳寒水在泉，故寒行于地而病心脾也。是知寒湿内外交攻，民病身重，足跗肿，霍乱，痞满，腹胀，四肢厥逆拘急，脚下痛，少腹痛，腰痛难于动转，皆其证也。

少阳司天火下临，肺气上从火刑金，风行于地肝木胜，风火为灾是乃因，民病热中咳失血，目赤喉痹聋眩瞑，疮疡心痛瞤瘛冒，暴死皆因臣犯君。

［注］少阳相火、司天，寅申岁也。火气下临金之所畏，故肺气上从而病肺也。凡少阳司天，则厥阴风木在泉，故风行于地，木胜则病在肝。是则知风火为灾，民病热中，咳而失血，目赤，喉痹，耳聋眩瞑、疮疡，心痛、瞤动，瘛疭，昏冒，皆其证也。暴死者，是三之客气，相火加临君火，以臣犯君故也。

阳明司天燥下临，肝气上从病肝筋，热行于地心肺害，清燥风热互交侵，民病寒热咳膹郁，掉振筋痿力难伸，烦冤胁痛心热痛，目痛眦红小便纁。

［注］阳明燥金司天，卯酉岁也。燥气下临木之所畏，故

肝气上从而病肝筋也。凡阳明司天，则少阴君火在泉，故热行于地而病肺心也。是则知清燥风热交侵，民病寒热而咳，胸郁膜满，掉摇振动，筋痿无力，烦冤抑郁不伸，两胁心中热痛，目痛眦红，小便绛色，皆其证也。

太阳司天寒下临，心气上从病脉心，湿行于地脾肉病，寒湿热内去推寻，民病寒中终反热，痈疽火郁病缠身，皮痛肉苛足痿软，濡泻满肿乃湿根。

［注］太阳寒水司天，辰戌岁也。寒气下临火之所畏，故心气上从而病心脉也。凡太阳司天，则太阴湿土在泉，故湿行于地而病脾肉也。是则知寒湿热气相合，民病始为寒中，终反变热，如痈疽一切火郁之病，皮痛痹而重着，肉苛不用不仁，足痿无力，湿泻腹满身肿，皆其证也。

厥阴司天风下临，脾气上从脾病生，火行于地冬温化，风火寒湿为病民，耳鸣掉眩风化病，支满肠鸣飧泻频，体重食减肌肉痿，温厉为灾火化淫。

［注］厥阴风木司天，巳亥岁也。风气下临土之所畏，故脾气上从而病脾也。凡厥阴司天，则少阳相火在泉，故火行于地而病温也。是则知风火寒湿杂揉，民病耳聋，振掉，眩晕，腹满肠鸣，完谷不化之泻，体重食减，肌肉痿瘦，皆其证也。

运气当审常变歌

未达天道之常变，反谓气运不相应，既识一定之常理，再审不定变化情，任尔百千杂合病，要在天时地化中，知其要者一言毕，不得其旨散无穷。

［注］近世医者，皆谓五运六气与岁不应，置而不习，是未达天道之常变也。时之常者，如春温、夏热、秋凉、冬寒也。日之常者，早凉、午热、暮温、夜寒也。时之变者，春不温、夏不热、暑不蒸、秋不凉、冬不寒也。日之变者，早温、午寒、暮凉、夜热也。但学医者，欲达常变之道，当先识一定主客之

理，次审不定变化卒然之情，然后知百千杂合之气为病，俱莫能逃天时地化之理也。虽或有不应，亦当审察与天时何时、地化何化、人病何病相同，即同彼时、彼化、彼病而施治之，乃无差谬。此知其要者，一言而终也。为医者可不于运气中一加意耶？

附：冲阳诸脉穴位

冲阳穴——在足跗上五寸，去陷骨二寸骨间动脉。

太渊穴——在掌后内侧，横纹头动脉中。

太溪穴——在足内踝后五分，跟骨上动脉陷中。

太冲穴——在足大趾本节二寸间，动脉应手陷中。

神门穴——在掌后锐骨端陷中。

附：冲阳诸脉穴图（图 39）

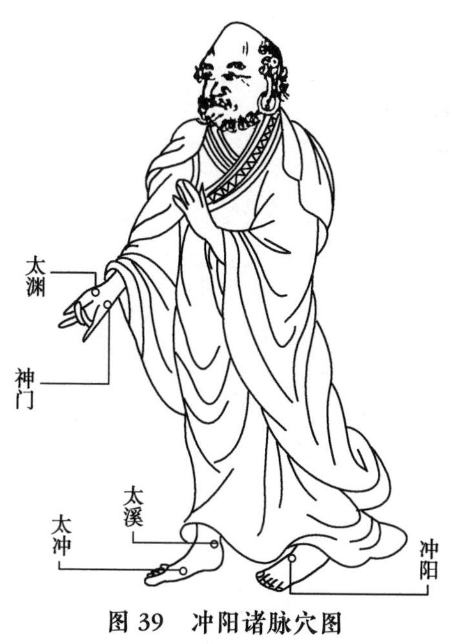

图 39　冲阳诸脉穴图

编辑伤寒心法要诀

御纂医宗金鉴卷三十六

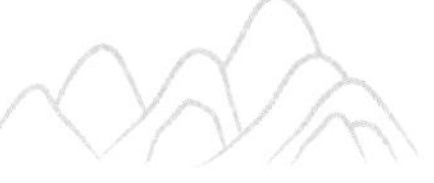

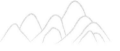

编辑伤寒心法要诀

伤寒一证，仲景论中立三百九十七法，一百一十三方，神明变化，可谓既详且尽矣。其治杂证也，则有《金匮要略》分门别类，包举该括，无非示人以规矩准绳，欲其触类傍通，以应变于无穷也。但其辞旨古奥，义蕴幽深，条目繁多，未易领会，人多苦之。兹特撮其要旨，编为歌诀，俾学者便于熟读默记，融会贯通，然后再玩味全书，则易读易解，有会心之乐，而无望洋之叹矣。由此登堂入室，将见二千年来大法微言，昭如日月，不致尘封，庶几于斯道不无小补云尔。

伤寒传经从阳化热从阴化寒原委

六经为病尽伤寒，气同病异岂期然？推其形藏原非一，因从类化故多端。明诸水火相胜义，化寒变热理何难？漫言变化千般状，不外阴阳表里间。

［注］六经，谓太阳、阳明、少阳，太阴、少阴、厥阴也。为病尽伤寒，谓六经为病，尽伤寒之变化也。气同，为天之六气，感人为病同也。病异，谓人受六气生病异也。岂期然，谓不能预先期其必然之寒热也。推其形藏原非一，谓推原其人形之厚薄，藏之虚实非一也。因从类化故多端，谓人感受邪气虽一，因其形藏不同，或从寒化，或从热化，或从虚化，或从实化，故多端不齐也。明诸水火相胜义，谓水胜则火灭，火胜则水干也。化寒变热理何难，谓邪至其经，或从阴化为寒，或从阳变为热，即水火相胜从化之理，何难明也。漫言变化千般状二句，谓伤寒变化千般，总不外乎阴阳表里间也。

太阳风邪伤卫脉证

中风伤卫脉浮缓，头项强痛恶寒风，病即发热汗自出，鼻鸣干呕桂枝功。

［注］中风，病名也。伤卫，谓风伤卫也。脉浮缓，谓中风脉也。头痛项强，恶寒恶风，发热汗自出，鼻鸣干呕，谓中风证也。桂枝功，谓桂枝汤功能治中风虚邪也。详太阳上篇。

太阳寒邪伤营脉证

伤寒伤营脉浮紧，头疼身痛恶寒风，无汗而喘已未热，呕逆麻黄汤发灵。

［注］伤寒，病名也。伤营，谓寒伤营也。脉浮紧，谓伤寒脉也。头疼身痛，恶寒恶风，无汗而喘，或已发热，或未发热，呕逆，谓伤寒证也。麻黄汤发，谓伤寒实邪，当与麻黄汤发汗最灵也。详太阳中篇。

风寒营卫同病脉证

中风浮紧遍身痛，头疼发热恶寒风，干呕无汗兼烦躁，伤寒身重乍时轻，浮缓呕逆无汗喘，头疼发热恶寒风，烦躁而无少阴证，营卫同病大青龙。

［注］中风谓风伤卫之病也。头疼发热，恶风恶寒，干呕，中风之证也。浮紧，寒伤营之脉也。身疼痛，寒伤营之证也。今以中风之病而得伤寒之脉与证，更兼不汗出之表实内热之烦躁也。伤寒，谓寒伤营之病也。身重不痛，乍有轻时，风伤卫之证也。浮缓，风伤卫之脉也。呕逆无汗而喘，头疼发热，恶寒恶风，寒伤营之证也。是以伤寒之病而得中风之脉与证，更兼太阳无汗内热之烦躁也。而无少阴证，谓无身重但欲寐之证也。营卫同病，谓风寒中伤、营卫同病也。二证皆无汗实邪，故均以大青龙汤发之。详太阳下篇。

误服三汤致变救逆

伤寒酒病桂勿与，呕吐不已血脓鲜，尺迟服麻致漏汗，恶风肢急小便难，微弱汗风青龙发，厥惕悸眩热仍然，身瞤振振欲擗地，桂加附子真武痊。

［注］伤寒，谓伤寒无汗之实邪也。酒病，谓病酒状似中风也。桂勿与，谓皆勿与桂枝汤也。误与伤寒，则表气愈固，里气更逆，呕吐不已也。误与酒病，则湿热内酿，伤营吐血脓也。此皆误用桂枝汤之变证，当随其变证治之可也。尺迟，谓伤寒尺中脉迟也。服麻，谓服麻黄汤发汗，遂致汗出不止，名曰漏汗也。肢急，四肢拘急也。小便难，谓小便少而难也。伤寒脉证，当用麻黄汤发汗，若尺中脉迟，是营气不足，不可发汗。若误发之，则致漏汗恶风，四肢拘急，小便难等变证也。当以桂枝加附子汤救逆可也。微弱，谓大青龙证脉微弱也。汗风，谓大青龙证自汗恶风也。大青龙证脉不浮紧，若浮缓而微弱反汗出，是大青龙脉证未具也。误以大青龙发之，致其人厥冷筋惕，心悸头眩，热仍不退，身肉瞤动也。振振欲擗地，谓耸动不已，不能兴起欲堕于地也。此皆误与大青龙汤发汗之变证，当以真武汤救逆可也。详太阳篇。

三阳受病传经欲愈脉证

伤寒一日太阳病，欲吐烦躁数急传，阳明少阳证不见，脉静身和为不传。

［注］伤寒一日太阳受病，二日阳明受病，三日少阳受病，此其传经之常也。若初病颇欲吐，烦躁脉数急者，谓邪盛传经而不解也。二三日阳明少阳证不见，脉静身无所苦者，谓邪衰不传，欲自愈矣。

阳明表病脉证

葛根浮长表阳明，缘缘面赤额头疼，发热恶寒而无汗，目痛鼻干卧不宁。

［注］太阳未罢，又传阳明，太阳表邪怫郁，阳明肌热，为阳明经表病也。葛根表阳明，谓葛根汤主治阳明表病也。浮长，谓阳明之表脉也。缘缘面赤连额头疼，发热恶寒无汗，目痛鼻干卧不得宁，皆谓阳明经之表证也。用葛根汤解两经之邪也。详阳明篇。

阳明热病脉证

白虎烦渴热阳明，汗出身热脉长洪，不恶寒兮反恶热，合柴兼见少阳经。

［注］太阳已罢，而传阳明不传少阳，亦未入腑，其热渐深，表里俱热，为阳明经热病也。白虎热阳明，谓白虎汤主治阳明热病也。脉长洪，谓阳明之热脉也。烦躁口渴，引饮汗出身热，不恶寒反恶热，皆谓阳明经热病之证也。用白虎汤解阳明表里俱热也。阳明未罢，又传少阳，亦阳明热病也。合柴，谓白虎合小柴胡汤，治阳明经热证，兼见少阳经弦脉，寒热往来，口苦耳聋，目眩而呕，胸胁痛之病也。详阳明少阳篇。

阳明腑病脉证

胃实脉大腑阳明，大便难兮脾约同，蒸蒸潮热濈濈汗，满痛始可议三承。

［注］脉大腑阳明，谓热邪入腑，阳明当脉大也。曰胃实，曰大便难，曰脾约，谓腑病受邪之不同也。脾约者，太阳阳明也。胃实者，正阳阳明也。大便难者，少阳阳明也。皆为可下之证，不无轻重之别。然必蒸蒸潮热，身肢濈濈然汗出，或满或痛，始可议其微、甚，以三承气汤、麻仁丸下之可也。详阳明篇。

阳明慎汗慎清慎下

阳明表证反有汗，桂枝加葛中风传。热证无汗亡津液，燥渴仍从白虎痊。胃实汗热原应下，恶寒浮缓表为先。欲知定硬识失气，不转微涩下之冤。舌滑尿白小便数，便

硬休攻导自安。小便数多知便硬，无苦数少是津还。

［注］阳明表证应无汗，反有汗，是从风邪传来，仍从表治，宜用桂枝加葛根汤。阳明热证应有汗，反无汗，是或吐、或汗、或下，亡其津液。若无燥渴，则从表治，若有燥渴，仍从热治，宜用白虎汤。胃实自汗潮热，原应下之，若有恶寒浮缓之表，宜先解表。表解已，乃可攻之。欲知大便硬定未定，当少与小承气汤。转失气者，已成定硬，当与大承气汤攻之。若不转失气者，未成定硬，攻之必溏，勿更与也。若脉微涩者，亦不可下，下之则冤死也。舌滑、尿白、里热微也，虽小便数、大便硬，其热远在广肠，亦不可下，用蜜煎猪胆导法自可安也。凡小便数多，知大便必硬，虽大便硬而无或满、或痛之苦，当审其小便日几行，日减数少，是津液还于胃中，慎不可攻，不久必自大便出也。详阳明篇。

少阳脉证

往来寒热胸胁满，脉弦目眩而耳聋，口苦默默不欲食，心烦喜呕少阳经，或渴或咳身微热，或胁硬痛腹中疼，或悸不呕尿不利，舌胎滑白小柴宗。

［注］脉弦，谓少阳病脉也。往来寒热胸胁满，目眩耳聋，口苦默默不欲食，心烦喜呕，少阳经主证也。或渴、或咳身微热，或胁硬痛、腹中疼，或悸、不呕、尿不利、舌胎滑白者，皆少阳或有之证也。均宜小柴胡汤主之，随证加减治之可也。详少阳篇。

少阳病用柴胡汤加减法

胸烦不呕去参夏，加蒌若渴半易根，腹痛去芩加芍药，心悸尿秘苓易芩，胁下痞硬枣易蛎，不渴微热桂易参，咳去参枣加干味，小柴临证要当斟。

［注］少阳经主证，宜小柴胡汤主治也。其或有之证，务要临证斟酌加减可也。若胸中烦而不呕，去半夏、人参，加栝

蒌实。若渴者，以半夏易栝蒌根。若腹中痛，去黄芩加白芍。若心下悸，小便不利者，加茯苓去黄芩。若胁下痞硬，加牡蛎去大枣。若不渴外有微热者，去人参加桂枝微汗之。若咳者，去人参、大枣，加干姜、五味子。义详少阳篇小柴胡汤下。

少阳禁汗禁吐禁下

少阳三禁要详明，汗谵吐下悸而惊，甚则吐下利不止，水浆不入命难生。

［注］三禁，谓少阳禁吐、禁汗、禁下也。若误发汗，则生谵语，若误吐下，则心悸而惊。少阳经，即有心下硬，不可下；下之甚，则下利不止。即有胸中满，不可吐；吐之甚，则水浆不入，变成危候，命难生也。详少阳篇。

少阳可吐可汗可下

胸满热烦栀子豉，痞硬冲喉瓜蒂平，发热恶寒肢烦痛，微呕支结柴桂宁。郁郁微烦呕不止，心下痛硬大柴攻。误下柴胡证仍在，复与柴胡振汗生。

［注］上言其禁，恐失宜也；此言其可，贵变通也。胸满烦热，太阳、少阳轻邪也，宜栀子豉汤涌之。胸满痞硬，气上冲喉不得息者，太阳、少阳重邪也，宜瓜蒂散吐之。发热恶寒，四肢烦疼微呕，心下支结，太阳、少阳表证也，宜柴胡桂枝汤，微汗两解之。郁郁微烦，呕不止，心下痛硬，少阳、阳明表里证也，宜大柴胡汤缓攻两解之。误下不致变逆，柴胡证仍在者，复与柴胡汤以和解之。若解则必蒸蒸振汗出而解，以下后虚故也。详太阳、少阳篇。

三阳合病并病

合病两三经同病，并病传归并一经。二阳合病满喘发，自利葛根呕半同。太少利芩呕加半，明少弦负顺长生，滑数宿食大承气，三阳合病腹膨膨，口燥身重而谵语，欲眠

合目汗蒸蒸，遗尿面垢参白虎，浮大汗下禁当应。二阳并病汗不彻，面赤怫郁大青龙，表罢潮热手足汗，便难谵语大承攻。太少头项痛眩冒，心下痞硬如结胸，禁汗吐下惟宜刺，谵惊不食利多凶。

［注］一经未罢，又传一经，二经、三经同病，而不归并一经者，谓之合病。二经、三经同病，而后归并一经自病者，谓之并病。二阳，谓太阳、阳明也。太阳则有头痛、发热、恶寒、无汗，阳明则有肌热、恶热、心烦、不眠之证，相合同病也。满喘，谓二阳合病当下利不下利，更加胸满而喘，宜麻黄汤发之。自利，谓二阳合病当有之证，宜葛根汤也。呕半，谓二阳合病，不下利但加呕者，宜葛根汤加半夏也。同，谓二证同用葛根一方也。太少，谓太阳、少阳合病也。太阳则有头痛发热，恶寒无汗；少阳则有寒热往来，口苦耳聋，目眩胸胁痛之证，相合同病也。利芩，谓太阳、少阳合病当自下利，宜与黄芩汤也。呕加半，谓太阳、少阳合病不自利，但加呕者，宜黄芩汤加半夏也。若不呕利而见太阳、少阳之证，非合病也；宜用柴胡桂枝汤两解之。明少，谓阳明、少阳两经之证同见下利合病也。弦负，弦为少阳木脉，木胜则土负，负则死也。顺长生，长为阳明土脉，土盛则木不能灾为顺，顺则生也。滑数，谓阳明、少阳合病，下利粘秽者，脉必滑数，是宿食也，宜大承气汤；呕酸苦者，宜大柴胡汤。三阳，谓太阳、阳明、少阳合病也。腹膨膨，谓腹胀满也。口燥，谓口中干燥也。身重，谓身重难转侧也。谵语，谓妄乱言也。欲眠，谓喜睡也。合目汗蒸蒸，谓合目出热汗也。遗尿，谓失尿不知也。面垢，谓面似有油垢也。此皆三阳热盛，津液枯竭之证，设使脉浮，禁不可汗，脉大亦不可下，惟宜用白虎加人参，益气生津清热可也。若未经汗下，津液未伤，三阳合病，轻证惟宜柴葛解肌汤，清解三阳可也。二阳，谓太阳阳明并病也。汗不彻，谓邪在太阳，发汗未彻，又传阳明也。面赤，谓邪犹怫郁于太阳、阳明之表，未并阳明之

腑，宜大青龙汤解两经之热也。表罢，谓太阳证罢也。潮热、手足汗、大便难、谵语，谓已归并阳明腑也，宜大承气汤，攻阳明实热也。太少，谓太阳、少阳并病也。头项强痛，目眩昏冒，心下痞硬，如结胸证，谓太阳少阳二经之证尚未归并，其邪未定，禁不可汗下，惟宜刺大椎、肝俞、肺俞，以泻其热也。若误发汗，则必发谵语。若误吐下，则必心烦而惊，水浆不入，下利不止。变此恶候，命多凶也。义详合病并病篇。

三阴受病传经欲愈脉证

伤寒三日三阳尽，热微烦躁入阴传，其人能食而不呕，脉小尿清为不传。

〔注〕伤寒三日，三阳受邪为尽，三阴当受邪。其人身热虽微，而烦躁者，谓邪去阳入阴不解也。若其人反能食而不呕，脉静小，小便清，谓邪未入于阴为不传，欲自愈也。

太阴阴邪脉证

太阴阴邪沉迟脉，吐食腹满有时疼，手足自温利不渴，理中汤主悸加苓，腹满去术加附子，吐多去术加姜生，虽吐下多还用术，渴欲得水倍术宁，欲作奔豚术易桂，干姜寒倍参腹疼。

〔注〕太阴阴邪，谓邪从阴化之寒证也。脉沉迟，太阴阴邪脉也。吐食、腹满时痛，太阴里寒证也。手足自温，邪入阴也。自利不渴，脏无热也，宜理中汤主之。若心下悸，加茯苓。腹满，去术加附子。吐多，去术加生姜。虽吐若下利多，还用白术。若渴欲得饮水，仍倍加术。若脐下欲作奔豚，去术易桂。中寒倍加干姜，腹痛倍加人参。详太阴篇。

太阴阳邪脉证

阳邪嗌干腹满痛，误下时痛大实疼，大承桂枝加芍大，脉弱芍大当审行。

［注］阳邪，谓太阴邪从阳化之热证也。嗌干，谓咽干太阴热也。腹满痛，太阴有余证也。误下，谓误下邪陷太阴当分轻重也。时痛，谓腹有时痛，有时不痛，宜桂枝加芍药汤和之。大实痛，谓腹大满痛，无时不痛，宜桂枝加大黄汤下之。兼阳明胃实，以大承气汤下之。若脉弱即当行大黄芍药，宜斟酌减之，以其人胃气弱易动也。详太阴篇。

太阴阳明表里同病

腹满时减复如故，此是寒虚气上从，腹满不减不大便，转属阳明乃可攻。

［注］腹满时减，减复如故，谓腹时满时不满，而减复如常，此为太阴寒邪寒虚之气上逆之满，乃可温之证也，宜厚朴生姜甘草半夏人参汤。腹满不减，谓常常而满，终日不减，或不大便，此为转属阳明实热内壅之满，乃可攻之证也，宜大承气汤。详太阴篇。

少阴阴邪脉证

少阴阴邪脉沉细，背寒欲寐口中和，咽痛腹痛骨节痛，厥利清谷四逆瘥。

［注］少阴阴邪，谓邪从阴化之寒证也。脉沉细，少阴阴邪之脉也。背寒，谓背恶寒，阳气虚也。欲寐，谓但欲寐，阴气盛也。口中和，口中不干燥也。咽痛腹痛，下利清谷，寒盛于中也。骨节疼痛，四肢厥冷，寒淫于外也，宜四逆汤，温中散寒也。详少阴篇。

少阴阳邪脉证

少阴阳邪沉细数，口燥咽干大承汤，少阴心烦不得卧，黄连阿胶是主方。

［注］阳邪，谓少阴邪从阳化之热证也。少阴病但欲寐，阴邪则脉沉细无力，阳邪则脉加数而有力矣。始病即口燥咽

干，水不上升，热之甚也。宜大承气汤急下之，泻阳救阴也。少阴病但欲寐，二三日已上变生心烦不得眠，是阳邪乘阴，阴不能静也，宜黄连阿胶汤，清阳益阴也。详少阴篇。

少阴太阳表里同病

少阴脉沉反发热，麻黄附子细辛汤，若二三日无里证，减辛加草用之良。

［注］少阴病脉沉，为阴寒之证，当无热，今反发热，是兼有太阳表也。宜麻黄附子细辛汤，急温而散之。若二三日热仍不解，亦无里寒吐利之证，去细辛易甘草，缓温而和之。详少阴篇。

厥阴阴邪脉证

厥阴阴邪微细厥，肤冷脏厥躁难安，囊缩舌短胎滑黑，四逆当归四逆先，少满痛厥姜萸入，蛔厥静而复时烦，得食而呕蛔闻臭，烦因蛔动乌梅圆。

［注］厥阴阴邪，谓邪从阴化之寒证也。微细，厥阴阴邪脉也。厥，谓四肢厥冷也。肤冷，谓肌肤冷也。脏厥，谓寒阴脏厥也。躁难安，谓烦躁无有安时也。囊缩，谓外肾为寒收引缩入腹也，妇人则乳缩阴收也。舌短，谓舌缩短也。胎滑黑，谓舌胎不干而色黑也。四逆，谓四逆汤也。当归四逆，谓当归四逆汤也。先者，谓先服当归四逆汤也。少满痛，谓少腹满按之痛也。厥，谓厥冷也。姜萸入，谓当归四逆汤加入吴茱萸、生姜也。蛔厥，谓厥而吐蛔也。静而复时烦，谓烦时止时烦也。得食而呕蛔闻臭，谓呕因蛔闻食臭而始呕也。烦因蛔动，谓烦因蛔动而始烦也。乌梅圆蛔厥，谓宜用乌梅丸也。详厥阴篇。

厥阴阳邪脉证

阳邪热厥厥而热，消渴热气撞心疼，烦满囊缩舌焦卷，

便硬尚任大承攻，四逆不分四逆散，咳加姜味下利同，悸加桂枝腹痛附，下重薤白秘尿苓。

［注］阳邪，谓厥阴邪从阳化之热证也。厥，谓手足寒也。厥而复热，热而复厥，是为热厥。厥微热微，厥深热深也。消渴，谓饮水多而小便少也。热气上撞心疼，是火挟木邪而逆也。烦满，谓少腹烦满也。囊缩，谓外肾为热灼，筋缩入腹也。舌焦卷，谓舌胎干焦而卷也。便硬，谓大便硬，尚可任攻，宜大承气汤。四逆，谓四肢厥冷也。不分，谓寒热之厥，疑似不分也。宜四逆散，疏达厥阴。其厥不回，再审寒热可也。或咳加生姜、五味子。下利亦加，故曰同也。心下悸加桂枝，腹痛加附子，泻利下重加薤白，秘尿不利加茯苓。详少阴厥阴篇。

少阴厥阴外热里寒脉证

少阴里寒外热证，面赤身反不恶寒，厥利清谷脉微绝，通脉四逆主之先，利止参加脉不出，葱入面色赤炎炎，腹痛加芍咽桔梗，呕加圣药用姜鲜。

［注］少阴里寒外热之证，面赤不恶寒，格阳外热也。四肢厥冷，下利清谷，脉微欲绝，阴极里寒也，宜通脉四逆汤主之。服四逆汤下利止，脉仍不出加人参，面色赤者加葱，腹痛加芍药，咽痛加桔梗，呕加生姜。详少阴篇。

两　感

一日太阳少阴病，头痛口干渴而烦。二日阳明太阴病，满不欲食身热谵。三日少阳厥阴病，耳聋囊缩厥逆寒，水浆不入神昏冒，六日气尽命难全。

［注］两感者，脏腑表里同病也。一日，头痛，太阳也；口干烦渴，少阴也。二日，身热谵语，阳明也；腹满不欲食，太阴也。三日，耳聋，少阳也；囊缩而厥，厥阴也。传经之邪其为病也渐，两感之邪其为病也速。盖因阳邪酷烈，正不能御，

所以三日后水浆不入，六腑之气欲绝，昏不知人，五脏之神已败，而不即死者，赖有胃气未尽耳，故又三日其气乃尽而死。张洁古制大羌活汤，以羌、独、芩、连辈，辛甘以散太阳之表，苦寒以清少阴之热，施之于表里不急者，固为得法也。若夫一日则头痛口干烦渴，二日则身热谵语腹满不欲食，三日则耳聋囊缩而厥，水浆不入，昏不知人，传变如此迅速，恐用大羌活汤平缓之剂，反失机宜，当遵仲景治有先后之说，审其表里孰急，随证治之，犹或可活。故于此证初病，一日表里俱热者，依少阴病得之二三日，口燥咽干之法，用大承气汤重剂以泻阳邪之烈；表里俱寒者，依少阴病始得之，反发热脉沉之法，用麻黄附子细辛汤，以解阴邪之急。二日表里俱实者，依阳明病谵语有潮热，腹满时减，减不足言之法，用大承气汤攻之；表里虚者，依三阳合病，腹满身重，面垢谵语之法，用大剂白虎加人参汤清之。三日表里热者，依厥深热亦深之法，用大承气汤下之；表里寒者，依脉微欲绝手足厥寒之法，用当归四逆加吴茱萸生姜汤温之。缓则不及事矣。其间颇有得生者，后之学者其留意焉。

汗下失宜致变坏证

太阳三日已发汗，若吐若下若温针，不解致逆成坏证，观其脉证犯何经，难辨阴阳六经证，重困垂危莫可凭，惟用独参煎冷服，鼻上津津有汗生。

[注] 太阳病三日，已发汗不解，若吐、若下、若温针，苟或相当即成解证。如其不当，不但病不解，或因而致逆变成坏证，当观其脉证，知犯何经之逆。如汗后亡阳、渴躁谵语，下后寒中、结胸痞硬，吐后内烦腹满，温针后黄、衄、惊、狂之类，随证治之可也。甚或脉微欲绝，神昏不能言，循衣摸床，叉手冒心等，重困垂危，难辨阴阳，六经莫可凭之证。此时此际，惟用人参煎汤，徐徐冷服，以待其机。倘得鼻上津津有汗，则为可生之兆也。

表　证

表证宜汗太阳经，无汗发热恶寒风，头项强痛身体痛，若出自汗表虚明。

［注］表证，谓寒邪在表，无汗发热，恶寒恶风，头项强痛，身体痛也。太阳经主表，故曰表证。有是证无汗者，皆属表实。虽有是证，若自汗出者，皆属表虚，未可轻汗，即有风邪，只宜桂枝汤解肌可也。表实无汗，重者麻黄汤主之。轻者麻桂各半汤主之。时有汗时无汗者，桂枝二麻黄一汤主之。表实躁热甚者，三黄石膏汤主之。微者，大青龙汤主之。不躁有热者，桂枝二越婢一汤主之。以上表证，不必悉具，亦不论日之多寡，但见有头痛恶寒一二证，即为表未罢，虽有里证，当先解表。表解已，乃可攻之，临证者不可不详辨也。详太阳篇。

里　证

里证宜下不大便，恶热潮热汗蒸蒸，燥干谵语满硬痛，便溏为虚不可攻。

［注］里证，谓热邪内结，不大便，恶热潮热，自汗蒸蒸，口燥舌干谵语，腹满硬痛也。阳明腑主里，故曰里证。里实者，有脾约，有胃实，有大便难，三者均为可下之证，然不无轻重之别。三承气汤、脾约丸，量其可者而与之，庶乎无过也。若便溏为里虚，即有是证不可攻也。论中有急下数证，不待便实而下之者，是下其热也，非下其结也。义详阳明少阴篇。

阳　证

阳证身轻气高热，目睛了了面唇红，热烦口燥舌干渴，指甲红兮小便同。

［注］阳证，谓阳热之证也。不论三阴、三阳，凡见是证者，均为阳热有余也。阳主动，故身轻也。阳气盛，故气高

而喘也。阳主热，故口鼻气热也。阳主寤，故目睛了了而不眠也。目睛不了了，亦有热极朦胧似不了了，然必目赤多眵，非若阴证之不了了而神短无光也。阳气热，故身热，面唇红，指甲红也。阳热入里，故心烦，口燥，舌干而渴，小便红也。表实者，三黄石膏汤发之。里实者，三承气汤下之。表里不实而热盛者，白虎解毒等汤清之可也。详三阳篇。

阴　证

阴证身重息短冷，目不了了色不红，无热欲卧厥吐利，小便白兮爪甲青。

［注］阴证，谓阴寒之证也。不论三阴、三阳，凡见是证者，均为阴寒不足也。阴主静，故身重也。阴主寐，故目不了了但欲卧也。阳气虚寒，故息短口鼻气冷也。阴淫于外，故面无红色，四肢厥冷爪甲青也。阴邪入内，故呕吐，下利清谷，小便清白也。以上皆三阴寒证，临证者以附子、四逆、理中、吴茱萸等汤，择其宜而与之可也。详三阴篇。

阳盛格阴

阳盛格阴身肢厥，恶热烦渴大便难，沉滑爪赤小便赤，汗下清宜阴自完。

［注］经曰：阳气太盛，阴气不得相营也。不相营者，不相入也。既不相入，则格阴于外，故曰阳盛格阴也。其外证虽身肢厥冷，颇似阴寒，而内则烦渴，大便难，小便赤，恶热不欲近衣，爪甲赤，脉沉滑，一派阳实热证。汗下清三法得宜，则阳得以消，阴得以完全也。表实无汗，三黄石膏汤。里实不便，三承气汤。热盛无表里证，宜解毒白虎汤。

［集注］刘完素曰：蓄热内甚，脉须疾数，以其极热蓄甚而脉道不利，反致脉沉细欲绝。俗未明造化之理，反谓传为寒极阴毒者，或始得之，阳热暴甚，而便有此证候者，

或两感热甚者，通宜解毒加大承气汤下之。后热稍退而未愈者，黄连解毒汤调之。或微热未除者，凉膈散调之。或失下热极，以至身冷脉微而昏冒将死，若急下之，则残阴暴绝必死，盖阳后竭而然也。不下亦死，宜凉膈散或黄连解毒汤，养阴退阳，积热渐以消散，则心胸再暖而脉渐以生也。

阴盛格阳

阴盛格阳色浅赤，发热不渴厥而烦，下利尿清爪青白，浮微通脉复阳还。

［注］经曰：阴气太盛，阳气不得相营也。不相营者，不相入也。既不相入，则格阳于外，故曰阴盛格阳也。色浅赤，谓面色见浮浅之红赤色也。其外证面赤发热而烦，颇类阳热，其内则不渴，下利清谷，小便清白，爪甲青白，四肢厥冷，脉浮微欲绝，一派阴寒虚证。宜通脉四逆汤冷服之，从其阴而复其阳也。利止脉不出，加倍人参。下利无脉，宜白通加猪胆汁人尿汤。厥烦欲死，宜吴茱萸汤。

阳　毒

阳毒热极失汗下，舌卷焦黑鼻煤烟，昏噤发狂如见鬼，咽疼唾血赤云斑。六七日前尚可治，表里俱实黑奴丸，热盛解毒里实下，表实三黄石膏煎。

［注］阳毒，谓阳热至极之证也。失汗下，谓应汗不汗，应下不下，失其汗下之时也。热毒炎炎不已，故舌卷焦黑，鼻内生煤烟也。热毒内攻乘心，故神昏噤栗，发狂如见鬼神，咽疼唾血也。热毒外薄肌肤，故发赤色如锦云之斑也。六、七日前，谓日浅毒未深入，故尚可治。表里俱实，谓有是证，无汗不大便者，宜黑奴丸两解之。无表里实证热盛者，宜黄连解毒汤。兼燥渴者，合白虎汤清之。里实不便者，宜解毒承气汤下之。表实无汗者，宜三黄石膏汤发之。

阴　毒

阴毒寒极色青黑，咽痛通身厥冷寒，重强身疼如被杖，腹中绞痛若石坚，或呕或利或烦躁，或出冷汗温补先，无汗还阳退阴汗，急灸气海及关元。

［注］阴毒，谓阴寒至极之证也。血脉受阴毒邪，故面色青黑也。阴毒内攻于里，故咽痛腹中绞痛也。阴毒外攻于表，故厥冷通身，重强疼痛如被杖也，独阴无阳不化，故阴凝腹若石之坚硬也。或呕吐、或下利，或烦躁、或冷汗出，皆阳虚不足或有之证，均以温补为先，宜四逆汤倍加人参。若有是证，其人无汗，宜还阳散、退阴散，温而汗之，使寒毒散而阳伸也。凡遇此证，俱宜急灸气海、关元二三百壮，随服药饵，未有不生者也。

御纂医宗金鉴卷三十七

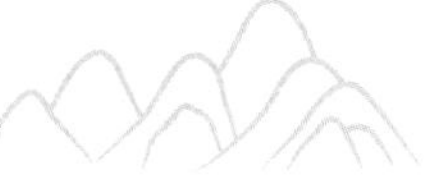

表热里热阴热阳热

发热无时热翕翕，炊笼腾越热蒸蒸，表热尿白里热赤，外需麻桂内凉承。燥干烦渴为阳热，厥利外热属阴经，阳热宜清白虎辈，阴热四逆与白通。

［注］发热无时热翕翕，谓发热无休止之时，若合羽外覆之表热也。炊笼腾越热蒸蒸，谓发热如炊笼蒸蒸内越之里热也。表热，热不在里，故尿白也；里热，故尿赤也。外需麻桂，谓表热无汗宜麻黄汤，有汗宜桂枝汤。内凉承，谓里热轻者宜凉膈散，重者宜三承气汤。发热兼口燥、舌干、烦渴者，为阳经之热也。发热兼厥冷、下利清谷者，属阴经之热也。阳热宜清，白虎解毒辈也。阴热宜温，四逆白通汤也。

［按］翕翕、蒸蒸发热，俱有汗，二证相类。若以翕翕之表热，误为蒸蒸之里热，下之则逆；若以蒸蒸里热，误为翕翕表热，汗之转伤。翕翕之汗热虽同蒸蒸，扪之自温，不似蒸蒸之汗热、扪之自有热气透手也。其间或有疑似难辨，又当审小便之白赤，舌胎之润燥，自可决也。

恶寒背恶寒辨

恶寒表里阴阳辨，发热有汗表为虚，发热无汗表实证，实以麻黄虚桂枝。无热恶寒发阴里，桂枝加附颇相宜，背寒口和阴附子，口燥渴阳白虎需。

［注］恶寒一证，有表里、阴阳之辨。发热恶寒发于阳表也，有汗宜桂枝汤，无汗宜麻黄汤。无热恶寒发于阴里也，有汗宜桂枝加附子汤，无汗宜麻黄附子细辛汤。背恶寒口和，谓口中不燥而和也；阴，谓属少阴也，宜附子汤。背恶寒口燥渴，谓口中燥而渴也；阳，谓属阳明也，宜白虎加人参汤。

［按］阴阳二经，恶寒虽同，其身有热无热则异也，一则汗之，二则温之。少阴、阳明之背恶寒虽同，其口中和、口中不和则异也，一则温之，一则清之。恶寒虽属轻微之证，仲景立法可辨，他可类推矣。

恶　风

风寒相因相离少，三阳俱有恶寒风，恶风属阳法从表，三阴恶寒无恶风。

［注］风寒二者，大率多相因而少相离，有寒时不皆无风，有风时不皆无寒，故三阳俱有恶寒恶风同见也。恶风与恶寒均表病也，法当从表；然风属阳、寒属阴，故三阴经证有恶寒而无恶风也。

头　痛

三阳头痛身皆热，无热吐沫厥阴经，不便尿红当议下，尿白犹属表未清。

［注］三阳，谓太阳、阳明、少阳也。头痛身皆热，谓三阳头痛身皆热也。三阳经头痛，法当从三阳治也。厥阴头痛，则多厥而无热，呕吐涎沫，是厥阴挟寒邪上逆也，宜吴茱萸汤温而降之。三阳头痛，若不大便、小便红赤，为里实热，法当议下，宜承气汤。若小便清白，即不大便，为里热未实，表尚未清，法当先从表治也。三阴经无头痛，惟厥阴有头痛，以其脉与督脉上会于颠也。三阴经无发热，厥阴少阴亦有发热，谓之反发热，以其脏有相火，阴盛格阳于外也。

项　强

项背几几强太阳，脉浮无汗葛根汤，有汗桂枝添葛入，脉沉栝蒌桂枝方。结胸项强如柔痉，大陷胸丸下必康。但见少阳休汗下，柴胡去半入蒌良。

［注］项强，太阳病也。项背强，太阳、阳明病也。几几，

拘强而甚之貌也。脉浮属二阳之表脉也。若无汗是从伤寒传来,宜葛根汤;有汗是从中风传来,宜桂枝加葛根汤。脉沉,谓邪已入胸里也,宜栝蒌桂枝汤。结胸,谓结胸病也,项强如柔痉,谓项强背反张,有汗如柔痉之状也,宜大陷胸丸。但见少阳,谓太阳、少阳并病之项强。休汗下,谓邪入少阳,不可更汗下也,宜柴胡汤去半夏加栝蒌主之。良,好也。栝蒌桂枝汤方在《金匮要略》。

身　痛

身痛未汗表实证,汗后身疼属表虚,桂加生姜参芍药,尺迟血少建中芪。少阴沉厥附子治,厥阴汗利四逆医,风湿尽痛难转侧,掣引烦疼桂附宜。

[注] 身痛,未汗属表实证,宜麻黄汤。汗后身疼,属表虚证,宜桂枝新加汤,即桂枝汤倍生姜、芍药加人参也。曰桂加,即桂枝汤加此也。尺迟血少建中芪,谓身痛尺中脉迟,是血少营气不足也,虽未经汗,不可发汗,宜建中汤加黄芪以补营血也。少阴,谓身痛见少阴沉脉,四肢厥冷也。附子治,谓宜附子汤治也。厥阴,谓身痛见厥阴厥逆,汗出不止,下利清谷也。四逆医,谓以四逆汤医也。风湿,谓风湿身痛也。尽痛难转侧,是湿则令人一身尽痛不能转侧。掣引烦疼,是风则令人筋脉牵引,烦疼不宁也。桂附宜,谓宜以桂枝附子汤也。

烦躁不眠懊憹

躁身不静烦心扰,不躁难眠作热观,懊憹烦甚无冷病,惟躁阴阳表里看。诸烦无论三法后,便软栀竹等汤煎,便硬白虎三承气,躁同阴见便属寒。

[注] 身为热动而不安谓之躁,心为热扰而不宁谓之烦。烦则扰于内,躁则动于外,故有心烦而无身烦,有身躁而无心躁也。大抵烦属阳,躁属阴。若懊憹心中反复颠倒,烦不得

眠，不与躁同见者，皆无冷病，当作热观也。惟躁则不然，当分表里阴阳取治。故太阳有不汗出而烦躁，谓之在表，大青龙证也。阳明有心下硬之烦躁，谓之在阳，白虎汤证也。三阴有吐利手足厥之烦躁，谓之在阴，四逆辈证也。诸烦，谓烦不眠懊侬也。无论三法后，谓不论已经、未经汗、吐、下三法之前后也。但大便不硬者，以竹叶石膏、温胆、栀子豉等汤主治可也。便硬者，量其热之深浅，以白虎、三承气汤主治可也。躁同阴见，谓躁同三阴证见，便属阴寒之躁，宜四逆、理中、吴茱萸汤主治可也。

自汗头汗

自汗热越多急下，更兼热利不休凶，头汗热蒸不得越，黄湿水火血皆成。

［注］自汗在太阳，谓之风邪，桂枝汤证也。在阳明，谓之热越，白虎汤证也。若大热蒸蒸汗出过多，则宜调胃承气汤，急下其热，救其津也。若更兼发热下利不休，内外两脱，故凶也。头汗出，剂颈而还，则为热不得外越，上蒸于首也。或因黄郁未发，或因湿家误下，或因水结胸蒸，或因火劫热迫，或因阳明蓄血，或因热入血室，皆令成之，则当分门施治可也。

手足汗

手足濈濈然汗出，便硬尿利本当攻，寒中汗冷尿不利，攻之固瘕泻澄清。

［注］胃主四肢为津液之主，今热聚于胃，蒸其津液，傍达于四肢，故手足濈濈然汗出，且小便自利，胃中津液必干，大便必硬，本当攻也。若中寒胃阳土虚，脾不约束，津液横溢，四肢犹如阴盛淫雨滂沱，故汗出而冷也。阳虚失运，中寒不化，故小便不利也。今虽便硬而手足汗出，非为热越者比，慎不可攻，攻之必变生，固瘕泄泻澄清不止也。

潮热时热

午后一发为潮热，无休发热汗蒸蒸，时热自汗无里证，先时与药桂枝称。

［注］潮热，阳明腑证也。阳明旺于申酉，故潮热发于午后，如潮信之不失，因名之曰潮热，可下之证也。无休发热汗蒸蒸，谓发热无休止之时，热气透手溱溱有汗，名曰蒸蒸发热，亦属阳明内实，可下之证也。时热自汗者，谓发热时轻时重而有自汗也，似潮热而次数，似蒸蒸而休止。潮热蒸蒸之热，则必兼有可下之证。时热时止之热，则必不兼可下之证，故曰：无里证也。因其无里证，热而有汗，知风邪留连在表不已，故用桂枝主治。然必先其发热汗出之时与桂枝汤也，盖桂枝不为时热自汗者设，而为时热自汗有表无里证者设也。此处重在无里证，非谓凡有时热自汗，皆可服桂枝汤也。

谵语郑声

谵语为实声长壮，乱言无次数更端；郑声为虚音短细，频言重复更呢喃。同阳经见均属热，同阴经见总为寒。阳无可攻当清解，阴不能温清补痊。

［注］言语心主之也。心气实热而神有余，则发为谵语。谵语为实，故声长而壮，乱言无次数数更端也。心气虚热而神不足，则发为郑声。郑声为虚，故音短而细，只将一言重复呢喃也。盖神有余，则能机变而乱言。神不足，则无机变而只守一声也。凡谵语、郑声与阳经同见者，均属热证，可以攻之；与阴经同见者，总为寒证，可以温之。若虽与阳经同见，而无可攻之证，不可攻之，当清解也；与阴经同见而无可温之证，不可温之，当清补也。

渴　证

三法伤津胃燥干，阳往乘阴渴亦然，渴欲饮水少少与，

莫使停留饮病干。太阳五苓尿不利，阳明白虎饮连连，少阳证具心烦渴，小柴去半粉加添。

［注］渴病，多因或汗、或吐、或下三法伤其津液，致令胃中干燥，故引饮也。阳邪往乘三阴，太阴则嗌干，少阴则口燥，厥阴则消渴。渴在三阴，阳邪亦属热伤津液，故曰渴亦然也。三阴之渴，治法详于三阴经内。凡渴欲饮水者，当少少与之，以滋胃干，胃和则愈，若恣意与饮之，不但渴不能愈，致水停留为病也。太阳之渴用五苓散者，以水停下焦，小便不利故也。阳明之渴用白虎者，以胃热饮水连连不已也。少阳寒热往来等证已具，心烦渴者，用小柴胡汤以和解，去半夏以避燥，加花粉以生津液也。

舌　胎

舌心外候本泽红，红深赤色热为轻，外红内紫为热重，滑白寒表少阳经，沉迟细紧脏寒结，干薄气液两虚空，黄黑胎润里热浅，焦干刺裂热深明，黑滑若与三阴见，水来克火百无生。

［注］舌者心之外候，色应红泽为无病也。若初感内外红深，则为有热。外红内紫，则为热甚。舌胎滑白，则为表寒。其胎渐厚，则为传少阳经也。热者宜辛凉汗之，寒者宜辛温汗之。在少阳者为胸中有寒，丹田有热也，小柴胡汤两解之。胸中指表也，浅也；丹田指里也，深也，非直指胸中丹田，谓半里之热未成，半表之寒犹在。故舌白一证，有寒有热也。若其胎滑厚与阴证脉同见，乃脏虚寒结，以理中加枳实温而开之。若其胎干薄与阳证同见，乃气虚液竭，以白虎加人参清而补之。若白胎渐变黄色，此为去表入里，其热尚浅，表不罢者，宜三黄石膏汤；已入里者，凉膈散。如焦干黑色，或芒刺裂纹，此为里热已深，宜栀子金花汤。兼满痛者，大承气汤。红，火色也；黑，水色也。与三阳证见，为热极反兼胜己之化，清之下之，尚可治也。若与三阴证见，则为水来克火，百无一

生。治者以生姜擦之，其黑色稍退，急用附子理中、四逆辈救之可生。

胸胁满痛

邪气传里必先胸，由胸及胁少阳经。太阳脉浮惟胸满，过经不解有阳明。干呕潮热胸胁满，大柴加硝两解行。心腹引胁硬满痛，干呕尿秘十枣攻。

［注］邪气传里必先自胸，若脉浮惟胸满而不及胁者，仍属太阳表分也，宜麻黄汤。因胸及胁而皆满者，属少阳经也，宜小柴胡汤。若十余日不解，而胸胁满，兼干呕潮热者，是少阳兼有阳明也，宜大柴胡汤加芒硝两解之。若表已解，心下及腹引胁、满硬而痛，干呕小便不利者，是停饮内实也，宜十枣汤攻之。

呕　证

呕病因何属少阳？表入里拒故为殃，太阳之呕表不解，食谷欲呕在胃阳，太阴有吐而无呕，厥阴涎沫吐蛔长，少阴呕利有水气，饮呕相因是水乡。

［注］呕病诸经皆有，因何属少阳也？因表邪入里，里气拒格，上逆作呕，故为殃属少阳也，宜小柴胡汤。心下硬而烦，或不大便，宜大柴胡汤。表不解之呕属太阳也，宜柴桂汤。食谷欲呕，属胃阳。胃阳，阳明也。属中寒，宜吴茱萸汤。得汤更呕属表热，宜葛根加半夏汤。呕吐涎沫，或呕吐蛔，属厥阴也，宜吴茱萸汤。吐蛔者，宜乌梅丸。呕而下利，是有水气，属少阴也，宜真武汤。饮而呕，呕而饮，饮呕相因不已，是停水也，宜五苓散。

往来寒热如疟寒热

往来寒热少阳证，寒热相因小柴胡，如疟寒热三五发，太阳麻桂等汤除。

［注］寒而热，热而寒，寒热相因不已，故名曰往来寒热，为少阳主证，宜小柴胡汤。寒热而有作止之常，一日一次，或隔日一次，谓之疟，属杂病也。寒热而无作止之常，日三五发，谓之如疟，属太阳经未尽之表邪也，宜麻桂各半汤。若热多寒少，宜桂枝二越婢一汤。若有汗，宜桂枝二麻黄一汤。若无汗，亦宜麻桂各半汤。此皆治太阳未尽之微邪法也。

目眩耳聋

少阳目眩神自正，诸逆昏乱不能生，重暍耳聋湿温汗，不语面色变身青。

［注］目眩者，目黑不明也。耳聋者，耳无所闻也。皆少阳经主证，非死候也。其目之明，其耳之聪，神自完整。若因三法失宜，致诸变逆坏证，目眩而神昏言乱，乃神散气脱之候，故曰不能生也。若因误发湿温家汗而不能言语，耳聋无闻，身青面色变者，名曰重暍，亦死证也。

腹满痛

腹满时痛不足证，腹满大痛有余名。误下邪陷太阴里，汗热便硬转阳明。

［注］腹满时痛为不足，桂枝加芍药汤，不愈，用理中汤。腹满大痛为有余，桂枝加大黄汤。此皆误下邪陷太阴之里证也。若潮热自汗，大便硬，则为太阴之邪转属阳明也，宜大承气汤。

吐　证

中寒吐食不能食，不渴而厥吐寒虚，得食吐渴火为逆，饮吐相因水病居。

［注］中寒吐食，谓中寒吐食不能食也。凡不渴而厥吐，是寒虚吐也，宜理中、吴茱萸辈。凡渴而得食即吐，是

火吐也，热实宜黄连解毒汤。热虚宜干姜黄连黄芩汤，或竹叶石膏汤。渴而饮，饮而吐，吐而复渴，水逆病也，宜五苓散。

热利寒利

热利尿红渴粘秽，寒利澄清小便白，理中不应宜固涩，仍然不应利之瘥。

［注］自利不渴者，属太阴寒也。下利欲饮水者，以有热故也。此以渴辨寒热也。小便黄赤，秽气稠粘者，皆热利也。小便清白，澄彻清谷，皆寒利也。热利有表证，轻者升麻葛根汤，重者葛根汤汗之。有里证者，量以三承气汤下之。无表里证，轻者宜黄芩汤，重者宜葛根黄连黄芩汤清之。寒利宜理中汤温而补之。若服理中汤不应者，此属下焦滑脱，宜赤石脂禹余粮汤固涩。仍然不应，此为清浊不分，水走大肠，宜五苓散或猪苓汤利之，可瘥也。

但欲寐

行阴嗜卧无表里，呼醒复睡不须惊，风温脉浮热汗出，多眠身重息鼾鸣。

［注］行阴欲寐嗜卧，少阴证也。若欲寐嗜卧无表里证，身和脉小，知已解也。然解后之睡，呼之则醒，醒而又睡，是阴气来复，非阴盛困阳，不须惊也。风温亦欲寐多眠，则有脉浮发热，汗出身重，鼻息鼾鸣之别也。

阴阳咽痛

咽痛干肿为阳热，不干不肿属阴寒，阳用甘桔等汤治，阴用甘桔附姜攒。

［注］咽痛一证，寒热皆有。咽干肿痛，为三阳热证，宜甘桔、半夏、苦酒、猪肤等汤调治。不干不肿而痛，为三阴寒证，宜四逆汤加桔梗主治也。

气上冲

气撞吐蛔厥阴本，无蛔阳表桂枝汤，少腹急引烧裩散，冲喉难息瓜蒂良。

［注］气撞吐蛔，谓厥阴本证也。无蛔，谓气撞不吐蛔，乃邪犹在阳表也，宜桂枝汤。少腹急引，谓气上冲，更少腹引阴急痛，乃阴阳易病也，宜烧裩散。冲喉难息，谓气上冲喉，胸满难以布息，乃寒实在胸也，宜瓜蒂散。

饥不欲食

饥不欲食吐蛔厥，下后不食属阳明，懊憹头汗栀子豉，厥紧心烦邪在胸。

［注］饥不欲食吐蛔厥，谓厥阴本证也。下后饥不能食属阳明也。阳明病则懊憹，心中烦甚，头上汗出，是热在胃中，宜栀子豉汤涌之。厥阴病则吐蛔、厥逆、脉微，今不微而紧更心烦者，非寒虚邪，是寒实邪，而在胸中，宜瓜蒂散吐之。

手足厥逆

太阴手足温无厥，少阴厥冷不能温，厥阴寒厥分微甚，热厥相因辨浅深。

［注］太阴经无厥逆，而有手足自温。少阴经有寒厥，而无热厥。厥阴经有寒、热二厥。寒厥者，只寒而不热也。热厥者，由热而厥，由厥而热，热厥相因无休歇也。当辨阴阳浅深，以当归四逆、承气等汤施治可也。详厥阴篇。

少腹满痛

少腹满而按之痛，厥逆尿白冷膀胱，不厥血蓄小便利，小便不利水为殃。

［注］少腹满按之痛，若四肢厥冷，小便清白者，是冷结膀胱，宜当归四逆加吴茱萸生姜汤。不厥冷，小便自利者，是血蓄膀胱，宜桃仁承气汤。小便不利者，是水蓄膀胱，宜五苓

散。若大小便不利者,是水热蓄结,宜八正散。

神昏狂乱蓄血发狂

神昏胃热重阳狂,三黄三承白解汤。蓄血发狂小便利,少腹硬痛属太阳。阳明蓄血大便黑,其人如狂而喜忘。桃仁承气抵当治,须识作汗奄然狂。

［注］神昏胃热,谓神昏是胃经热极乘心也。重阳狂,谓热入于阳则狂乱也。三黄,谓三黄石膏汤,治神昏狂乱表实无汗者也。三承,谓三承气汤,治神昏狂乱里实不便者也。白解汤,谓白虎解毒汤,治神昏狂乱,无表里证而热极者也。太阳蓄血发狂,则少腹硬痛,小便自利。若小便不利,是水热蓄也,非血蓄也。阳明血蓄如狂,则喜忘,大便黑。若大便不黑,是热极也,非血蓄也。蓄血轻者,桃仁承气汤,重者抵当汤,择而用之可也。然发狂证,亦有阳盛阴虚之人,作汗将解之时,奄然发狂,濈然汗出而解者,当须识之,不可以药也。

循衣摸床

循衣摸床有二因,太阳火劫热伤阴,小便利生不利死,阳明热极热弥深。皆缘三法失成坏,脉实堪下弱难禁,虚实阴阳难辨处,独参六味可回春。

［注］循衣摸床,危恶之证也。一因太阳火劫取汗,致阳盛伤阴。阴若未竭,则小便利,多生;阴若已竭,则小便难,多死。一因阳明热极,汗、吐、下三法失宜,致成坏证。其热弥深,脉实者,堪下则可治;脉弱者,不堪下则难治。此已成危恶坏证,往往阴阳虚实,医莫能辨,无下手处,当以大剂独参、六味、干生地黄汤,时时与之,每获生也。

太阳阳邪停饮

太阳阳邪有水逆,消渴发热汗出烦,小便不利水入吐,脉浮而数五苓攒。

［注］太阳阳邪，有水逆消渴之病，谓太阳中风，有渴欲饮水，水入即吐者，名曰水逆；饮水多而小便少者，名曰消渴。发热汗出，风邪也。烦，热也。小便不利，水入则吐，饮停也。浮数，风热脉也。均宜五苓散，多服暖水，令微汗出，外解太阳，内利停水则愈。若不能饮暖水，欲饮冷水者，是热盛也，以五苓散加寒水石、石膏、滑石可也。详太阳上篇。

太阳阴邪停饮

太阳阴邪有水气，伤寒无汗热烘烘，主证干呕咳微喘，外发内散小青龙。小便不利少腹满，下利除麻共入苓，噎麻易附喘加杏，渴加花粉减半平。

［注］太阳阴邪有水气，谓太阳伤寒表不解，发热无汗，兼有干呕而咳微喘，饮病之主证，宜以小青龙汤，外发寒邪，内散寒饮，则可愈也。或小便不利少腹满，或下利，或噎、或喘，或渴，此饮病或有之证，亦以小青龙汤主之。小便不利，少腹满，是水停下焦，大便下利，是水走大肠，俱除麻黄，共入茯苓，专渗利也。噎为内寒之甚，以麻黄易附子，散内寒也。喘气上逆，加杏仁以降逆也。渴加花粉，减去半夏，以避燥生津也。详太阳下篇。

少阴阳邪停饮

少阴阳邪有停饮，六七日反不得眠，下利而渴咳而呕，小便不利猪苓煎。

［注］少阴阳邪有停饮，谓少阴阳邪热证，兼有停饮病也。少阴病当欲寐，至六七日反心烦不得眠，是少阴热也，下利而渴，咳呕，小便不利，是水饮停也。以猪苓汤去其热而利其水可也。详少阴篇。

少阴阴邪停饮

少阴阴邪有水气，腹痛四肢重沉疼，小便不利自下利，或咳或呕真武平。咳加干姜辛味共，小便若利去茯苓，呕

去附子生姜倍，利去芍药入干宁。

［注］少阴阴邪有水气，谓少阴阴寒兼有水气病也。饮病主证，谓腹痛，四肢沉重疼痛，大便自利，小便不利，宜真武汤温中利水也。饮病或有之证，或咳，或小便利，或呕，或下利。咳加生姜、细辛、五味子。小便若利去茯苓。呕，去附子倍加生姜。利，去芍药入干姜也。

喘急短气

喘息喝喝数张口，短气似喘不抬肩，促难布息为实证，短不续息作虚观。内因饮病或痰热，外因阴阳表里看，直视神昏汗润发，脉微肢厥命难全。

［注］喘息，气急喝喝而数张口、抬肩、欠肚者，喘也。短气，则似喘非喘，而不张口抬肩也。二证皆胸中气病。肺主气，故属肺也。无论喘急、短气，若气促壅塞不能布息，为有余之实证。若气短空乏不能续息，为不足之虚证。内因，谓饮冷伤肺，或因痰热也。外因，谓形寒伤表，表主皮毛，肺之合也。皮毛受邪，其次及肤、及肌、及胸、及腹入胃，皆令病喘，当审阴阳表里，从化主治可也。喘急、短气，兼直视神昏，汗出润发，脉微四肢厥冷，皆死候也。与三阴寒证同见，是为阴喘，宜四逆加杏仁，五味子，虚者倍加人参。与三阳热证同见，是为阳喘，宜白虎、葛根黄芩黄连汤。与太阳表证同见，是为表喘，无汗者麻黄汤，兼烦躁者大青龙汤；有汗者桂枝加厚朴杏子汤。与阳明里证同见，是为里喘，宜大承气汤，兼结胸者，宜大陷胸丸。若兼水气，表实者，小青龙汤；表虚者及小便不利，均宜五苓散加葶苈子。里实者，宜葶苈大枣汤，兼腹胁硬痛者，宜十枣汤。里寒者，宜真武汤。若脉微细，口鼻气短喘乏，而无阴阳表里证，此气虚喘也，宜保元汤加五味子、杏仁。若喘而唾痰稠粘，喉间漉漉有声，此痰喘也，重者宜瓜蒂散、礞石滚痰丸，轻者二陈加苦葶苈子、苏子之类也。

心下悸

筑筑惕惕心动悸，怔怔忡忡不自安，饮多尿少为停水，厥冷汗后是虚寒。

［注］心下筑筑惕惕、怔怔忡忡，谓悸病之状也。饮水多而小便少，水停心下之悸也，宜茯苓甘草汤，或五苓散。厥冷为寒，宜真武汤。汗后为虚，宜小建中汤。或不因汗后，是虚之甚也，宜炙甘草汤。

战振栗

战身耸动栗心惏，振虽耸动比战轻，故振责虚因无力，栗战相交邪正争。此证若生三法后，虚其中外逆而成，不逆因和而作解，正胜邪却战汗平。

［注］战，谓身抖耸动也。栗，谓心内发惏也。振，亦耸动，比之于战则无力也。所以论中曰：振振者，皆责其虚也。栗，邪气为之也。战，正气为之也。邪正相交故争也。此证若生于汗、吐、下之后，是虚其中外而致逆也。若不致逆，邪因以衰，正因以和而作解，则为正胜邪却，战栗汗出而平也。

呃逆哕噫

呃逆今名饲古名，不似哕哕胃里声，饲声格格连声作，原夫脐下气来冲，颇类嗳噫情自异，均属气逆治能同。虚热橘皮竹茹治，二便不利利之宁，气不归原宜都气，寒虚丁萸附理中，痞硬下利生姜泻，痞硬噫气代赭功。

［注］今之名曰呃逆，即古之名曰饲也。饲者，气噎结有声也。世有以哕为呃逆者，盖不知哕哕之声，声从胃里出口，不似饲之格格连声，气从脐下来自冲脉，出口作声也。呃逆颇类嗳气、噫气。嗳气者，因饱食太急，比时作嗳，转食气也。噫气者，因过食伤食，越时作噫，食臭气也，故曰情自异也。但均属气逆为病，故曰治能同也。呃逆之病，胃气虚竭也。兼热者，以橘皮竹茹汤加柿蒂主之。兼大便不利，

以三承气汤主之。兼小便不利，以二苓散汤主之。兼肾虚不能摄冲脉之气归原，以都气汤加牛膝主之。兼寒虚，太阴手足温，以丁萸理中汤主之，少阴手足厥，更加附子。兼痞硬下利，以生姜泻心汤主之。兼痞硬噫气，以旋覆代赭石汤主之。

结　胸

按之满硬不痛痞，硬而满痛为结胸，大结从心至少腹，小结心下按方疼。热微头汗为水结，漱水不咽血结名，瘀衄未尽经适断，内实沉大审的攻。抵当桃仁大小陷，误攻浮大命多倾，不实浮滑小陷证，脏结悉具躁烦凶。

［注］伤寒下之太早则成痞硬，中风下之太早则成结胸，均为表邪乘虚入里。硬满按之而痛为结胸，实邪也。硬满按之不痛为痞硬，虚邪也。大结，谓大结胸，从心下至少腹，硬满而痛，手不可近者，宜大陷胸汤攻之。小结，谓小结胸，微结心下，按之方痛，不按不疼也，宜小陷胸汤开之。身有微热，头自汗出，兼有是证者，为水结胸也，宜大陷胸丸攻之。漱水不欲咽，兼有是证者，为血结胸也。血瘀不成衄解，或衄未尽，或妇人经来适断，皆能成之，宜抵当丸，或桃仁承气汤攻之。内实证实可攻也，沉大脉实可攻也，审其的当，则用抵当、桃仁承气、大陷胸汤丸以攻之。审若不内实，脉浮滑或脉浮大是未的也，乃小陷胸证，不可攻也。误攻之，定然凶也。脏结，谓状如结胸，舌胎白滑，脉浮而细也。悉具，谓结胸通腹，两胁皆硬满痛也，此证加之烦躁，凶死可知。

痞　硬

阳证痞硬为热痞，大黄黄连泻心宁，汗出恶寒寒热痞，附子泻心两收功。误下少阳发热呕，痞满半夏泻心能。虚热水气痞下利，心烦干呕腹雷鸣，虚热水气生姜泻，痞急气

逆甘草灵。桂枝表解乃攻痞，五苓烦渴利尿通。

［注］伤寒下早则成痞硬，中风下早则成结胸，此其常也。然论中中风下早未尝无痞硬，伤寒下早亦有结胸。大抵从虚化者多为痞硬，从实化者多结胸也。阳证心下痞硬为热痞，宜大黄黄连泻心汤。若阳证汗出恶寒，为寒热痞，宜附子泻心汤。误下少阳发热而呕，心下痞满，为呕逆痞，宜半夏泻心汤。阳证误下，心下痞硬，下利，心烦干呕，腹中雷鸣，胁下有水气，致小便不利，为虚热水气之痞，宜生姜泻心汤。若有是证，胁下无水气，其痞急益甚，为虚热客气上逆之痞，宜甘草泻心汤。凡有痞者，有无汗恶寒之表，宜桂枝汤表解已，乃可以大黄黄连泻心汤攻痞也。若有痞者，与泻心汤，痞不解其人烦渴，小便不利，先以五苓散，小便利后，乃可与诸泻心汤治痞也。

发　黄

湿热发黄头汗出，小便不利渴阳明。素有寒湿发汗后，黄从阴化太阴经。阳色鲜明阴色暗，太阳血蓄并狂生。表实麻翘赤小豆，茵陈里实栀子清。阴黄茵陈四逆主，便溏尿秘茵五苓。环口黧黑柔汗死，体若烟熏阳绝征。

［注］阳明病应遍身有汗，谓之热越。今头汗出，身无汗，是热不得越也。渴而引饮，小便不利，是停水也。热与湿瘀，从土而化，外薄肌肉，谓之湿热发黄也。或其人素有寒湿，为表邪遏郁，或已成黄，又经发汗，传入太阴，从阴而化，谓之湿寒发黄也。阳明属阳，故其色明亮。太阴属阴，故其色晦暗也。太阳蓄血亦有发黄，多与狂病并生，法当从蓄血治也。表实无汗发黄者，宜麻黄连翘赤小豆汤汗之。里实不便者，宜茵陈蒿汤下之。无表里证热盛者，宜栀子柏皮汤清之。阴证发黄者，宜茵陈四逆汤温之。若大便溏，小便秘，发黄者，宜茵陈五苓散利之。环口黧黑柔汗者，阴黄死证也。柔汗、谓冷汗也。身体枯燥如烟熏者，阳黄死证也。

疹　斑

伤寒疹斑失汗下，感而即出时气然。表邪复郁营卫分，外泛皮脉痧疹斑。痧白疹红如肤粟，斑红如豆片连连。红轻赤重黑多死，淡红稀暗是阴寒。未透升麻消毒治，热盛三黄石膏煎。已透青黛消斑饮，双解痧疹法同前。

［注］伤寒发斑、疹、痧，皆因汗下失宜，外邪复郁，内热泛出而成也。惟时气传染，感而即出，亦由疫之为病烈而速也。发于卫分则为痧，卫主气，故色白如肤粟也。发于营分则为疹斑，营主血，故色红肤浅为疹，深重为斑。斑形如豆，甚则成片连属。斑疹之色红者轻，赤者重，黑者死，此以热之深浅验死生也。若其色淡红而稀暗者，皆因邪在三阳，已成斑疹入里，邪从阴化，或过服冷药所致。是为阴斑、阴痧、阴疹，法当从阴寒主治也。斑出未透，表热轻者，宜升麻葛根汤，合消毒犀角饮治之。表热重者，宜三黄石膏汤发之。已透用青黛消斑饮，加减清之。痧疹初起，表里不清，用双解散先通表里，余法同前治之可也。

衄　血

阳明衄血热在里，太阳衄血热瘀经，太阳头痛目瞑兆，阳明漱水不咽征。衄后身凉知作解，不解升麻犀角清。未衄表实麻黄汗，里热犀角芩连同。

［注］阳明衄血热在里也，太阳衄血热瘀经也。太阳失汗则有头痛目瞑之兆，阳明失下则有漱水不欲咽之征。衄血之后，身凉脉静，知作解也。若仍不解，知衄未尽，热留于营也。无汗表热，宜升麻葛根合犀角地黄汤清解之；欲作衄未衄者，表实宜麻黄汤汗之，里热宜犀角地黄汤加芩连清之。若表实里热者，则又当合二方两解之。

吐　血

伤寒吐血多因逆，下厥上竭少阴经，三阳热盛宜清解，

血瘀胸满痛当攻，暴吐腐臭内溃死，过多血脱面无红，犀角桃仁宜拣用，救脱圣愈及养荣。

［注］伤寒吐血，皆因失汗、失下、火逆，以致邪热炽盛，沸腾经血故也。若血从口鼻耳目而出，小便难，此为强发少阴汗，名曰下厥上竭，为难治也。三阳热盛吐血，宜升麻葛根合犀角地黄汤，热甚加芩连清解可也。若血瘀则胸满或痛，当以桃仁承气合犀角地黄汤攻之。若暴吐腐臭之血，名曰内溃，内溃者死。若吐血过多，面唇无红色，名曰血脱。救脱，轻者以圣愈汤，重者以人参养荣汤。

大小便脓血

热在膀胱小便血，八正导赤利之佳，热瘀里急下脓血，黄连白头与桃花。

［注］阳经之热，下注膀胱，伤其营分，热少血多，瘀成血蓄。热多血少，热迫血行，血不得蓄，而走下窍，故尿血也，以八正散、导赤散利而清之。阴经之热，转迫阳明，伤其营分，瘀则血蓄，喜忘如狂。不蓄则便血，热腐则便脓。便脓热郁，里急下重，所必然也。轻者宜黄连阿胶汤，重者白头翁汤清之。滑脱者，桃花汤涩之可也。

颐　毒

伤寒发颐耳下肿，失于汗下此毒生，高肿焮红痛为顺，反此神昏命必倾。毒伏未发脉亦隐，冷汗淋漓肢若冰，烦渴不便指甲紫，颇似三阴了了轻。

［注］伤寒颐毒，皆因汗下失宜，毒热挟少阳相火上攻而成也。若其人阳气素盛，则高肿焮红疼痛，易于成脓，故为顺也，宜连翘败毒散散之。或其人阳气素虚，或服冷药过多，遏郁毒热，伏藏在里，内攻神昏，外毒漫肿，肉色不变，不疼木硬，则命必危也。毒伏未发之前，往往似三阴亡阳之证，脉隐不见，冷汗淋漓，肢冷若冰，但身轻目睛了了，烦渴不大便，指

甲红紫为异。此毒发始，临治不可忽也。

狐　惑

古名狐惑近名疳，狐蚀肛阴惑唇咽，病后余毒斑疹后，癖疾利后也同然。面眦赤白黑不一，目不能闭喜贪眠，潮热声哑腐秽气，能食堪药治多全。

［注］狐惑，牙疳、下疳等疮之古名也，近时惟以疳呼之。下疳即狐也，蚀烂肛阴；牙疳即惑也，蚀咽腐龈，脱牙穿腮破唇。毒因伤寒病后，余毒与湿䘌之为害也。或生斑疹之后，或生癖疾下利之后，其为患亦同也。其证则面色目眦或赤或白或黑，时时不一，喜睡目不能闭，潮热声哑，腐烂之处，秽气熏人。若胃壮能食，堪受攻病重药，或病之势缓，治多全也。

百　合

百合百脉合一病，如寒似热药无灵，饮食起居皆忽忽，如神若鬼附其形。脉数溺时辄头痛，溺时不痛淅淅风，溺时快然但头眩，六四二十病方宁。

［注］百合病者，谓伤寒过期，留连不解，不分经络百脉，悉合为一病也。如寒似热，诸药无灵。欲饮不能饮，欲食不能食，欲卧不能卧，欲行不能行，精神忽忽，如神若鬼附其形体，而莫知所适从也。如脉数、溺尿时辄头痛者，六十日乃愈。若溺尿时头不痛，惟淅淅然恶风寒者，四十日乃愈。若溺时快然，但头眩者，二十日乃愈。故曰：六四二十日病方宁也。

热入血室

妇人伤寒同一治，胎产经来热入室，昼日明了夜谵妄，小柴生地牡丹皮，无汗加麻有汗桂，汗后不解再加枝。寒热如疟加麻桂，中寒姜附不须疑，渴热白虎花粉葛，瘀血桃仁承气俱。产后胎前虽多证，不外阴阳表里医。

［注］妇人伤寒，与男子治法同也。惟产后、经来，邪热乘虚而入血室，另有治法。热入血室之证，昼日明了，夜则谵语妄见鬼状，宜小柴胡汤加生地丹皮。若无汗则为表实，加麻黄汗之。有汗则为表虚，加桂枝解之。若有发热恶寒之表，已经发汗，虽无汗不加麻黄，再加桂枝以解之，不可复用麻黄也。若有如疟之寒热，加麻黄桂枝两解之。若厥而下利，则为中寒，去黄芩加姜、附，不须疑也。若发热烦渴，则为里热，去半夏合白虎，或加花粉葛根。胸胁少腹或满硬、或作痛，则为瘀血，宜合桃仁承气汤攻之。产后胎前虽有多证，不能尽述，总不外阴阳表里之治，在临证者以意消息之耳。

食复劳复

新愈脏腑皆不足，营卫肠胃未通和，多食过劳复生热，枳实栀子大黄差。浮汗沉下小柴解，燥呕竹叶石膏合，气虚补中益气主，阴亏六味倍参多。

［注］新愈之后，脏腑气血皆不足，营卫未通，肠胃未和，惟宜白粥静养。若过食，胃弱难消，因复烦热，名曰食复。若过劳役复生热烦，名曰劳复。劳复者，宜枳实栀子豉汤汗之。食复者，宜枳实栀子豉加大黄汤下之。脉浮有表者，宜枳实栀子豉汤以汗解之。脉沉有里者，宜枳实栀子豉加大黄汤以下解之。若无表里证者，宜小柴胡汤以和解之。口躁烦渴喜呕者，宜竹叶石膏汤主之。若内伤气虚劳复者，宜补中益气汤主之。若犯内事阴亏者，宜六味生干地黄汤，气少者，倍加人参汤主之。

房劳复阴阳易

房劳复与阴阳易，二病情异证则同。病后犯色复自病，病传不病易之名。男女俱主烧裩散，少腹急痛引阴中，身重少气头眩晕，拘挛热气上冲胸。

［注］男女新愈交接，因而复病，名曰房劳复。男女新愈交接，病男传不病之女，病女传不病之男，名曰阴阳易，即交易之义也。犯是病者，男以女之裩裆，女以男之裩裆烧灰，白汤或酒，日三服之则愈。少腹急痛牵引阴中，身重少气，头目眩晕，四肢拘挛，热气冲胸，是其证也。

御纂医宗金鉴卷三十八

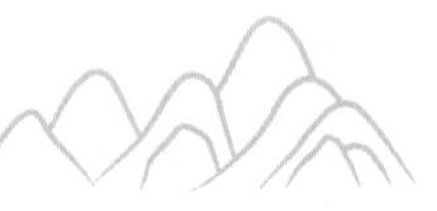

类伤寒五证

停痰　伤食　脚气　虚烦　内痈

相类伤寒有五证，头疼发热恶风寒，停痰头项不强痛，胸满难息气冲咽。伤食恶食身无痛，痞闷失气噫作酸，脚气脚膝胫肿痛，或为干枯大便难。虚烦微热无表里，内痈能食审疼缘，肺痈喘咳胸引痛，唾粘腥臭吐脓涎，胃痈当胃痛难近，肠痈肿痛少腹坚，身皮甲错腹中急，便数似淋证中看。

［注］类伤寒五证，初病之时，皆与太阳表证相类。一曰停痰：但胸满不得息气，上冲咽，头项不强痛，与伤寒异耳。一曰伤食：但身无痛，心下痞闷，失气，噫气，作酸，吞酸，与伤寒异耳。一曰脚气：但病起自脚，脚膝两胫肿痛，或干枯肿痛，名曰干脚气，大便硬难，与伤寒异耳。一曰虚烦：惟发热而烦，无表里证，与伤寒异耳。一曰内痈：其状颇类伤寒，但饮食如故，有痈痛之处，与伤寒异耳。胸中隐痛，或喘或咳，吐唾腥粘，是肺痈也。当胃作痛，手不可近，是胃痈也。少腹重痛，便数似淋，身皮甲错，是肠痈也。

同伤寒十二证

冬温　寒疫　瘟疫

春温夏热秋清凉，冬气冷列令之常，伤之四时皆正病，非时有气疫为殃。应冷反温冬温病，应温反冷寒疫伤，瘟疫长幼相传染，须识岁气汗攻良。

［注］冬病伤寒，春病伤风，夏病暑病，秋病疟疾，皆四时正令之常病也。若春应暖而反寒，夏应热而反凉，秋应凉而反热，冬应寒而反温，此非其时而有其气，疫为殃也。冬应冷

反温而病伤寒者，名曰冬温。春应温反寒而病伤寒者，名曰寒疫。若一时之气不正，长幼皆病，互相传染，名曰瘟疫。凡治此病，须识岁气太过不及，六淫胜复，人之强弱，脏之寒热，量其轻重，或汗或攻。轻以刘完素之双解散，重以李杲之二圣救苦丸，随证施治可也。

温病　热病

冬伤于寒春病温，夏日热病早亏阴，脉浮头疼发热渴，不恶寒兮是所因。无汗河间两解法，有汗清下早当寻，失治昏狂诸热至，无证随经以意神。

［注］经曰：冬伤于寒，春必病温，至夏为热病。热病者，皆伤寒之类也。冬伤于寒，谓冬伤正令微寒未即病也。早亏阴，谓冬不藏精之人，或辛苦之人，汗出内外失其固密，在冬则早已损伤肾脏阴气，阳热独治，所以至春一感微邪，即引内热，炎炎之势，不能已矣。故病而即渴不恶寒也。初病无汗有表证者，从刘完素两解汤治法可也。有汗内热盛者，或清或攻，急泻其阳而救其阴，若因循失治，昏狂诸热证至，则缓不及事也。无证，谓表里无证，当随六经以意消息治之，自可通神也。

风温

风温原自感春风，误汗灼热汗津生，阴阳俱浮难出语，身重多眠息鼾鸣，误下直视失溲少，被火发黄瘛疭惊，葳蕤桂枝参白虎，一逆引日再命终。

［注］冬伤于寒不即病者，复感春寒，名曰温病；复感春风，名曰风温。风温有汗，不可汗也。若误汗之，益助火邪，则身热如火，自汗津津不止，言语难出，身重多眠，鼻息鼾鸣也。风温阳阴脉俱浮，不可下也。若误下之，热陷膀胱，竭其津液，则直视失溲，小便少也。风湿热盛，若误以火熏蒸强汗，火旺津亡，则发黄色，瘛疭惊痫也。风温之证，不可汗下，主以葳蕤汤。若脉虚汗多，主以桂枝合人参白虎汤。一逆引日再命终，谓一逆尚可引日，若汗而又下，下而又火，则为再

逆，是促命期也。

温疟

温疟得之冬中风，寒气藏于骨髓中，至春邪气不能发，遇暑烁髓消肌形。或因用力腠发泄，邪汗同出故热生，衰则气复寒后作，证同温热治相同。

［注］经曰：温疟得之冬中于风，寒气藏于骨髓之中，至春阳气尚微，邪气不得自出，因值大暑，烁脑髓消肌肉，腠理发泄，或有所用力，邪气与汗同出，出则阴虚而阳盛，故热生也。衰则气复入，入则阳虚而阴盛，故后作寒也。其证同温热，治亦相同也。

湿温

温复伤湿湿温病，身重胸满及头疼，妄言多汗两胫冷，白虎汤加苍术苓。

［注］温病复伤于湿，名曰湿温。其证则身重胸满，头疼妄言，多汗两胫逆冷，宜白虎汤加苍术、茯苓，温、湿两治法也。

中暍　温毒　风湿

温病中暍温毒病，证同温热热尤炎。伤湿汗出当风立，风湿发热重疼牵。

［注］中暍，即中暑也。温热之病复中于暑，名曰温毒证；治同乎温热，但热尤盛也。伤湿之病复感于风，名曰风湿；其证发热身重，疼痛牵掣也，治法已详于身痛矣。中暍详在暑门。

痉证

痉证反张摇头噤，项强拘急转侧难，身热足寒面目赤，须审刚柔治法全。

［注］风湿寒之邪合而为痉，其证则背反张，摇头口噤，项强拘急，转侧艰难，身热足寒，面目赤色也。须审刚柔治之可痉也。风湿盛者则有汗，为柔痉。风寒盛者则无汗，为刚痉。均以小续命汤主之。刚痉去附子，柔痉去麻黄。表实者去参、附，

加羌活、独活。里实者去参、附，加芒硝、大黄。甚者则以葛根汤、桂枝加葛根汤发之。此治痉之大略也，详在痉门。

易愈生证

神清色泽亮音声，身轻肤润脉和洪，忽然口噤难言躁，脉即停伏战汗宁。饮多消散知酿汗，能食脉浮表还平，子得午解阳来济，午得子解是阴从。

［注］易愈之病，取于神则神清，取于色则色泽，取于声则音长，取于体则身轻，取于皮则肤润，取于脉则和洪，皆一派不死之证，故曰生证也。若有如是之生证，忽然口噤不语，烦躁而甚，六脉停伏，宜谨察之，非变凶也，乃邪正交争，生战汗之候，为将愈之兆也。凡伤寒渴者，多阳证易愈，若忽然饮多寻常，消散无停，知酿汗而作解也。伤寒多不能食，若忽然能食且脉浮，知胃和邪还于表而作解也。若不即解者，阴阳未得其时也，子时得之午时必解，阳济阴生而解也，午时得之子时必解，阴从阳化而解也。

难治死证

伤寒死证阳见阴，大热不止脉失神，阴毒阳毒六七日，色枯声败死多闻。心绝烟熏阳独留，神昏直视及摇头。环口黧黑腹满利，柔汗阴黄脾败由。肺绝脉浮而无胃，汗出如油喘不休。唇吻反青肢冷汗，舌卷囊缩是肝忧。面黑齿长且枯垢，溲便遗失肾可愁。水浆不入脉代散，呃逆不已命难留。大发风温而成痉，湿温重暍促命终。强发少阴动经血，口鼻目出厥竭名。汗后狂言不食热，脉躁阴阳交死形。厥冷不及七八日，肤冷而躁暂难宁，此病名之曰脏厥，厥而无脉暴出凶，厥而下利当不食，反能食者名除中。

［注］病有生死，治有难易。生病不药可愈，死病虽药莫救。何则？以阴阳邪正有盛衰也，正盛邪衰则生，阴盛阳衰

则死。伤寒阳证，见浮大数动滑之阳脉，则易愈而生，见沉微涩弱弦之阴脉，则难治而死。故阴病见阳脉者生，阳病见阴脉者死也。大热不止，邪盛脉失神，正虚。正虚邪盛，故死也。阴毒阳毒，亢极不生化也。色枯声败，内外两夺也，故均主死。形若烟熏，神昏直视摇头者，此阳邪独留，攻心而绝也。环口黧黑，腹满下利不止，柔汗阳黄者，此为脾绝也。脉但浮无胃，汗出如油，喘息不休者，此为肺绝也。唇吻反青，四肢冷汗，舌卷囊缩，此为肝绝也。面黑齿长枯垢，溲便遗失者，此为肾绝也。水浆不入，生无所赖也。脉代散，真气衰散也。呃逆无休，元气不藏也。误发风温之汗，因而成痉。误发湿温之汗，名曰重暍，皆促人命也。强发少阴汗，动其经血，从口鼻目出，名曰下厥上竭。以上皆死之候也。汗后狂言不食，仍复发热，不为汗衰，脉躁疾者，名曰阴阳交，死之形也。厥逆不回，至七八日即通，身肤冷而躁，无暂宁时者，名为脏厥，为阴邪盛极，真阳飞越也。凡厥逆而甚者，多无脉，服四逆、白通等汤，脉微续者，真阳渐复也。脉暴出者，回光反照也。凡厥逆多下利，当不能食，今反能食，名曰除中。中者，胃也。除者，去也，谓胃气已去，即反能食，亦无补于胃也。故仲景曰：除中者死。凡诸病久不能食，忽然大能食而即死者，亦此类也。

汇　方

桂枝汤　小建中汤　当归建中汤　黄芪建中汤　桂枝加葛根汤　桂枝新加汤　当归四逆汤　当归四逆加吴茱萸生姜汤　桂枝加附子汤　芍药甘草汤　桂枝甘草汤

桂枝芍药草姜枣，加饴归芪曰建中，加葛根汤加干葛，新加倍芍加参称。当归四逆归通细，更加吴萸姜用生，加附子汤加附子，去桂去芍两名兴。

［注］桂枝汤，桂枝、芍药、甘草、生姜、大枣也。依本方倍芍药加饴糖，名小建中汤；更加当归，名当归建中汤；更加

黄芪，名黄芪建中汤。依本方加葛根，名桂枝加葛根汤。依本方倍芍药加人参，名桂枝新加汤。依本方加当归、通草、细辛，名当归四逆汤；更加吴茱萸、生姜，名当归四逆加吴茱萸生姜汤。依本方加附子，名桂枝加附子汤。依本方去桂枝，名芍药甘草汤。依本方去芍药，名桂枝甘草汤。

桂枝去芍药加茯苓白术汤　苓桂术甘汤　茯苓甘草汤　茯苓桂枝甘草大枣汤

桂枝去芍加苓术，苓桂术甘去枣姜，茯苓甘草生姜桂，加枣除姜大枣汤。

［注］桂枝去芍药加茯苓白术汤，即桂枝、甘草、生姜、大枣、茯苓、白术也。依本方减去大枣、生姜，即苓桂术甘汤也。茯苓甘草汤，即茯苓、甘草、桂枝、生姜也，依本方加大枣减生姜，即茯苓桂枝甘草大枣汤也。

葛根汤　桂枝麻黄各半汤　桂枝二麻黄一汤　桂枝二越婢一汤

葛根桂枝加麻葛，合麻桂麻各半汤，桂二麻一麻减半，桂二越一桂倍方。

［注］葛根汤，即桂枝汤加麻黄、葛根也。桂枝麻黄各半汤，即桂枝汤、麻黄汤二方合剂也。桂枝二麻黄一汤，即桂枝汤合减一半麻黄汤也。桂枝二越婢一汤，即越婢汤合加一倍桂枝汤也。

麻黄汤　大青龙汤　越婢汤　越婢加附子汤　越婢加半夏汤

麻黄麻桂甘草杏，加膏姜枣大青龙，越婢大青减桂杏，加附加半风水清。

［注］麻黄汤，麻黄、桂枝、甘草、杏仁也。依本方加石膏、生姜、大枣，名大青龙汤。依大青龙汤减桂枝、杏仁，名越婢汤，治风水病之肌热者。若阳虚恶寒，加附子，名越婢加附子汤。喘咳上气，加半夏，名越婢加半夏汤。当清别而施治也。

麻黄加术汤　三拗汤　麻杏石甘汤

麻黄加术风湿痛，三拗去桂喘寒风，加膏麻杏石甘剂，外寒内热喘收功。

［注］麻黄加术汤，即麻黄汤加白术也，治风湿在表身痛。麻黄汤去桂枝，名三拗汤，治风寒表实而喘。三拗汤加石膏，名麻杏石甘汤，治内热表寒无汗而喘。

麻黄附子细辛汤　麻黄附子甘草汤

麻黄附子细辛汤，减辛加草甘草方，两感太阳少阴证，能发表水里寒凉。

［注］麻黄附子细辛汤，即此三味也。去细辛加甘草，名麻黄附子甘草汤。不但能发两感太阳、少阴表热里寒之证，且能发太阳、少阴表水里寒之肿也。

小青龙汤　附子汤　真武汤

桂芍干姜辛半味，麻黄甘草小青龙，附子术附参苓芍，真武无参有姜生。

［注］小青龙汤，桂枝、白芍、干姜、细辛、半夏、五味子、麻黄、甘草也。附子汤，白术、附子、人参、茯苓、白芍也。真武汤，即附子汤除去人参加生姜也。

干姜附子汤　白通汤　白通加人尿猪胆汁汤　四逆汤　通脉四逆汤　茯苓四逆汤　理中汤　桂枝人参汤　附子理中汤　治中汤

姜附加葱白通剂，更加尿胆治格阳，加草四逆葱通脉，加参茯苓四逆方。理中参术干姜草，加桂桂枝人参汤。加附名曰附子理，加入青陈治中汤。

［注］干姜、附子，名曰干姜附子汤。依本方加葱，名曰白通汤，更加人尿、猪胆汁，名白通加人尿猪胆汁汤。依本方加甘草，名四逆汤，更加葱白，名通脉四逆汤。依四逆汤方，加人参、茯苓，名茯苓四逆汤，温中利水。人参、白术、干姜、甘草，名理中汤。依理中汤方加桂枝，名桂枝人参汤。依理中汤方加附子，名附子理中汤。依理中汤方加青皮、陈皮，名治

中汤，温中理气。

五苓散　春泽汤　五苓甘露饮　苍附五苓散　茵陈五苓散　胃苓汤

五苓停水尿不利，内蓄膀胱外太阳，二苓泽术桂分用，虚渴加参春泽汤。甘露寒水膏滑入，苍附内寒附子苍，茵陈发黄小便涩，食泻合胃胃苓方。

［注］五苓散，即茯苓、猪苓、泽泻、白术、桂枝也。治水停小便不利，少腹满，则为内蓄膀胱。若不兼太阳头痛、恶寒、发热、自汗之表，则不用桂枝而用肉桂，故曰桂分用也。治诸虚饮渴，加人参，名春泽汤。治水停内热。加寒水石、滑石、石膏，名五苓甘露饮。治水停内寒，加附子、苍术，名苍附五苓散。治内瘀湿热，小便不利，发黄，加茵陈名茵陈五苓散，治停水伤食泄泻。合平胃散名胃苓汤。

栀子豉汤　栀子甘草豉汤　栀子生姜豉汤　枳实栀子豉汤　枳实栀子豉加大黄汤　栀子干姜汤　栀子厚朴汤

栀豉加草加生姜，枳实栀豉加大黄，去豉栀子干姜入，枳朴栀子厚朴汤。

［注］栀子、淡豆豉，名栀子豉汤。加甘草名栀子甘草豉汤，加生姜名栀子生姜豉汤，加枳实名枳实栀子豉汤。依枳实栀子豉方加大黄，名枳实栀子豉加大黄汤。去豉加干姜，名栀子干姜汤。去豉加枳实厚朴，名栀子厚朴汤。

麻黄连翘赤小豆汤　栀子柏皮汤　茵陈蒿汤

麻黄连翘赤小豆，梓皮杏草枣生姜，栀子柏皮茵陈草，茵陈蒿汤茵栀黄。

［注］麻黄连翘赤小豆汤，即麻黄、连翘、赤小豆、生梓白皮、杏仁、甘草、大枣、生姜也。如无梓皮，以茵陈代之。栀子柏皮汤，即栀子、黄柏、甘草也，此方当有茵陈。茵陈蒿汤，即茵陈栀子大黄也。

大黄黄连泻心汤　附子泻心汤　甘草泻心汤　半夏泻心汤　生姜泻心汤　旋覆代赭石汤

大黄黄连泻心浸，附子煮汁大连芩。甘草芩连干半枣，半夏同上更加参。生姜泻心生姜入，覆赭姜枣半甘参。

［注］大黄黄连泻心汤，即大黄、黄连，滚汤浸而服也。附子，谓附子泻心汤也，附子煎汁，大黄、黄连、黄芩，浸而对服。甘草泻心汤，即甘草、黄芩、黄连、干姜、半夏、大枣也。半夏泻心汤，即同上方加人参也。生姜泻心汤，即半夏泻心方再加生姜也。旋覆代赭石汤，即旋覆花、代赭石、甘草、半夏、大枣、生姜、人参也。

十枣汤　白散方　调胃承气汤　大陷胸汤　大陷胸丸　小陷胸汤

十枣芫花甘遂戟，白散桔贝巴霜俱。调胃大黄芒硝草，大陷去草入遂须，为丸更加杏葶蜜，小陷连半栝蒌实。

［注］十枣汤，即十枚大枣，芫花、甘遂、大戟也。白散，即桔梗、贝母、巴豆霜也。调胃承气汤，即大黄、芒硝、甘草也。大陷胸汤，即调胃承气汤去甘草加甘遂些须也。大陷胸丸，即大陷胸汤加杏仁、苦葶苈子、蜜也。小陷胸汤，即黄连、半夏、栝蒌实也。

小承气汤　大承气汤　麻仁丸　桃仁承气汤　抵当汤丸　三一承气汤　黄龙汤

小承大黄同枳朴，加硝即是大承方。麻仁小承麻杏芍，桃仁调胃桂枝长。抵当汤丸分微甚，俱用桃黄水蛭虻。三承合一名三一，加参归桔黄龙汤。

［注］小承气汤，即大黄、枳实、厚朴也。依本方加芒硝，即大承气汤。麻仁丸，即小承气汤方加麻仁、杏仁、芍药也。桃仁承气汤，即调胃承气汤加桃仁、桂枝也。抵当汤丸，分病之微甚，俱用桃仁、大黄、水蛭、虻虫四味也。三承，谓大承气、小承气、调胃承气。三方合为一方，名曰三一承气汤。依三一承气方，再加人参、当归、桔梗，名曰黄龙汤。

小柴胡汤　大柴胡汤　柴胡加芒硝汤　柴胡桂枝汤

小柴芩半人参草，大柴芩半枳芍黄。小柴胡加芒硝入，合桂柴胡桂枝汤。

［注］小柴胡汤，即柴胡、黄芩、半夏、人参、甘草也。大柴胡汤，柴胡、黄芩、半夏、枳实、芍药、大黄也。柴胡加芒硝汤，即小柴胡汤方加芒硝也。柴胡桂枝汤，即桂枝汤、小柴胡汤，二方合为一方也。

猪苓汤　白虎汤　竹叶石膏汤

猪苓二苓胶滑泽，白虎膏知甘草粳。竹叶石膏除知母，加参半竹麦门冬。

［注］猪苓汤，即猪苓、茯苓、阿胶、滑石、泽泻也。白虎汤，即石膏、知母、甘草、粳米也。竹叶石膏汤，即白虎汤除知母，加人参、竹叶、半夏、麦门冬也。

炙甘草汤

汗下烦悸小建治，水悸茯苓甘草君，虚悸肺痿炙甘草，地阿桂酒麦酸参。

［注］汗下后虚烦而悸，宜小建中汤治之。心下悸，若饮水多小便少，谓之水悸，宜茯苓甘草汤。若因汗下后，谓之虚悸，宜炙甘草汤，即炙草、生地、阿胶、桂枝、麦冬、酸枣仁、人参、生姜、大枣、酒煎也。肺痿用麻仁可也。

桃花汤　赤石脂禹余粮汤　黄芩汤　白头翁汤

桃花干姜石脂糯，石脂禹粮固脱功，黄芩甘草芍大枣，连柏秦皮白头翁。

［注］桃花汤，即干姜、赤石脂、糯米也。赤石脂禹余粮汤，即此二味也。黄芩汤，即黄芩、甘草、白芍、大枣也。白头翁汤，即黄连、黄柏、秦皮、白头翁也。

葛根黄连黄芩汤　干姜黄连黄芩汤　黄连汤　黄连阿胶汤

葛根连芩汤甘草，干姜连芩汤人参，连参桂草干半枣，连胶芩芍卵黄新。

［注］葛根黄连黄芩汤，即此三味加甘草也。干姜黄连黄芩汤，即此三味加人参也。黄连汤，即黄连、人参、桂枝、甘草、干姜、半夏、大枣也。黄连阿胶汤，即黄连、阿胶、黄芩、白芍、鸡子黄也。

四逆散　吴茱萸汤　乌梅丸

柴芍枳草四逆散，人参姜枣吴茱萸。乌梅参归连柏细，椒姜桂附苦酒需。

［注］四逆散，即柴胡、白芍、枳实、甘草也。吴茱萸汤，即人参、生姜、大枣、吴茱萸也。乌梅丸，即乌梅、人参、当归、黄连、黄柏、细辛、川椒、干姜、桂枝、附子为末，苦酒为丸也。

伤寒附法

伤寒传变大法，已详《伤寒论注》及《心法要诀》中矣。然近世治四时伤寒者，咸用河间两解等法，每多神效，诚治斯证之捷法也。今复采双解散、防风通圣散诸经验名方，编为歌诀，附于心法之后，俾后之学者，知所变通，庶几于伤寒一证，经权常变，有所遵循，而无遗法云。

双解散完素解利初法

双解通圣合六一，四时温热正伤寒。两许为剂葱姜豉，汗下兼行表里宣。强者加倍弱减半，不解连进自然安。若因汗少麻倍入，便硬硝黄加倍添。

［注］名曰双解散者，以其能发表攻里，即防风通圣散、六一散二方合剂也。河间制此，解利四时冬温春温，夏热秋热，正令伤寒。凡邪在三阳表里不解者，以两许为剂，加葱、姜、淡豆豉煎服之，候汗下兼行，表里即解。形气强者，两半为剂，形气弱者，五钱为剂。若初服因汗少不解，则为表实，倍加麻黄以汗之。因便硬不解，则为里实，倍加硝黄以下之，连进二三服，必令汗出下利而解也。今人不知其妙，以河间过用寒凉，仲景伤寒初无下法，弃而不用，深可惜也。不知其法神捷，莫不应手取效，从无寒中痞结之变，即有一二不解

者，非未尽法之善，则必已传阳明，故不解也。防风通圣散详在后。

河间解利后法

汗下已通仍不解，皆因不彻已传经。内热烦渴甘露饮，甚用白虎解毒清。有表热烦柴葛解，表实大热三黄宁。里热尿赤凉天水，胃实不便大柴承。

［注］服双解散，汗下已通而仍不解者，皆因汗之不彻，或已传经治之不及也。若表已解而里有微热烦渴者，用桂苓甘露饮，以和太阳之里。若内热太甚，大热、大烦、大渴者，用白虎汤合黄连解毒汤，以清阳明之里。若表未解又传阳明，身热而烦，用柴葛解肌汤，以解两阳之邪。若表实无汗，大热而烦，用三黄石膏汤以清表里之热。若里有热，尿赤而涩者，用凉膈散合天水散以清利之。若胃实潮热不大便有微表者，用大柴胡汤下之，无表者三承气汤下之。桂苓甘露饮、白虎汤、大柴胡汤、三承气汤，已详伤寒要诀。六一散、凉膈散，详在《杂病要诀》。

防风通圣散

防风通圣治风热，郁在三焦表里中，气血不宣经络壅，栀翘芩薄草归芎，硝黄芍术膏滑石，麻黄桔梗共防荆。利减硝黄呕姜半，自汗麻去桂枝增。

［注］此方治一切风火之邪，郁于三焦表里经络，气血不得宣通。初感发热头痛，肤疹传经，斑黄抽搐，烦渴不眠，便秘尿涩，皆可服之，功效甚奇，用之自知其妙也。

柴葛解肌汤

四时合病在三阳，柴葛解肌柴葛羌，白芷桔芩膏芍草，利减石膏呕半姜。

［注］此方陶华所制，以代葛根汤。凡四时太阳、阳明、少阳合病轻证，均宜以此汤增减治之。增减者，谓如无太阳证者，减羌活，无少阳证者，减柴胡也。即柴胡、葛根、羌活、白芷、桔梗、赤芍、石膏、黄芩、甘草也。下利减石膏，以避里虚

也。呕加半夏、生姜，以降里逆也。

黄连解毒汤　栀子金花汤　三黄石膏汤

阳毒热极疹斑呕，烦渴呻吟谵语狂，下后便软热不已，连芩栀柏解毒汤。里实便硬当攻下，栀子金花加大黄；表实膏麻葱豆豉，下利除膏入葛良。

〔注〕阳毒热极等证，或下后便软，壮热不已，宜黄连解毒汤，即黄连、黄芩、黄柏、栀子也。若里实便硬当攻下者，宜加大黄，名栀子金花汤。若表实无汗，当发汗者，宜加石膏、麻黄、淡豆豉、葱白，名三黄石膏汤。下利者，减石膏加葛根，避里不实也。

消毒犀角饮

消毒犀角表疹斑，毒壅咽喉肿痛难，犀角牛蒡荆防草，热盛加薄翘芩连。

〔注〕消毒犀角饮，即消毒饮之防风、荆芥、牛蒡子、甘草、加犀角也。热盛加连翘、薄荷、黄芩、黄连也。

消斑青黛饮

消斑青黛消斑毒，参虎柴犀栀地元，黄连热实减参去，苦酒加入大黄煎。

〔注〕消斑青黛饮，即青黛。参虎，谓人参白虎汤，即人参、石膏、知母、甘草、柴胡、犀角、山栀、生地、元参、黄连，用苦酒与水煎也。热甚便实者，减去人参加大黄可也。

普济消毒饮

普济大头天行病，无里邪热客高颠，芩连薄翘柴升桔，蚕草陈勃蒡蓝元。

〔注〕普济消毒饮，治天行传染，大头瘟疫，无里可下者，是其邪热客于高颠。即黄芩、黄连、薄荷、连翘、柴胡、升麻、桔梗、僵蚕、甘草、陈皮、马勃、牛蒡子、板蓝根、元参也。

连翘败毒散

连翘败毒散发颐，高肿焮红痛可除，花粉连翘柴胡蒡，荆防升草桔羌独，红花苏木芎归尾，肿面还加芷漏芦，肿坚

皂刺穿山甲，便燥应添大黄疏。

［注］连翘败毒散，治时毒发颐，高肿焮红疼痛之阳证也。即连翘、天花粉、柴胡、牛蒡子、荆芥、防风、升麻、甘草、桔梗、羌活、独活、红花、苏木、川芎、归尾。两颐连面皆肿，加白芷漏芦。肿坚不消，加皂刺、穿山甲。大便燥结，加酒炒大黄。

都气汤　橘皮竹茹汤

呃逆肾虚都气汤，六味肉桂五味方，橘皮竹茹虚热主，橘竹参草枣生姜。

［注］都气汤，即六味地黄汤加肉桂、五味子也。橘皮竹茹汤，即橘红、竹茹、人参、甘草、大枣、生姜也。

葳蕤汤

风温浮盛葳蕤汤，羌麻葛芷青木香，芎草石膏葳蕤杏，里实热甚入硝黄。

［注］风温初起，六脉浮盛，表实壮热汗少者，宜葳蕤汤，以发表风邪也。即羌活、麻黄、葛根、白芷、青木香、川芎、甘草、石膏、葳蕤、杏仁也。里实热甚多汗者，加芒硝、大黄，以攻里热也。

桂枝白虎汤

风温虚热汗出多，难任葳蕤可奈何，须是鼾睡而燥渴，方宜桂枝虎参合。

［注］风温初起脉浮有力，汗少壮热，宜与葳蕤汤。若脉虚身热汗多，难用葳蕤汤者，合与桂枝白虎加人参汤。如不鼾睡，口中和而不燥不渴，身热汗多脉浮盛者，乃亡阳之证，非风温也，即桂枝白虎加人参汤亦不可用也。

泻心导赤各半汤

越经无证如醉热，脉和导赤各半汤，芩连栀子神参麦，知滑犀草枣灯姜。

［注］越经，病名也。无证，谓无表里证也。无表里证，脉和而身热不解，形如醉人者，是越经证也。宜泻心导赤各半汤治之，即黄连、黄芩、栀子、茯神、人参、麦冬、知母、滑石、犀

角、甘草、灯心、生姜、大枣也。

大羌活汤

两感伤寒病二经，大羌活汤草川芎，二防二术二活细，生地芩连知母同。

［注］两感，伤寒病名也。二经，谓一日太阳少阴，二日阳明太阴，三日少阳厥阴同病也。张洁古制大羌活汤治之，即甘草、川芎、防风、防己、苍术、白术、羌活、独活、细辛、生地、黄芩、黄连、知母也。详在《伤寒要诀》。

还阳散　退阴散　黑奴丸

阴毒还阳硫黄末，退阴炮乌干姜均。阳毒黑奴小麦疸，芩麻硝黄釜灶尘。

［注］还阳散，即石硫黄末，每服二钱，新汲水调下。良久寒热汗不出，再服之，汗出愈。退阴散，即炮变色川乌，微炒干姜，等分为末，每服一钱，盐汤滚数沸服，四肢不温，连服三次即温。热服若吐，冷服亦可。黑奴丸，即小麦成黑疸者，名曰小麦奴，黄芩、麻黄、芒硝、大黄、釜底煤、灶突烟、梁上尘也。为末，蜜丸，重四钱，新汲水下。服后若渴欲饮冷水者，令恣意饮之，须臾自当寒振汗出，腹响微利而解也。若不渴者，恐是阴极似阳，服之反为害耳。

九味羌活汤

九味羌活即冲和，四时不正气为疴。洁古制此代麻桂，羌防苍细芷芎合，生地草芩喘加杏，无汗加麻有桂多，胸满去地加枳桔，烦渴知膏热自瘥。

［注］此汤即冲和汤。张洁古制此以代麻黄桂枝二汤。即羌活、防风、苍术、细辛、白芷、川芎、生地、甘草、黄芩也。喘加杏仁，无汗加麻黄，有汗加桂枝。胸膈满闷，去生地加枳壳、桔梗，快膈气也。烦渴引饮加知母、石膏，热自瘥也。

十神汤

十神外感寒气病，功在温经利气殊，升葛芎麻甘草芍，

姜葱香附芷陈苏。

［注］此汤即升麻、葛根、川芎、麻黄、甘草、芍药、香附、白芷、陈皮、苏叶、生姜、葱白也，能外发寒邪，内舒郁气，故曰寒气病。较之他剂，有温经利气之功殊也。

人参败毒散　荆防败毒散　仓廪散

人参败毒虚感冒，发散时毒疹痢良，参苓枳桔芎草共，柴前薄荷与独羌，时毒减参加翘蒡，血风时疹入荆防，表热噤痢加仓米，温热芩连实硝黄。

［注］人参败毒散，治气虚感冒时气之病。即枳壳、桔梗、川芎、茯苓、人参、甘草、柴胡、前胡、薄荷、独活、羌活也。时毒，谓受四时不正之气，或肿两腮两颐，或咽喉肿痛，依本方减人参加牛蒡、连翘治之。时疹，谓初病即有之疹。血风，谓遍身瘙痒之疹。俱依本方减人参，加荆芥、防风治之，名荆防败毒散。表热无汗，噤口痢疾，依本方加仓米治之，名仓廪散。温病、热病热甚，俱加黄连、黄芩。胃实便硬，俱加芒硝、大黄也。

五积散

内伤生冷外感寒，五积平胃半苓攒，麻桂枳桔归芎芍，姜芷加附逐阴寒，腹痛呕逆吴萸入，有汗除麻桂枝添，虚加参术除枳桔，妇人经痛艾醋煎。

［注］五积散，即苍术、陈皮、厚朴、甘草、半夏、茯苓、麻黄、官桂、枳壳、桔梗、当归、川芎、白芍、干姜、白芷也。表重用桂枝，里重用官桂，阴寒肢冷加附子，腹痛呕逆加吴茱萸，有汗除去麻黄加桂枝，气虚加人参、白术，除去枳桔。妇人经痛加艾叶，醋煎服之。

升麻葛根汤

升葛芍草表阳明，下利斑疹两收功，麻黄太阳无汗入，柴芩同病少阳经。

［注］升麻、葛根、白芍、甘草，即升麻葛根汤也。阳明表邪不解，或数下利，及斑疹不透者，均宜主之。若兼太阳无

汗之表证，入麻黄。若兼少阳口苦耳聋，寒热往来，半表里之证，加柴胡、黄芩也。

二圣救苦丹

初起时疫温热病。救苦汗吐下俱全，热实百发而百中，大黄皂角水为丸。

［注］此丹即大黄四两，皂角二两为末，水为丸也。每服三钱，无根水下。弱者、老者、幼者、量减服之。此药施治于初起时疫，传染伤寒，温病热病，热盛形气俱实者，百发百中。服后或汗、或吐、或下，三法俱全，其病立解。

温胆汤

伤寒病后液津干，虚烦呕渴不成眠，乃是竹叶石膏证，胆经饮热此方先。口苦呕涎烦惊悸，半苓橘草枳竹煎，气虚加参渴去半，再加麦粉热芩连。

［注］伤寒病后燥渴虚烦，乃竹叶石膏汤证，非温胆汤证，详在伤寒要诀。若少阳胆经饮热，则口苦、呕烦、惊悸，是温胆汤证也，即半夏、茯苓、橘皮、甘草、枳实、竹茹也。形气俱虚，或因汗、吐、下后及气虚者，均加人参。渴去半夏加麦冬、花粉，以生津也。有热加黄芩、黄连，以清热也。

编辑杂病心法要诀

御纂医宗金鉴卷三十九

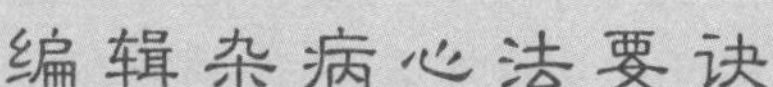

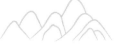

编辑杂病心法要诀

中风总括

风从外中伤肢体，痰火内发病心官，体伤不仁与不用，心病神昏不语言。当分中络经腑脏，更审虚实寒热痰，脱证撒手为脾绝，开口眼合是心肝，遗尿肾绝鼾声肺，闭证握固紧牙关，初以通关先取嚏，痰壅不下吐为先。

［注］风，谓虚邪，贼风从外而中，伤人四肢躯体，故名曰中风。痰火，谓痰火从内而发，病人心主之官，故名曰痰火。体中风邪，轻则顽麻不仁，重则瘫痪不用。心病痰火，轻则舌强难语，重则痰壅神昏。此证或内或外，单病轻，兼病重，当细辨其中络、中经、中腑、中脏，及中经络兼中腑脏。并细审其兼虚、兼实、兼寒、兼热、兼痰，与夫脱证、闭证之浅深缓急而治之。凡初中宜先用通关散取嚏，有嚏可治，无嚏多死。口噤者，用开关散，擦牙软之。痰涎壅盛，用诸吐法涌之。若口噤不开，汤药不能下咽者，则将应服之药，随引调如面茶，含在不病人口内，用苇管或笔管插入病人鼻孔，使气连药吹之，其药自能入咽。不可用金器撬之，恐伤齿也。

［按］中风一证，分中血脉、中腑、中脏，始自李东垣。中血脉者，大秦艽汤；中腑者，小续命汤；中脏者，三化汤。然从未见有三化汤中脏之证，惟《金匮》书中分为四证：曰络、曰经、曰腑、曰脏，其说最为的当，可为后世法。盖口眼㖞斜，肌肤不仁，邪在络也；左右不遂，筋骨不用，邪在经也；昏不识人，便溺阻隔，邪在腑也；神昏不语，唇缓涎出，邪在脏也。学者细阅诸家之论，自知不谬云尔。

中风死候

寸口脉平卒中死，生气独绝暴脱之，五脏几息呼吸泯，譬如堕溺岂能期。脉来一息七八至，不大不小尚能医，大小浮昼沉夜死，脉绝不至死何疑。脱证并见皆死候，摇头上窜气长嘘，喘汗如油痰拽锯，肉脱筋痛发枯直。

［注］寸口脉平，谓寸、关、尺脉俱平之人，忽然卒中而死者，皆因中邪太甚，闭塞九窍天真之气，不能与人之生气相通，则独绝于内也。譬如堕跌溺水，岂能预期其死耶！脉来一息七八至者，不大不小虽困可治。若大而无伦，小而如纤，浮主昼死，沉主夜死，不可治也。五脏脱证，若三脏、四脏并见，及摇头上窜等证，皆死候也。

通关散　开关散　熏鼻法　解语法

通关星皂细荷半，开关乌梅冰片南，巴油纸皂烟熏鼻，龟尿舌下点难言。

［注］通关散：南星、皂角、细辛、薄荷、生半夏为末，吹鼻有嚏可治。开关散：乌梅肉、冰片、生南星为末，擦牙，其噤可开。巴豆油纸卷皂角末，烧烟熏入鼻内，人事自省。取龟尿点在舌下，言语自易。

三圣散　瓜蒂散　全蝎散　五元散　巴矾丸

无汗吐宜防藜蒂，有汗瓜蒂入蝎全，重剂藜豆矾皂胆，痰壅吐以巴矾丸。

［注］痰涎壅盛，无汗表实，用三圣散，即防风、藜芦、瓜蒂吐之。有汗里实，用瓜蒂散，即瓜蒂、赤小豆，或用全蝎散，即瓜蒂散加全蝎吐之。此皆吐之轻剂也。甚则用五元散，乃藜芦、赤小豆、白矾、皂角、胆矾，巴矾丸，即巴豆、枯白矾、吐之。

乌药顺气散

乌药顺气实中络，㖞斜顽麻风注疼，麻黄枳桔乌蚕共，白芷干姜陈草芎。

［注］实中络，谓风邪中络之人，形气实者也。㖞斜，口眼歪斜也。顽麻，肌肤麻木也。风注疼，风气攻注骨节疼也。

是方麻黄、枳壳、桔梗、乌药、僵蚕、白芷、陈皮、干姜、甘草、川芎也。

大秦艽汤

大秦艽汤虚中络，㖞斜偏废减参珍，秦艽生地石膏共，羌独防芷细辛芩。

［注］虚中络，谓风邪中络之人，形气虚者也。偏废，谓半身不遂也。减参珍，谓八珍汤减去人参，加入秦艽、生地、石膏、羌活、独活、白芷、防风、细辛、黄芩也。偏废是中经之证，而亦可治之者，以此方能养血荣筋，为久病风人调理之剂。

换骨丹

中经气实宜换骨，㖞斜瘫痪芷芎防，冰麝朱香槐苦味，仙人麻首蔓苍桑。

［注］中经气实，谓风邪中经之人，形气实也。瘫，左不用也；痪，右不用也。换骨丹，白芷、川芎、防风、冰片、麝香、朱砂、木香、槐角、苦参、五味子、威灵仙、人参、麻黄膏、何首乌、蔓荆子、苍术、桑皮也。麻黄膏者，以麻黄熬成膏，和煎药为丸，朱砂滚衣也。

小续命汤

小续命汤虚经络，八风五痹总能全，麻杏桂芍通营卫，参草归芎气血宣，风淫防风湿淫己，黄芩热淫附子寒，春夏石膏知母入，秋冬桂附倍加添。

［注］虚经络，谓风邪中经、中络之人，形气虚也。八风，谓八方之邪风中人为病也。五痹，详见痹门要诀中。

黄芪五物汤

黄芪五物虚经络，偏废虚风无力瘫，心清语謇因舌软，舌强神浊是火痰。补卫黄芪起不用，益营芍桂枣姜煎，左加当归下牛膝，筋瓜骨虎附经添。

［注］黄芪五物汤，治因虚召风，中人经络而病半身不遂者。然审其人若舌强难言，神气不清，则是痰火为病，不宜此方。若心清语謇，舌软无力难言者，乃是营卫不足之病，宜用

此方。经曰：卫虚则不用，营虚则不仁。此方君黄芪而补卫，以起不用；臣桂枝、白芍而益营，以治不仁；佐生姜、大枣以和营卫也。不仁不用在右者属气，宜倍加黄芪；在左者属血，则加当归。在下两腿两膝软者，则加牛膝。骨软不能久立者，则加虎骨。筋软难于屈伸者，则加木瓜。周身或左或右经络不宣通者，则加炮附子。有寒者亦加之。此方屡试屡效者，其功力专于补外，所以不用人参补内、甘草补中也。

三化汤　搜风顺气丸

三化气实风中腑，昏冒闭满小承羌。形气俱虚及风燥，搜风顺气自然康。

［注］气实风中腑，谓风邪中腑之人，形气实也。昏冒，谓神昏不知人也。闭满，谓二便阻隔腹满胀也。小承羌，谓小承气汤，厚朴、枳实、大黄，加羌活，即三化汤也。若其人形气俱虚，则当以搜风顺气丸缓缓治之，自然康也。久病风之人，大便多结燥，谓之风燥。或用续命汤汗过，三化汤下过，津液枯干，以致结燥。凡病不论中经络脏腑，但有二便阻隔，形气不足，难堪攻下者，均宜此法，以搜六腑之风，通肠胃中之气，二便自利矣。

牛黄清心丸

牛黄清心实中脏，痰壅神昏不语言，口眼㖞斜形气盛，两手握固紧牙关。

［注］牛黄清心丸，治风邪中脏之人，形气俱实。其证痰涎壅塞，神昏不能言语，口眼㖞斜，形气满盛，两手握固，牙关紧急之闭证，皆可服之。

参附汤

参附汤治虚中脏，唇缓涎出不语言，昏不知人身偏废，五脱证见倍参煎。

［注］参附汤，即人参、附子也。治风邪中脏之人，形气俱虚，其证唇缓不收，痰涎流出，神昏不语，身肢偏废，或与五脏脱证并见，宜大倍人参，先固虚脱，次治风邪可也。

千金还魂汤

经络闭证卒中恶，气促神昏不识人，无汗拘急身偏痛，肉桂麻草杏还魂。

［注］经络闭证，谓风邪中经络之闭证也。气促，谓气粗盛也。无汗四肢拘急，身体偏痛，乃表邪固闭，宜用肉桂、麻黄、甘草、杏仁，即还魂汤以开之。

夺命散

脏腑闭证腹满闭，昏噤痰结在喉间，危急汤药不能下，夺命巴芷半葶南。

［注］脏腑闭证，谓风邪中脏腑之闭证也。腹满闭，谓腹满二便闭也。兼之神昏口噤不开，结痰喉间不下，宜用是方吐下之，巴豆、白芷、半夏、葶苈、生南星也。

三生饮

三生饮治中风寒，厥逆沉伏涌气痰，星香乌附俱生用，气虚加参脱倍添。

［注］中风寒，谓不论经络脏腑、风邪中脏寒之人也。厥逆，谓四肢冷也。沉伏，谓六脉沉伏也。是方生南星、生川乌、生附子、木香也。惟寒盛气实者宜之。若气虚者加人参，虚极将脱者大倍人参，始可用之而无倒戈之害也。

祛风至宝汤

祛风至宝中风热，浮数面赤热而烦，通圣加蝎天麻细，白附羌独连柏蚕。

［注］中风热，谓不论经络脏腑风、邪中腑热之人也。浮数，谓六脉浮数也。热而烦，谓身热心烦也。通圣，谓防风通圣散。方中加全蝎、天麻、细辛、白附、羌活、独活、黄柏、黄连、僵蚕也。防风通圣散，详在伤寒门。

青州白丸子

青州白丸中风痰，㖞斜瘫痪涌痰涎，小儿惊痰为妙药，白附乌星半夏丸。

［注］中风痰，谓不论经络脏腑、风邪中表，有痰饮之人也

涌痰涎，谓痰涎涌盛也。是方生白附子、生川乌、生南星、生半夏，法制为丸也。

羌活愈风汤

羌活愈风治外中，手足无力语出难，肌肉微掣不仁用，大秦艽汤参再添，官桂黄芪杜防己，知枳柴荷蔓菊前，苍麻半朴杞地骨，调理诸风症可安。

［注］治外中，谓风从外中之病也。此病之来，必有先兆，如手足无力，语言謇涩，时有肌肉微动牵掣，大指次指麻木不用，皆风邪外中之先兆也，宜用此汤。大秦艽汤参再添，谓大秦艽汤方中，再添人参、官桂、黄芪、杜仲、防己、知母、枳壳、柴胡、薄荷、蔓荆子、菊花、前胡、苍术、麻黄、半夏、厚朴、枸杞、地骨皮也。调理诸风症可安，谓凡中风内邪将除，外邪渐尽，更服此药调理，以行导诸经，久则大风悉去，清浊自分，荣卫自和矣。

清热化痰汤

清热化痰治内发，神短忽忽语失常，头眩脚软六君麦，芩连菖枳竹星香。

［注］治内发，谓痰火内发之病也。此病之来，必有先兆，如神短忽忽，言语失常，上盛下虚，头眩脚软，皆痰火内发之先兆也，宜用此汤。即人参、白术、茯苓、甘草、橘红、半夏、麦冬、黄芩、黄连、石菖蒲、枳实、竹茹、南星、木香也。

地黄饮子

四肢不收无痛痱，偏枯身偏不用疼，其言不变志不乱，邪在分腠五物能。甚不能言为喑痱，夺厥入脏病多凶，地黄桂附蓉巴远，萸斛冬味薄菖苓。

［注］风痱、偏枯、喑痱三病，皆属外中，而有微甚浅深之别也。风痱，谓四肢不收，身无痛处。偏枯，谓半身不遂，身有痛处。其言不变志不乱，乃邪微浅，病在分腠荣卫之间，以黄芪五物汤能补荣卫而散风邪也。甚者不能言，志乱神昏，则为喑痱，乃肾虚内夺，少阴不至而厥，其邪已入于脏，故曰

病多凶也。地黄饮子是治肾虚内夺之方，是方熟地、肉桂、附子、肉苁蓉、巴戟、远志、山萸、石斛、麦冬、五味子、薄荷、石菖蒲、茯苓也。

涤痰汤

涤痰内发迷心窍，舌强难言参蒲星，温胆热盛芩连入，神昏便闭滚痰攻。

［注］内发，谓痰火内发，迷人心窍，令人精神恍惚，舌强难言也。涤痰汤，即人参、菖蒲、南星、合温胆汤也。温胆汤，橘红、半夏、茯苓、甘草、竹茹、枳实也。热盛加黄芩、黄连，大小二便闭，用礞石滚痰丸攻之可也。

类中风总括

类中类乎中风证，尸厥中虚气食寒，火湿暑恶皆昏厥，辨在㖞斜偏废间。

［注］类中风证，皆名尸厥，谓形厥而气不厥也。故口鼻无气，状类死尸而脉自动也。中虚、中气、中食、中寒、中火、中湿、中暑、中恶等证，虽忽然昏倒，人事不省，类乎真中风病，但不见口眼㖞斜，偏废不仁不用等证，自可辨也。

独参汤　参附汤　星香汤　三物备急丹　夺命散

尸厥无气而脉动，或脉微细有无间。缘于病后气血竭，人参参附星香痰。气闭腹满二便闭，或腹急痛备急丹，服后转鸣吐下验，喉间痰结夺命先。

［注］尸厥之证，有虚、有实。虚者，以独参汤。虚兼寒者，以参附汤。虚兼痰者，以星香饮加人参汤。实者气闭似死，脉动有力，腹满胀，二便闭或腹急痛，气闭，前后不通者，以备急丹。实兼痰者，以夺命散。

补中益气汤　生脉补精汤

补中益气疗虚中，烦劳过度气不升，虚冒有痰加苓半，欲冒生麦地归茸。

［注］补中益气汤　治虚中之证，即李杲所云：内伤气虚

之人，烦劳过度，清气不升，忽然昏冒也。欲冒，谓因房劳过度昏冒也。生脉饮即人参、麦冬、五味子合熟地、当归、鹿茸，名曰生脉补精也。

木香调气饮

木香调气实气中，暴怒气逆噤昏痰，风浮肢温气沉冷，木藿砂蔻草丁檀。

［注］实气中，谓形气俱实之人中气也。因暴怒气逆，忽然昏倒噤急也。风浮肢温气沉冷，谓中风之人，脉浮手足温；中气之人，脉沉手足冷，可别也。是方木香、藿香、砂仁、白蔻、甘草、丁香、檀香也。

八味顺气散

八味顺气虚气中，标本兼施邪正安，参苓术草扶元气，乌芷青陈利气痰。

［注］虚气中，谓形气俱虚之人中气也。宜用此标本兼施，邪正相安之剂也。

瓜蒂散　姜盐汤

食中过饱感寒风，或因怒恼塞胸中，忽然昏厥肢不举，瓜蒂姜盐探吐平。

［注］瓜蒂散，挟痰者用之。姜汤，挟寒者用之。盐汤，过食者用之。探吐，谓作此汤数钟，令病者饮一钟，随用指探吐，不吐再饮再探，以吐通快为度，可立愈也。

附子理中汤

附子理中疗寒中，腹痛拘急噤牙关。有汗身寒或吐泻，附子参术草姜干；无汗身寒加麻细，阴毒川乌用生煎，呕吐丁香吴萸入，脉微欲绝倍参添。

［注］寒中之证，即腹痛诸证者是也，宜用附子理中汤。若无汗加麻黄细辛，阴毒加生川乌，呕吐加丁香、吴茱萸，脉微欲绝倍加人参，阴毒寒极也。详在《伤寒心法》。

凉膈散

凉膈火中神昏冒，栀翘芩薄草硝黄，兼治一切胸膈热，

便燥谵妄与斑狂。

［注］火中之证，即刘完素所云：七情过极，五志之火内发，则令人昏倒无知，筋骨不用也。

香薷饮　藿香正气散　辰砂益元散　熨脐法　苍术白虎汤　人参白虎汤

暑中须分阴与阳，阴邪无汗似寒伤，壮热心烦或呕泻，香薷扁朴二香汤。更兼昏愦蒸蒸汗，面垢喘渴证为阳，不省熨脐灌蒜水，益元苍参白虎汤。

［注］阴邪无汗似寒伤，谓暑中阴邪，似伤寒头痛身痛，恶寒无汗，而更壮热心烦，或呕或泻也。得之于受暑纳凉，寒外暑内，宜香薷饮。二香汤，谓香薷饮合藿香正气饮，详在霍乱门。若有如上之证，更兼精神昏愦，蒸蒸自汗，面垢喘渴，则为暑中阳邪，得之于赤日长途，中外皆热，初中昏愦不省者，急以热物熨脐，蒜汁合水灌之即省，继以辰砂益元散。气实者，苍术白虎汤；气虚者，人参白虎汤，选而用之可也。

渗湿汤

渗湿湿中内昏冒，震亨湿热热生痰，厚味醇酒生冷水，胃苓香附抚砂连。

［注］湿中内，谓湿从内生之病，即朱震亨所云：湿热生痰，昏冒之证，得之于伤厚味醇酒生冷水物过节也。渗湿汤，即胃苓汤加香附、抚芎、砂仁、黄连。

除湿汤

除湿阴雨湿蒸雾，卧湿涉水瘴山岚，头身重痛便溏肿，羌藁升柴防水煎。

［注］除湿汤，即羌活、藁本、升麻、柴胡、防风、苍术，治湿因外中。得之于天阴淫雨，晴后湿蒸，早晨雾露，及久卧湿地，远行涉水，瘴气山岚。其证头身重痛，甚而昏冒，大便溏泻，皮肤浮肿也。

调气平胃散

调气平胃疗恶中，庙冢忤恶卒然昏，面黑错忘苏合主，

次以木香平胃匀。

［注］苏合主，谓中恶之病，以苏合香丸为主也。次以木香平胃匀，谓以中气木香调气散之方，合平胃散之药调理也。

伤风总括

伤风属肺咳声重，鼻塞喷嚏涕流清，鼻渊脑热不喷嚏，浊涕秽久必鼻红。

［注］伤风属肺，故喷嚏也。鼻渊属脑，故不喷嚏也。伤风寒邪，故涕清也，鼻渊热邪，故涕浊也。鼻渊病久或有秽气，则热深，故脑衄鼻血也。

川芎茶调散

参苏饮治虚伤风，实者茶调及头疼，芎芷薄草羌茶细，荆防痰半热膏清。

［注］参苏饮方，在咳嗽门，治气虚之人伤风之病。若气实者，用川芎茶调散，即川芎、白芷、薄荷、甘草、羌活、茶叶、细辛、荆芥、防风。伤风头痛者，亦可用也。有痰者加半夏清痰，有热者加石膏清热可也。

苍耳散

苍耳散治鼻渊病，风热入脑瞑头疼，涕流不止鼻塞热，苍耳辛夷芷薄葱。

［注］鼻渊病属风热入脑，故目瞑而头疼涕流不止，较之伤风为甚焉。鼻塞，气不利也。热，鼻孔中热也，甚者，孔热而痛及其脑也。苍耳散，即苍耳子炒去刺，研破一两，加辛夷三钱，白芷、薄荷各一钱，葱三茎也。

黄连防风通圣散

鼻渊初病施苍耳，黄连防风久病方，孔痛胆调冰硼散，鼻血犀角地黄汤。

［注］鼻渊，风热伤脑之病，初病则风邪盛，故用苍耳散，以散为主。久病则热郁深，故用防风通圣散加黄连，以清为

主也。热气涌涕伤其鼻孔成疮故痛也，宜以猪胆汁调冰硼散敷之。热蕴于脑，伤及所过营血故衄也，宜以犀角地黄汤凉之可也。

痉病总括

痉病项强背反张，有汗为柔无汗刚，生产血多过汗后，溃疮犬咬破风伤。

［注］痉病之证，详在《伤寒心法》。有汗为柔痉，无汗为刚痉。产后去血过多，伤寒发汗过多，则为内因。溃疡破伤、狗咬，则为外因。皆风邪乘虚入太阳经而成此病也。

痉病死证

痉证脉散多应死，反张离席一掌亡，眼小目瞪昏不语，额汗如珠命必伤。

［注］反张离席一掌，谓离席四、五指许也。眼小，谓目睫紧小也。目瞪，谓眼珠不转也。

葛根汤　桂枝加葛根汤　小续命汤　桂枝加附子汤　当归　补血汤　大承气汤　桃仁承气汤

刚痉葛根汤发汗，柔痉桂枝加葛良。若兼杂因小续命，过汗桂枝加附汤；伤血桂枝合补血，里实瘀血承气方；溃疡十全加风药，破伤狗咬另参详。

［注］刚痉用葛根汤，即桂枝汤加麻黄葛根。柔痉用桂枝加葛根汤，即桂枝汤加葛根汗之。杂因，谓风寒湿杂揉为病，用小续命汤，随风寒湿轻重治之。过汗表虚，汗出不止，因而成痉，用桂枝加附子汤，即桂枝汤加附子也。伤血，谓产后金疮大伤血后，用桂枝汤合补血汤，即当归黄芪也。里实，谓痉病腹满二便闭，以大承气汤。及产后恶露不尽，少腹硬急，以桃仁承气汤下之。溃疡去脓血过多，为风所袭者，用十全大补汤加祛风之药治之。

破伤风

破伤亡血筋失养，微伤风入火之端，燥起白痂疮不肿，湿流污水紧牙关。

［注］破伤去血过多，筋失所养，经络空虚，风邪乘之为病，即经曰风邪乘虚而入也，为风虚邪，宜桂枝汤合当归补血汤治之。夫伤重出血过多而病风者常也，然时有微伤浅损，去血甚少，风邪乘之而病者，以其人素热，因风而然。即刘完素曰：热甚风搏并于经络也，为风火邪，宜防风通圣散加蝎尾治之。凡此证不论虚实，风毒内蕴不发于外，疮口周围燥起白痂，疮不甚肿，湿流污黑之水，牙关微紧，不似寻常活动，皆破伤风之先兆也。

防风通圣散加蝎尾方　全蝎散　左龙丸　斑蝥大黄方

火盛通圣加蝎尾，风盛全蝎左龙丸。外因烧酒火罐法，犬风斑大酒同煎。

［注］破伤火盛者，多阳明证，用防风通圣散加蝎尾治之。风盛者，多太阳证，用全蝎散，即生蝎尾七枚研末，热酒服之。服后不解，渐深入里，用左龙丸，即野鸽粪、江鳔、僵蚕、雄黄、蜈蚣、天麻、朱砂、巴豆霜为丸也，方详在《丹溪心法》诸破伤风门内。皆宜外用砂烧酒壶两个，盛多半壶烧酒，先以一壶上火令滚无声，倾酒即按在破伤疮口，拔出污黑血水，满则自落。再以次壶仍按疮口，轮流提拔，以尽为度，其风立愈。犬咬风毒入腹成痉风者，用斑蝥七枚，以糯米拌炒米黄，去米为末，生大黄末一钱合均，黄酒一盏，煎至半盏，空心温服，取下毒物，弱者减半服之可也。

痹病总括

三痹之因风寒湿，五痹筋骨脉肌皮，风胜行痹寒痹痛，湿胜着痹重难支。皮麻肌木脉色变，筋挛骨重遇邪时，复感于邪入脏腑，周同脉痹不相移。

［注］三痹之因，风寒湿三气杂合而为病也。其风邪胜

者，其痛流走，故曰行痹。寒邪胜者，其痛甚苦，故曰痛痹。湿邪胜者，其痛重着，故曰着痹。此为病之因而得名，曰三痹也。又有曰五痹者，谓皮、脉、肌、筋、骨之痹也。以秋时遇此邪为皮痹，则皮虽麻尚微觉痛痒也。以夏时遇此邪为脉痹，则脉中血不流行而色变也。以长夏时遇此邪为肌痹，则肌顽木不知痛痒也。以春时遇此邪为筋痹，则筋挛节痛屈而不伸也。以冬时遇此邪为骨痹，则骨重酸疼不能举也。曰入脏腑者，谓内舍五脏之痹也。以皮痹不已，复感于邪，内舍于肺，成肺痹也。脉痹不已，复感于邪，内舍于心，成心痹也。肌痹不已，复感于邪，内舍于脾，成脾痹也。筋痹不已，复感于邪，内舍于肝，成肝痹也。骨痹不已，复感于邪，内舍于肾，成肾痹也。此皆以病遇邪之时，及受病之处而得名，曰五痹也。所谓邪者，重感于风寒湿之气也。周痹亦在血脉之中，随脉上下为病，故同脉痹，但患有定处，不似脉痹左右相移也。近世曰痛风，曰流火，曰历节风，皆行痹之俗名也。

周　痹

周痹患定无歇止，左右不移上下行，似风偏废只足手，口眼无斜有痛疼。

［注］周痹，或痛、或肿，或手、或足，患有定处，痛无歇止。或从上病及于下，或从下病及于上，而不似众痹痛有歇止，左右相移流走也。周痹，或两手，或两足，或只手足，或偏废不仁不用，而似中风，但不口眼㖞斜，身有痛疼也。

痹病生死证

痹在筋骨痛难已，留连皮脉易为功，痹久入脏中虚死，脏实不受复还生。

［注］痹在筋骨则受邪深，故痛久难已。痹在皮脉则受邪浅，故易治也。凡痹病日久内传所合之脏，则为五脏之痹。

若其人中虚受邪，则难治多死，其人脏实而不受邪，复还于外，则易治多生。假如久病皮痹，复感于邪，当内传肺而为肺痹，若无胸满而烦喘咳之证，则是脏实不受邪。余脏仿此。

痹入脏腑证

肺痹烦满喘咳嗽，肾胀尻踵脊代头。脾呕痞硬肢懈堕，心烦悸噫恐时休。数饮卧惊肝太息，饮秘胀泻在肠究。胞秘沃痛鼻清涕，三焦胃附胆无忧。

［注］久病皮痹，复感于邪，见胸满而烦喘咳之证，是邪内传于肺，则为肺痹也。久病骨痹，复感于邪，而见腹胀，尻以代踵，足挛不伸；脊以代头，伛偻不直之证，是邪内传于肾，则为肾痹也。久病肌痹，复感于邪，而见呕涎心下痞硬，四肢懈堕之证，是邪内传于脾，则为脾痹也。久病脉痹，复感于邪，而见心烦、心悸、嗌干、噫气，有时则恐之证，是邪内传于心，则为心痹也。久病筋痹，复感于邪，而见喜饮小便数多，夜卧则惊太息之证，是邪内传于肝，则为肝痹也。久痹不已复感于邪，脏实不受而传腑者，凡见喜饮、小便秘，不胀则泻，不泻则胀之证，是邪内传于大小肠，则为肠痹也。凡见少腹胞中，按如沃汤状而痛，小便秘涩，鼻流清涕之证，是邪内传于膀胱，则为胞痹也。三焦之痹附于膀胱，从水道也。胃痹附于大、小二肠，从传化也。胆为清净之府，不受痹邪，故曰无忧也。

小续命汤　增味五痹汤

痹虚加减小续命，痹实增味五痹汤，麻桂红花芷葛附，虎羊芪草二防羌。

［注］痹虚，谓气虚之人病诸痹也。宜用加减小续命汤，风胜行痹倍防风，寒胜痛痹倍附子，湿胜著痹倍防己，皮痹加黄芪或桂枝，皮脉痹加姜黄或加红花，肌痹加葛根或加白芷，筋痹加羚羊角或加续断，骨痹加虎骨或加狗脊。有汗减麻黄，便溏减防己，寒胜减黄芩加干姜，热胜减附子加石膏，

加减治之。痹实，谓气血实之人病诸痹也。宜用增味五痹汤，即麻黄、桂枝、红花、白芷、葛根、附子、虎骨、羚羊角、黄芪、甘草、防风、防己、羌活也。行痹以羌活、防风为主，痛痹以麻黄、附子为主，着痹以防己、羌活为主，皮痹以黄芪、桂枝皮为主，脉痹以红花、桂枝为主，肌痹以葛根、白芷为主，筋痹以羚羊角为主，骨痹以虎骨为主，增味于五痹治之可也。

木通汤　附子五苓散　苍术五苓散

三痹木通长流水，湿加防己风羌防，寒痹附麻分汗入，胞肠五苓附子苍。

［注］三痹；谓行痹、痛痹、着痹也。宜用木通一味，不见水者二两，以长流水二碗，煎一碗，热服取微汗，不愈再服，以愈为度。若其痛上下、左右流走相移者，加羌活、防风以祛风邪。其痛苦甚者，有汗加附子，无汗加麻黄，以去寒邪。其痛重着难移者，加防己以胜湿邪。其所应加之药，不可过三钱，弱者俱减半服。胞痹宜用五苓散加附子，肠痹宜五苓散加苍术，以利寒饮也。五苓散方在伤寒门。

三痹汤　独活寄生汤

三痹十全无白术，牛秦续杜细独防。独活加桑除芪续，入脏乘虚久痹方。

［注］三痹，谓三痹汤，即十全大补汤无白术，加牛膝、秦艽、续断、杜仲、细辛、独活、防风也。独活，谓独活寄生汤，依三痹汤方加桑寄生，除去黄芪、续断也。此皆治五痹不已，乘虚入脏，反留连日久，调理痹病之方也。

黄芪益气汤

黄芪益气虚皮痹，皮麻不知痒与疼，补中益气加红柏，味秋芩夏桂加冬。

［注］气实麻木，用小续命汤加麻黄治之。气虚麻木，用黄芪益气汤，即补中益气汤加红花、黄柏也。秋加五味子，夏加黄芩，冬加桂枝皮。

蠲痹汤　加味升阳散火汤

蠲痹冷痹身寒厥，附归芪草桂羌防。肌热如火名热痹，羚犀升阳散火汤。

［注］蠲痹汤，即附子、当归、黄芪、炙草、官桂、羌活、防风，治痹病而身寒无热，四肢厥冷，名曰冷痹也。加味升阳散火汤，即内伤门升阳散火汤加羚羊角、犀角，治痹病而肌热如火，名曰热痹也。

痿病总括

五痿皆因肺热生，阳明无病不能成，肺热叶焦皮毛瘁，发为痿躄不能行，心热脉痿胫节纵，肾骨腰脊不能兴，肝筋拘挛失所养，脾肉不仁燥渴频。

［注］五痿，心、肝、脾、肺、肾之痿也。痿属燥病，故皆因肺热而生也。阳明者，五脏六腑之海，主润宗筋。阳明无病，则宗筋润、能束骨而利机关，虽有肺热不能成痿也。肺热叶焦，阳明虚弱，津液不化，筋骨失养，皮毛瘁痿，发为痿躄不能行也。因而心气热为脉痿，则胫节纵而不任地，肺兼心病也。因而肾气热为骨痿，则腰脊不能兴举，肺兼肾病也。因而肝气热为筋痿，则筋失所养，拘挛不伸，肺兼肝病也。因而脾气热为肉痿，则胃燥而渴，肌肉不仁，肺兼脾病也。

痿痹辨似

痿病足兮痹病身，仍在不疼痛里分。但观治痿无风药，始晓虚实别有因。

［注］痿痹之证，今人多为一病，以其相类也。然痿病两足痿软不痛，痹病通身肢节疼痛。但观古人治痿，皆不用风药，则可知痿多虚，痹多实，而所因有别也。

痿病治法

痿燥因何治湿热，遵经独取治阳明，阳明无故惟病肺，

胃壮能食审证攻。控涎小胃湿痰热，阳明积热法三承。胃弱食少先养胃，久虚按证始收功。

［注］痿属燥病，因何而用治湿热苦燥之药？盖遵《内经》之治法，独取于阳明胃也。故胃家无病，虽有肺热，惟病肺而不病痿也。是知病痿者，胃家必有故也。或湿热、或积热、或湿痰，不论新久，若胃壮能食，当先审证攻之。胃有湿痰，用控涎丹攻之。有湿热者，用小胃丹攻之。有积热者，用三承气汤攻之。此治胃壮能食之法也。若胃弱饮食减少，气血津液不足，当先以补养脾胃为主。其有久病留连，诸虚燥热，或攻下之后调理，当审证治之，始收全功也。

加味二妙汤

加味二妙湿热痿，两足痿软热难当，防己当归川萆薢，黄柏龟板膝秦苍。

［注］热难当，谓两足热难当也。膝秦苍，谓牛膝、秦艽、苍术也。

清燥汤　虎潜丸　十全大补汤　加味金刚丸

时令湿热清燥效，阴虚湿热虎潜灵，久虚痿软全金主，萆瓜牛菟杜苁蓉。

［注］清燥汤在内伤门。虎潜丸有成方。全金主，谓十全大补汤、加味金刚丸，久病气血虚，以十全大补汤为主；筋骨痿软，以加味金刚丸为主。加味金刚丸，即萆薢、木瓜、牛膝、菟丝子、杜仲、肉苁蓉也。

脚气总括

脚气风寒湿热病，往来寒热状伤寒，腿脚痛肿热为火，不肿不热是寒干。

［注］脚气乃内有湿热，外感风寒，相合为病，故往来寒热，状类伤寒。两脚腿痛肿热如火者，是火盛也。不肿不热而痛者，是寒盛也，名曰干脚气。

脚气死证

脚气脉急少腹顽，不三五日入心间，呕吐喘满目额黑，恍惚谵妄命难全。

［注］脚气脉急，少腹顽木，不知痛痒，不过三、五日内，其邪必入心间。若入心间，呕吐喘满，是为脚气冲心之证。目额皆黑，恍惚谵妄，则是水来克火之征，故曰命难全也。

攒风散　羌活导滞汤　胜湿饼子　五积散　独活寄生汤

脚气表解攒风散，麻桂杏草萆乌良。里解导滞羌独活，防己当归枳大黄。湿盛重肿胜湿饼，二丑荞面遂成方。寒湿五积加附子，寒虚独活寄生汤。

［注］初病脚气，表实无汗，用攒风散汗之，即麻黄、桂枝、杏仁、甘草、萆薢、炮川乌也。里实热盛，二便不利，用羌活导滞汤下之，即羌活、独活、防己、当归、枳实、大黄也。湿盛重肿，用胜湿饼子，即黑丑、白丑头末，甘遂末，各五钱，荞麦面一两五钱，水和作饼，三钱，煮熟，空心茶清服，逐之。寒湿者，用五积散加附子治之，方在伤寒门。寒虚者，用独活寄生汤补之，方在痹门。

当归拈痛汤

当归拈痛虚湿热，茵陈四苓与羌防，人参当归升芩草，苦参知母葛根苍。

［注］湿热脚气而形气虚者，宜用当归拈痛汤，即茵陈、白术、茯苓、猪苓、泽泻、羌活、防己、人参、当归、升麻、黄芩、甘草、苦参、知母、葛根、苍术也。

加味苍柏散

加味苍柏实湿热，二活二术生地黄，知柏芍归牛膝草，木通防己木瓜榔。

［注］湿热脚气而形质实者，宜用加味苍柏散，即羌活、独活、苍术、白术、生地黄、知母、黄柏、赤芍、当归、牛膝、甘草、木通、防己、木瓜、槟榔也。

大防风汤

两膝肿大而疼痛，髀胫枯细鹤膝风，大防风附羌牛杜，十全大补减茯苓。

［注］两膝肿大疼痛，膝上至髀、膝下胫足枯细，但存皮骨，两膝状若鹤膝，故名鹤膝风也。宜大防风汤，即防风、附子、羌活、牛膝、杜仲、人参、白术、炙草、当归、川芎、白芍、熟地、炙芪、肉桂也。此病若得之于痢疾病后者，名曰痢风，亦用此方。

御纂医宗金鉴卷四十

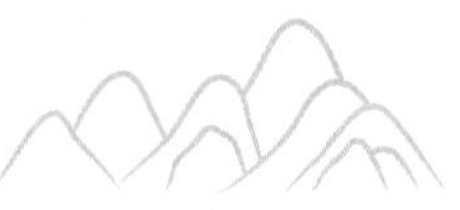

内伤总括

内伤劳役伤脾气，饮食伤胃伤其形，伤形失节温凉过，气湿热暑火寒中。

［注］劳役伤气，伤元气也。饮食伤形，伤胃腑也。伤气宜补，有热中、湿热、暑热、火郁、寒中之不同。伤形宜消，有饮食失节、过于温凉之不一也。

内伤外感辨似

内伤脉大见气口，外感脉大见人迎，头疼时痛与常痛，恶寒温解烈火仍，热在肌肉从内泛，热在皮肤扪内轻，自汗气乏声怯弱，虽汗气壮语高声，手心热兮手背热，鼻息气短鼻促鸣，不食恶食内外辨，初渴后渴少多明。

［注］内伤外感脉皆大，内伤之脉，气口大于人迎，不似外感之脉，人迎大于气口也。内伤外感皆头痛，内伤之头痛有时而痛，有时不痛，不似外感之头痛，常常而痛不休也。内伤外感皆恶寒，内伤之恶寒得就温衣而即解，不似外感之恶寒，虽近烈火而仍恶也。内伤外感皆发热，内伤之发热，热在肌肉，以手扪之，热从内泛，不似外感之发热，热在皮肤，以手扪之，热自内轻也。内伤外感皆自汗，内伤之自汗，气短乏声怯弱，不似外感之自汗，气壮促语声高也。内伤外感手皆热，内伤之热手心热，不似外感之热，手背热也。内伤外感皆鼻不和，内伤之鼻息气短而喘，不似外感之鼻息气促而鸣也。内伤外感皆不食，内伤之不食口中无味，不似外感之不食，闻食则恶也。内伤外感皆渴，内伤之渴初病即渴，其饮甚少，不似外感之渴，三日后始渴，其饮甚多也。

补中益气汤

补中益气升阳清，热伤气陷大虚洪，头痛表热自汗出，心烦口渴畏寒风，困倦懒言无气动，动则气高喘促声。保元甘温除大热，血归气术补脾经，佐橘降浊散滞气，升柴从胃引阳升，阴火肾躁加地柏，阳热心烦安神宁。

［注］补中益气汤治内伤，清阳下陷，因劳役过度，热伤元气，故脉虚大而洪也。内伤头痛，时作时止也。内伤表热，尝自汗出也。心烦，气虚恶烦劳也。口渴，气陷不蒸化也。畏寒畏风，表气虚失卫也。困倦懒言，中气乏不周也。动则气喘上气，不足息也。保元，谓人参、黄芪、甘草，名保元汤也。臣当归和脾血，白术益脾气，佐橘皮降浊、散胸中滞气，升、柴、升清，从胃中引阳也。阴火时显躁热，加黄柏、生地，补水救阴。阳热昼夜心烦，合朱砂安神丸，泻火安神。

调中益气汤

调中弦洪缓沉涩，湿热体倦骨酸疼，气少心烦忽肥瘦，口沫食出耳鸣聋，胸膈不快食无味，二便失调飧血脓，保元升柴苍橘柏，去柏加木亦同名。

［注］调中益气汤亦治内伤。清气下陷，浊气上乘，清浊相干而兼湿热者，故二便不调，飧泻脓血也。此汤与补中益气汤，虽互相发明，然其证脉则不可不分别也。内伤之病，脾胃元气一虚，四脏失其调和，所以五脏之脉，交相混见，故肝弦、心洪、脾缓之脉反见于上。按之沉涩，肺脉而反见于下也。身肢重倦，气不周也。骨节酸疼，血不荣也。气少，中气乏也。心烦，心血少也。忽肥忽瘦者，火乘土位，上并阳分，则血脉上行而上盛，故面赤红而肥；下并阴分，则血脉下行而上虚，故面青白而瘦。即今之虚损病人，早则面青白瘦而恶寒，午后则面红赤肥而发热者是也。口沫，谓口中沃沫，脾不散精也。食出，谓食入反出，胃虚不纳也。耳鸣聋，谓耳鸣、耳聋，阴火上冲也。胸膈不快，浊气滞也。饮食无味，胃气伤也。二便不调，谓大便时泻不泻，小便时利不利，脾湿不分

也。飧，谓完谷不化之飧泻，脾虚湿不化也。血脓，谓大便后或见脓见血，脾湿热酿成也。保元，谓保元汤，即人参、黄芪、炙草、升麻、柴胡、苍术、橘皮、黄柏也。去黄柏加木香，亦名调中益气汤，以热少气不和者宜之也。

升阳益胃汤

内伤升阳益胃汤，湿多热少抑清阳，倦怠懒食身重痛，口苦舌干便不常，洒洒恶寒属肺病，惨惨不乐乃阳伤，六君白芍连泽泻，羌独黄芪柴与防。

［注］内伤气虚，湿多热少，遏抑春生清气，不得上升，脾胃之证，宜服此汤。其证倦怠懒食，身重而痛，口苦舌干。便不常，谓大便不调，小便频数不如常也。洒洒恶寒，卫气不足，属肺皮毛之病也。惨惨不乐，面色不和，乃阳气伤而不伸也。六君，谓人参、白术、茯苓、炙草、橘皮、半夏也。加白芍、黄连、泽泻、黄芪、羌活、独活、柴胡、防风，即是升阳益胃也。

补脾胃泻阴火升阳汤

补中升阳泻阴火，火多湿少困脾阳，虽同升阳益胃证，然无泻数肺阳伤。补脾胃气参芪草，升阳柴胡升与羌，石膏芩连泻阴火，长夏湿令故加苍。

［注］内伤气虚，热多湿少，阴火困脾，阳气不得上升，脾胃之证，宜服此方。此方所治，虽同升阳益胃之证，然无大便不调，小便频数，洒洒恶寒肺病，惨惨不乐阳伤之证也。

内伤补中、调中、益胃等汤加减法：

冬加姜桂草蔻益，秋芍白蔻缩槟榔，夏月气冲芩连柏，春加风药鼓清阳，长夏沉困精神少，人参麦味泽苓苍。肺热咳嗽减参去，春加金沸款冬芳，夏加麦冬五味子，秋冬连根节麻黄。头痛蔓荆甚芎入，颠脑藁本苦细尝。沉重懒倦或呕逆，痰厥头疼半夏姜。口干嗌干或表热，加葛生津清胃阳。大便燥涩元明粉，血燥归桃熟大黄。痞胀香砂连枳朴，寒减黄连加炒姜。胃痛草蔻寒益智，气滞青皮白蔻香。腹痛芍草芩桂审，脐下痛桂熟地黄。内外烦疼归和血，胁

下痛急草柴良。身重脚软已苍柏，身疼发热藁防羌。

［注］冬加干姜、官桂、草豆蔻、益智，助阳气也。秋加白芍、白豆蔻、缩砂仁、槟榔，助燥收也。夏月加黄连、黄芩、黄柏，降阴火也。或腹中气上冲逆，属阴火冲上，虽非夏月亦加之。春加风药，谓羌活、独活、防风、藁本之类，佐参芪之品，能鼓清阳之气上升也。长夏身肢沉困，精神短少，加人参、麦冬、五味子，恐暑伤气也。加泽泻、茯苓、苍术，去脾湿也。肺中有热咳嗽，减人参、远肺热也。春加金沸草、款冬花，散肺风也。夏加麦冬、五味子，保肺气也。冬加连根节麻黄，散肺寒也。头痛加蔓荆子，引太阳也。痛甚加川芎，上行捷也。颠痛脑痛加藁本，入督脉也。苦头痛加细辛，走少阴也。痰厥头痛，沉重懒倦，或呕逆痰涎，加半夏、生姜，治痰逆也。口干嗌干，或表发热，加葛根，生津解肌也。大便燥涩加元明粉，血虚燥加当归，血实燥加桃仁，热实燥加大黄，心下痞胀气不快加木香，食不消加砂仁，心下结热加黄连，心下结气加枳实，胃气壅塞加厚朴。如胃中寒，或冬月，减去黄连，加炒干姜。胃痛加草豆蔻，胃寒或唾沫加益智，气满不快加白豆蔻、青皮，腹痛加白芍、甘草。审其有热加黄芩，有寒加官桂。脐下痛加肉桂、熟地黄。腹内身外刺痛，此属血涩不足，加当归以活血也。胁下痛或急缩，加甘草、柴胡，以和肝也。身重脚软，加防己、苍术、黄柏，去湿热在内也。身痛发热，加藁本、防风、羌活，疏风在表也。

清暑益气汤　清燥汤

长夏湿暑交相病，暑多清暑益气功，汗热烦渴倦少气，恶食尿涩便溏行，补中去柴加柏泽，麦味苍曲甘葛青，湿多痿厥清燥地，猪茯柴连减葛青。

［注］长夏之令，暑湿炎蒸，交相为病。暑多湿少为病，其证则自汗身热，心烦口渴，倦困少气恶食，小便涩少，大便稀溏，宜清暑益气汤。即补中益气汤去柴胡，加黄柏、泽泻、麦冬、五味子、苍术、神曲、甘葛、青皮也。若湿多暑少为病，则

成痿厥之证。腰以下痿软，难于转动，行走不正，两足欹侧，宜清燥汤。即本方更加生地、猪苓、茯苓、柴胡、黄连，减去甘葛、青皮也。

升阳散火汤　火郁汤

血虚胃弱过食凉，阳郁于脾散火汤，肌肤筋骨肢困热，扪之烙手热非常，羌独芍防升柴葛，人参二草枣生姜，火郁加葱减参独，恶寒沉数发之方。

［注］二草，炙甘草、生甘草。恶寒，谓身虽有如是烙手之热而反恶寒。脉来沉数，则可知火郁肌里，宜以此方发之。

白术附子汤　加味理中汤

内伤水来侮土病，寒湿白术附子汤，涎涕腹胀时多溺，足软无力痛为殃，腰背胛眼脊背痛，丸冷阴阴痛不常，苍附五苓陈半朴，虚宜理中附苓苍。

［注］东垣内伤热中之病，用补中益气汤；寒中之病，用白术附子汤。寒中为水来侮土，寒湿之病，其证内则腹胀多溺涎涕，外则足软胛脊腰背睾丸痛。脾胃寒湿而气不虚者，宜用是方，即五苓散加苍术、附子、陈皮、半夏、厚朴也。若脾胃寒湿而气虚者，则宜用理中汤加附子、茯苓、苍术是也。

人参资生丸

资生脾胃俱虚病，不寒不热平补方，食少难消倒饱胀，面黄肌瘦倦难当。

［注］缪仲醇制资生丸方，为脾胃俱虚，不寒不热平补之药。其所治之证，乃饮食减少，过时不化，倒饱胀闷，面色痿黄，肌肉渐瘦，困倦无力也。方见诸书，故不录药味。

清胃理脾汤

清胃理脾治湿热，伤食平胃酌三黄，大便粘秽小便赤，饮食爱冷口舌疮。

［注］清胃理脾汤，即平胃散加黄连、黄芩、大黄也。酌三黄者，谓有热滞而不实者，不可入大黄也。伤食，谓伤食病证，如痞胀、哕呕、不食、吞酸、恶心、噫气之类。更兼大便粘

臭，小便赤涩，饮食爱冷，口舌生疮，皆伤醇酒厚味，湿热为病之证也。

理中汤

理中治虚寒湿伤，食少喜热面青黄，腹痛肠鸣吐冷沫，大便腥秽似鸭溏。

〔注〕白术附子汤，治脾胃寒湿形气实者也。理中汤，治脾胃寒湿形气虚者也。虚者，其证食少，喜食热物，面色青黄，腹痛肠鸣，吐冷涎沫，大便腥秽不臭，似鸭粪澄彻清溏也，故宜此汤。

消食健脾丸

胃强脾弱脾胃病，能食不化用消食，平胃炒盐胡椒共，麦糵楂曲白蒺藜。

〔注〕脾胃病中，有胃强脾弱一证，胃强所以能食，脾弱不能消化。宜服消食健脾汤丸，助其消化。用苍术、陈皮、厚朴、甘草、炒盐、胡椒、山楂、神曲、麦芽、白蒺藜，末，蜜丸服之。更节其饮食，自然脾胃和而能健运矣。

开胃进食汤

开胃进食治不食，少食难化胃脾虚，丁木藿香莲子朴，六君砂麦与神曲。

〔注〕此方治不思饮食，少食不能消化，脾胃两虚之证。方即六君子汤，加丁香、木香、藿香、莲子、厚朴、缩砂、麦芽、神曲也。

平胃散

一切伤食脾胃病，痞胀哕呕不能食，吞酸恶心并噫气，平胃苍朴草陈皮，快膈枳术痰苓半，伤谷二芽缩神曲，肉滞山楂面莱菔，滞热芩连柏大宜。

〔注〕伤食等证，宜用平胃散，即苍术、厚朴、甘草、陈皮也。快膈加枳实、白术，有痰加半夏、茯苓。伤谷滞者，加麦芽、谷芽、缩砂、神曲。伤肉滞者，加山楂。伤面滞者，加莱菔。有热者，加黄芩、黄连、黄柏、大黄，酌而用之。

葛花解酲汤

葛花解酲发酒汗，懒食热倦呕头疼，参葛四苓白蔻缩，神曲干姜陈木青。

［注］伤酒宜用葛花解酲汤汗之，汗出立愈。其证头痛懒食，呕吐身热，倦怠而烦，似乎外感而实非外感，皆因酒所致也。方即人参、葛花、白术、茯苓、猪苓、泽泻、白蔻、缩砂、神曲、干姜、陈皮、木香、青皮。

秘方化滞丸

秘方化滞寒热滞，一切气积痛攻方，巴豆醋制棱莪术，青陈连半木丁香。

［注］秘方化滞丸，治不论寒热一切气滞积痛，攻下之妙药也。即巴豆、三棱、莪术、青皮、陈皮、黄连、半夏、木香、丁香也。此方出《丹溪心法·附余》书中，屡试屡验，按证随引，量其老少虚实增损进退，以意用之，久久自得其效。

虚劳总括

虚损成劳因复感，阳虚外寒损肺经；阴虚内热从肾损，饮食劳倦自脾成；肺损皮毛洒寒嗽，心损血少月经凝；脾损食少肌消泻，肝损胁痛懒于行；肾损骨痿难久立，午热夜汗骨蒸蒸。从下皮聚毛落死，从上骨痿不起终。恐惧不解则伤精，怵惕思虑则伤神；喜乐无极则伤魄，悲哀动中则伤魂；忧愁不已则伤意，盛怒不止则伤志；劳倦过度则伤气，气血骨肉筋精极。

［注］虚者，阴阳、气血、荣卫、精神、骨髓、津液不足是也。损者，外而皮、脉、肉、筋、骨，内而肺、心、脾、肝、肾消损是也。成劳者，谓虚损日久，留连不愈，而成五劳、七伤、六极也。因复感者，谓不足之人，阳虚复感外寒，则损从皮毛肺始；阴虚更生内热，则损从骨髓肾始；内伤饮食劳倦，则损从肌肉脾始。此虚损成劳之因。然其证有五：一损皮聚毛落，洒淅恶寒咳嗽，肺劳也。二损血脉虚少，男子面无血色，女子月经不

通，心劳也。三损饮食减少，肌肉消瘦，大便溏泻，脾劳也。四损两胁引胸而痛，筋缓不能行，肝劳也。五损骨痿不能久立，午后发热，盗汗骨蒸，肾劳也。从下肾脏损起者，损至皮聚毛落则死也。从上肺脏损起者，损至骨痿不能起于床则终也。从脾脏损起者，或至皮聚毛落，或至骨痿不起，皆死也。

虚损为七伤之证：一、恐惧不解则伤精，精伤则骨酸痿厥，精时自下，盖五脏主藏精者也，不可伤，伤则失守而阴虚，阴虚则无气，无气则死矣。一、怵惕思虑则伤神，神伤则恐惧自失，破䐃脱肉，毛悴色夭，死于冬也。一、喜乐无极则伤魄，魄伤则狂，狂则意不存人，皮革焦，毛悴色夭，死于夏也。一、悲哀动中则伤魂，魂伤则狂妄不精，不精则不正，阴缩而挛筋，两胁骨不举，毛悴色夭，死于秋也。一、忧愁不已则伤意，意伤则悗乱，四肢不举，毛悴色夭，死于春也。一、盛怒不止则伤志，志伤则喜忘其前言，腰脊不可以俯仰屈伸，毛悴色夭，死于季夏也。一、劳倦过度则伤气，气伤则火愈壮，壮火则食气，故无气以动，喘乏汗出，内外皆越，则气日耗，气日耗则死矣。

虚损为六极之证：一、数转筋，十指爪甲痛，筋极也。一、牙齿动，手足痛，不能久立，骨极也。一、面无血色，头发坠落，血极也。一、身上往往如鼠走，削瘦干黑，肉极也。一、气少无力，身无膏泽，翕翕羸瘦，眼无精光，立不能定，身体苦痒，搔之生疮，精极也。一、胸胁逆满，恒欲大怒，气少不能言，气极也。

［按］前人分七伤之证。似多不经。依《内经》改之。庶后学易明也。

虚劳死证

阴劳细数形尽死，阳劳微革气脱终，枯白颧红一侧卧，嗽哑咽痛咯星红。五脏无胃为真脏，形肉虽存不久停。一息二至名曰损，一息一至行尸名。大骨枯槁大肉陷，动作

益衰精髓空。真脏未见一岁死，若见真脏克期凶。喘满动形六月死，一月内痛引肩胸，身热破䐃肉尽脱，十日之内不能生。真脏脉见目眶陷，目不见人顷刻倾。若能见人神犹持，至所不胜日时终。

［注］阴虚之劳脉细数，则必形消着骨而后死者，阴主形也。阳虚之劳脉微革，则不待痿尽忽然而脱者，阳主气也。五脏之脉无和缓象，为无胃之真脏脉，即形肉虽存，亦必不久于人世也。一息二至，损病之脉也。一息一至，行尸之脉也。大骨，颧、肩、股、腰之大骨也。大肉，头、项、四肢之大肉也。枯槁者，骨痿不能支也。陷下者，肉消陷成坑也。动作精神渐衰，真脏脉不见，期一岁死。若真脏脉见，遇所不胜之时日，凶可期也。若真脏脉不见，有是证者，喘满动形，六月而死；有是证者，五脏内损，痛引肩胸者，一月而死；有是证者，肉尽之处，皆枯燥破裂，谓之破䐃，身热不已，十日内死。真脏脉见，目眶下陷，视不见人，顷刻而死。若能见人，则神尚未去，至所不胜之日时而死也。

虚劳治法

后天之治本血气，先天之治法阴阳，肾肝心肺治在后，脾损之法同内伤。

［注］后天脾胃水谷生化荣卫，故治法本乎气血。先天肾藏精气生化之原，故治法本乎阴阳。五脏虚损治法，俱在于后，而脾脏虚损治法已载内伤，故曰同内伤也。

拯阴理劳汤

阴虚火动用拯阴，皮寒骨蒸咳嗽侵，食少痰多烦少气，生脉归芍地板贞。薏苡橘丹连合草，汗多不寐加枣仁，燥痰桑贝湿苓半，阿胶咳血骨热深。

［注］此方即人参、麦冬、五味、当归、白芍、生地、龟板、女贞、薏苡、橘红、丹皮、莲子、百合、炙草也。汗多不寐，俱加枣仁。咳而嗽痰，加桑皮、贝母。嗽而湿痰，加茯苓、半夏。咳

嗽、咯血，加阿胶。骨蒸热深，加地骨皮也。

拯阳理劳汤

阳虚气弱用拯阳，倦怠恶烦劳则张，表热自汗身酸痛，减去升柴补中方，更添桂味寒加附，泻入升柴诃蔻香，夏咳减桂加麦味，冬咳不减味干姜。

［注］此汤即人参、黄芪、炙草、白术、陈皮、肉桂、当归、五味子也。倦怠，懒于动也，恶烦劳动，则气张而喘乏也。恶寒加附子，泄泻仍入升麻、柴胡，更加诃子、肉蔻、木香也。夏月咳嗽，减肉桂加麦冬、五味子，冬月咳嗽，不减肉桂，更加五味子、干姜也。

六味地黄汤　都气汤　七味地黄汤　生脉地黄汤　桂附地黄汤　知柏地黄汤　金匮肾气汤

肾虚午热形消瘦，水泛为痰津液伤，咳嗽盗汗失精血，消渴淋浊口咽疮。熟地药萸丹苓泽，加味劳嗽都气汤。引火归元加肉桂，火妄刑金生脉良。桂附益火消阴翳，知柏壮水制阳光。车牛桂附名肾气，阳虚水肿淋浊方。

［注］午热，午后发热也。水泛为痰，谓日食饮食所化津液，肾虚不能摄水，泛上为痰也。盗汗，谓睡而汗出，觉而即止之汗也。失精，遗精也。消渴，谓饮水而即消，渴仍不止也。淋者，尿淋漓不利也。浊者，尿之前后有浊液也。口咽生疮，虚火炎也。均宜六味地黄汤治之。劳嗽加味，谓加五味子，名都气汤也。引火归原加肉桂，名七味地黄汤。火妄刑金加生脉饮，名生脉地黄汤也。桂附，谓加肉桂、附子。知柏，谓加知母、黄柏。车牛桂附，谓加车前、牛膝、肉桂、附子，名桂附、知柏肾气等汤也。

大补阴丸　滋阴降火汤

大补阴丸制壮火，滋阴降火救伤金，龟板知柏地髓剂，二冬归芍草砂仁。咳加百味汗地骨，血痰金贝虚芪参，虚热无汗宜散火，有汗骨蒸亦补阴。

［注］阴虚火旺，无水以制，宜用大补阴丸滋水制火。方

即龟板、知母、黄柏、生地为末，猪脊髓炼蜜为丸。若火旺无制，妄行伤金，肺痿咳嗽，宜用滋阴降火汤救其伤金。方即大补阴丸加麦冬、天冬、当归、白芍、炙草、缩砂。咳甚加百合、五味子，盗汗加地骨皮，咯血加郁金，痰多加川贝母，气虚加人参、黄芪。凡虚热如火烙手，无汗者为火郁，宜升阳散火汤，有汗者为骨蒸，亦宜大补阴丸及滋阴六黄等汤也。

保元汤

一切气虚保元汤，芪外参内草中央，加桂能生命门气，痘疮灰陷与清浆。

［注］保元汤，即人参、黄芪、炙草也。黄芪补表气，人参补里气，炙草补中气，加肉桂能生命门真气，且能治小儿痘疮灰白、顶陷、清浆。

四君子汤　五味异功汤　六君子汤　七味白术散　四兽饮

脾胃气虚四君子，脉软形衰面白黄，倦怠懒言食少气，参苓术草枣姜强。气滞加陈异功散，有痰橘半六君汤，肌热泻渴藿木葛，虚疟六君果梅姜。

［注］治气虚兼气滞不快，依四君加陈皮，名五味异功散。治气虚兼有痰饮，依四君加橘红、半夏，名六君子汤。治气虚肌热渴泻，依本方加藿香、木香、葛根，名七味白术散。治气虚久疟留连不愈，依六君子汤，加草果、乌梅、生姜，名四兽饮。

芎归汤　开骨散

一切血病芎归汤，产后胎前必用方，气虚难产参倍入，交骨难开龟发良。

［注］芎归汤，即川芎、当归，又名佛手散。气虚产难或时久伤气，依本方倍加人参。临产交骨难开，依本方加整龟板一具，本人梳下乱发一团，他人梳下之发亦可，名开骨散。

四物汤　圣愈汤　六物汤　加味四物汤　地骨皮饮

调肝养血宜四物，归芎芍地酌相应，气虚血少参芪补，

气燥血热知柏清。寒热柴丹炒栀子，但热无寒丹骨平。热甚芩连寒桂附，止血茅蒲破桃红。

［注］调肝养血宜四物汤，即当归、川芎、白芍、熟地黄。酌相应，谓补血用白芍、熟地，破血用赤芍，凉血用生地。气虚血少，宜加参、芪，名圣愈汤。气燥血热，宜加知、柏，名六物汤。血虚寒热往来，宜加味四物汤，即本方加柴胡、丹皮、炒栀子也。血虚惟发热不恶寒，宜地骨皮饮，即本方加地骨皮、牡丹皮也。血分热甚，依本方加黄芩、黄连。寒甚加肉桂、附、子，破血加桃仁、红花，止血加茅根、蒲黄炒黑。

八珍汤　十全大补汤　人参养荣汤

一切气血两虚证，八珍四物与四君，气乏色枯毛发落，自汗盗汗悸忘臻，发热咳嗽吐衄血，食少肌瘦泄泻频，十全大补加芪桂，荣去芎加远味陈。

［注］气虚，四君子汤。血虚，四物汤。气血两虚，八珍汤。八珍者，即四君、四物也。若有气乏色枯，毛发脱落，自汗盗汗，心悸健忘，发热咳嗽，吐血、衄血，食少肌瘦，泄泻等证，则宜十全大补汤，即八珍汤加黄芪、肉桂也。人参养荣汤，即十全大补汤减去川芎，更加远志、五味子、陈皮也。

小建中汤　黄芪建中汤　当归建中汤　双和饮

虚劳腹痛小建中，悸衄之血梦失精，手足烦热肢酸痛，芍草饴桂枣姜同，卫虚加芪黄芪建，荣虚当归建中名，温养气血双和饮，三方减饴加地芎。

［注］诸虚劳极，里急腹痛，宜以小建中汤温和脾胃。并治里虚心悸，衄下亡血，夜梦失精，手足烦热，四肢酸痛，血液亏损等证。是方白芍药、甘草、饴糖、中桂、大枣、生姜也。若卫气虚者，加黄芪，名曰黄芪建中汤。若里不急、腹不痛有是证者，则当以温养气血，用双和饮，即此三方减去饴糖，加入熟地、川芎，乃八珍汤减人参、白术、茯苓，加黄芪、中桂，盖以补阴血为主也。

补肝汤

补肝汤治肝虚损，筋缓不能自收持，目暗䀮䀮无所见，四物酸枣草瓜宜。

［注］补肝汤，即当归、川芎、白芍、熟地、酸枣仁、炙草、木瓜也。

加味救肺饮

加味救肺治肺损，嗽血金家被火刑，归芍麦味参芪草，百花紫菀马兜铃。

［注］加味救肺饮，即当归、白芍、麦冬、五味子、人参、黄芪、炙草、百合、款冬花、紫菀、马兜铃也。

天王补心丹

天王补心心虚损，健忘神虚烦不眠，柏子味苓归地桔，三参天麦远朱酸。

［注］是方，即柏子仁、五味子、茯苓、当归、生地、桔梗、丹参、人参、元参、天冬、麦冬、远志、朱砂、酸枣仁。

归脾汤

归脾思虑伤心脾，热烦盗汗悸惊俱，健忘怔忡时恍惚，四君酸远木归芪。

［注］悸，心自跳动也。惊，目触物骇也。健忘，言事易忘也。怔忡，心冲动甚也。恍惚，心时不明也。方乃四君子，加酸枣仁、远志、木香、当归、黄芪。

人参固本汤丸　保元生脉固本汤

固本肺肾两虚病，肺痿咳血欲成劳，二冬二地人参共，保元生脉脾同调。

［注］人参固本汤、丸，即人参、天冬、麦冬、生地、熟地也。依本方再加保元之黄芪、炙草，生脉之五味，三方合一，名保元生脉固本汤。同调，谓同调脾、肺、肾三经虚也。

逍遥散

逍遥理脾而清肝，血虚骨蒸烦嗽痰，寒热颊赤胁不快，妇人经病脉虚弦，术苓归芍柴薄草，加味栀丹肝热添，肝气

滞郁陈抚附，热加吴萸炒黄连。

［注］是方，即白术、茯苓、当归、白芍、柴胡、薄荷、甘草也。肝气热，依本方加炒栀子、丹皮，名加味逍遥散。肝气滞加陈皮，肝气郁加抚芎、香附，肝气郁热，加吴茱萸、炒川黄连。惟薄荷只可少许为引，不宜多用。

痨瘵总括

痨瘵阴虚虫干血，积热骨蒸咳嗽痰，肌肤甲错目黯黑，始健不泻下为先。

［注］久病痨疾而名曰瘵。瘵者，败也，气血两败之意也。有阴虚干血者，有阴虚积热者，当以诸补阴药治之。肌肤甲错，谓皮肤干涩也。目黯黑者，谓目黑无光也。始健，谓初病尚壮；不泻，谓久病不泻也，二者皆可以攻下为先治也。

痨瘵治法

痨瘵至泻则必死，不泻能食尚可痊。初取利后宜详审，次服柴胡清骨煎。虚用黄芪鳖甲散，热衰大补养荣参。皮热柴胡胡连入，骨蒸青蒿鳖甲添。阴虚补阴诸丸剂，阳虚补阳等汤圆。咳嗽自同咳嗽治，嗽血成方太平丸。

［注］痨瘵之人，病至大便泄泻，则必死矣。若不泻能食，尚堪任药攻治，故可痊也。初取利后，审其热之微甚，人之强弱。若热甚人强，宜用柴胡清骨散；热不甚人弱，宜用黄芪鳖甲散；热微人弱，宜用十全大补、人参养荣等汤。若皮外发热，加柴胡、胡连。骨内蒸热，加青蒿、鳖甲。午后阴虚发热，宜用补阴诸丸汤药。阳虚恶寒清瘦，宜用补阳诸丸汤药。咳嗽不已，同咳门方参而治之。嗽血者，宜用成方太平丸可也。

大黄䗪虫丸　大黄青蒿煎　传尸将军丸

干血大黄䗪虫治，积热蒿黄胆便煎，癸亥腰眼灸七壮，后服传尸将军丸。

［注］大黄䗪虫丸有成方。大黄青蒿煎，即青蒿、大黄、猪胆汁、童便煎。痨瘵日久，有生恶虫，身死之后，多遭传染，甚而灭门，名曰传尸痨。宜癸亥日灸两腰眼各七壮，后服传尸将军丸。此方载《丹溪心法》书中。

柴胡清骨散

清骨骨蒸久不痊，热甚秦知草胡连，鳖甲青蒿柴地骨，韭白髓胆童便煎。

［注］此方乃秦艽、知母、炙草、胡连、鳖甲、青蒿、柴胡、地骨皮、韭白、猪脊髓、猪胆汁、童便也。

黄芪鳖甲散

黄芪鳖甲虚劳热，骨蒸晡热渴而烦，肌肉消瘦食减少，盗汗咳嗽出血痰。生地赤芍柴秦草，知芪菀骨半苓煎，人参桂桔俱减半，鳖甲天冬桑倍添。

［注］此方即生地、赤芍、柴胡、秦艽、炙草、知母、黄芪、紫菀、地骨皮、半夏、茯苓、人参、桂枝、桔梗、鳖甲、天冬、桑白皮也。

自汗盗汗总括

自汗表阳虚恶冷，阳实蒸热汗津津，盗汗阴虚分心肾，心虚不固火伤阴。

［注］无因汗出，谓之自汗。自汗谓表阳虚，汗出则恶寒冷，宜用后方。若蒸蒸发热，汗出不恶寒，则为里阳实，宜以调胃承气汤下之。睡则汗出，觉则汗止，谓之盗汗。盗汗为阴虚，当分心虚不固，心火伤阴也。

黄芪六一汤　玉屏风散　黄芪建中汤

自汗表虚黄芪草，玉屏风散术芪防，气虚加参阳虚附，血虚黄芪建中汤。

［注］黄芪六一汤，即黄芪六钱，甘草一钱也。玉屏风散，即黄芪、白术、防风也。二方皆治表虚自汗，若气虚加人参，阳虚加附子可也。若不恶寒不气少，则为血虚，不可用参、

附，宜黄芪建中汤，即小建中汤加黄芪也。方在伤寒门。

当归六黄汤　酸枣仁汤

盗汗心火下伤阴，归芪二地柏连芩，心虚酸枣芍归地，知柏苓芪五味参。

［注］当归六黄汤，治心火伤阴盗汗，即当归、黄芪、黄芩、黄连、黄柏、生熟地黄也。酸枣仁汤，治心虚不固盗汗，即酸枣仁、当归、白芍、生地、知母、黄柏、茯苓、黄芪、五味子、人参也。

失血总括

九窍出血名大衄，鼻出鼻衄脑如泉，耳目出血耳目衄，肤出肌衄齿牙宣，内衄嗽涎脾唾肾，咯心咳肺呕属肝，精窍溺血膀胱淋，便血大肠吐胃间。

［注］九窍一齐出血，名曰大衄。鼻出血，曰鼻衄。鼻出血如泉，曰脑衄。耳出血，曰耳衄。目出血，曰目衄。皮肤出血，曰肌衄。齿牙出血，曰齿衄，又名牙宣。此皆衄血随所患处而命名也。若从口出则为内衄，内衄出血，涎嗽出于脾，唾出于肾，咯出于心，咳出于肺，呕出于肝，吐出于胃，溺血从精窍而出，淋血从膀胱而出。呕吐之分，呕则有上逆漉漉之声，吐则无声也。

失血死证

失血身凉脉小顺，大疾身热卧难凶，口鼻涌出而不止，大下溃腐命多倾。

［注］大疾，脉大疾也。卧难，不能卧也。大衄、大下，血出如涌泉不止，内溃腐尸之气，则命倾也。

失血治法

阳乘阴热血妄行，血犯气分不归经，血病及腑渗入浊，由来脏病溢出清。热伤失血宜清热，劳伤理损自然平，努

即内伤初破逐，久与劳伤治法同。

［注］凡失血之证，阳盛乘阴，则血为热迫，血不能安于脉中而妄行气分，不能回归经脉也。若血病伤及于腑者，则血渗入肠胃浊道，上从咽出，下从二便而出也。血病伤及于脏者，则血溢出胸中清道，上从喉出，下从精窍而出也。夫血藏于脏内，行于脉中，躯壳之中不可得而见也。非有损伤，不能为病。而损伤之道有三：一曰热伤，宜以清热为主；一曰劳伤，宜以理损为主；一曰努伤，初宜以破逐为主，久亦宜以理损为主也。

犀角地黄汤

热伤一切失血病，犀角地黄芍牡丹，胸膈满痛加桃大，热甚吐衄入芩连，因怒呕血柴栀炒，唾血元参知柏煎，咯加二冬嗽二母，涎壅促嗽郁金丸。

［注］热伤一切失血之病，皆宜犀角地黄汤。若胸膈满痛，是为瘀血，加桃仁、大黄。若吐血热盛，加黄芩、黄连。因怒致吐血及呕血者，加柴胡、炒栀。唾血加元参、黄柏、知母，咯血加天冬、麦冬，嗽血加知母、贝母。涎壅气促，阵阵急嗽带出血者，宜郁金丸，方在后。

加味救肺饮加郁金汤

劳伤吐血救肺饮，嗽血加调郁金汤。形衰无热气血弱，人参养荣加麦良。

［注］救肺饮，即虚劳门之加味救肺饮加调郁金末也。若气血虚弱不见火象，宜用人参养荣汤加麦门冬也。

芎归饮

饱食用力或持重，努破脉络血归芎，呕血漉漉声上逆，跌扑堕打有瘀行。

［注］饱食用力，或因持重努伤脉络，失血涌吐，宜用芎归饮，引血归经。及呕血跌扑堕打，伤其脉络，令人大吐者，亦皆宜之。其有瘀血者，或加大黄以下之，或加桃仁、红花以破之，或加郁金、黄酒以行之。

参地煎

参地衄吐血不已，热随血减气随亡，气虚人参为君主，血热为君生地黄。

［注］参地煎，即人参、生地黄也。凡因热伤衄、吐血不已者，则热已随血减，然气亦随血亡也。气虚甚者，当倍人参为君。血热者，宜倍生地为君。时时煎服自止也。

泻肺丸

嗽血壅逆虚苏子，积热痰黄泻肺丸，蒌仁半贝金葶杏，三黄惟大有除添。

［注］嗽血痰壅气逆，形气虚者，苏子降气汤降之，方见诸气门。痰黄积热，形气实者，用泻肺丸下之，即栝蒌仁、半夏、浙贝母、郁金、苦葶苈子、杏仁、黄连、黄芩、大黄也。惟大黄形实气者加之，若形虚气者，或大便溏泻，则减去不用。

保肺汤

保肺肺痈吐脓血，白及薏苡贝金陈，苦梗苦葶甘草节，初加防风溃芪参。

［注］保肺汤，即白及、薏苡仁、贝母、金银花、陈皮、苦桔梗、苦葶苈、甘草节也。初起加防风，溃后加生黄芪、人参。

牛膝四物汤

尿血同出痛淋血，尿血分出溺血名，溺血精窍牛四物，淋血八正地金通。

［注］淋血、溺血二证，若尿与血同出而痛，名曰淋血。尿与血分出，名曰溺血。溺血为精窍之病，用四物倍加牛膝。淋血为尿窍之病，用八正散，加木通、生地、郁金治之。

珀珠散

溺血诸药而不效，块血窍滞茎急疼，珀珠六一朱砂共，引煎一两整木通。

［注］溺血一证，乃精窍为病，每因忍精不泄，提气采战，或因老年竭欲而成。服诸药不效者，所溺之血成块，窍滞不利，茎中急疼欲死者，用珀珠散，日三服，每服三钱，引

用整木通去粗皮黄色者，煎汤调服。其方即琥珀末一钱，珍珠末五分，朱砂末五分，飞滑石六钱，甘草末一钱，合均，分三服。若其人大便结燥不通，以八正散加牛膝、郁金下之。有热尿涩，以导赤散加牛膝、郁金清之。利后仍服此药，自有奇功。

槐花散

便血内热伤阴络，风合肠风湿脏疡，槐花侧枳连炒穗，风加秦防湿楝苍。

［注］便血二证，肠风、脏毒。其本皆热伤阴络，热与风合为肠风，下血多清；热与湿合为脏毒，下血多浊。均宜槐花散，即炒槐花、炒侧柏叶、醋炒枳壳、川黄连、炒荆芥穗，为末，乌梅汤调服。肠风，加秦艽、防风。脏毒，加炒苦楝、炒苍术。若大肿大痛，大便不通，当以脏毒未溃之疡治之，非脏毒下血之病也。

升阳去湿和血汤

便血日久凉不应，升补升芪苍桂秦，归芍丹陈二地草，热加萸连虚人参。

［注］便血日久，服凉药不应，宜升补，用升阳去湿和血汤。即升麻、黄芪、苍术、肉桂、秦艽、当归、白芍、丹皮、陈皮、生地、熟地、生甘草、炙甘草也。有热，稍加吴茱萸炒川连。虚加人参可也。

消渴总括

试观年老多夜溺，休信三消尽热干，饮多尿少浑赤热，饮少尿多清白寒。

［注］上消属肺，饮水多而小便如常；中消属胃，饮水多而小便短赤；下消属肾，饮水多而小便浑浊，三消皆燥热病也。然试观年老好饮茶者，夜必多溺，则休信三消皆热，而亦有寒者矣。饮水多，小便少而浑赤者属热，是火盛耗水而浑也。饮水少，小便多而清白者属寒，是火虚不能耗水也。

消渴生死

三消便硬若能食，脉大实强尚可医，不食舌白传肿泻，热多舌紫发痈疽。

［注］三消，饮水多不能食，若能食大便硬，脉大强实者，为胃实热，下之尚可医也。若不能食，湿多舌白滑者，病久则传变水肿泄泻。热多舌紫干者，病久则发痈疽而死也。

消渴治法

竹叶黄芪汤

便硬能食脉大强，调胃金花斟酌当，不食渴泻白术散，竹叶黄芪不泻方，黄芪黄芩合四物，竹叶石膏减粳姜，气虚胃热参白虎，饮一溲二肾气汤。

［注］调胃，谓调胃承气汤。金花，谓栀子金花汤。方俱在伤寒门，酌其所当用可也。不食而渴，已属胃虚，兼之泄泻，胃虚无热矣。故用七味白术散，方在虚损门。若不食而渴，亦不泻者，是虽虚而犹有燥热也，宜用竹叶黄芪汤，即黄芪、黄芩、当归、川芎、白芍、生地、竹叶、石膏、人参、炙草、麦冬、半夏也。若气虚胃热盛者，宜用人参白虎汤。若下焦虚寒，饮一溲二者，宜用肾气汤。

御纂医宗金鉴卷四十一

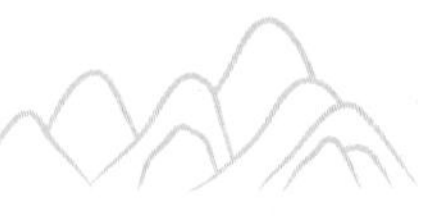

神之名义

形之精粹处名心，中含良性本天真，天真一气精神祖，体是精兮用是神。

［注］动植之物，一有其形，则形之至精、至粹之处，即名曰心。动物之心者，形若垂莲，中含天之所赋，虚灵不昧之灵性也。植物之心者，即中心之芽，中含天之所赋、生生不已之生意也。此形若无此心，则形无主宰，而良性、生意亦无着落矣。此心若无良性、生意，则心无所施用，不过是一团死肉，一枯草木之芽耳。盖人虽动物之贵，而其中含良性与一切动物皆同，本乎天真也。天真之气，分而言之为精、气、神。故曰：以精为体，以神为用也。合而言之，浑然一气，故曰：天真一气，精神之祖也。

神之变化

神从精气妙合有，随神往来魂阳灵，并精出入阴灵魄，意是心机动未形，意之所专谓之志，志之动变乃思名，以思谋远是为虑，用虑处物智因生。

［注］魂，阳之灵，随神往来。魄，阴之灵，并精出入。盖神机不离乎精气，亦不杂乎精气，故曰：妙合而有也。故指神而言，则神超乎精气之外。指精气而言，则神寓乎精气之中。意者，心神之机，动而未形之谓也。志者，意所专注也。思者，志之变动也。虑者，以思谋远之谓也。智者，以虑处物之谓也。此皆识神变化之用也。

五脏神情

心藏神兮脾意智，肺魄肝魂肾志精，气和志达生喜笑，

气暴志愤恚怒生，忧思系心不解散，悲哭哀苦悽然情，内生惧恐求人伴，外触骇然响动惊。

［注］五脏所藏七神：心藏神，脾藏意与智，肺藏魄，肝藏魂，肾藏精与志也。五脏所生七情：心生喜，肝生怒，脾生忧、思，肺生悲，肾生恐也。气和则志达，故生喜笑。气暴则志愤，故生恚怒。系心不解散，故生忧思。悽心则哀苦，故生悲哭。内恐外触非常事物，故生恐惧惊骇也。

神病治法

朱砂安神丸

内生不恐心跳悸，悸更惊惕是怔忡，善忘前言曰健忘，如昏似慧恍惚名，失志伤神心胆弱，痰饮九气火相乘。清热朱连归地草，余病他门治法精。

［注］惊悸、怔忡、健忘、恍惚、失志、伤神等病，皆因心虚胆弱，诸邪得以乘之也。心气热者，先用朱砂安神丸以清之。其余虚实诸邪，则当与虚损、九气、癫痫、痰饮等门合证拣方，自有效法之处。

仁熟散

恐畏不能独自卧，胆虚气怯用仁熟，柏仁地枸味萸桂，参神菊壳酒调服。

［注］恐畏不能独自卧者，皆因气怯胆虚也。仁熟散，即柏子仁、熟地黄、枸杞子、五味子、山茱萸、桂心、人参、茯神、菊花、枳壳，为末，老酒调服也。

癫痫总括

经言癫狂本一病，狂乃阳邪癫是阴。癫疾始发意不乐，甚则神痴语不伦。狂怒凶狂多不卧，目直骂詈不识亲。痫发吐涎昏噤倒，抽搐省后若平人。

［注］李时珍曰：经有言癫狂疾者，又言癫疾为狂者，是癫狂为兼病也。邪入于阳者狂，邪入于阴者癫。盖癫疾始发，

志意不乐，甚则精神呆痴，言语不伦，而睡如平时，以邪并于阴也。狂疾始发多怒不卧，甚则凶狂欲杀，目直骂詈，不识亲疏，而夜多不卧，以邪并于阳也。然俱不似痫疾，发则吐涎神昏，卒倒无知，口噤牙紧，抽搐时之多少不等，而省后起居饮食皆若平人为别也。痫虽分而为五，曰：鸡、马、牛、羊、猪名者，以病状偶类故也。其实痰、火、气、惊，四者而已，所以为治同乎癫狂也。

三圣散　青州白丸子　滚痰丸　遂心丹　矾郁丸　控涎丹　抱胆丸　镇心丹

癫狂痫疾三圣吐，风痰白丸热滚痰。痰实遂心气矾郁，痰惊须用控涎丹。无痰抱胆镇心治，发灸百会自然安。初发皂角灌鼻内，涎多欲止点汤盐。

［注］癫狂痫疾初起多痰者，先以三圣散吐之。风盛有痰者，用青州白丸子。热盛有痰者，用礞石滚痰丸（青礞石、沉香、百药煎、川大黄、黄芩）。痰而形气实者用遂心散，甘遂、朱砂、猪心也。痰而兼气郁者用矾郁丸，白矾、郁金也。痰而兼惊者用控涎丹。无痰神轻因而惊悸者用镇心丹、抱胆丸，皆成方也。痫病发时灸百会，不拘壮数，以苏为止。再发再灸，以愈为度。初发用皂角汁灌鼻内，其风涎即从鼻口中涕唾而出。若苏后其涎不止，以盐汤服之自止。

诸气总括

寒气　炅气　喜气　怒气　劳气　思气　悲气　恐气　惊气

一气触为九寒炅，喜怒劳思悲恐惊。寒收外束腠理闭，炅泄内蒸腠理通，喜则气缓虚极散，劳耗思结气难行，怒气逆上甚呕血，下乘脾虚飧泻成，恐则气下伤精志，惊心无倚乱怔忡，悲消荣卫不散布，壮行弱着病丛生。

［注］一气流行，不为邪触，何病之有？若为寒触，外束皮肤，腠理闭，其气收矣，即寒病也。炅，火也。若为火触，热蒸汗出，腠理开，其气泄矣，即暑病也。若为喜触，喜则气和

志达，其气缓矣。素中虚极者，缓则气散，即暴脱也。若为劳触，劳则喘息，且汗出，其气耗矣，即劳倦也。若为思触，心有所存，气留不行，其气结矣，即郁气也。若为怒触，怒则气逆甚呕血，其气上矣。上极而下，乘脾之虚，则为飧泄也。若为恐触，恐则精却伤精志，其气下矣。若为惊触，心无所依，神无所归，虑无所定，其气乱矣。怔忡心动，不安之病也。若为悲触，心肺气戚，荣卫不散，其气消矣。凡此九气丛生之病，壮者得之气行而愈，弱者得之气着为病也。

诸气辨证

短气气短不能续，少气气少不足言，气痛走注内外痛，气郁失志怫情间，上气气逆苏子降，下气气陷补中宣，臭甚伤食肠胃郁，减食消导自然安。

［注］短气者，气短而不能续息也；少气者，气少而不能称形也，皆为不足之证。气痛者，气为邪阻，气道不通，或在经络，或在脏腑，攻冲走注疼痛也。上气乃浊气上逆，下气为清气下陷。气郁者，或得于名利失志，或得于公私怫情，二者之间也。浊气上逆，苏子降气汤。清气下陷，补中益气汤，甚者加诃子、五味子。然清气下陷，下气不甚臭秽，惟伤食下气，其臭甚秽，乃肠胃郁结，谷气内发，而不宣通于肠胃之外。郁在胃者，上噫气也；郁在肠者，下失气也。补中益气汤，方见内伤门。

诸气治法

寒热热寒结者散，上抑下举惊者平，喜以恐胜悲以喜，劳温短少补皆同。

［注］寒者热之，麻黄、理中是也。热者寒之，白虎、生脉是也。结者散之，越鞠解郁是也。上者抑之，苏子降气是也。下者举之，补中益气是也。惊者平之，镇心、妙香是也。喜以恐胜，悲以喜胜，以情治情是也。劳者温之，短气、少气者补

之，保元、四君是也。

木香流气饮

木香流气调诸气，快利三焦荣卫行，达表通里开胸膈，肿胀喘嗽气为疼。六君丁皮沉木桂，白芷香附果苏青，大黄枳朴槟蓬术，麦冬大腹木瓜通。

［注］木香流气饮，调治一切诸气为病。其功能快利三焦，通行荣卫，外达表气，内通里气，中开胸膈之气，其水肿胀满，气壅喘嗽，气痛走注，内外疼痛，并皆治之。即人参、白术、茯苓、炙草、橘皮、半夏、丁皮、沉香、木香、中桂、白芷、香附、草果、苏叶、青皮、大黄、枳壳、厚朴、槟榔、蓬术、麦冬、大腹皮、木瓜、木通也。

分心气饮

分心气饮治七情，气滞胸腹不流行。正减芷朴通木附，麦桂青桑槟壳蓬。

［注］分心气饮，治七情气滞，胸腹之病。正者，谓藿香正气散也。正减者，谓即藿香正气散方减白芷、厚朴，加木通、木香、香附、麦冬、官桂、青皮、桑皮、槟榔、枳壳、蓬术也。

苏子降气汤　越鞠汤

苏子降气气上攻，下虚上盛气痰壅，喘咳涎嗽胸膈满，气秘气逆呕鲜红，橘半肉桂南苏子，前朴沉归甘草同。郁食气血痰湿热，越鞠苍栀曲附芎。

［注］苏子降气汤，治下虚上盛，气壅上攻，喘咳涎嗽，胸膈满闷，气秘便难，气逆呕血，即橘皮、半夏、肉桂、南苏子、前胡、厚朴、沉香、当归、甘草也。越鞠汤治六郁——食郁、气郁、血郁、痰郁、湿郁、热郁，即苍术、山栀、神曲、香附、抚芎也。夫气郁之病若久，必与血、痰、湿、热、饮、食相合，故治郁之方，可治气郁也。其气实者加木香，气虚者加人参，血实者加红花，血虚者加当归，痰多者加半夏，湿多者加白术，热多者加萸、连，饮多者加茯苓，食多者加麦蘖，在临证者消息耳。

四七汤

四七七气郁生痰，梅核吐咯结喉间，调和诸气平和剂，半苓厚朴紫苏煎，快气橘草香附入，妇人气病效如仙，恶阻更加芎归芍，气痰浊带送白丸。

［注］四七汤，治七情过节，七气病生，郁结生痰，如絮如膜，凝结喉间，咯之不尽，咽之不下，名曰梅核气。日久不愈，变生噎膈，上吐涎沫，下秘二便也。宜用此平和之剂，即半夏、茯苓、厚朴、紫苏叶也。胸腹中气不快，加橘皮、甘草、香附，亦治妇人一切气病。妇人有孕喜吐者，名曰恶阻，更加川芎、当归、白芍。妇人肥白，多痰气郁，有白浊带下者，亦以本方送青州白丸子可也。

镇心丹　妙香散

惊实镇心朱齿血，惊虚妙香木麝香，山药茯神参芪草，朱砂桔梗远苓菖。

［注］心气实病惊者，宜用镇心丹，即朱砂、龙齿末等分，猪心血为芡实大丸，每服三丸，麦冬汤下。心气虚病惊者，宜用妙香散加菖蒲，即木香、麝香、山药、茯神、人参、黄芪、炙草、朱砂、桔梗、远志、茯苓、石菖蒲也。

遗精总括

不梦而遗心肾弱，梦而后遗火之强，过欲精滑清气陷，久旷溢泻味醇伤。

［注］不梦而遗，谓无所感于心而自遗，则为心肾虚弱不固也。梦而后遗，谓有所感于心，相火煽而强迫之，则为二火之强不固也。或过欲之人，日惯精滑；或清气不足，下陷不固；或久旷之人，精盛溢泻；或醇酒厚味，火强不固，皆为是病也。

龙骨远志丸　坎离既济汤　封髓丹

心肾虚弱朱远志，龙骨神苓菖蒲参，久旷火旺地知柏，胃虚柏草缩砂仁。

［注］龙骨远志丸，治心肾虚弱，不梦而遗者，即龙骨、朱砂、远志、茯神、茯苓、石菖蒲、人参也。坎离既济汤，治梦而后遗，火强久旷者，即生地、黄柏、知母也。若胃虚食少便软，则不宜生地、知柏，恐苦寒伤胃，故宜封髓丹，即黄柏、甘草、缩砂仁也。

补精丸

精出不止阳不痿，强中过补过淫成。久出血痛形羸死，或发消渴或发痈。阳盛坎离加龙骨，实热解毒大黄攻。调补骨脂韭山药，磁石苁蓉参鹿茸。

［注］精出不止，阳强不倒，名曰强中。此病皆因过服房术中补药，或贪淫过欲而成也。若不急治，日久精尽，阳强不化，迫血而出，疼痛不已，形羸而死。或不即死，亦必发消渴、大痈也。阳盛阴虚者，宜大剂坎离既济汤，加生龙骨清而补之。形实热盛者，宜黄连解毒汤，加大黄，先攻其热可也。病后热去，调理宜补精丸，即补骨脂、韭子、山药、磁石、肉苁蓉、人参、鹿茸也。

浊带总括

浊病精窍溺自清，秽物如脓阴内疼，赤热精竭不及化，白寒湿热败精成。

［注］赤多属热，亦有浊带日久，精竭阳虚，不及化白而属寒者。白多属寒，亦有败精湿热酿成腐化，变白而属热者。是则不可概以寒热论赤白也。

清心莲子饮　萆薢分清饮　珍珠粉丸

浊热清心莲子饮，寒萆菖乌益草苓，湿热珍珠炒姜柏，滑黛神曲椿蛤同。

［注］赤浊带下属热者，宜用清心莲子饮，方在淋门。白浊带下属寒者，宜用萆薢分清饮，即萆薢、菖蒲、乌药、益智、甘草、茯苓也。赤白浊带下属湿热者，宜用珍珠粉丸，即炒黑姜、炒黄柏、滑石、青黛、炒神曲、炒椿皮、蛤粉也。

黑锡丹

黑锡上盛下虚冷，精竭阳虚火上攻，上壅头痛痰气逆，下漏浊带白淫精。骨脂茴香葫芦巴，肉蔻桂附木金樱，沉香阳起巴戟肉，硫铅法结要研明。

［注］赤白浊带下属虚寒者，及虚阳上攻，头痛喘嗽，痰壅气逆，俱宜黑锡丹。即补骨脂、小茴香、葫芦巴、肉蔻、附子、肉桂、木香、金樱子、沉香、阳起石、巴戟、硫黄、黑铅也。

痰饮总括

阴盛为饮阳盛痰，稠浊是热沫清寒，燥少粘连咯不易，湿多易出风掉眩，膈满呕吐为伏饮，支饮喘咳肿卧难，饮流四肢身痛溢，嗽引胁痛谓之悬，痰饮素盛今暴瘦，漉漉声水走肠间，饮留肺胸喘短渴，在心下悸背心寒。

［注］饮则清稀，故为阴盛。痰则稠浊，故为阳盛。稠浊，是热痰属心也。沫清，是寒痰属肾也。少而粘连咯不易出，是燥痰属肺也。多而易出，是湿痰属脾也。搐搦眩晕，是风痰属肝也。膈上痰满，呕吐痰涎，此饮留于膈间，名曰伏饮也。喘咳面肿不得卧，此饮留于肺，名曰支饮也。饮流四肢，身体重痛，此饮留行于体，名曰溢饮也。咳嗽引胁疼痛，此饮留于胁下，名曰悬饮也。素盛今瘦，漉漉有声，水走肠间，此饮留于肠胃，名曰痰饮也。凡饮留于胸肺，则喘满短气而渴。饮留于膈下，则心下悸或背心寒冷也。

二陈汤　燥痰汤

诸痰橘半茯苓草，惟有燥者不相当，风加南星白附子，热加芩连寒桂姜，气合四七郁香附，虚入参术湿入苍；燥芩旋海天冬橘，风消枳桔贝蒌霜。

［注］诸痰，谓一切痰，皆宜二陈汤治之。即橘红、半夏、茯苓、甘草也。因有苓、半，性过渗燥，故与燥痰不相当也。依本方风痰加南星、白附子，热痰加黄芩、黄连，寒痰加干姜、肉桂，气痰加厚朴、苏叶，即是合四七汤也。因郁生痰加香

附，气虚有痰加人参、白术，即六君子汤也；湿痰加苍术；燥痰宜用燥痰汤，即枯黄芩、旋覆花、海石、天冬、橘红、风化芒硝、枳壳、桔梗、贝母、栝蒌霜也。

茯苓指迷丸

茯苓风消枳壳半，痰饮平剂指迷丸，寒实瓜蒂透罗治，热实大陷小胃丹。

［注］指迷丸，治一切痰饮平和之剂，即茯苓、风化芒硝、枳壳、半夏也。痰饮寒实者，用瓜蒂散吐之，或用透罗丹下之。热实者，在膈上用大陷胸汤、丸，在三焦用小胃丹攻之。

半夏茯苓汤加丁香汤　越婢加术汤

流饮控涎苓桂治，伏饮神佑半苓丁，支饮葶苈悬十枣，溢饮越术小青龙。

［注］留饮者，谓一切饮留于上下、内外也。实者用控涎丹攻之，虚者用苓桂术甘汤温之。伏饮实者用神佑丸，虚者用半夏三钱、茯苓二钱、丁香一钱、生姜三钱，煎服治之，即半夏茯苓汤加丁香也。支饮用葶苈大枣汤，悬饮用十枣汤治之。溢饮有热者用越婢加术汤，即麻黄、石膏、甘草、生姜、大枣，加苍术也。有寒者用小青龙汤治之。

咳嗽总括

有声曰咳有痰嗽，声痰俱有咳嗽名。虽云脏腑皆咳嗽，要在聚胃关肺中。胃浊脾湿嗽痰本，肺失清肃咳因生。风寒火郁燥痰饮，积热虚寒久劳成。

［注］有声无痰曰咳，有痰无声曰嗽，有声有痰曰咳嗽。《内经》虽云：五脏六腑皆令人咳。而大要皆在聚于胃、关于肺也。因胃浊，则所游溢之精气，与脾湿所归肺之津液皆不能清，水精之浊，难于四布，此生痰之本，为嗽之原也。肺居胸中，主气清肃。或为风寒外感，或为痰热内干清肃，有失降下之令，因气上逆而咳嗽也。久劳成，谓久病咳嗽不已，伤肺成劳也。

参苏饮　芎苏饮　香苏饮　茯苓补心汤

参苏感冒邪伤肺，热寒咳嗽嚏痰涎；气虚用参实减去，二陈枳桔葛苏前；头痛加芎喘加杏，芩因热入麻干寒；虚劳胎产有是证，补心四物量抽添。

［注］参苏饮，治感冒风寒伤肺，咳嗽嚏唾痰涎、发热恶寒也，即人参、苏叶、橘红、半夏、茯苓、甘草、枳壳、桔梗、前胡、葛根也。形气虚者，必用人参，若形气实，减去可也。若头痛，依本方去人参，以前胡易柴胡加川芎，名芎苏饮。若喘嗽，依本方去人参加杏仁，名杏苏饮。若内有热，加黄芩，有寒加麻黄、干姜。若虚劳之人，及胎前产后而有是病，依本方合四物汤，名茯苓补心汤，量其虚实、寒热加减可也。

泻心散　葶苈泻白散

泻白肺火郁气分，喘咳面肿热无痰，桑骨甘草寒麻杏，血分加芩热甚连，咳急呕逆青橘半，郁甚失音诃桔添，停饮喘嗽不得卧，加苦葶苈效通仙。

［注］泻白散，即桑皮、地骨皮、甘草也。治喘嗽面肿，无痰身热，是为肺经火郁气分。若无汗，是为外寒郁遏肺火，加麻黄、杏仁以发之。若无外证惟面赤，是为肺经火郁血分，加黄芩。内热甚者，更加黄连以清之。咳急呕逆者，加青皮、橘红、半夏以降之。火郁甚而失音者，加诃子肉、桔梗以开之。若喘嗽面浮不得卧者，是为兼有停饮，加苦葶苈以泻之，名葶苈泻白散。

清肺汤

清肺肺燥热咳嗽，二冬母草橘芩桑，痰加蒌半喘加杏，快气枳桔敛味良。

［注］清肺汤，即麦冬、天冬、知母、贝母、甘草、橘红、黄芩、桑皮也。有痰燥而难出，加栝蒌子。痰多加半夏，喘加杏仁，胸膈气不快加枳壳、桔梗。久则宜敛，加五味子。

清燥救肺汤

喻氏清燥救肺汤，肺气虚燥郁咳方，参草麦膏生气液，

杏枇降逆效功长，胡麻桑叶阿润燥，血枯须加生地黄，热甚牛黄羚犀角，痰多贝母与蒌霜。

［注］喻氏，喻嘉言也。枇，枇杷叶也。羚犀，羚羊角、犀角也。蒌霜，栝蒌霜也。

透罗丹　泻肺丸

寒实痰清透罗丹，咳时涎壅气出难，巴杏大牵皂半饼，热实痰稠泻肺丸。

［注］寒实痰盛涎清，热实痰盛稠粘，皆能令人咳嗽。嗽时痰涎顿壅，气闭难出。寒实者用透罗丹，即巴豆、杏仁、大黄、牵牛、皂角、半夏共为末，蒸饼为小丸，量服，方出《丹溪心法·附余》。热实者，宜泻肺丸，方见失血门。

人参泻肺汤

积热伤肺宜泻肺，喘嗽痰多粘色黄，胸膈满热大便涩，凉膈枳桔杏参桑。

［注］人参泻肺汤，即凉膈散，栀子、连翘、薄荷、黄芩、大黄、甘草、枳壳、桔梗、杏仁、人参、桑皮也。

钟乳补肺汤

补肺虚寒喘嗽血，皮毛焦枯有多年，生脉菀款桑皮桂，钟英糯米枣姜煎。

［注］补肺汤，即人参、麦冬、五味子、款冬花、紫菀、桑皮、桂枝、钟乳石、白石英、糯米、大枣、生姜也。

人参养肺汤

养肺平剂肺气虚，劳久喘嗽血腥宜，参草杏阿知母枣，乌梅罂粟骨桑皮。

［注］人参养肺汤，为治肺气虚损久劳，不寒不热之平剂也。其方即人参、炙草、杏仁、阿胶、知母、大枣、乌梅、罂粟壳、地骨皮、桑皮也。

清宁膏　太平丸

咳嗽痰血清宁治，甘桔麦地橘龙圆，薏米川贝薄荷末，血过于痰太平丸。

[注] 咳嗽痰少血多，用太平丸。方，诸书俱有。

琼玉膏　杏酥膏

琼玉膏治肺虚劳，肺痿干嗽咳涎滔，生地膏蜜参苓末，不虚燥蜜杏酥膏。

[注] 琼玉膏治虚燥，先以生地煎膏，后入炼白蜜、人参、茯苓末，搅成膏。杏酥膏治不虚而燥，以杏仁霜、奶酥油、炼白蜜，溶化合膏。

喘吼总括

喘则呼吸气急促，哮则喉中有响声，实热气粗胸满硬，虚寒气乏饮痰清。

[注] 呼吸气出急促者，谓之喘急。若更喉中有声响者，谓之哮吼。气粗胸满不能布息而喘者，实邪也，而更痰稠便硬者，热邪也。气乏息微不能续息而喘者，虚邪也。若更痰饮清冷，寒邪也。

喘急死证

喘汗润发为肺绝，脉涩肢寒命不昌，喘咳吐血不得卧，形衰脉大气多亡。

[注] 气多，谓出气多、入气少也。

华盖汤　千金定喘汤　葶苈大枣汤

外寒喘吼华盖汤，麻杏苏草橘苓桑。减苓加芩款半果，饮喘难卧枣葶方。

[注] 外寒伤肺喘急，用华盖散。即麻黄、杏仁、苏子、甘草、橘红、赤茯苓、桑皮也。依本方减茯苓，加黄芩、款冬花、半夏、白果，名千金定喘汤，治哮吼表寒之喘。葶苈大枣汤，治停饮不得卧之喘也。

萝皂丸　苏子降气汤

火郁喘急泻白散，痰盛作喘萝皂丸。蒌仁海石星萝皂，气喘苏子降气痊。

［注］面赤浮肿，谓之火郁之喘，宜泻白散。痰盛声急，谓之痰喘，宜萝皂丸。无痰声急，谓之气喘，宜苏子降气汤。方在诸气门。

五味子汤　黑锡丹　肾气汤　人参理肺汤

气虚味麦参陈杏，虚寒黑锡肾气汤。日久敛喘参桔味，麻杏罂粟归木香。

［注］五味子汤，即五味子、麦冬、人参、陈皮、杏仁也。人参理肺汤，即人参、桔梗、五味子、麻黄、杏仁、罂粟壳、当归、木香也。黑锡丹，方在浊带门。肾气汤，方在虚劳门。

肿胀总括

卫气并脉循分肉，内伤外感正邪攻，外邪客脉为脉胀，邪留分肉肤胀生。

［注］经曰：卫气之在身也，常然并脉循分肉行，阴阳相随，何病之有？若其人内伤七情，外感六气，饮食失节，劳役过度，则邪正相攻，荣卫失和。卫气与风寒之邪客于脉中，则为脉胀。卫气与风寒之邪留于分肉，则为肤胀也。

诸脉胀单腹胀肤胀鼓胀

脉胀筋起络色变，久成单腹末脱清。肤胀鼕鼕初不硬，缠绵气鼓胀膨膨。

［注］脉胀之证，腹筋起，络色变，久而不已，则成单腹胀，四末脱瘦清冷也。肤胀之证，鼕鼕然初不坚硬，缠绵不愈，则成气鼓胀满，膨膨急硬也。

肠覃石瘕

外邪干卫客肠外，肠覃月事以时行，外邪干营客胞内，石瘕经闭状妊盈。

［注］风寒之邪，不客于脉中分肉，而干卫气、深入客于肠外，僻而内着，日以益大，状如怀子，月事仍以时行，名曰肠覃。

或干营气，深入客于胞中，恶血留止，日以益大，状如怀子，月事不以时下，名曰石瘕。此皆生于女子，在男子则为疝病也。

水胀石水风水

皮厚色苍多是气，皮薄色泽水湿成，气速安卧从上下，水渐难眠咳喘征。石水少腹肿不喘，风水面肿胫足同，石水阴邪寒水结，风水阳邪热湿凝。

［注］凡肿胀之病，皮厚色苍者，皆属气也。皮薄色泽者，皆属水也。气，阳也，阳性急，故为胀速，每从上肿而渐下，得以安卧，邪在外也。水，阴也，阴性迟，故为胀渐，每从下肿而渐上，更有咳喘不得卧之征也。石水之证，少腹肿满，水在下，故不喘也。上肿曰风，下肿曰水。故风水之证，面与胫足同肿也。然石水属阴邪，故曰寒结也。风水属阳邪，故曰热湿凝也。

胀满水肿死证

腹胀身热及失血，四末清脱泻数行，肿起四肢后入腹，利旋满肿腹筋青，唇黑脐突阴囊腐，缺盆脊背足心平，脉大时绝或虚涩，肿胀逢之却可惊。

［注］腹胀身热，阳盛胀也，若吐衄泻血，则阴亡矣。四肢瘦冷，阴盛胀也，若数泻不止，则中脱矣。先肿胀腹，后散四肢者可治。先肿四肢，后归入腹者不治。肿胀之病多实，服利下之药，旋消旋起，则为正不胜邪，亦不治。腹筋青涨高起，胀肿苍黑，脐肿突出，阴囊肿腐，缺盆脊背肿平，足心肿平，则五脏伤，皆不治也。脉大而时绝，或虚涩细，则气血败，皆死脉也。

木香流气饮

肤胀脉胀通身胀，单腹鼓胀四肢平。肤胀木香流气饮，脉胀加姜黄抚芎。

［注］肤胀，皮肤胀也；脉胀，经脉胀也。此二胀皆通身胀也。单腹胀，四肢不胀，鼓胀，其胀如鼓。此二胀，皆腹胀四肢不胀也。肤胀宜用木香流气饮，脉胀亦用此汤，更加姜黄、

抚芎也。方在诸气门。

厚朴散　下瘀血汤

单腹鼓胀分气血，气实肠覃厚朴榔，木枳青陈遂大戟，血实石瘕下瘀汤。

［注］单腹胀、鼓胀，当分气血而治。肠覃亦气病也，故同气实胀者一治之，皆用厚朴散，即厚朴、槟榔、木香、枳壳、青皮、陈皮、甘遂、大戟。石瘕亦血病也，故同血实胀者一治之，宜用下瘀血汤，即大黄、桃仁、䗪虫、甘遂也。

寒胀中满分消汤　热胀中满分消汤

气虚胀病分寒热，中满分消有二方。寒胀参芪归苓朴，半夏吴萸连二姜，升柴乌麻青柏泽，毕澄草蔻益木香。热缩六君知猪泽，枳朴芩连干姜黄。

［注］胀有虚、实、寒、热，若胀而形气虚少寒者，宜用寒胀中满分消汤，即人参、黄芪、当归、茯苓、厚朴、半夏、吴萸、黄连、干姜、生姜、升麻、柴胡、川乌、麻黄、青皮、黄柏、泽泻、毕澄茄、草豆蔻、益智、木香也。胀而形气虚少热者，宜用热胀中满分消汤，即缩砂、人参、白术、茯苓、炙草、广皮、半夏、知母、猪苓、泽泻、枳壳、厚朴、黄芩、黄连、干姜、姜黄也。

水肿治法

上肿多风宜乎汗，下肿多湿利水泉。汗宜越婢加苍术，利用贴脐琥珀丹。外散内利疏凿饮，喘不得卧苏葶先。阳水热浚湿神祐，阴水实脾肾气丸。

［注］从上肿者，多外感风邪，故宜乎汗。从下肿者，多内生湿邪，故宜乎利水。外散风水，宜用越婢汤加苍术，即麻黄、石膏、甘草、苍术也。内利水湿，宜用贴脐等法。一以巴豆去油四钱，水银粉二钱，硫黄一钱，研匀成饼。先用新绵一片布脐上，内饼，外用帛缚，时许自然泻下恶水。待下三、五次，去药以粥补住。日久形羸，隔一日取一次，一饼可救三、五人。一以鲜赤商陆根，杵烂贴脐上，以帛缚定，水自小便出。一

以田螺四个，大蒜五个，车前子末三钱，研成饼，贴脐中，以帕缚之，少时尿利即愈。或内服沉香琥珀丸，即苦葶苈子、真郁李仁、防己、沉香、陈皮、琥珀、杏仁、苏子、赤茯苓、泽泻、麝香也。若通身肿，则当外散内利，宜用疏凿饮子两解之。若水盛上攻，喘急不得卧，则当先用苏子葶苈丸以定喘，即此二味，等分为末，枣肉丸。阳水属热实者，热盛宜用大圣浚川散；湿盛宜用舟车神佑丸以下之。二方在《医宗必读》。阴水属寒虚者，脾虚不食便软，宜用实脾饮；肾虚胫足冷硬，宜用肾气丸。

疏凿饮子　茯苓导水汤

水肿两解疏凿饮，和剂茯苓导水汤。疏凿椒目赤小豆，槟榔商陆木通羌，秦艽大腹苓皮泽，茯苓导水泽苓桑，木香木瓜砂陈术，苏叶大腹麦槟榔。

［注］水肿，外散内利两解，峻者疏凿饮，即椒目、赤小豆、槟榔、商陆、木通、羌活、秦艽、大腹皮、茯苓皮、泽泻也。外散内利两解和者，茯苓导水汤，即泽泻、茯苓、桑皮、木香、木瓜、砂仁、陈皮、白术、苏叶、大腹皮、麦冬、槟榔也。

实脾饮

里实自然寻浚祐，里虚实脾四君香。木瓜附子大腹子，厚朴草果炒干姜。投诸温补俱无验，欲诸攻下又难当。须行九补一攻法，缓求淡食命多昌。

［注］里实二便涩者，宜用浚川散、神佑丸。里虚二便通者，宜用实脾饮，即人参、白术、茯苓、炙草、木香、木瓜、川附子、大腹子、厚朴、草果、炒干姜也。肿胀之病属虚寒者，自宜投诸温补之药，而用之俱无效验者，虚中必有实邪也。欲投诸攻下之药，而又难堪，然不攻之终无法也，须行九补一攻之法。是用补养之药九日，俟其有可攻之机，而一日用泻下之药攻之。然攻药亦须初起少少与之，不胜病、渐加之，必审其药与元气相当，逐邪而不伤正，始为法也。其后或补七日、攻一日，补五日、攻一日，补三日、攻一日，缓缓求之，以愈为度。若能戒盐酱，淡食百日，多有生者。

御纂医宗金鉴卷四十二

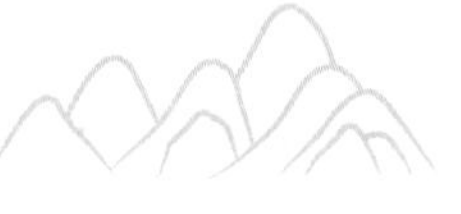

疟疾总括

夏伤于暑舍营内，秋感寒风并卫居，比时或为外邪束，暑汗无出病疟疾。

［注］经曰：痎疟皆生于风。谓四时病疟，未有不因风寒外束，暑邪内伏者也。又曰：疟者，风寒之气不常也。此言比时病疟者也。又曰：夏伤于暑，秋为痎疟。又曰：夏暑汗不出者，秋成风疟。谓夏伤于暑，其邪甚者即病暑，其邪微者则舍于营，复感秋气寒风，与卫并居，则暑与风寒合邪，始成疟病也。其不即病伤寒者，亦以有暑邪预伏于营中也。盖有风无暑，惟病风；有暑无风，惟病暑；必风暑合邪，始病疟也。

日作间作

疟随经络循伏膂，深入脊内注伏冲，横连膜原薄脏腑，会卫之时正邪争。得阴内薄生寒栗，得阳外出热蒸蒸。邪浅日作日会卫，邪深间作卫迟逢。

［注］疟气之邪，伏藏于营，随其经络，循脊膂之表而下。此初病邪浅，传舍之次也。其邪深者，则入脊膂之内，伏注于冲脉，横连诸经脂膜之原内及脏腑。此邪渐深，传舍之次也。卫气者，一日、一夜周于身。每至明旦，则出足太阳睛明，大会于风府，腠理乃开，开则所客营卫之邪入，邪入得阴内搏则生寒，得阳外出则生热，内外相薄，邪正交争，而病乃作也。病初邪浅者，卫行未失常度，其邪日与卫会，故日作也。病久邪深者，卫行迟失常度，其邪不能日与卫会，故间日乃作也。时有间二日、间三日，或至数日作者，亦卫气行愈迟，会愈迟，故作愈迟也。

疟昼夜作

卫不循经行脉外，阳会昼发阴夜发，邪退自然归阳分，病进每必入阴家。

［注］营气循经而行脉中。卫气不循经而行脉外，惟日行于三阳，夜行于三阴。故邪在三阳之浅者，则昼发。邪在三阴之深者，则夜发，病邪将退者，夜发退为昼发，此为去阴就阳，则病欲已也。病邪渐进者，昼发进为夜发，此为去阳入阴，则病益甚也。

疟早晏作

卫气平旦会风府，邪传日下一节间，从头循下故益晏，下极复上早之缘。

［注］卫气流行，每日平旦会于风府，而邪气中人，从头项历风府，下循背腰，日下传脊之一节，邪与卫会日晚，故作日益晏也。邪传下极骶冲，其气复上行，邪与卫会日早，故作日益早也。

疟疾治法

疟初气实汗吐下，表里俱清用解方，清解不愈方可截，久疟形虚补自当。

［注］疟初气实，均宜汗、吐、下。有表里证汗下之，胸满呕逆有饮者吐之。表里俱清，宜用和解。清解不愈，表里无证，可用截药止之。久疟形羸气虚，宜用补剂，自当然也。

桂麻各半汤

疟初寒热两平者，桂麻各半汗方疗，汗少寒多麻倍入，汗多倍桂热加膏。

［注］疟病初起，寒热不多不少两平者，宜桂麻各半汤汗之。汗少寒多热少者，倍麻黄汤汗之。汗多寒少热平者，倍桂枝汤汗之，热多者，更加石膏。

麻黄羌活汤　桂枝羌活汤　麻黄羌活加半夏汤　白虎汤　白虎桂枝汤　柴胡白虎汤　柴胡桂枝汤

寒多寒疟而无汗，麻黄羌活草防寻。热多有汗为风疟，减麻添桂呕半均。先热后寒名温疟，白虎汗多合桂君。瘅疟但热柴白虎，牝疟惟寒柴桂亲。

［注］此皆诸疟初起之汗法也。先伤于寒，后伤于风，先寒后热，寒多热少无汗，谓之寒疟，宜用麻黄羌活汤，即麻黄、羌活、防风、甘草也。先伤于寒，后伤于风，先寒后热，热多寒少有汗，谓之风疟，宜用桂枝羌活汤，即桂枝、羌活、防风、甘草也。二证呕者，均加半夏。先伤于风，后伤于寒，先热后寒，谓之温疟，宜用白虎汤，汗多合桂枝汤。阳气盛、阳独发，则但热而不寒，谓之瘅疟，宜用柴胡白虎汤，即小柴胡合白虎汤也。阴气盛、阴独发，则但寒而不热，谓之牝疟，宜用柴胡桂枝汤，即小柴胡合桂枝汤也。

草果柴平汤　大柴胡汤

食疟痞闷噫恶食，草果小柴平胃宜，疟里便硬大柴下，消槟果朴量加之。

［注］因食而病疟者，则痞闷、噫气、恶食，宜小柴胡合平胃散加草果清之。凡疟有里不清、便硬者，宜大柴胡汤加芒硝、厚朴、草果、槟榔下之。

清脾饮

疟疾已经汗吐下，清解未尽寒热方，清脾白术青朴果，小柴参去入苓姜。气虚加参痰橘半，饮多宜逐倍姜榔，渴热知膏天花粉，食滞麦曲湿泽苍。

［注］疟疾已经或汗或吐或下，表里无证，法当清解，宜用清脾饮和之。即白术、青皮、厚朴、草果、柴胡、黄芩、半夏、甘草、茯苓、生姜也。气虚者加人参，痰多者加橘红倍半夏，饮多者倍生姜加槟榔，渴热者加知母、石膏、天花粉，食滞者加麦芽、神曲，湿盛者加泽泻、苍术。

久疟虚疟劳疟

久疟气虚脾胃弱，四兽益气等汤斟。劳疟鳖甲十全补，热除芪桂入柴芩。

［注］久患疟疾，形气俱虚，脾胃弱不思食，宜用四兽饮、补中益气等汤，斟酌治之。久病劳损，气血两虚，而病疟疾者，名曰劳疟。宜用十全大补汤，倍加鳖甲，热盛者除去黄芪、肉桂，加柴胡、黄芩也。

柴胡截疟饮　密陀僧散

诸疟发过三五次，表里皆清截法先。未清截早发不已，已清不截正衰难。截虚柴胡截疟饮，小柴梅桃槟常山。截实不二陀僧散，烧酒冷调服面南。

［注］凡疟按法治之，发过三、五次，表里无证，当先以截疟药截之。若表里未清截早，则疟疾必复发之不已。表里已清不截，则正衰邪盛而难治也。截不足人之疟，宜用小柴胡汤加常山、槟榔、乌梅、桃仁、姜、枣煎，并滓露一宿，次日发前一二时小温服，恶心以糖拌乌梅肉压之。截有余人之疟，宜用不二饮全方，或密陀僧细末，大人七分，小儿量之，冷烧酒调，面南如前法服之。一服不愈，再服必止，戒鸡、鱼、豆腐、面食、羹汤、热粥、热物。

痎疟疟母

痎疟经年久不愈，疟母成块结癖癥，形实控涎或化滞，攻后余法与前同。

［注］痎疟，经年不愈之老疟也。疟母，久疟腹中成块癖也。形实宜用控涎丹以攻痰饮，或用化滞丸以攻积滞。攻后之余法，与前所治疟法同也。

桂枝麻黄柴胡四物去杏仁加桃仁汤

疟在夜发三阴疟，桂麻柴物杏易桃，鬼疟尸注多恶梦，恐怖苏合效功高。

［注］疟在夜发，名曰三阴疟疾。初热宜用桂枝汤、麻黄

汤、小柴胡汤、四物汤方合剂，以杏仁易桃仁，增损汗之。汗解之后，余同前法。鬼疟亦多在夜发，由尸气注之，比三阴疟疾，则夜多恶梦，时生恐怖，宜用苏合香丸治之。

霍乱总括

挥霍变乱生仓卒，心腹大痛吐利兼，吐泻不出干霍乱，舌卷筋缩入腹难。

［注］欲吐不吐，欲泻不泻，心腹大痛，名曰干霍乱，又名搅肠痧。若舌卷筋缩，则卵阴入腹，难治也。

藿香正气散　二香汤　甘露饮

霍乱风寒暑食水，杂邪为病正气方。霍苏陈半茯苓草，芷桔腹皮厚朴当。转筋木瓜吴萸入，暑合香薷湿入苍。暑热六一甘露饮，寒极乌附理中汤。

［注］霍乱之病，得之于风寒暑食水邪杂揉为病，乱于肠胃，清浊相干，故心腹大痛吐泻也。藿香正气散，即藿香、苏叶、陈皮、半夏、茯苓、甘草、白芷、桔梗、大腹皮、厚朴也；暑则吐多，合香薷饮名二香汤。湿则泻多，加苍术。暑热甚者，用辰砂六一散，或五苓散加石膏、滑石、寒水石，名甘露饮。寒极肢厥脉伏者，用炮川乌、炮川附合理中汤。

噎膈翻胃总括

三阳热结伤津液，干枯贲幽魄不通，贲门不纳为噎膈，幽门不放翻胃成。二证留连传导隘，魄门应自涩于行，胸痛便硬如羊粪。吐沫呕血命难生。

［注］三阳热结，谓胃、小肠、大肠三腑热结不散，灼伤津液也。胃之上口为贲门，小肠之上口为幽门，大肠之下口为魄门。三腑津液既伤，三门自然干枯，而水谷出入之道不得流通矣。贲门干枯，则纳入水谷之道路狭隘，故食不能下，为噎塞也。幽门干枯，则放出腐化之道路狭隘，故食入反出为翻胃也。二证留连日久，则大肠传导之路狭隘，故魄门自应

燥涩难行也。胸痛如刺，胃脘伤也。便如羊粪，津液枯也。吐沫呕血，血液不行，皆死证也。

人参利膈丸　汞硫散

五汁大黄清燥热，丁沉君子理虚寒，便秘壅遏应利膈，吐逆不止汞硫先。利膈小承参草木，归藿槟桃麻蜜丸，汞一硫二研如墨，老酒姜汁服即安。

［注］五汁，谓五汁饮，以清燥干也。大黄，谓大黄汤，即大黄一味，用姜汁炙大黄片变黑黄色，量人强弱，每服二三钱，加陈仓米一撮，葱白二茎，煎去滓服，以治热结也。丁香、沉香加入四君子、六君子、理中汤内，治虚寒也。利膈，谓利膈丸，即枳壳、厚朴、大黄，人参、甘草、木香、当归、藿香、槟榔、桃仁、火麻仁，蜜为丸也。汞硫，谓汞硫散也。

四君子汤　四物汤　二陈汤　二十四味流气饮

气少血枯四君物，痰多气滞二陈流。余者亦同呕吐法，竭思区画待天休。

［注］气少者宜四君子汤，血枯者宜四物汤，痰多宜二陈汤，气滞者宜二十四味流气饮。其余之治法同呕吐。此病虽竭心思区画，亦不过尽人事以待天命也。

呕吐哕总括

有物有声谓之呕，有物无声吐之征，无物有声哕干呕，面青指黑痛厥凶。

［注］面色青，指甲黑也，中痛不止，肢厥不回，其凶可知也。

小半夏汤　橘皮半夏汤　大半夏汤　黄连半夏汤　丁萸六君汤

呕吐半姜为圣药，气盛加橘虚蜜参，热盛姜连便闭下，寒盛丁萸姜六君。

［注］便闭，谓大小二便闭而不行，宜攻下也。初吐切不可下，恐逆病势也。

五汁饮　硫汞散　化滞丸

润燥止吐五汁饮，芦荠甘蔗竹沥姜，呕吐不下硫汞坠，积痛作吐化滞良。

［注］五汁饮，即芦锥、荸荠、甘蔗、竹沥、姜汁也。呕吐诸药，汤水到咽即吐者，宜用重坠之药，以石硫黄二钱，水银一钱，同研如煤色极细，用老酒姜汁调服。稍点白滚汤，亦可顿服之，其药即不能吐出。次日大便，出黑色秽物，诸汤水药服之，则不吐也。如不大便黑色，再服，以大便利为度。吐而痛者，乃积也，宜化滞丸。

诸泄总括

湿泻　濡泻　水泻　洞泻　寒泻　飧泻　脾泻　肾泻

湿胜濡泻即水泻，多水肠鸣腹不疼。寒湿洞泻即寒泻，鸭溏清彻痛雷鸣。完谷不化名飧泻，土衰木盛不升清。脾虚腹满食后泻，肾泻寒虚晨数行。

［注］濡者，水也。洞者，直倾下也。鸭溏，如鸭屎之溏，澄彻清冷也。痛，腹痛也。雷鸣，肠鸣甚也。不升清，谓清气在下不上升也。脾泻，脾虚也。食泻，饮食后即泻也。晨数行，每至早晨行泻数次也。

食泻　胃泻　饮泻　痰泻　火泻　暑泻　滑泻　大瘕泻

伤食作泻即胃泻，噫气腹痛秽而粘。渴饮泻复渴饮泻，时泻时止却属痰。火泻阵阵痛饮冷，暑泻面垢汗渴烦。滑泻日久不能禁，大瘕今时作痢看。

［注］过食作泻，名曰食泻，即胃泻也。秽而粘，所泻之物臭而粘也。渴而饮，饮而泻，泻而复渴，渴而复饮，饮而复泻，饮泻也。时或泻，时或不泻，属痰泻也。阵阵，谓泻一阵、痛一阵也。大瘕泻，即今时之痢疾病也。

泄泻死证

泄泻形衰脉实大，五虚哕逆手足寒，大孔直出无禁止，

下泻上嗽命多难。

［注］五虚，谓脉细，皮寒，气少，水浆不入，大便不禁也。大孔，谓肛门大孔不禁也。

参苓白术散

湿泻胃苓分清浊，寒泻理中附子添。飧泻升阳益胃治，倍加芍药减黄连。脾泻参苓白术散，扁豆四君莲肉攒。薏苡山药缩砂桔，肾泻二神四神丸。

［注］参苓白术散，即扁豆、人参、白术、茯苓、炙草、莲肉、薏苡仁、山药、缩砂、桔梗也。二神丸，即补骨脂、肉豆蔻，本方加吴茱萸、五味子，名四神丸。

青六散　芍药芩连葛根汤　八柱散

食泻实下虚消导，饮泻实者神祐斟。虚者春泽甘露饮，痰泻实攻虚六君。火泻草芍芩连葛，暑泻红曲六一匀。滑泻八柱理中附，粟壳乌梅诃蔻寻。

［注］食泻形气实者，宜大承、化滞等药下之，形气虚者，宜枳术、平胃等消导之。神祐斟，谓虽当用神祐丸逐饮，然亦斟酌不可过也。春泽，谓春泽汤也。甘露饮，谓五苓甘露饮也。芍药芩连葛根汤，即甘草、芍药、黄芩、黄连、葛根也。青六散，即六一散加红曲也。八柱散，附子理中汤加罂粟壳、乌梅、诃子、肉蔻也。

泻心导赤散　茯苓车前子饮　苓桂理中汤

口糜泄泻虽云热，上下相移亦必虚，心脾开窍于舌口，小肠胃病化职失。糜发生地通连草，泻下参苓白术宜，尿少茯苓车前饮，火虚苓桂理中医。

［注］口疮糜烂泄泻一证，古经未载，以理推之，虽云属热，然其上发口糜下泻即止，泄泻方止，口糜即生，观其上、下相移之情状，亦必纯实热之所为也。心之窍开于舌，脾之窍开于口，心脾之热，故上发口舌疮赤糜烂。胃主消化水谷，小肠主盛受消化，心脾之热下移小肠胃腑，则运化之职失矣，故下注泄泻也。口糜发时，晚用泻心导赤散，滚汤淬

服之，即生地、木通、黄连、甘草梢也。下泄泻时，早晚用参苓白术散、糯米汤服之。若小便甚少，下利不止，则为水走大肠，宜用茯苓、车前子二味各等分，煎汤时时代饮，利水导热。若服寒凉药口疮不效，则为虚火上泛，宜用理中汤加肉桂大倍茯苓，降阳利水。降阳而口糜自消，水利泄泻自止，可并愈也。

痢疾总括

大瘕小肠大肠泻，肠澼滞下古痢名。外因风暑湿蒸气，内因不谨饮食生。白痢伤气赤伤血，寒虚微痛热窘疼。实坠粪前虚坠后，湿热寒虚初久称。

［注］大瘕泻者，里急后重，数至圊而不能便，茎中痛也。小肠泻者，溲涩而便脓血，少腹痛也。大肠泻者，食已窘迫，大便色白，肠鸣切痛也。肠澼者，饮食不节，起居不时，阴受之，则入五脏，䐜胀闭塞，下为飧泻，久为肠澼，腹痛下血也。滞下者，积汁垢腻，与湿热滞于肠中，因而下也。此皆古痢之名也。然痢之为病，里急后重，下利脓血，小便赤涩。里急者，腹痛积滞也。后重者，下坠气滞也。小便赤涩者，湿热郁滞也。皆因外受风暑湿蒸之气，内伤生冷饮食过度而生也。白痢自大肠来。大肠与肺为表里，肺主气，故属伤气也。赤痢自小肠来，小肠与心为表里，心主血，故属伤血也。寒闭痛甚，寒开痛微，痢开病减，故痛微也。虚者少气，气无壅滞，故亦痛微也。热者多实，性急不得舒通，故窘痛甚也。后坠下迫肛门，粪出坠止，为粪前坠，乃滞也，故曰实坠。粪出更坠，为粪后坠，非滞也，故曰虚坠。初痢多属湿热，久痢多属寒虚也。

噤口痢　水谷痢　风痢　休息痢　热痢　寒痢　湿痢　五色痢

噤口饮食俱不纳，水谷糟粕杂血脓。风痢坠重圊清血，休息时作复时停。热痢鱼脑稠粘秽，寒痢稀澥白清腥。

湿痢黑豆汁浑浊，五色相杂脏气凶。

［注］噤口痢者，下利不食，或呕不能食也。水谷痢者，糟粕脓血杂下也。风痢者，似肠风下清血而有坠痛也。休息痢者，时发作时停止也。五色痢者，五色脓血相杂而下也，若有脏腐尸臭之气则凶。

痢疾死证

水浆不入利不止，气少脉细皮肤寒，纯血噤口呕脏气，身热脉大命难全。

［注］下利不止，水浆不入，气少脉细，皮肤寒，死于阳绝也。下利纯血，噤口，呕逆脏气，身热脉大，死于阴绝也。

仓廪汤　大黄黄连汤

初痢表热宜仓廪，里热冲心大黄连。寒痢理中诃蔻缩，附白桂赤不须言。

［注］初痢有表证发热者，不宜攻之，法当先解其外，用仓廪汤汗之。里热盛，上冲心作呕噤口者，法当先攻其里，用大黄、黄连、好酒煎服攻之。寒痢宜用理中汤，加诃子、肉蔻、缩砂。白多者加附子，赤多者加肉桂也。

芍药汤

初痢内外无大热，芩连枳木芍归榔，桂草尿涩滑石倍，利数窘痛入大黄。

［注］初痢外无表热，内热不盛，宜用芍药汤。即黄芩、黄连、枳实、木香、芍药、当归、槟榔、甘草、肉桂少许也。小便涩赤加滑石，下利次数无度，下坠痛甚，入大黄也。

香连和胃汤　参连开噤汤　贴脐法

痢疾下后调气血，宜用香连和胃汤，黄芩芍药香连草，陈皮白术缩砂当。赤虚更加椿榆炒，白虚参苓共炒姜，噤口参连石莲子，贴脐王瓜藤散良。

［注］痢疾攻后病势大减，宜调气血，用香连和胃汤，即黄芩、芍药、木香、黄连、甘草、陈皮、白术、缩砂、当归也。赤痢

下血多虚者，当涩之，加炒椿根白皮、炒地榆。白痢日久气虚者，加人参、茯苓、炒干姜以补之。实而噤口堪下者，以大黄黄连汤下之。不堪下者，内以人参、黄连、石莲子煎汤，徐徐服之，下咽即好。外以贴脐王瓜藤散，即王瓜藤、茎、叶经霜者，烧灰香油调，纳脐中，即有效也。

真人养脏汤

久痢寒热乌梅治，寒虚滑痢养脏汤，参术肉蔻归诃桂，芍药罂粟草木香。

［注］久痢脏有寒热不分者，宜用乌梅丸调和之。寒虚滑脱者，宜用养脏汤温补之，即人参、白术、肉蔻、当归、诃子、肉桂、芍药、罂粟壳、甘草、木香也。

香连平胃散　胃风汤

水谷调中益气治，湿痢香连平胃方，虚湿风痢胃风治，桂粟八珍减地黄。

［注］水谷痢者，乃脾胃虚，腐化不及，宜调中益气汤。湿痢宜木香、黄连，合平胃散方。湿而虚者，宜用胃风汤，即肉桂、粟米、八珍汤减地黄也。

五色痢休息痢治法

五色休息皆伤脏，涩早滞热蕴于中，补之不应脉有力，日久仍攻余法同。

［注］五色、休息二痢，皆因用止涩药早，或因滞热下之未尽，蕴于肠胃，伤脏气也。用一切补养之药不应，则可知初病非止涩太早，即下之未尽也。诊其脉若有力，虽日久仍当攻也。其余治法，与诸痢同。

疸证总括

面目身黄欲安卧，小便浑黄疸病成，已食如饥饱烦眩，胃疸谷疸酒疸名，女劳额黑少腹急，小便自利审瘀生，黄汗微肿皆湿热，阴黄重痛厥如冰。

［注］面目身黄，但欲安卧，小便黄浑，此黄疸病已成也。如已食如饥，食难用饱，饱则心烦头眩，此欲作胃疸。胃疸者，即谷疸也。若已见黄色，疸已成矣。得之于胃有湿热，大饥过食也。酒疸者，得之于饮酒无度，而发是病也。女劳疸者，疸而额黑，少腹急，小便自利，得之于大劳大热与女交接也。瘀血发黄，亦少腹急，小便自利，但不额黑耳。详在伤寒门。黄汗者，汗出黄色染衣，面目微肿，得之于素有湿热，汗出入水浴之也。此皆湿热而成，惟阴黄则属湿寒。阴黄者，身重而痛，厥冷如冰，详在伤寒门。

疸病死证

疸过十日而反剧，色若烟熏目暗青，喘满渴烦如啖蒜，面黧汗冷及天行。

［注］仲景曰：黄疸之病，当以十八日为期，治之十日以上宜差，反剧为难治也。色若烟熏，目神暗青，阳黄死证也。喘满渴烦不已，心胸如啖蒜刺痛，黄毒入腹，死证也。面色黧黑，冷汗漐漐，阴黄死证也。天行疫疠发黄，名曰瘟黄，死人最暴也。

麻黄茵陈醇酒汤　茵陈蒿汤　栀子柏皮汤　茵陈五苓散

表实麻黄茵陈酒，里实茵陈栀大黄，无证茵陈栀子柏，尿少茵陈五苓汤。

［注］诸疸表实无汗者，以麻黄、茵陈，无灰好酒煎服汗之。里实不便，以茵陈、栀子、大黄下之。无表里证，以茵陈、栀子、柏皮清之。小便短少，以茵陈五苓散利之。

胃疸汤

谷疸热实宜乎下，不实宜用胃疸汤，茵陈胃苓减草朴，连栀防己葛秦方。

［注］胃疸汤，即茵陈、苍术、陈皮、白术、茯苓、猪苓、泽泻、黄连、栀子、防己、葛根、秦艽也。

茵陈解酲汤　栀子大黄汤　蔓菁散　加味玉屏风散

酒疸虚茵解醒汤，实用栀豉枳大黄，黄汗一味蔓菁散，石膏茵陈芪术防。

［注］酒疸虚者，用茵陈解酲汤，即葛花解酲汤加茵陈也。实者，用栀子大黄汤，即栀子、淡豆豉、枳实、大黄也。黄汗宜用蔓菁子一味，为细末，每服二钱，日三，井华水调服，小便白则愈。或用加味玉屏风散，即石膏、茵陈、黄芪、白术、防风也。

石膏散　肾疸汤

女劳实者膏滑麦，女劳虚者肾疸医，升阳散火减去芍，加芩柏曲四苓俱。

［注］石膏散，即煅石膏、飞滑石，各等分，每服二钱，大麦汤调服。肾疸汤，即升阳散火汤减去芍药，乃升麻、苍术、防风、独活、柴胡、羌活、葛根、人参、甘草，加入黄芩、黄柏、神曲、白术、茯苓、猪苓、泽泻也。

积聚总括

五积六聚本难经，七癥八瘕载千金。肠覃石瘕辨月事，痃癖之名别浅深。脏积发时有常处，腑聚忽散无本根。癥类积痃瘕聚癖，肠满汁溢外寒因。

［注］五积、六聚之名，本乎《难经》。五积者，肥气、伏梁、痞气、息贲、奔豚也。六聚者，积之着于孙络、缓筋、募原、膂筋、肠后、输脉也。七癥、八瘕之名，载《千金方》。七癥者，蛟、蛇、鳖、肉、发、虱、米也。八瘕者，青、黄、燥、血、脂、狐、蛇、鳖也。肠覃者，积在肠外，状如怀子，月事以时而下。石瘕者，积在胞中，状如怀子，月事不以时下，故曰辨月事也。痃者，外结募原肌肉之间。癖者，内结隐僻膂脊肠胃之后，故曰别浅深也。然积者属脏，阴也，故发有常处，不离其部。聚者属腑，阳也，故发无根本，忽聚忽散。癥不移，而可见，故类积、类痃也。瘕能移，有时隐，故类聚、类癖也。积聚、癥瘕、肠覃、石瘕、痃癖之疾，皆得之于喜怒不节则伤脏，饮食过饱则伤腑，肠胃填满，汁液外溢，为外寒所袭，与内气血、食物凝结相成也。

积聚难证

积聚牢坚不软动，胃弱溏泻不堪攻，奔豚发作状欲死，气上冲喉神怖惊。

［注］积聚牢固不动，坚硬不软，则病深矣。胃弱食少、大便溏泻，不堪攻矣。五积之中，奔豚最为难治，若更发作，正气虚不能支，其状欲死，从少腹起，气上冲喉，神色惊怖，皆恶候也。

积聚治法

积聚胃强攻可用，攻虚兼补正邪安，气食积癖宜化滞，温白桃仁控涎丹。

［注］积聚宜攻，然胃强能食，始可用攻。若攻虚人，须兼补药，或一攻三补，或五补一攻，攻邪而不伤正，养正而不助邪，则邪正相安也。凡攻气食积癖，宜用秘方化滞丸，方在内伤门。攻积聚、癥瘕，宜用温白丸，即万病紫菀丸，方倍川乌。攻血积、血瘕，宜用桃仁煎，即桃仁、大黄各一两，虻虫炒五钱，朴硝一两，共为末，先以醇醋一斤，用砂器慢火煎至多半钟，下末药搅良久，为小丸，前一日不吃晚饭，五更初，温酒送下一钱，取下恶物如豆汁鸡肝。未下，次日再服，见鲜血止药。如无虻虫，以䗪虫代之，然不如虻虫为愈也。攻痰积，宜用控涎丹，方在痰饮门。

疝证总括

经云任脉结七疝，子和七疝主于肝，肝经过腹环阴器，任脉循腹里之原。疝证少腹引阴痛，冲上冲心二便难，厥吐瘕癥狐出入，溃脓癃秘木癞顽。

［注］经曰：任脉为病，男子内结七疝，女子带下瘕聚。瘕聚者，即女子之疝也。七疝主任者，原以任脉起中极，循腹里也。七疝主肝者，盖以肝经过腹里，环阴器也。是以诸疝病，无不由是二经，故主之也。疝病之证，少腹痛引阴丸，气上冲心，不得二便者，为冲疝也。少腹痛引阴丸，肝之逆气冲胃作

吐者，为厥疝也。少腹之气不伸，左右癥块作痛者，为瘕疝也。卧则入腹，立则出腹入囊，似狐之昼则出穴而溺，夜则入穴而不溺者，为狐疝也。少腹痛引阴丸，横骨两端约文中状如黄瓜，内有脓血者，为㿗疝也。少腹痛引阴丸，小便不通者，为㿗疝也。少腹不痛，阴囊肿大顽硬者，为㿗疝也。

疝证同名异辨

血疝便毒溃鱼口，㿗㿗气坠筋即疳，水疝胞痹皆㿗疝，冲似小肠腰痛连。

［注］有谓血疝者，其证即便毒鱼口也。㿗疝者，其证即㿗疝也。气疝者，即偏坠也。筋疝者，即下疳也。水疝小便不通，胞痹即膀胱气，皆㿗疝也。冲疝证似小肠气，而更连腰痛也。

诸疝治法

治疝左右分气血，尤别虚湿热与寒，寒收引痛热多纵，湿肿重坠虚轻然。

［注］疝病，凡在左边阴丸属血分，凡在右边阴丸属气分。凡寒则收引而痛甚，热则纵而痛微。凡湿则肿而重坠，而虚亦肿坠，但轻轻然而不重也。

当归温疝汤　乌桂汤

中寒冷疝归芍附，桂索茴楝泽萸苓，外寒入腹川乌蜜，肉桂芍草枣姜同。

［注］当归温疝汤，即当归、白芍、附子、肉桂、延胡索、小茴香、川楝子、泽泻、吴茱萸、白茯苓也。乌桂汤，即川乌、蜂蜜、肉桂、白芍药、炙甘草、生姜、大枣也。

乌头栀子汤

外寒内热乌栀炒，水酒加盐疝痛安，㿗疝不问新与久，三层茴香自可痊。

［注］此茴香丸，方在《医宗必读》。

十味苍柏散

醇酒厚味湿热疝，不谨房劳受外寒，苍柏香附青益草，茴索楂桃附子煎。

［注］此散，即苍术、黄柏、香附、青皮、益智、甘草、小茴香、南山楂、元胡索、桃仁、附子也。

茴楝五苓散　大黄皂刺汤

膀胱水疝尿不利，五苓茴楝与葱盐，瘕硬血疝宜乎下，大黄皂刺酒来煎。

［注］大黄皂刺汤，即大黄、皂刺各三钱，酒煎服也。

羊肉汤

血分寒疝女产后，脐腹连阴胀痛疼，羊肉一斤姜五两，当归三两水八升。

夺命汤

冲疝厥疝痛上攻，脐悸奔豚气上行，吴茱一味为君主，肉桂泽泻白茯苓。

青木香丸

气疝诸疝走注痛，青木香附吴萸良，巴豆拌炒川楝肉，乌药荜澄小茴香。

［注］青木香丸，即青木香五钱，酒醋浸炒吴茱萸一两，香附醋炒一两，荜澄茄五钱，乌药五钱，小茴香五钱，巴豆仁二十一粒、研碎拌炒川楝肉五钱，为末合均，葱涎为小丸，每服三钱，酒盐任下立愈。及能医一切疝痛神效。

茴香楝实丸

楝实狐疝一切疝，楝肉茴香马蔺芫，三萸二皮各一两，仍宜急灸大敦安。

［注］茴香楝实丸，治狐疝及一切诸疝，即川楝肉、小茴香、马蔺花、芫花醋炒变焦色，山茱萸、吴茱萸、食茱萸、青皮、陈皮各一两，为末，醋糊为小丸，酒送二钱。

［按］大敦，肝经穴，在足大指甲后有毛处，诸疝均宜灸之即安。

御纂医宗金鉴卷四十三

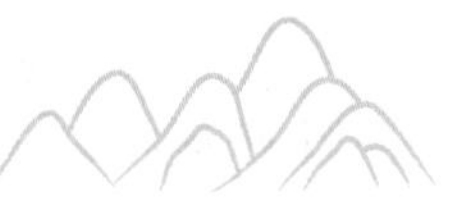

头痛眩晕总括

头痛痰热风湿气，或兼气血虚而疼，在右属气多痰热，左属血少更属风。因风眩晕头风痛，热晕烦渴火上攻，气郁不伸痰呕吐，湿则重痛虚动增。

［注］头痛，属痰、属热、属风、属湿、属气，或兼气虚、血虚。因风而痛，谓之头风，必眩晕。因热而痛晕者，则烦渴。因气郁而痛晕者，则志意不伸。因痰而痛晕者，则呕吐痰涎。因湿而痛晕者，则头重不起。因虚而痛晕者，动则更痛更晕也。

头痛眩晕死证

真头脑痛朝夕死，手足厥逆至节青，泻多眩晕时时冒，头卒大痛目瞀凶。

［注］真头痛，痛连脑内，手足青冷至肘膝之节，朝发夕死。凡头痛眩晕，时时迷冒，及头目卒然大痛，目视不见，或泻多之后，皆凶证也。

荜茇散　芎芷石膏汤

头风嗃鼻热荜茇，湿盛瓜蒂入茶茗，风盛日久三圣散，内服芎芷石膏灵。芎芷石膏菊羌藁，苦加细辛风防荆，热加栀翘芩薄草，便秘尿红硝黄攻。

［注］一切头风兼热者，以荜茇散嗃鼻。即荜茇一味为末，用猪胆汁拌过嗃之，作嚏立愈。一切头风兼湿者，以瓜蒂、松萝茶，二味为末，嗃之出黄水立愈。头风风盛时发，日久不愈，则多令人目昏，以三圣散嗃之，方在中风门内。用芎芷石膏汤，即芎、芷、石膏、菊花、羌活、藁本也。苦痛者加细辛，风盛目昏加防风、荆芥穗，热盛加栀子、连翘、黄芩、薄荷、甘草，

大便秘小便赤加硝、黄，攻之自愈也。

茶调散　清震汤　滚痰丸　人参芎附汤

风热便利茶调散，雷头荷叶苍与升，痰热滚痰芎作引，虚寒真痛附参芎。

［注］雷头风痛，头面疙瘩，耳闻雷声，宜清震汤，即荷叶、苍术、升麻也。人参芎附汤，即人参、川芎、川附也。

芎犀丸

偏正头风芎犀丸，血虚四物薄羌天，气虚补中加芎细，气逆降气黑锡丹。

［注］血虚，面少血色，或久脱血也。天，天麻也。降气，苏子降气汤也。

芎麻汤　半夏白术天麻汤

欲吐晕重风痰痛，芎麻汤下白丸宁，虚者六君芪干柏，天麻曲糵泽苍同。

［注］麻，天麻也。白丸，青州白丸子也。虚者，谓风痰兼气虚者，宜半夏白术天麻汤，即六君子加黄芪、干姜、黄柏、天麻、神曲、麦糵、泽泻、苍术也。

荆穗四物汤

头晕头痛同一治，血虚物穗气补中，气血两虚十全补，上盛下虚黑锡灵。

［注］头晕之虚实寒热诸证，同乎头痛一治法也。其有因血虚，宜用荆穗四物汤，即当归、川芎、白芍、熟地黄、荆芥穗也。气虚，宜用补中益气汤。气血两虚，宜用十全大补汤。上盛下虚，宜用黑锡丹。

眼目总括

目为五脏六腑精，气白筋黑骨精瞳，血为眦络肉约束，裹撷系属脑项中。经热腠开因风入，合邪上攻赤肿疼，轻者外障生云翳，重者积热顿伤睛。

［注］经曰：五脏六腑之精气，皆上注于目而为之精。精

之窠为眼，气之精为白眼，筋之精为黑眼，骨之精为瞳子，血之精为络眦，肉之精为约束，即眼胞也，裹撷筋骨血气之精，而与脉系上属于脑，后出于项中。因经热蒸开腠理，故风邪得以入之，风热之邪合上攻于目，赤肿疼痛。轻者则为外障，或暴生云翳，重者则积热之甚，陡然痛伤睛也。

外障病证

火眼赤肿泪涩痛，硬肿多热软多风，睑粟烂弦鸡蚬肉，努肉赤脉贯瞳睛；血灌瞳人高突起，旋螺尖起蟹睛疼，拳毛风泪风痒极，赤膜下垂黄膜冲。

［注］风热上攻，目赤肿痛多泪，隐涩难开，火眼也。肿而硬者，属热盛也，宜先下之。肿而软者，属风盛也，宜先发散。两睑上、下初生如粟，渐大如米，或赤或白，不甚疼痛，谓之睑生风粟。两睑粘睛，赤烂痒痛，经年不愈，谓之烂弦风，又名赤瞎。睑内如鸡冠，蚬肉翻出，视物阻碍，痛楚羞明，谓之鸡冠蚬肉。此皆脾经风热为病也。两眦筋膜努出，谓之努肉攀睛。两眦赤脉渐渐侵睛，谓之赤脉贯睛。两眼混赤如朱，痛如针刺，谓之血灌瞳人。两眼痒痛，忽然突起，谓之突起睛高。目中大痛，忽生翳膜，状如旋螺，谓之旋螺尖起。目中大痛，忽然瞳睛努如蟹目，谓之蟹睛疼痛，又名损翳。此皆肝、心二经积热也。两睑燥急，睫毛倒刺，谓之倒睫拳毛。两目冲风，泪出涓涓，冬月尤甚，谓之迎风流泪。两目连眦痒极不痛，谓之风痒难任。目中从下忽生黄膜，侵睛疼痛，谓之黄膜上冲。目中从上忽生赤膜，垂下遮睛，谓之赤膜下垂；又名垂帘翳。此皆心、肝、脾三经风热为病也。

内障病证

内障头风五风变，珠白黄绿不光明，头风痛引目无泪，相注如坐暗室中，绿风头旋连鼻痛，两角相牵引目疼，时或白花红花起，同绿黑花为黑风，乌花不旋渐昏暗，黄风雀目

久金睛，青风微旋不痒痛，青花转转目昏蒙。

［注］内障之病，每因头风五风变成。初病瞳珠渐渐变色，睛里隐隐似翳，或白或黄或绿，虽与不患之眼相似，然无精彩光明射人。病头风者，发则头痛引目无泪，或左目，或右目，或先左目，或后右目，相注不定，如坐暗室之中，此头风伤目之渐也。绿风者，头旋两角连鼻相牵引，目疼痛时，或见起白花、红花，此绿风伤目之渐也。黑风者，证同绿风，时时见起黑花，此黑风伤目之渐也。乌风者，亦同黑风，但不旋晕而见乌花，渐渐昏暗，此乌风伤目之渐也。黄风者，久病雀目，瞳睛金色，此黄风伤目之渐也。青风者，头微旋不痒不痛，但见青花转转，日渐昏蒙，此青风伤目之渐也。

菊花通圣散　洗刀散

暴发火眼通圣菊，外障等证减加方，风盛羌加防麻倍，热盛加连倍硝黄。痛生翳膜多伤目，洗刀更入细独羌，元参木贼白蒺藜，草决蝉蜕蔓青葙。

［注］菊花通圣散，即防风通圣散加菊花也。洗刀散，即本方更加细辛、羌、独、蔓荆、青葙子等药也。

内外障治

外障无寒一句了，五轮变赤火因生。内障有虚心肾弱，故如不病损光明。火能外鉴水内照，养神壮水自收功，五风内变诸翳障，眼科自有法能攻。

［注］外障目病，子和曰：目不因火不病。所以五轮变赤，气轮白睛，火乘肺也。肉轮目胞，火乘脾也。风轮黑睛，火乘肝也。水轮瞳人，火乘肾也。血轮两眦，火自甚也。故能治火者，一句便了也。治火之法，在药则咸寒吐之下之，在针则神庭、上星、囟会、前项、百会刺之，翳者可使立退，痛者可使立已，昧者可使立明，肿者可使立消矣。内障目病，虽亦无寒，然有虚也。虚或兼热，亦属虚热，故不赤肿疼痛，如不病眼人，但不精彩光明也。心虚则神不足，神者火也，火内暗

而外明，故不能外鉴而失其光明也。肾虚则精不足，精者水也，水外暗而内明，故不能内照而失其光明也。心虚者，则养心神；肾虚者，则壮肾水，自可收功于不明也。其五风内变诸翳，如圆翳、冰翳、清翳、涩翳、散翳、横翳、浮翳、沉翳，偃月、枣花、黄心、黑风等翳，俱列在眼科，方书自有治法，难以尽述，此特其大概耳。

牙齿口舌总括

牙者骨余属乎肾，牙龈手足两阳明，齿长豁动为肾惫，牙疼胃火风寒虫。不怕冷热为风痛，火肿喜冷得寒疼，寒不肿蛀喜热饮，虫牙蚀尽一牙生。

［注］牙齿者，骨之余，属乎肾也。若无故齿长，疏豁而动，则为肾衰惫也。上牙龈属足阳明，下牙龈属手阳明。牙痛皆牙龈作痛，惟寒牙痛，则为客寒犯脑，多头连齿痛，为寒邪也，故喜热饮，不肿不蛀也。余者，皆为胃火、邪风、湿热也。火牙疼多肿喜饮冷，得寒则更疼者，雠仇之意也。虫牙则一牙作痛，蚀尽一牙，又蚀一牙作痛也。

骨槽风　牙疳疮

骨槽龈颊肿硬疼，牙龈腐烂出血脓，牙疳肿硬溃血臭，皆因痘疹癖疾成。

［注］骨槽风者，牙龈连颊硬肿疼痛，牙龈腐烂，出血脓也。牙疳，以骨槽溃后肿硬不消，然出臭血，而不出脓水也，且皆痘疹癖疾之后而成也。

清胃散

清胃血分火牙痛，生地归连升牡饶，气分宜加荆防细，积热凉膈入升膏。

［注］胃火牙痛，赤肿出血者，则为血分，宜用清胃散，即生地、当归、黄连、升麻、牡丹皮也。饶者，倍加升麻、丹皮也。若肿痛牙龈不出血者，则为气分，宜加荆芥、防风、细辛，以散其热。若肠胃积热，肿痛烂臭，宜用凉膈散加升麻、石膏，以

下其热可也。

温风散

温风风牙归芎细，荜茇藁芷露蜂房，寒牙痛加羌麻附，半服含漱吐涎良。

［注］不甚肿痛，不怕冷热，为风牙痛，宜用温风散。即当归、川芎、细辛、荜茇、藁本、白芷、露蜂房也。不肿痛甚，喜饮热汤，为寒牙痛，宜本方再加羌活、麻黄、川附子，温而散之。二方俱服一半，含漱一半，连涎吐之自好也。

一笑丸　玉池散　熏药

诸牙椒巴饭丸咬，玉池藁芷骨槐辛，归芎大豆升防草，虫牙葱韭子烟熏。

［注］诸牙，谓诸牙痛也。均宜一笑丸，即川椒七粒为末，巴豆一粒去皮研匀，饭为丸，绵裹咬痛处，吐涎即止，均宜用玉池散，即藁本、白芷、地骨皮、槐花、细辛、当归、川芎、黑豆、升麻、防风、甘草、煎汤，热漱冷吐。虫牙亦宜此咬漱。更须用韭子或葱子，置小炉中烧之，搁在大水碗内，覆以漏斗，口向虫牙痛处熏之，其虫极小，皆落水碗之中，累效。

芜荑消疳汤

牙疳虽有专科治，然皆未晓累攻神，能食便软犹当下，雄荑黄荟二连芩。

［注］牙疳一病，杀人最速，虽有专科，然皆未晓累攻之法。累攻者，今日攻之，明日又攻之，以肿硬消，黑色变，臭气止为度。若不能食，或隔一日，或隔二三日攻之，攻之后渐能食，不必戒口，任其所食。虽大便溏，仍量其轻重攻之，自见其神。若竟不思食，难任攻下，则死证也。攻药用芜荑消疳汤，即雄黄、芜荑、生大黄、芦荟、川黄连、胡黄连、黄芩也。

口舌证治

唇口属脾舌属心，口舌疮糜蕴热深，口淡脾和臭胃热，五味内溢五热淫。木舌重舌舌肿大，唇肿唇疮紧茧唇，暴

发赤痛多实热，淡白时痛每虚因。

［注］口舌生疮糜烂，名曰口糜，乃心、脾二经蕴热深也。平人口淡，故曰脾和。口出气臭，则为胃热。不因食五味而口内溢酸味者，乃肝热淫脾也。苦味者，心热淫脾也。甘味者，本经热自淫也。辛味者，肺热淫脾也。咸味者，肾热淫脾也。木舌，谓舌肿硬不痛也。重舌，谓舌下肿似舌也。舌肿，谓舌肿大也。唇肿，谓唇肿痛厚也。唇疮，谓唇肿溃裂成疮也。紧茧唇，谓唇紧小燥裂也。以上之证，皆属心、脾、胃经蕴热。若暴发赤肿痛甚，多为实热，宜以凉膈散、栀子金花汤，急下其热，可即愈也。若日久色淡疮白，时痛不痛，每属虚热，宜清心莲子饮、知柏四物汤，补中兼清可也。或服凉药久不愈者，以七味地黄汤冷服，引火归原。不效甚者，加附子可立愈也。

咽喉总括

胸膈风热咽喉痛，邪盛单双乳蛾生，热极肿闭名喉痹，语言难出息不通。痰盛涎绕喉间响，内外肿闭缠喉风，喉痹缠喉皆危证，溃后无脓肿闭凶。

［注］胸膈上有风热，则咽喉肿痛，风热之邪若盛，则生单双乳蛾，在会厌两旁高肿似乳蛾，故名也。热极则肿闭，汤水不下，言语难出，呼吸不通，名曰喉痹。若热极更兼痰盛，则痰涎绕于喉间，声响咽喉，内外肿闭，汤水不下，名曰缠喉风，皆危病也。或服药、或吹药、或针刺，溃破出脓血则愈。若溃后不出脓血，仍然肿闭，汤水不下则死矣。

如意胜金锭　雄黄解毒丸

咽痛消毒凉膈散，单双乳蛾刺血痊，喉痹缠喉胜金锭，急攻痰热解毒丸，昏噤牙关汤不下，从鼻吹灌度喉关，吐下之后随证治，溃烂珍珠散上安。

［注］咽喉初起肿痛，宜用消毒凉膈散，即防风、荆芥、牛蒡子、栀子、连翘、薄荷、黄芩、甘草、大黄、芒硝也。单双

乳蛾，则刺少商出血，在左刺左，在右刺右，在左右刺左右也。喉痹，缠喉初起，病势未甚，或状如伤寒，宜服如意胜金锭，即硫黄、川芎、腊茶、火硝、薄荷、生川乌、生地黄各等分为末，葱自然汁合为锭，重一钱，薄荷汤磨化服，甚者连进三次。若痰涎壅盛，喉间内外肿闭，汤水难下，病势危急，宜用雄黄解毒丸，即雄黄水飞，郁金细末，各二钱半，巴豆仁肥白者十四粒，微去油，以成散为度，合均，醋糊为丸，如绿豆，茶清下七丸，便利吐痰则愈。若昏冒牙关噤急，汤不能下，将药用醋化开十丸，按中风门之法，嗃入鼻内，吐下则愈，其后随证调治可也。若虽愈咽喉溃烂，以珍珠散上之即好。

吹喉七宝散

咽喉诸证七宝散，消皂蝎雄硼二矾，细研如尘取一字，吹中患处效如神。

［注］咽喉诸证，谓咽喉肿痛，单双乳蛾，喉痹，缠喉也。七宝散，即火硝、牙皂、全蝎、雄黄、硼砂、白矾、胆矾也。

肩背总括

通气防风汤

通气太阳肩背痛，羌独藁草蔓防芎，气滞加木陈香附，气虚升柴参芪同，血虚当归白芍药，血瘀姜黄五灵红，风加灵仙湿二术，研送白丸治痰凝。

［注］李杲羌活胜湿汤，又名通气防风汤，治太阳经风湿肩背痛，即羌活、独活、藁本、甘草、蔓荆子、防风、川芎也。兼气郁滞痛者，则常常作痛，加木香、陈皮、香附也。气虚郁痛者，则时止时痛，加升麻、柴胡、人参、黄芪也。血虚郁痛者，则夜甚时止，加当归、白芍药也。血瘀郁痛者，则夜痛不止，加姜黄、五灵脂、红花也。风气郁盛者，痛则项肩强，加威灵仙也。湿气郁甚者，痛则肩背重，加苍术、白术也。痰风凝郁者，痛则呕眩，用本汤研送青州白丸子也。

心腹诸痛总括

心痛歧骨陷处痛，横满上胸下胃脘，当脐脾腹连腰肾，少腹小大肠胁肝。虫痛时止吐清水，疰即中恶寒外干，悸分停饮与思虑，食即停食冷内寒，水停痰饮热胃火，气即气滞血瘀缘，随证分门检方治，真心黑厥至节难。

［注］歧骨陷处痛，名心痛。横满连胸，名肺心痛。下连胃脘，名胃心痛。连脐，名脾心痛。连腰，名肾心痛。连少腹，名大肠小肠痛。连胁，名肝心痛。时止吐清水，名虫心痛。中恶腹痛，名疰痛。寒邪外干，名中寒痛。悸而痛，名悸心痛。水停心下，属饮也。思虑伤心，属伤也。停食痛，停水痛，停痰痛，胃火痛，气滞痛，血瘀痛，皆不死之证也。当分门施治。惟真心痛，面色黑，四肢逆冷至节，死证也。

化滞丸　清中汤

攻湿积热求化滞，攻寒积水备急丹，火痛二陈栀连蔻，虫用乌梅饮控涎。

［注］化滞丸，成方也。清中汤，即陈皮、半夏、茯苓、甘草、姜炒山栀、黄连、草豆蔻也。

木香流气饮

七情郁结流气饮，思虑悸痛归脾汤，内寒理中外五积，疰痛备急血抵当。

小建中汤

木来乘土腹急痛，缓肝和脾小建中，血虚寒痛羊肉治，气虚理中加陈青。

［注］羊肉，谓羊肉汤也。

乌头栀子汤

劫诸郁痛乌栀子，劫而复痛入元明，已经吐下或虚久，急痛欲死求鸦鸣。

［注］诸郁，谓诸寒火郁而痛也。寒多炮川乌为主，热多姜炒栀子为主。元明，元明粉也。鸦鸣，谓以真鸦片末，或

加麝香少许，饭丸如桐子大，每服三五丸引。在本草，名一粒金丹。

胸胁总括

栝蒌薤白白酒汤　栝蒌薤白半夏汤

栝蒌薤白白酒汤，胸痹胸背痛难当，喘息短气时咳唾，难卧仍加半夏良。

［注］栝蒌薤白白酒汤，即栝蒌实、小根菜，水、白酒煎也。

颠倒木金散

胸痛气血热饮痰，颠倒木金血气安，饮热大陷小陷治，顽痰须用控涎丹。

［注］胸痛之证，须分属气、属血、属热饮、属老痰。颠倒木金散，即木香、郁金也。属气郁痛者，以倍木香君之。属血郁痛者，以倍郁金君之。为末，每服二钱，老酒调下。虚者，加人参更效。胸中有痰饮热作痛者，轻者小陷胸汤，重者大陷胸汤、丸治之。若吐唾稠粘痰盛，则用控涎丹。

枳芎散　枳橘散　柴胡疏肝汤　加味逍遥散　左金丸　当归龙荟丸

胁痛左属瘀留血，轻金芎枳草重攻，右属痰气重逐饮，片姜橘枳草医轻。肝实太息难转侧，肝虚作痛引肩胸，实用疏肝柴芍草，香附枳陈与川芎。肝虚逍遥加芎细，陈皮生姜缓其中，肝虚左金实龙荟，一条扛起积食攻。

［注］左属瘀血轻，谓瘀血轻者，宜用枳芎散。重攻，谓瘀血重者，宜以攻血之剂也。枳芎散，即枳壳、抚芎、郁金、甘草也。右属痰气。重逐饮，谓以控涎、十枣逐痛之重者也。枳橘散，即枳壳、橘皮、片子姜黄、甘草，医痛之轻者也。柴胡疏肝散，即柴胡、白芍、甘草、香附、枳壳、陈皮、川芎也。逍遥散，即白术、茯苓、当归、白芍、柴胡、炙草、薄荷少许，加川芎、细辛、陈皮、生姜也。左金，即左金丸，吴茱萸、黄连也。肝

实火旺者，当归龙荟丸。积食者，以化滞丸。积饮者，以控涎丹。

腰痛总括

腰痛肾虚风寒湿，痰饮气滞与血瘀，湿热闪挫凡九种，面忽红黑定难医。

［注］腰痛之证，其因不同，有肾虚、有风、有寒、有湿、有痰饮、有气滞、有血瘀、有湿热、有闪挫，凡患腰痛极甚，而面色忽红忽黑，是为心肾交争，难治之证也。

安肾丸

腰痛悠悠虚不举，寄生青娥安肾丸，胡卢骨脂川楝续，桃杏茴苓山药盐。

［注］寄生，谓独活寄生汤。青娥丸，即补骨脂、杜仲、核桃仁也。安肾丸，即胡卢巴、补骨脂、川楝肉、川续断、桃仁、杏仁、小茴香、茯苓，山药也。盐，盐汤为引也。

羌活胜湿汤　通经丸

腰痛属寒得热减，五积吴萸桃杜安，寒湿重着胜湿附，内实通经硫面牵，风痛无常掣引足，经虚当用寄生痊，经实非汗不能解，续命汤加牛杜穿。

［注］五积散，加吴茱萸、桃仁、杜仲。羌活胜湿汤，即防风通气汤加附子也。通经丸，即硫黄、黑牵牛头末，麦面合丸煮，浮起服，方出本草。小续命汤加牛膝、杜仲、炒穿山甲也。

通气散　活络丹

气滞闪挫通气散，木陈穿索草茴牵，血瘀不移如锥刺，日轻夜重活络丹。

［注］通气散，即木香、陈皮、穿山甲、元胡索、甘草、小茴香、白牵牛也。活络丹，即川乌、草乌、南星、地龙、乳香、没药也。加五灵脂、麝香尤效。

苍柏散　煨肾散

湿热热注足苍柏，二妙牛杜己瓜芎，腰如物覆湿痰蓄，

煨肾椒盐遂有功。

［注］苍柏散，即苍术、黄柏、牛膝、杜仲、防己、木瓜、川芎也。煨肾散，即猪腰子剖开，入川椒、食盐、甘遂末，湿纸裹煨，熟酒食之。

小便闭癃遗尿不禁总括

膀胱热结为癃闭，寒虚遗尿与不禁，闭即尿闭无滴出，少腹胀满痛难伸，癃即淋沥点滴出，茎中涩痛数而勤，不知为遗知不禁，石血膏劳气淋分。

［注］膀胱热结，轻者为癃，重者为闭。膀胱寒虚，轻者为遗尿，重者为不禁。闭者，即小便闭无点滴下出，故少腹满胀痛也。癃者，即淋沥点滴而出，一日数十次，或勤出无度，故茎中涩痛也。不知而尿出，谓之遗尿。知而不能固，谓之小便不禁。

小便闭遗尿死证

呕哕尿闭为关格，若出头汗命将倾，伤寒狂冒遗尿死，尿闭细涩不能生。

［注］上为呕哕不入，下为小便不通，则阴阳之气关格，若出头汗，则为阳绝，故命倾也。伤寒狂冒属阳邪盛，遗尿属阴不守，若尿闭脉细涩，知阴亦竭，故俱死也。

治癃闭熨吐汗三法

阴阳熨脐葱白麝，冷热互熨尿自行，宜上木通葱探吐，达外葱汤熏汗通。

［注］用葱白一斤细剉，入麝香五分拌匀，分二包置脐上，先以炭火熨斗熨之，半炷香时换一包，以冷水熨斗熨之，互相递熨，以尿通为度。服诸药不效，或服药即时吐出，或服攻下药不利，宜用宣上法：以木通、老葱煎汤服，顷时探吐，再服再吐，以尿通为度。服诸药不效，或身无汗，宜用达外法：以葱

汤入木桶内，令病人坐于杌上，没脐为度，匝腰系裙以覆之，少时汗出，其尿自出。欲尿时不可出桶，即于桶内溺之，恐出桶气收，而尿又回也。

小便不通

通关丸

热实不化大便硬，癃闭八正木香痊，阳虚不化多厥冷，恶寒金匮肾气丸。阴虚不化发午热，不渴知柏桂通关，气虚不化不急满，倦怠懒言春泽煎。

[注] 小便不通：热实者，宜用八正散加木香。阳虚者，宜用金匮肾气丸。阴虚者，宜用通关丸，即知母、黄柏、肉桂少许也。气虚宜用春泽汤，即五苓散加人参也。

八正散

石淋犹如硷结铛，是因湿热炼膀胱，一切热淋八正萹，通滑栀瞿草车黄。

[注] 八正散，即萹蓄、木通、瞿麦、栀子、滑石、甘草、车前子、大黄也。

小蓟饮子

血淋心遗热小肠，实热仍宜下之良，清热小蓟栀滑淡，归藕通蒲草地黄。

[注] 淡，淡竹叶也。藕，藕节也。蒲，蒲黄也。

海金沙散　鹿角霜丸

膏淋尿浊或如涕，精溺俱出海草滑，热盛八正加苍术，虚用秋苓鹿角佳。

[注] 海，海金沙也。秋，秋石也。苓，茯苓也。鹿角，鹿角霜。糯米糊为丸也。

加味八正散

气淋肺热难清肃，八正石苇木葵沉，内伤气虚不能化，五苓益气自通神。

[注] 八正散，加石苇、木香、冬葵子、沉香、五苓，合补中

益气汤。

补中益气汤合五苓散　清心莲子饮

劳淋内伤补中苓，肾气知柏过淫成，劳心清心莲地骨，芪芩车麦草参苓。

［注］内伤劳脾，用补中益气汤合五苓散。劳肾阳虚，用金匮肾气汤。阴虚，用知柏地黄汤。思虑劳心，用清心莲子饮，是方即莲子、地骨皮、黄芪、黄芩、车前子、麦门冬、生甘草、人参、白茯苓也。

琥珀散

痰淋七气白丸子，热燥清热用滋阴，诸淋平剂琥珀木，葵蓄通滑归郁金。

［注］七气汤见诸气门。青州白丸子见类中风门。滋阴，通关丸也。木，木香也。葵，冬葵子也。

桂附地黄丸　补中益气汤加白果方　坎离既济汤加山萸肉　五味子方

遗尿不禁淋尿白，桂附补中白果煎，补之不应或尿赤，生地知柏萸味攒。

［注］遗尿不禁，及诸淋、尿色白者，皆属寒虚。寒者，用桂附地黄汤加白果。虚者，用补中益气汤加白果。凡遗尿不禁、诸淋、尿色赤者，或补之不应者，亦有热虚，用坎离既济汤，即生地、知母、黄柏，加山萸肉、五味子也。

大便燥结总括

热燥阳结能食数，寒燥阴结不食迟，实燥食积热结胃，食少先硬后溏脾；气燥阻隔不降下，血燥干枯老病虚，风燥久患风家候，直肠结硬导之宜。

［注］热燥即阳结也，能食而脉浮数有力，与三阳热证同见者也。寒燥即阴结也，不能食而脉沉迟有力，与三阴寒证同见者也。实燥即胃实硬燥也，与腹满痛同见者也。虚燥即脾虚，先硬后溏之燥也，与少气腹缩同见者也。气燥即气

道阻隔之燥也，与噎膈、反胃同见者也。血燥即血液干枯之燥也，与久病老虚同见者也。风燥即久患风病之燥也，从风家治。直肠结，即燥屎巨硬，结在肛门难出之燥也，从导法治之。

结燥治法

温脾汤　握药法

热实脾约三承气，寒实备急共温脾。大黄姜附桂草朴，寒虚硫半握药医。虚燥益气硝黄入，血燥润肠与更衣。气燥四磨参利膈，风燥搜风顺气宜。

［注］温脾汤，即大黄、干姜、附子、肉桂、甘草、厚朴也。硫半丸，即硫黄、半夏也。握药，即巴豆仁、干姜、韭子、良姜、硫黄、甘遂、白槟榔，各五分，分末合均，饮和分二粒，先以花椒汤洗手，麻油涂手心握药，移时便泻，欲止则以冷水洗手。益气，即补中益气汤，加大黄、朴硝。润肠丸，即当归、生地、枳壳、桃仁、火麻仁，各等分为末，蜜丸，米饮早服。更衣丸，即生芦荟、朱砂末等分，饭丸，酒服。四磨汤，即人参、乌药、沉香、槟榔也。参利膈，即人参利膈丸也。搜风顺气，即搜风顺气丸也。

编辑妇科心法要诀

御纂医宗金鉴卷四十四

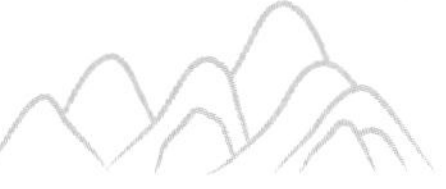

编辑妇科心法要诀

调经门

妇科总括

男妇两科同一治，所异调经崩带癥，嗣育胎前并产后，前阴乳疾不相同。

［注］妇人诸病，本与男子无异，故同其治也。其异于男子者，惟调经、经闭、带浊、崩漏、癥瘕、生育子嗣、胎前、产后诸病，及乳疾、前阴诸证不相同耳。故立妇人一科，以分门而详治焉。业是科者，必先读方脉、心法诸书，然后读此，自有豁然贯通之妙。

天癸月经之原

先天天癸始父母，后天精血水谷生。女子二七天癸至，任通冲盛月事行。

［注］先天天癸，谓肾间之动气，乃禀自父母，资其始也；后天精血，谓水谷之所化，得之形成之后，资其生也。经曰：女子一七而肾气盛，谓肾间动气盛也。二七而天癸至，谓先天癸水中之动气，至于女子胞中也。冲为血海，任主胞胎。冲任皆起于胞中，所以任脉通，太冲脉盛，月事以时下，故能有子也。

妇人不孕之故

不子之故伤任冲，不调带下经漏崩。或因积血胞寒热，痰饮脂膜病子宫。

［注］女子不孕之故，由伤其任、冲也。经曰：女子二七而天癸至，任脉通，太冲脉盛，月事以时下，故能有子。若为三因之邪伤其冲任之脉，则有月经不调、赤白带下、经漏、经崩等病生焉。或因宿血积于胞中，新血不能成孕；或因胞寒胞热，不能摄精成孕；或因体盛痰多，脂膜壅塞胞中而不孕。皆当细审其因，按证调治，自能有子也。

月经之常

月经三旬时一下，两月并月三居经，一年一至为避年，一生不至孕暗经。

［注］女子阴类也，以血为主。其血上应太阴，下应海潮。月有盈亏，潮有朝夕。月经三旬一下与之相符，故又谓之月水、月信也。女子月经一月一行者，其常也。或先或后，乃其病也。然亦有两月一行，谓之并月者；有三月一行，谓之居经者；有一年一行，谓之避年者；有一生不行而依然能孕育，谓之暗经者。此所禀之不同，而亦非病，不须治也。

月经异常

经期吐血或衄血，上溢妄行曰逆经，受孕行经曰垢胎，受孕下血漏胎名。

［注］妇女月经一月一下，此其常也。若经行而吐血、衄血，上溢妄行者，是谓逆经。有受孕之后，月月行经而产子者，是谓垢胎。有受孕数月，其血忽下而胎不陨者，是谓漏胎。此皆月经之异乎常者也。

外因经病

天地温和经水安，寒凝热沸风荡然，邪入胞中任冲损，妇人经病本同参。

［注］经曰：天地温和，则经水安静；天寒地冻，则经水凝

泣；天暑地热，则经水沸溢；卒风暴起，则经水波涌而陇起。六淫之邪入于胞中，则损伤冲任，故妇人经病本此同参也。如寒则血凝，热则血沸，风则血荡然波涌而大下，亦犹经水之被寒、热、风而不得安澜也。

内因经病

妇人从人不专主，病多忧忿郁伤情，血之行止与顺逆，皆由一气率而行。

［注］妇人从人，凡事不得专主，忧思、忿怒、郁气所伤，故经病因于七情者居多。盖以血之行、止、顺、逆，皆由一气率之而行也。

不内外因经病

血者水谷之精气，若伤脾胃何以生。不调液竭血枯病，合之非道损伤成。

［注］血者，水谷之精气也。在男子则化为精；在妇人则化为血，上为乳汁，下为月水。若内伤脾胃，健运失职，饮食减少，血无以生，则经必不调。亦有女子天癸既至，逾期不得与男子合，未期思与男子合，与夫经正行时而合，此皆合之非道，亦致不调。或过淫，合多则液竭；产多，乳众则血枯，亦皆能损伤阴血致成经病也。

血色不正病因

血从阳化色正红，色变紫黑热之征，黄泔淡红湿虚化，更审瘀块黯与明。

［注］血属阴，从阳化，故其色以正红为正，虽有经病，亦易为治也。若色变深红、紫黑，乃热之征也。或黄如米泔，乃湿化也。浅淡红白，乃虚象也。更当审其有瘀、有块、色黯、色明以治之。若黯而紫黑，兼见冷证，多属寒凝；若明而紫黑，兼见热证，多属热结也。

气秽清浊病因

热化稠粘臭必秽，寒化清彻臭则腥，内溃五色有脏气，时下而多命必倾。

［注］凡血为热所化，则必稠粘臭秽；为寒所化，则必清彻臭腥。若是内溃，则所下之物杂见五色，似乎脓血。若更有脏腐败气，且时下不止而多者，是危证也，其命必倾矣！

愆期前后多少

经来前后为愆期，前热后滞有虚实。淡少为虚不胀痛，紫多胀痛属有余。

［注］经来或前或后，谓之愆期，皆属经病。经来往前赶，日不足三旬者，属血热。若下血多，色深红而浊，则为有余之热；若下血少，色浅淡而清，则为不足之热也。经来往后退，日过三旬后者，属血滞。若色浅淡、血少，不胀痛者，则属气虚，血少涩滞，不足之病；若色紫、血多，腹胀痛者，则属气实，血多瘀滞，有余之病也。

经行发热时热

经行发热时潮热，经前血热经后虚，发热无时察客热，潮热午后审阴虚。

［注］经行发热，时热潮热之病，若在经前则为血热之热；经后则为血虚之热。发热时热，多是外感，须察客邪之热。午后潮热，多属里热，当审阴虚之热也。

经行寒热身痛

经来寒热身体痛，当分荣卫与虚实：有汗不胀卫不足，无汗而胀荣有余。

［注］经来之时，恶寒、发热，身体疼痛者，当分荣卫虚实：若发热、恶寒，身痛不胀而有汗者，属卫虚荣不足；若发热、恶寒，身胀痛而无汗者，属荣实卫有余也。

经行腹痛

腹痛经后气血弱，痛在经前气血凝。气滞腹胀血滞痛，更审虚实寒热情。

［注］凡经来腹痛，在经后痛，则为气血虚弱；经前痛，则为气血凝滞。若因气滞血者，则多胀满。因血滞气者，则多疼痛。更当审其凝滞作胀痛之故，或因虚、因实、因寒、因热而分治之也。

经行泻吐

经行泄泻是脾虚，鸭溏清痛乃寒湿。胃弱饮伤多呕饮，食伤必痛吐其食。

［注］经行泄泻，乃脾虚也。若鸭溏、冷痛，是寒湿也。经行呕吐，是胃弱也。若呕出涎饮，则是伤饮。若吐出食物，则是伤食。然伤食者多痛而吐食，伤饮者不痛而呕饮也。

错经妄行成吐衄崩

逆行吐血错行崩，热伤阴阳络妄行。血多热去当用补，血少虽虚须主清。

［注］妇女经血逆行，上为吐血、衄血，及错行下为崩血者，皆因热盛也。伤阴络则下行为崩，伤阳络则上行为吐衄也。若去血过多，则热随血去，当以补为主。如血少热尚未减，虽虚仍当以清为主也。

经水过多兼时下白带

多清浅淡虚不摄，稠粘深红热有余，兼带时下湿热秽，形清腥秽冷湿虚。

［注］经水过多，清稀浅红，乃气虚不能摄血也。若稠粘深红，则为热盛有余。或经之前后兼赤白带，而时下臭秽，乃湿热腐化也。若形清腥秽，乃湿瘀寒虚所化也。

调经证治

四君子汤　异功散　六君子汤　香砂六君子汤　七味白术散　参苓白术散　归脾汤　逍遥散　八珍汤　十全大补汤　双和饮　养荣汤　理中汤

补养元气四君子，参苓术草枣生姜。异功加陈兼理气，虚痰橘半六君汤。呕吐香砂六君子，渴泻七味藿葛香。脾泻参苓白术散，薏桔山莲砂扁方。思虑伤脾损心血，归脾归芪枣远香，减参加柴归芍薄，逍遥调肝理脾方。合物八珍兼补血，芪桂十全大补汤。去参苓术双和饮，去芎加陈养荣汤。脾胃虚寒吐且泻，理中减苓加干姜。

［注］四君子汤，补养元气虚弱通用之方，即人参、茯苓、白术、炙草，引用枣姜也。异功散是于补气中兼理其气，即四君子汤加陈皮也。六君子汤治脾虚痰饮，即四君子汤加橘红、半夏也。香砂六君子汤治胃虚呕吐，即六君子汤加藿香、砂仁也。七味白术散治脾虚渴泻，即四君子汤加藿香、葛根、木香也。参苓白术散治脾胃虚泻，即四君子汤加薏苡、桔梗、山药、莲肉、砂仁、扁豆也。归脾汤治思虑损伤心脾气血，即四君子加当归、黄芪、枣仁、远志、木香也。逍遥散调肝理脾，即四君子汤减人参，加柴胡、当归、白芍、薄荷也。八珍汤于补气中兼补其血，即四君子汤合四物汤也。十全大补汤大补气血，即八珍汤加黄芪、肉桂也。双和饮平补气血，即十全大补汤减人参、茯苓、白术也。人参养荣汤于补气中专养荣血，即十全大补汤减川芎加陈皮也。理中汤治脾胃虚寒吐泻，即四君子汤去茯苓加干姜也。

四物汤　桂枝四物汤　麻黄四物汤　柴胡四物汤　玉烛散

妇人血病主四物，归芎白芍熟地黄。血瘀改以赤芍药，血热易用生地黄。表热有汗合桂草，表热无汗合麻黄。少阳寒热小柴并，阳明热合调胃汤。

［注］四物汤，乃妇人经产一切血病通用之方，故主之也。其方即当归、川芎、白芍药、熟地黄。凡血瘀俱减白芍药，改用赤芍药破之；血热俱去熟地黄，易用生地黄凉之。风感太

阳卫分，发热有汗，本方合桂枝汤，以桂枝甘草解之，名桂枝四物汤。寒伤太阳荣分，发热无汗，本方合麻黄汤，以麻黄、杏仁、桂枝、甘草发之，名麻黄四物汤。邪传少阳半表半里，往来寒热，本方合小柴胡汤，以柴胡、黄芩、半夏、人参、甘草和之，名柴胡四物汤。邪传阳明，里热便结，本方合调胃承气汤，以大黄、朴硝、甘草下之，名玉烛散。

先期证治

芩连四物汤　地骨皮饮　胶艾四物汤　芩术四物汤　桃红四物汤　当归补血汤　圣愈汤　姜芩四物汤　佛手散　芎归汤

先期实热物芩连，虚热地骨皮饮丹，血多胶艾热芩术，逐瘀桃红紫块粘。血少浅淡虚不摄，当归补血归芪先。虚甚参芪圣愈补，热滞姜芩丹附延。逐瘀芎归佛手散，又名芎归效若仙。

［注］经水先期而至，属热而实者，用四物汤加黄芩、黄连清之，名芩连四物汤。属热而虚者，用四物汤加地骨皮、丹皮凉之，名地骨皮饮。血多无热者，用四物汤加阿胶、艾叶止之，名胶艾四物汤。血多因热者，用四物汤加黄芩、白术和之，名芩术四物汤。若血多有块，色紫稠粘，乃内有瘀血，用四物汤加桃仁、红花破之，名桃红四物汤。先期血少浅淡，乃气虚不能摄血也，用当归补血汤补之，其方即当归、黄芪也。若虚甚者，则当用四物汤加人参、黄芪补之，名圣愈汤。若血涩少，其色赤者，乃热盛滞血，用四物汤加姜黄、黄芩、丹皮、香附、延胡通之，名姜芩四物汤。逐瘀须用佛手散，即四物汤去生地、白芍，又名芎归汤，逐瘀血其效如神也。

过期证治

过期饮

过期血滞物桃红，附莪桂草木香通，血虚期过无胀热，

双和圣愈及养荣。

［注］经水过期不至，因血气凝滞胀痛者，用过期饮，其方即四物汤加桃仁、红花、香附、莪术、肉桂、甘草、木香、木通也。若过期不至，并不胀痛者，乃无血可行，是血虚也，宜用双和饮、圣愈汤、人参养荣汤。

经行发热时热证治

加味地骨皮饮　六神汤

经来身热有表发，内热地骨加胡连。经后六神加芪骨，逍遥理脾而清肝。

［注］经来发热有表邪证者，用前桂枝四物等汤发之。若内热者，用地骨皮饮加胡连清之，名加味地骨皮饮。经后发热，乃血虚内热，用四物汤加黄芪、地骨皮补而凉之，名六神汤。若脾虚肝热，用逍遥散理脾而清肝。

逍遥散方见前。

经行身痛证治

羌桂四物汤　黄芪建中汤

经来身痛有表发，无表四物羌桂枝。经后血多黄芪建：芪桂芍草枣姜饴。

［注］经来时身体痛疼，若有表证者，酌用前麻黄四物、桂枝四物等汤以发之。若无表证者，乃血脉壅阻也，宜用四物汤加羌活、桂枝以疏通经络，名羌桂四物汤。若经行后或血去过多者，乃血虚不荣也，宜用黄芪建中汤以补之，其方即小建中汤（桂枝、白芍、甘草、姜、枣、饴糖）加黄芪也。

经行腹痛证治

当归建中汤　加味乌药散　琥珀散

经后腹痛当归建，经前胀痛气为殃。加味乌药汤乌缩。延草木香香附榔。血凝碍气疼过胀，本事琥珀散最

良：棱莪丹桂延乌药，寄奴当归芍地黄。

［注］经后腹痛或去血过多，乃血虚也，宜用当归建中汤补之，其方即小建中汤加当归也。经前腹胀痛，乃血气凝滞。若胀过于痛，是气滞其血也，宜用加味乌药汤开之，其方即乌药、缩砂、延胡索、甘草、木香、香附、槟榔也。若痛过于胀，是血凝碍气也，宜用琥珀散破之，其方即三棱、莪术、丹皮、官桂、延胡索、乌药、刘寄奴、当归、赤芍、生地黄也。

大温经汤　吴茱萸汤

胞虚寒病大温经，来多期过小腹疼，归芎芍草人参桂，吴丹胶半麦门冬。不虚胞受风寒病，吴茱萸汤更加风，藁细干姜茯苓木，减去阿胶参芍芎。

［注］凡胞中虚寒，一切经病，皆因经水来多，胞虚受寒所致。或因受寒过期不行，小腹冷痛者，宜用大温经汤，即当归、川芎、白芍、炙草、人参、肉桂、吴茱萸、丹皮、阿胶、半夏、麦门冬也。若胞中不虚，惟受风寒为病，宜吴茱萸汤。依大温经汤方更加防风、藁本、细辛、干姜、茯苓、木香，减去阿胶、人参、白芍药、川芎，即是吴茱萸汤也。

经行吐泻证治

经泻参苓白术散，鸭溏清痛理中汤。肌热渴泻七味散，呕饮香砂六君汤。

［注］经来泄泻，乃脾虚也，宜用参苓白术散。鸭溏清彻冷痛，乃虚寒也，宜用理中汤。肌热渴泻，乃虚热也，宜用七味白术散。呕饮痰水，乃虚湿也，宜用香砂六君子汤。

经行吐衄证治

三黄四物汤　犀角地黄汤

经前吐衄为热壅，三黄四物大芩连；经后吐衄仍有热，犀角地黄芍牡丹。

［注］经前吐血、衄血，乃内热壅迫其血，宜用三黄四物汤

泻之，其方即四物汤加大黄、黄芩、黄连。经后吐血、衄血，虽仍有热，亦不宜泻，但当用犀角地黄汤清之，其方即犀角、生地黄、赤芍药、牡丹皮也。

调经门汇方

四君子汤

人参　白术（土炒）　茯苓各二钱　甘草一钱

上剉，姜、枣水煎服。

异功散

人参　白术（土炒）　茯苓各二钱　甘草（炙）五分　陈皮二钱

上剉，加生姜水煎服。

六君子汤

人参　白术（土炒）　茯苓　半夏　陈皮各一钱　甘草（炙）五分

上剉，姜、枣水煎服。

香砂六君子汤即本方加藿香叶、砂仁

七味白术散

人参　白术（土炒）　茯苓各一钱五分　甘草（炙）五分　藿香　木香　干葛各一钱

上剉，水煎服。

参苓白术散

人参　白术（土炒）　茯苓　山药（炒）　甘草　莲肉（去心）　白扁豆（姜汁炒）各一钱五分　薏苡仁（炒）　砂仁　桔梗各八分

上为细末，每服二钱，姜、枣汤调服。

归脾汤

人参　黄芪（炙）　白术（土炒）　茯神　当归　龙眼肉　远志（去心）　枣仁（炒）各一钱　木香　甘草（炙）各五分

上剉，姜、枣水煎服。

逍遥散

当归(酒洗)　白芍(酒炒)　白茯苓　柴胡各一钱　甘草(炙)五分　白术(土炒)一钱

上剉散,水一盏半,加薄荷煎服。

八珍汤

人参　白术(土炒)　茯苓　甘草　熟地　当归　川芎　白芍各等分

上加姜、枣煎服。

十全大补汤

人参　白术　茯苓　黄芪　当归　熟地　白芍　川芎各一钱　肉桂　甘草(炙)各五分

上姜、枣水煎服。

双和饮即十全大补汤去人参、白术、茯苓

人参养荣汤即十全大补汤去川芎,加陈皮

理中汤

白术　人参　干姜　甘草(炙)各一钱

上剉,水煎服。

四物汤

熟地二钱　川芎一钱　白芍(炒)二钱　当归二钱

上为粗末,水煎服。

芩连四物汤即本方加黄芩、黄连

芩术四物汤即本方加黄芩、白术

桃红四物汤即本方加桃仁、红花

羌桂四物汤即本方加羌活、桂枝

柴胡四物汤

川芎　当归　白芍　熟地各一钱五分　柴胡　人参　黄芩各二钱　甘草五分　半夏(制)二钱

上为末,每五钱,水煎服。

玉烛散

当归　川芎　熟地　白芍各二钱　大黄　芒硝　甘草各一钱

上剉，每服八钱，水煎，食前服。

地骨皮饮

当归　生地各二钱　白芍一钱　川芎八分　牡丹皮　地骨皮各二钱

水煎服。

胶艾四物汤

熟地　当归　川芎　白芍　阿胶（蛤粉末炒成珠）　艾叶各一钱　甘草（炙）五分

上剉，水、酒各半煎，空心服。

桂枝四物汤

当归　熟地　川芎各二钱　白芍（炒）三钱　桂枝三钱　甘草（炒）一钱

姜、枣煎服。

麻黄四物汤

当归　熟地　白芍　川芎各二钱　麻黄　桂枝各一钱　杏仁二十粒　甘草一钱

姜、枣煎服。

当归补血汤

当归三钱　黄芪（蜜炙）一两

上水煎服。

圣愈汤

熟地（酒拌蒸半日）　白芍（酒拌）　川芎　人参各七钱五分　当归（酒洗）　黄芪（炙）各五钱

上水煎服。

姜芩四物汤

当归　熟地　赤芍　川芎　姜黄　黄芩　丹皮　延胡索　香附（制）各等分

水煎服。

佛手散又名芎归汤

川芎二两　当归三两

上为细末，每服二钱。水一盏，酒二分，煎七分，温服。

过期饮

熟地　白芍（炒）　当归　香附各二钱　川芎一钱　红花七分　桃仁泥六分　蓬莪术　木通各五分　甘草（炙）　肉桂各四分　木香八分

上水二钟煎一钟，食前温服。

加味地骨皮饮

生地　当归　白芍各二钱　川芎八分　牡丹皮　地骨皮各三钱　胡连一钱

上水煎服。

六神汤

熟地　当归　白芍　川芎　黄芪　地骨皮各等分

上㕮咀，水煎。

小建中汤

白芍（炒）三钱　桂枝一钱　甘草（炙）八分

上姜、枣水煎服。

黄芪建中汤

黄芪（炙）　肉桂各一两　白芍（炒）二两　甘草（炙）七钱

上每服五钱，姜枣水煎服，日二三服。如虚甚者加附子。

当归建中汤

当归一两　白芍（炒）二两　肉桂一两　甘草（炙）七钱

上㕮咀，每服三钱，加生姜、枣水煎，空心服。

加味乌药汤

乌药　缩砂仁　木香　延胡索　香附（制）　甘草　槟榔各等分

上细剉，每服七钱，生姜三片，水煎温服。

琥珀散

三棱　莪术　赤芍　当归　刘寄奴　丹皮　熟地　官桂　乌药　延胡索各一两

上前五味，用乌豆一升，生姜半斤切片，米醋四升、同煮，豆烂为度，焙干。入后五味，同为末。每服二钱，温酒调下，空心食前服。

大温经汤

吴茱萸(汤泡)　丹皮　白芍　人参　肉桂　当归　川芎　阿胶(碎炒)　甘草(炙)各一钱　麦冬(去心)二钱　半夏(制)二钱半

上加生姜水煎，食前服。

吴茱萸汤

当归　肉桂　吴茱萸　丹皮　半夏(制)　麦冬各二钱　防风　细辛　藁本　干姜　茯苓　木香　炙甘草各一钱

水煎服。

三黄四物汤

当归　白芍　川芎　生地　黄连　黄芩　大黄

上剉，水煎服。大黄量虚实用。

犀角地黄汤

芍药七钱半　生地半斤　牡丹皮(去心净，酒浸)一两　犀角(如无，以川升麻代)一两

上㕮咀，每服五钱，水煎服。有热如狂者，加黄芩二两。

经闭门

血滞经闭

石瘕寒气客胞中，状如怀子不经行，胞闭热气迫肺咳，伤心气血不流通。

［注］经曰：石瘕生于胞中，寒气客于子门，子门闭，寒气不得通，恶血当泻不泻，衃以留止，日以益大，状如怀子，月事不以时下。皆生于女子，可导而下。此论经闭，因寒气客于下，故病血瘕，而不病肺劳也。经曰：月事不来者，胞脉闭也。胞脉者，属心而络于胞中。今气上迫于肺，心气不得下通，故月事不来也。此论胞脉闭，因热气攻于上，故迫肺作咳，病肺劳而不病血瘕也。

血亏经闭

二阳之病发心脾，不月有不得隐曲，血枯其传为风消，息贲者死不能医。

［注］二阳者，阳明胃也。女子有隐曲不得之情，则心脾气郁不舒，以致二阳胃病，饮食日少，血无以生，故不月也。血虚则生内热，愈热愈虚，肌肉干瘦如风之消物，故名曰风消也。火盛无制，心乘肺金，金气不行，不能运布。水精留于胸中，津液悉化为痰，咳嗽不已，日久成劳。传为息贲，则不能医矣。息贲者，喘也。

血枯经闭

脱血过淫产乳众，血枯渐少不行经，骨蒸面白两颧赤，懒食消瘦咳嗽频。

［注］失血过多，面与爪甲之色俱浅淡黄白，乃脱血病也。或因过淫精竭，或因产多乳众，伤血血枯，经来渐少，二三月后经闭不行，以致证见骨蒸肌热，面色枯白，两颧红赤，懒于饮食，皮干消瘦，咳嗽频频不已，多成虚损之证。

经闭久嗽成劳

男劳已详心法内，女损阴血传风消，或因病后素禀弱，经闭咳嗽血风劳。

［注］男子虚劳治法，已详于《杂病心法要诀》虚劳门内。女子之劳多因损其阴血，或因病后伤其阴血，或因素禀阴血不足。然必见阴亏骨蒸，血枯经闭，咳嗽日久不已之证，始名曰劳。若不咳嗽，则谓之虚，不可谓之劳也。风消者，古劳证名也。女子曰血风劳者，盖以《内经》曰劳风发于肺下，是谓虚病之人感受风邪，则肺受之，故始病必先咳嗽也；若不先解风邪而即补者，未有不因久嗽不已而成劳者也，故曰血风劳也。

妇人经断复来

妇人七七天癸竭，不断无疾血有余；已断复来审其故，邪病相干随证医。

［注］妇人七七四十九岁时，天癸竭，地道不通，当月水不下。若月水不断，不见他证，乃血有余，不可用药止之。若已断，或一年或三五年复来者，当审其有故无故，是何邪所干，随证医治也。

室女经来复止

室女经来复不来，若无所苦不为灾，必是避年未充足，若见虚形命可哀。

［注］室女年幼气血尚未充足，有经来数月复又不来者。若无他证所苦，则不得谓之灾疾，必是避年或气血未充。若兼见虚损形状，则为室女血枯经闭童劳，多属难治，故曰命可哀也。

师尼室寡经闭

师尼室寡异乎治，不与寻常妇女同：诊其脉弦出寸口，知其心志不遂情；调经若不先识此，错杂病状岂能明！和肝理脾开郁气，清心随证可收功。

［注］师，道姑也。尼，女僧也。室，未适夫之女也。寡，少而亡夫之妇也。异乎治者，谓不与寻常妇女同其治也。如诊其脉弦出寸口，则知其心志不遂，情志之为病也。凡欲调妇女一切经病，若不先识此因，则不能明情志错杂难名之病状也。治此证者，当以和肝理脾、开郁清心，随证施治，自可收功也。

血滞经闭证治

三和汤

石瘕带表吴茱萸，攻里琥珀散最宜。胞闭三和汤四物，硝黄连薄草芩栀。

［注］寒气客于胞中，血留不行而成石瘕。兼表证多者，宜吴茱萸汤温散之；里证多者，宜琥珀散攻之。胞脉闭，上迫于肺，心气不得下通，故月事不来，宜三和汤清之。即四物汤合凉膈散，乃朴硝、大黄、连翘、薄荷、甘草、栀子、黄芩也。如大便不实者，去硝黄。

吴茱萸汤　琥珀散　四物汤方俱见前调经门

血枯血亏经闭证治

六味地黄汤

胃热烁血玉烛散，失血血枯养荣汤。地黄汤治房劳损，萸药苓丹泽地良。乳众血枯经若闭，须用十全大补方。

［注］经曰：二阳之病发心脾，女子不月。二阳，胃也。胃热甚，则烁其血，血海干枯，故月事不下。宜以玉烛散泄其胃热，则经血自行。若因素有吐衄之证，或生育过多，则血海干枯，及房劳过伤阴血，乳众伤其血液，皆足以致经闭。失血多者，宜养荣汤主之；房劳过者，以六味地黄汤滋之，即山萸、山药、白茯苓、丹皮、泽泻、熟地黄也；乳众者，以十全大补汤培补之。

玉烛散　养荣汤　十全大补汤俱见前调经门

经闭久嗽成劳证治

劫劳散

月水不行蒸潮汗，食减咳嗽血风劳，劫劳散用参苓芍，归地甘芪半味胶。

［注］经闭久嗽，又见骨蒸潮热，盗汗自汗，饮食减少之证，则为之血风劳。宜用劫劳散，即人参、茯苓、白芍、当归、生地、甘草、黄芪、半夏、五味子、阿胶也。

妇人经断复来证治

芩心丸　益阴煎

经断复来血热甚，芩心醋丸温酒吞。益阴知柏龟生

地，缩砂炙草枣姜寻。血多热去伤冲任，十全大补与八珍。暴怒忧思肝脾损，逍遥归脾二药斟。

［注］妇人七七四十九岁后，天癸不行。若止而复来，无他证者，乃血有余，不得用药止之。若因血热者，宜芩心丸，用黄芩心末二两，醋丸温酒送下。或用益阴煎，即知母、黄柏、龟板、生地、缩砂、炙草也。若血去过多，热随血去，冲任虚损，其血不固者，宜十全大补汤、八珍汤。若因怒气伤肝，肝不藏血，忧思伤脾，脾不摄血者，宜于逍遥散、归脾汤二方斟酌用之。

十全大补汤　**八珍汤**　**逍遥散**　**归脾汤**俱见前调经门

室女师尼寡妇经闭证治

大黄䗪虫丸　泽兰叶汤　柏子仁丸

室女经闭多血结，大黄䗪虫桃杏仁，虻蛭蛴螬甘草芍，干漆生地及黄芩。不足泽兰归草芍，柏子仁丸用柏仁，熟地泽兰牛卷续，相兼久服自然行。师尼寡妇逍遥散，附兰丹地郁栀芩。

［注］室女经闭，多有气血凝结者，宜用大黄䗪虫丸，破血行气，其经自通。方用大黄、䗪虫、桃仁、杏仁、虻虫、水蛭、蛴螬、甘草、白芍、干漆、生地、黄芩，蜜丸服。若其人虚弱不任攻下，则用泽兰叶汤，即泽兰叶、当归、甘草、白芍也。兼服柏子仁丸，方用柏子仁、熟地、泽兰叶、牛膝、卷柏、续断，丸服。煎丸并进，久久其血自行。至于师尼、寡妇经闭之证，多属郁热，宜用逍遥散，加香附、泽兰叶、丹皮、生地、郁金、黑栀、黄芩，以和肝理脾、清心开郁，其经自通也。

逍遥散方见前调经门

妇病难治

谚云妇病不易治，盖以幽居情郁疑，执拗不喜望闻问，讳疾忌医术莫施。

［注］寇宗奭曰：宁治十男子，莫治一妇人。谓妇人之

病多不易治也。盖以妇人幽居情郁，忧恚爱憎多疑，所怀不遂，性执偏拗，诊时又不令医师观形、望色、闻声、问病。富贵之家，居奥室之中，处帏幔之内，且覆以帕蒙手，既不能行望色之神，又不能尽切脉之巧。未免详问，问之觉繁，反谓医学不精，往往并药不信。不知问非易事，非精于医者，必不能问也。夫望、闻、问、切四者，欲去其三，即是神医，亦无由施其术也。此古今之通患，谓之曰妇人不易治，不诚然哉！

诊看妇人须先问经期妊娠

未诊妇人女子病，先问经期与妊娠，不详误药非细事，疑似难明昧所因。

［注］未诊妇人女子之病，必先问经期与有无妊娠。若不详细审问，倘用药误触之，则所关匪细，多变生他证；疑似难明，岂不昧其病之所因哉！

经闭门汇方

三和汤

当归　川芎　大黄　朴硝　白芍　地黄　黄芩　栀子　连翘　薄荷　甘草各等分

上剉，每服八钱，水煎服。

六味地黄汤

熟地八钱　山萸肉　山药各四钱　丹皮　泽泻　茯苓各三钱

上清水煎服。

劫劳散

白芍六两　黄芪（炙）四两　甘草（炙）　人参（去芦）　当归（去芦，酒洗）　熟地（洗净，焙干）　五味子　阿胶（炒珠）各一两

上㕮咀，每服三钱。水一盏，生姜七片，枣三枚，煎至九分，温服，无时，日三。

芩心丸

用黄芩心枝条者三两(米泔浸七日,炙干,又浸又炙,如此七次)。

上为末,醋丸如桐子大。每服七十丸,空心温酒送下,日进二服。

益阴煎

生地三钱　知母　黄柏各二钱　龟板(醋炙)四钱　缩砂仁　甘草(炙)各一钱

上剉,水煎服。

大黄䗪虫丸

大黄　赤芍　生地　桃仁　杏仁　干漆　甘草　䗪虫　虻虫　蛭虫　蛴螬　黄芩各等分

上末,炼蜜丸。每服丸数,量虚实增减。

泽兰叶汤

泽兰叶三两　当归　白芍各一两　甘草五钱

上为粗末,每服五钱。水二盏,煎一盏,温服。

柏子仁丸

柏子仁(炒,另研)　牛膝(酒洗)　卷柏各五钱　泽兰叶　续断各二两　熟地(酒浸半日,石臼内杵成膏)三两五钱

上为细末,炼蜜丸如桐子大。空心米饮下三十丸。

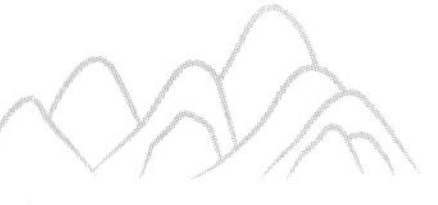

御纂医宗金鉴卷四十五

崩漏门

崩漏总括

淋沥不断名为漏，忽然大下谓之崩。紫黑块痛多属热，日久行多损任冲，脾虚不摄中气陷，暴怒伤肝血妄行。临证审因须细辨，虚补瘀消热用清。

［注］妇人经行之后，淋沥不止，名曰经漏。经血忽然大下不止，名为经崩。若其色紫黑成块，腹胁胀痛者，属热瘀；若日久不止，及去血过多而无块痛者，多系损伤任、冲二经所致。更有忧思伤脾，脾虚不能摄血者；有中气下陷不能固血者；有暴怒伤肝，肝不藏血而血妄行者。临证之时，须详审其因，而细细辨之。虚者补之，瘀者消之，热者清之。治之得法，自无不愈。

崩漏证治

荆芩四物汤

崩漏血多物胶艾，热多知柏少芩荆，漏涩香附桃红破，崩初胀痛琥珀攻。日久气血冲任损，八珍大补养荣宁。思虑伤脾归脾治，伤肝逍遥香附青。

［注］崩血、漏血去血过多者，宜用胶艾四物汤补之。如属热多者，宜用知柏四物汤清之；热少者，宜用荆芩四物汤和之。若漏血涩少，此属血滞，宜用四物汤加香附、桃仁、红花破之。若崩血初起胀痛，此属瘀凝，宜用琥珀散攻之。崩漏日久，气血已亏，冲任伤损者，宜用八珍汤、十全大补汤、人参养荣汤，量补其损伤。若因思虑伤脾者，宜用归脾汤补之；恚怒伤肝者，宜用逍遥散加炒香附、青皮平之。

胶艾四物汤　四物汤　琥珀散　八珍汤　十全大补汤　人参养荣汤　归脾汤　逍遥散方俱见前调经汇方内

补中益气汤　益胃升阳汤

气陷补中益气举，保元升柴归术陈，益胃升阳加芩曲，腹痛加芍嗽减参。

［注］崩漏日久，脾伤食少，中气下陷，不能载血者，宜用补中益气汤、益胃升阳汤升举之。补中益气汤即人参、黄芪、甘草，保元汤加升麻、柴胡、当归、白术、陈皮也。益胃升阳汤即补中益气汤加黄芩、神曲也。若腹痛者，宜加白芍药；有热者，用黄芩；无热者，用肉桂调之；咳嗽者，肺热也，减人参。

调经升阳除湿汤

夹水水泻不甚弱，调经升阳除湿汤：芪草升柴归苍术，羌独藁本蔓荆防。

［注］崩漏下血夹水，或日水泻一二次，形气不甚弱者，宜用调经升阳除湿汤。其方即黄芪、甘草、升麻、柴胡、当归、苍术、羌活、独活、藁本、蔓荆子、防风也，以风药先胜其湿。若形气虚弱者，则当加人参、陈皮，合补中益气汤，补中胜湿可也。

失笑散　地榆苦酒煎

杀血心痛失笑散，蒲黄五灵脂定疼。崩血不已防滑脱，地榆苦酒煎止崩。

［注］崩血心腹痛甚者，名曰杀血。心痛乃血滞不散，宜用失笑散，其方即蒲黄、五灵脂也。先定其痛，痛止然后随证治之。若崩血，补之仍然不止者，当防其滑脱。宜用地榆一两，醋煎，露一宿，次早温服立止，止后随证治之，名地榆苦酒煎。

崩漏门汇方

补中益气汤

黄芪　人参　白术　甘草（炙）各一钱　当归　陈皮各七分　升麻　柴胡各三分

上剉，姜、枣、水煎服。

益胃升阳汤

黄芪二钱　人参（有嗽去之）一钱　神曲（炒）一钱五分　白术三钱　当归（酒洗）　陈皮　甘草（炙）各一钱　升麻　柴胡各五分　生黄芩（秋凉不用）二钱

上为粗末，每服三钱或五钱。如食添，再加之；如食减，只服三钱，或更减之，不可多服。水煎，去滓，热服。

升阳除湿汤

黄芪　苍术　羌活各一钱五分　防风　藁本　升麻　柴胡　甘草（炙）各一钱　独活五分　蔓荆子七分

上㕮咀，水五大盏，煎至一大盏，去滓，稍热服。空心服毕，待少时，以早膳压之。

失笑散

五灵脂　蒲黄各等分

上为末，先用酽醋调二钱，熬膏，入水一盏，煎至七分，食前热服，良验。

地榆苦酒煎

地榆一两

醋煎，露一宿，次早温服立止。止后随证调治之。（苦酒，即醋也）

带下门

五色带下总括

带下劳伤冲与任，邪入胞中五色分，青肝黄脾白主肺，衃血黑肾赤属心。随入五脏兼湿化，治从补泻燥寒温，更审疮脓瘀血化，须别胞膀浊与淫。

［注］带下者，由于劳伤冲任，风邪入于胞中，血受其邪，随人脏气湿热、湿寒所化。故色青者属肝，为风湿；色赤属心，为热湿；色黄属脾，为虚湿；色白属肺，为清湿；色黑属肾，为寒湿也。其从补、从泻、从燥、从涩、从寒、从温，则随证治之。更审其带久淋沥之物，或臭或腥秽，乃败血所化，是胞中

病也；若似疮脓，则非瘀血所化，是内痈脓也。若如米泔，兼尿窍不利，乃膀胱白浊病也；若尿窍通利，从精窍出，或如胶粘，乃胞中白淫病也。

带下证治

邪入胞中吴茱萸，赤粘连栀青防栀，白主益气黑六味，黄淡六君或归脾。

［注］带下因六淫之邪入于胞中者，宜吴茱萸汤。若色赤、色黄而浊粘者，热也。色黄者，加黄连、栀子；色青者，加防风、栀子。若色白、色黑而清稀者，虚寒也。色白者，用补中益气汤；色黑者，用六味地黄汤；色黄而淡者，宜六君子汤，或加味归脾汤，分证调治可也。

吴茱萸汤　补中益气汤　六味地黄汤　六君子汤　归脾汤方俱见首卷汇方

加味四物汤

胞中冷痛乃寒湿，四物附子桂姜宜，臭腥兼合知柏用，久滑升柴龙牡脂。

［注］带下而胞中热痛，乃热湿也。今胞中冷痛，乃寒湿也。宜四物汤加川附子、炮姜、官桂服之。日久滑脱者，加升麻、柴胡举之，龙骨、牡蛎、赤石脂涩之。

四物汤方见前调经门汇方内

清白散

带下湿热清白散，四物姜炭草柏椿，赤榆荆芩湿二术，滑加龙牡久合君。

［注］带下，五色带下也。皆湿热所化，宜用清白散。其方即四物汤加姜炭、甘草、黄柏、椿皮也。色赤加地榆、荆芥、黄芩；湿加苍术、白术；滑加龙骨、牡蛎。久则合四君子汤也。

四物汤　四君子汤俱见前调经门汇方内

导水丸　万安丸

带下有余皆湿化，少腹胀疼污水绵。导水牵滑芩军

热，万安牵椒茴木寒。

[注] 五色带下，皆从湿化。若少腹胀痛，污水绵绵，属湿热者，宜用导水丸。其方即牵牛、滑石、黄芩、生军，治热有余也。属湿寒者，宜用万安丸。其方即牵牛、胡椒、小茴香、木香，治寒有余者也。

威喜丸　固精丸

瘀化疮脓浊淫病，虚实寒热酌其宜。威喜蜡苓固精菟，韭味桑苓龙牡脂。

[注] 带下有因瘀血所化，或疮疡脓出及白浊、白淫者，皆带下类也。其虚实寒热，当酌其宜。药用威喜丸，即黄蜡、茯苓也；固精丸，即菟丝子、韭菜子、五味子、桑螵蛸、茯苓、龙骨、牡蛎、赤石脂也。

带下门汇方

清白散

当归　黄柏（盐水泡）　白芍（炒）　樗根皮（酒炒）　生地　川芎　贝母各一钱　炮姜　甘草各五分

上剉，生姜三片，水煎服。

导水丸

牵牛（头末）　滑石（水飞）　黄芩　川大黄

上末，蒸饼为丸，量虚实服。

万安丸

牵牛（头末）　胡椒　木香　小茴香（焙）各等分

上末，水泛为丸，量虚实服。

威喜丸

白茯苓（去皮作块，用猪苓二钱半同于磁器内煮二十余沸出，晒干，不用猪苓）四两　黄蜡四两

上以茯苓为末，炼黄蜡为丸，如弹子大。空心细嚼，满口生津，徐徐咽服，以小便清为度。忌米醋，只吃糠醋。忌动气。

固精丸

牡蛎(煅粉) 菟丝子(酒蒸,焙) 韭子(炒) 龙骨 五味子 白茯苓 桑螵蛸(酒炙) 白石脂各等分

上为末,酒糊丸如桐子大。每服七十丸,空心盐汤下。

癥瘕积痞痃癖疝诸证门

癥瘕积聚痞瘀血血蛊总括

五积六聚分脏腑,七癥八瘕气血凝。癥积不动有定处,瘕聚推移无定形。痞闷不宣气壅塞,未成坚块血瘀名。蓄久不散成血蛊,产后经行风冷乘。

[注] 五脏气积名曰积,故积有五证。六腑气聚名曰聚,故聚有六证。难经有心、肝、脾、肺、肾五脏之积,而无六聚。盖以积为血病,而聚为气病也。故李杲有五积丸方治法。《巢氏病源》载七癥八瘕,但有八瘕名证,而无七癥病形。其他方书亦不概见。大抵又以癥为气病,而瘕为血病也。夫病皆起于气,必气聚而后血凝,不必过泥于黄、青、燥、血、脂、狐、蛇、鳖等名,但以牢固不移有定处者,为癥为积;推移转动,忽聚忽散者为瘕为聚可也。故曰:癥者,征也,言有形可征也。瘕者,假也,言假物成形也。若夫痞者,痞闷不通,气道壅塞之谓也。瘀血者,血瘀腹中未成坚块也。蓄之既久,必成血蛊矣。凡此诸证,皆由新产之后,经行之时,不知谨避,以致风冷外袭,邪正相搏,结于腹中而成也。

癥瘕证治

大七气汤

妇人一切癥瘕病,上下攻疼七气汤:藿香益智棱莪术,甘桔青陈肉桂香。

[注] 妇人一切癥瘕,随气上下攻筑疼痛者,宜大七气汤。其方即藿香叶、益智仁、京三棱、蓬莪术、甘草、桔梗、青皮、陈皮、肉桂心、木香也。

食癥证治

乌药散

经行产后食生冷，脏气相搏结块形，牢固不移日渐长，开滞消积温散行。乌药散乌桃莪术，木香当归青桂心。

［注］妇人经行、产后贪食生冷之物，与脏气互相搏聚，结成坚块，牢固不移，日渐长大者，治宜开滞消积。用乌药散，即乌药、桃仁、莪术、木香、当归、青皮、桂心，以温散之自愈。

血癥证治

血竭散

乘脏虚兮风冷干，饮食内与血相搏，因成血癥坚牢固，胁腹胀痛热而烦。少食多忘头汗出，血竭归芍蒲桂延。

［注］妇人产后经行之时，脏气虚，或被风冷相干，或饮食生冷，以致内与血相搏结，遂成血癥。牢固不移，胁腹胀痛，内热心烦，食少善忘，但头汗出者，宜用血竭散，即血竭、当归、赤芍、蒲黄、桂心、延胡索也。

痞证治

助气丸

三焦痞满胸膈闷，气不宣通助气清：白术三棱蓬莪术，枳壳槟榔香与陈。

［注］妇人胸膈痞闷，谓之痞。由于气壅不宣所致，宜助气丸，即青皮、白术、三棱、莪术、枳壳、槟榔、木香、陈皮，为丸服也。

积聚证治

开郁正元散

积聚通用正元散，苓术青陈曲麦延，香砂海粉楂甘桔，

痰饮食积血气搏。

［注］五积六聚，乃痰饮食积，气血搏结而成。通用开郁正元散，其方即茯苓、白术、青皮、陈皮、神曲、麦芽、延胡索、香附、砂仁、海粉、山楂、甘草、桔梗也。用以健脾消食、化痰渗饮、理气和血，则积聚未有不愈者矣。

瘀血血蛊证治

桃奴散

腹中瘀血未成形，面黄发热腹胀疼，产后经来风冷客，血室之内有瘀停。产后恶露失笑散，经闭瘀凝玉烛攻，血蛊桃奴豭鼠粪，延桂砂桃附五灵。

［注］妇人产后经行之时，伤于风冷，则血室之内必有瘀血停留，未成坚块，故不名癥瘕也。其人必面色萎黄，脐腹胀痛，内热晡热。若产后恶露不行者，宜失笑散；若经闭不通，瘀血凝聚者，宜玉烛散。瘀血不行，蓄之既久，必成血蛊，宜用桃奴散，即桃奴、豭鼠粪、延胡索、桂心、砂仁、桃仁、香附、五灵脂也。（豭鼠粪，一名两头尖，即雄鼠屎。桃奴，即桃树上未成不落之干桃子也。）

失笑散方见首卷崩漏　**玉烛散**方见首卷汇方内

痃癖疝证总括

脐旁左右一筋疼，突起如弦痃证名。僻在两肋名曰癖，高起如山疝病称。必引少腹腰胁痛，三证皆由风冷成。或作或止因寒发，痛时方见不痛平。

［注］妇人脐之两旁，有筋突起疼痛，大者如臂，小者如指，状类弓弦者，名曰痃。僻在两肋之间者，名曰癖。若小腹牵连腰胁，疼痛高起者，谓之疝。名虽有三，其实皆因风冷客于胞中而然，故其发作皆因再受风冷。发则痛，痛则见，不痛则平复如初也。

痃癖证治

葱白散

妇人痃癖腹肋痛，风冷血气结而成，葱白四物参苓枳，桂朴姜香青莪棱，茴香曲麦苦楝子，葱盐煎服诃黄斟。

［注］妇人痃癖腹肋疼痛者，皆因风冷与气血搏结而成，宜用葱白散温散之。其方即四物汤加人参、茯苓、枳壳、肉桂、厚朴、干姜、木香、青皮、莪术、三棱、茴香、神曲、麦蘖、苦楝子、葱白、食盐煎服也。大便结燥，去盐加大黄；如大便自利加诃子。

四物汤方见首卷汇方内

疝病证治

当归散

妇人疝病气攻冲，胁腹刺痛当归芎，鳖甲吴萸桃仁芍，桂榔青木大黄蓬。

［注］妇人疝病攻冲刺痛，多因风冷寒湿客于胞门血室，故其病皆属厥阴肝经。宜当归散，即当归、川芎、鳖甲、吴茱萸、桃仁、赤芍、肉桂、槟榔、青皮、木香、大黄、蓬莪术也。

治诸积大法

形虚病盛先扶正，形证俱实去病急。大积大聚衰其半，须知养正积自除。

［注］凡治诸癥积，宜先审身形之壮弱，病势之缓急而治之。如人虚，则气血衰弱，不任攻伐，病势虽盛，当先扶正气而后治其病；若形证俱实，宜先攻其病也。经云：大积大聚，衰其半而止。盖恐过于攻伐，伤其气血也。罗天益曰：养正积自除。可谓得经旨者矣。

癥瘕积痞血蛊门汇方

大七气汤

三棱　莪术(各煨、切)　青皮(去穰)　陈皮(去白)　木香

藿香　益智仁　桔梗　肉桂　甘草(炙)各七钱半

上㕮咀，每服五钱。水二盏，煎至一盏，食前温服。

乌药散

乌药　莪茂　桂心　当归(炒)　桃仁　青皮　木香各等分

上为末，每服二钱，热酒调下。

血竭散

真血竭(如无，紫矿代)　当归　赤芍　蒲黄　延胡索

上等分，研细频筛，再研，取尽为度。每服一钱，用童便合好酒半大盏，煎一沸，温调下。方产下时一服，上床良久再服，其恶血自循经下行，不致冲上，免生百病。

助气丸

京三棱　蓬莪茂(二味各用湿纸包，灰火中煨透，切片)各二斤　青皮(去白)　陈皮(去白)　白术各十五两　枳壳(麸炒，去穰)　槟榔　木香各十两

上为末，糊丸桐子大。每服五十丸，滚水下。

开郁正元散

白术　陈皮　青皮　香附　山楂　海粉　桔梗　茯苓　砂仁　延胡索　麦芽(炒)　甘草(炙)　神曲(炒)各等分

上剉，每服一两，生姜三片，水煎服。

桃奴散

桃奴(炒)　雄鼠粪(炒，两头尖者是)　延胡索　肉桂　五灵脂　香附(炒)　砂仁　桃仁各等分

上为末。每服三钱，酒调下。

葱白散

当归　熟地　赤芍　川芎　人参　茯苓　枳壳　肉桂　厚朴　干姜　木香　青皮　莪茂　三棱　茴香　神曲　麦芽　苦楝子各等分

上末，加葱白三寸，食盐五分，煎服三钱。大便结燥，去盐加大黄；便自利加诃子。

当归散

当归　川芎各二钱　鳖甲(醋炙)三钱　吴茱萸　桃仁十五粒　赤芍　肉桂各一钱　槟榔　青皮各八分　木香　莪茂　川大黄各七分

上为末，每服一钱。水一盏，入干胭脂一钱，同煎六分服，食后。

嗣育门

胎孕之原

天癸先天生身气，精血后天化成形。男子二八天癸至，属阳应日精日盈。女子二七天癸至，属阴应月血月通。男女媾精乃有子，乾道男成坤女成。

［注］天癸乃父母所赋，先天生身之真气也。精血水谷所化，后天成形之本也。男子二八，先天肾气盛，天癸至，与后天所生之精会合而盈。然男子属阳，阳应日，故精盈而日举也。女子二七，先天肾气实，天癸至，与后天所生之血会合而盛。然女子属阴，阴应月，故血盛而月下也。所以至期男女媾，其先天真气，后天精血，阴阳会和，乃能有子也。当此阴阳会合时，阳盛自然成男，是乾道成男也。阴盛自然成女，是坤道自然成女也。

男女完实

精通必待三十娶，天癸二十始适人，皆欲阴阳完实后，育子坚壮寿偏增。

［注］男子十六而精通，必待三十而娶，女子十四而天癸至，必待二十而嫁者，皆欲阴阳完实。然后交而孕，孕而育，育而其子必坚壮长寿也。今未笄之女，天癸始至，已近男色，则阴气早泻，未完而伤，未实而动，所以虽交而不孕，孕而不育；育而其子必脆弱不寿也。

种子时候

男子聚精在寡欲，交接乘时不可失。须待细蕴时候至，乐育难忍是真机。

［注］聚精之道，惟在寡欲。交接女子，必乘其时，不可失之迟早。盖妇人一月经行一度之后，必有一日细蕴之时，气蒸而热，如醉如痴，有欲交接不可忍之状，乃天然节候，是成胎生化之真机也。

分男女论

精血先后分男女，或以奇偶少多分，或以子宫左右定，是皆不晓箇中因。欲识此中真消息，乾道阳男坤女阴。

［注］分男女之说，先贤有以血先至裹精则成男、精先至裹血则成女，精血散分并裹则为骈胎、品胎之原者；有以月水尽后一、三、五日成男，二、四、六日成女，与夫经水断后一、二日成男，四、五日成女者；有以受气于左子宫成男，受气于右子宫成女者，皆各执一见，殊为不晓此中因也。盖独男独女之胎，可以日数论，骈胎、品胎，或男或女，亦可以日数论乎？稽之史载，一产三子、四子，有半男半女，或男多女少，男少女多者，则一、三、五日为男，二、四、六日为女之说，不可凭矣！抑岂有一日受男，而二日复受女之理乎？丹田，命门也。在男子曰精室，在女子曰子宫。形如合钵，并无两歧可分。曰左右，则是有两子宫矣。此说尤属不经。然则何以定之？亦惟以会合天人，阳盛乾道成男，阴盛坤道成女，斯足为确论耳。

双胎品胎

古以双胎精气盛，不成男女或兼形，阴阳变常驳气盛，事之所有理难明。

［注］古以双胎，乃精气有余，歧而分之，血因分而摄之故

也。若男同孕者，刚日阳时也；女同孕者，柔日阴时也；男女同孕者，刚日阴时，或柔日阳时也。其他或有不成男女，男不可为父，女不可为母，与男女之兼形者，又皆阴阳变常，驳气所感，事之所有，理之所无，莫可稽考者也。

脉见有子

少阴动甚知有子，阴搏阳别尺寸凭。但搏不滑胎三月，搏而滑石五月形。

［注］少阴肾脉动甚者，有子脉也。但当凭其两尺阴脉搏指有力，两寸阳脉不搏指而别于两尺，斯为有子脉无疑也。其但搏不滑者，主三月之胎；搏而滑者，主五月之胎也。

胎男女辨

上小下大女腹箕，中正圆高男腹釜。右疾为女左疾男，胎气钟于阴阳主。

［注］上小下大，如箕之形，盖以女胎面向母腹，其足膝抵腹，故有是形也。中正圆高，如釜之形，盖以男胎面向母背，则背脊抵腹，故有是形也。右手属阴，脉疾为女。左手属阳，脉疾为男。是胎气钟于阴，则右盛主女；钟于阳，则左盛主男也。

辨别孕病

孕病不分须诊乳，五月之后乳房升。何以知其母子吉，身虽有病脉和平。

［注］妇人经水不至，不分是孕是病者，五个月之后，以孕妇乳房辨之。若乳房升大有乳者是胎，若乳房不大无乳者是病也。凡孕妇有病，其验可知，亦何以知其母子俱吉，惟诊其脉象和平，则虽有病，知均吉无虑也。

分经养胎

分经养胎不足凭，无所专养论不经。形始未分无不具，阴阳之道渐分形。

［注］巢元方曰：妊娠一月名胚胎，足厥阴脉养之；二月名始膏，足少阳脉养之；三月名始胎，手心主脉养之，当此时血不流行，形象始化；四月始受水精以成血脉，手少阳脉养之；五月始受火精以成气，足太阴脉养之；六月始受金精以成筋，足阳明脉养之；七月始受木精以成骨，手太阴脉养之；八月始受土精以成肤革，手阳明脉养之；九月始受石精以成毛发，足少阴脉养之；十月五脏、六腑、关节、人神皆备。

又有推巢元方养胎之说，谓四时之令必始于春，所以一月、二月间，是足厥阴、少阳木也；三月、四月间，手厥阴、少阳火也；五月、六月间，足太阴、阳明土也；七月、八月间，手太阴、阳明金也；九月、十月间，足少阴、太阳水也。惟手少阴、太阳二经无所专养者，以君主之官无为而已。此说更为不经。夫男女交接，精血聚而成胚，此孕形之始也。虽未分身躯脏腑，而其理无不具也。犹太极浑然，包罗万象，而阴阳之一气氤氲，浸渐化生而成，子母分形，自然而然如草木成熟，壳脱蒂落也。

受孕分房静养

受孕分房宜静养，谨戒食味使脾安，调其喜怒防惊恐，慎厥起居避风寒。

［注］受孕之后，分房静养，恐动相火，致生胎毒。谨戒饮食五味，使其脾胃调和，母之气血易生，子之形成必育。内调七情，外避风寒，起居安顺，不持重用力，不安逸多睡，不登高涉险，则母无病，子亦安矣！

安胎母子二法

安胎之道有二法，母病胎病要详分：母病动胎但治母，

子病致母审胎因。

［注］安胎之道有二法，母病、胎病当详分而施治也。凡因母病以致胎动者，但疗其母，母安则胎自安；或因胎病有所触动，以致母病者，但宜安胎，胎安则母自愈矣。

胎前用药三禁

胎前清热养血主，理脾疏气是为兼，三禁汗下利小便，随证虚实寒热看。

［注］丹溪曰：胎前当清热养血为主，恐伤阴血也。理脾脾健，则气血易生；疏气气顺，则气血调和。理脾疏气，兼以清热养血，则胎自安矣。三禁者，汗、下、利小便也，盖恐过汗亡阳伤气，过下亡阴伤血，利小便伤津液也。然又当随证详审表里、虚实、寒热，以施其治，不可过峻也。

安胎审宜调治

形瘦不宜过热品，体盛补气恐动痰。安胎芩术为要药，佐以他药任抽添。火盛倍芩痰倍术，血虚四物气四君。杜续胶艾胎不稳，气盛苏腹枳砂陈。

［注］形瘦之人多火，过用温热则伤阴血。肥盛之人多痰，过于补气，恐壅气动痰。白术消痰健脾，条芩清热养阴，二味为安胎要药。若有他证，则以药佐之，或减白术加条芩，或加白术减条芩，任其抽添。如火盛，则当倍芩以清火；痰盛，则当倍术以消痰；血虚，则合四物汤以补血；气虚，则合四君汤以补气；胎不安稳，更佐以杜仲、续断、阿胶、艾叶以安之；若气盛胎高，则加紫苏、大腹皮、枳壳、砂仁、陈皮以舒之。

四物汤　四君子汤方俱见首卷汇方内

嗣育门汇方

加味地黄丸　治妇人经水不调，必不能受孕，即使受之，亦不全美。宜常服此方。

熟地四两　山萸肉　山药各二两　牡丹皮　白茯苓各一两五钱　泽泻　香附(童便浸三次)各一两

上为末，炼蜜丸如梧子大。每服七十丸，白沸汤送下。

涤痰汤　治妇人肥盛者，多不受孕，以身中有脂膜闭塞子宫也。以此汤送后丸药。

当归一两　茯苓四两　川芎七钱五分　白芍药　白术(土炒)　半夏(制)　香附米　陈皮　甘草各一两

上作十贴，每贴姜三片，水煎吞后丸子。

涤痰丸

白术(土炒)二两　半夏曲　川芎　香附米各一两　神曲(炒)　茯苓各五钱　橘红四钱　甘草二钱

上为末，粥丸。每服八十丸。如热者，加黄连、枳实各一两。

大补丸　治妇人瘦弱，多由血少不能受孕。宜常服此方。

天冬(去心)　麦冬(去心)　菖蒲　茯苓　人参　益智仁　枸杞子　地骨皮　远志肉

上为细末，炼蜜丸如桐子大，空心酒下三十丸。

苁蓉菟丝子丸　此方不寒不热，助阴生子。

肉苁蓉一两三钱　覆盆子　蛇床子　川芎　当归　菟丝子各一两二钱　白芍药一两　牡蛎(盐泥固煅)　乌鲗鱼骨各八钱　五味子　防风各六钱　条芩五钱　艾叶三钱

上为末，炼蜜丸如桐子大。每服三四十丸。盐汤下，早晚皆可服。

调经丸　理气养血，调经种子。

香附　川杜仲(姜汁炒)八两　大川芎　白芍药　当归(去尾)　怀生地　陈皮　小茴香(酒炒)　延胡索(略炒)　肉苁蓉(酒炒)　旧青皮(麸炒)　台乌药(炒)　枯黄芩(酒炒)　乌鲗鱼骨(酥炙)以上各四两

上十四味，称足，真正好醋和面打糊为丸，如梧桐子大。每服百丸，空心好酒送下。

一方无陈皮、地黄，有人参、黄芪各二两。

御纂医宗金鉴卷四十六

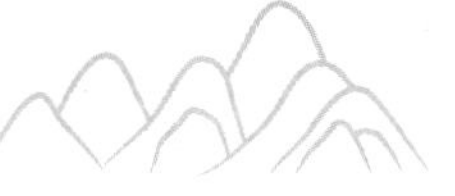

胎前诸证门

胎前总括

妊娠胎前病恶阻，胞阻肿满气烦悬，痫嗽转胞与子淋，激经胎漏胎不安。小产死胎胎不长，子喑脏躁鬼胎连。余病当参杂证治，须知刻刻顾胎原。

［注］此言妊娠胎前，有恶阻、胞阻、子肿、子满、子烦、子悬、子痫、子嗽、转胞、子淋、激经、胎漏、胎动不安、小产堕胎、子死腹中、胎萎不长、子喑、脏躁、鬼胎等证，皆当一一详辨熟记。其余胎前伤寒、伤食、疟痢、霍乱、泄泻，当于杂证门中参考治之。但须时刻保护胎原，不致误犯为要也。

恶阻总括

恶心呕吐名恶阻，择食任意过期安。重者须药主胃弱，更分胎逆痰热寒。

［注］妇人受孕月余之后，时时呕吐者，名曰恶阻。若无他病择食者，须随其意而与之。轻者过期自然勿药而愈，重者须以药治之。当以胃弱为主，更审其或因胎气阻逆，或痰饮阻逆，与夫兼热、兼寒而分治之。

恶阻证治

保生汤

胎气阻逆惟呕吐，无他兼证保生汤，砂术香附乌陈草，量加参枳引生姜。

［注］恶阻，有因胎气阻逆者，乃受胎后胞门闭塞，藏气内阻，挟胎气上逆于胃，故令恶心呕吐也。若平素胃虚所致，虽无痰饮，寒热相兼而亦有恶阻证者，宜用保生汤，即砂仁、白

术、香附、乌药、陈皮、甘草也。引用生姜者,以止其呕也。若气弱者,量加人参;气实者,量加枳壳。

加味六君汤

痰饮恶阻吐痰水,烦眩加味六君汤。枇杷藿香旋缩枳,热秘芩军寒桂姜。

〔注〕恶阻因于痰饮者,其吐必多痰水,且心烦头目眩晕,必其人平素胃虚,中停痰饮也。宜用加味六君汤,于六君汤内加枇杷叶、藿香、旋覆花、缩砂、枳壳。若胃热便秘,加黄芩、大黄以利之;胃寒喜热,加肉桂、干姜以温之。

六君汤方见首卷

加味温胆汤

热阻恶食喜凉浆,心烦愦闷温胆汤。橘半茯甘与枳竹,更加芩连芦麦姜。

〔注〕恶阻因于胃热者,必呕吐,心中热烦,愦闷喜饮凉浆也。宜用加味温胆汤,其方即陈皮、半夏、茯苓、甘草、枳实、竹茹(名温胆汤),更加黄芩、黄连、芦根、麦门冬,引生姜也。

胞阻总括

妊娠腹痛名胞阻,须审心腹少腹间。伤食心胃胎腰腹,小腹胞寒水尿难。

〔注〕孕妇腹痛,名为胞阻。须审其痛,或上在心腹之间者,多属食滞作痛;或下在腰腹之间者,多属胎气不安作痛;若在少腹之间者,则必因胞血受寒,或停水尿难作痛也。

胞阻证治

加味平胃散　延胡四物汤

心胃痛多伤食滞,苍朴陈甘果枳曲。便秘加军倍甘草,胎动延胡四物宜。

〔注〕孕妇心胃作痛者,多因伤食停滞。宜平胃散(即陈皮、厚朴、苍术、甘草也)加草果、枳壳、神曲以消之。若更大

便秘结，日久则加硝、黄以攻之，然必倍甘草以缓其峻性，庶不伤胎。若腰腹作痛，胎动下血，则当用四物汤，君以延胡，以定痛而保胎也。

四物汤方见首卷

加味胶艾四物汤　蜜硝汤

腹腰痛甚防胎堕，胶艾四物杜酒葱。外邪宜加羌独活，内热便秘蜜硝攻。

［注］胞蒂系于腰。凡腹腰痛者，须防胎堕。宜用胶艾四物汤，加杜仲、大豆淋酒、葱白以定痛而保胎。若因外感风寒之邪，则加羌活、独活以散之；若内热、大小便闭者，则用蜂蜜、芒硝煎汤以攻之。经曰有故无陨是也。

胶艾四物汤方见首卷

加味芎归饮　导赤散　五苓散

胞血受寒少腹疼，参吴胶艾草归芎。尿涩热甚导赤散，木通生地甘草灵。水盛阳虚五苓效，术泽肉桂茯猪苓。

［注］少腹作痛者，乃胞中之血受寒也。宜加味芎归饮温之，其方即人参、吴茱萸、阿胶、蕲艾、炙甘草、当归、川芎也。若因尿涩而痛，则是膀胱水病热甚，则以导赤散清利之，其方即生地、木通、甘草也。若水盛阳虚不化，则以五苓散渗利之，其方即茯苓、白术、泽泻、猪苓、肉桂也。

子肿子气子满脆脚皱脚总括

头面四肢肿子肿，自膝至足子气名，肿胀喘满曰子满，但脚肿者脆皱称。

［注］头面遍身浮肿，小水短少者，属水气为病，故名曰子肿。自膝至足肿，小水长者，属湿气为病，故名曰子气。遍身俱肿，腹胀而喘，在六七个月时者，名曰子满。但两脚肿而肤厚者，属湿，名曰皱脚。皮薄者，属水，名曰脆脚。大凡水之为病多喘促，气之为病多胀满。喘促属肺，胀满属脾也。以其人素有水气湿邪，故受孕有肿满之证。儿未成形，被水浸

渍，其胎每致损坏。成形尚可调治，故在五六月后有是证者，多有生育者也。

子肿子气子满脆脚皱脚证治

茯苓导水汤

妊娠肿满与子气，水气湿邪脾肺间，水气浸胎喘难卧，湿气伤胎胀难堪。均宜茯苓导水治，香瓜槟腹四苓攒，桑砂苏陈胀加枳，腿脚防己喘葶添。

［注］妊娠水肿胀满、子气、皱脚、脆脚等证，皆由水气湿邪，伤于脾肺为病也。若水气盛而浸胎，则必喘而难卧；若湿气盛而伤胎，则胀满难堪。皆宜用茯苓导水汤治之，方用木香、木瓜、槟榔、大腹皮、白术、茯苓、猪苓、泽泻、桑皮、砂仁、苏叶、陈皮，以和脾肺而利水湿。胀甚者，加枳壳以破结；腿脚肿者，加防己以利下；湿喘者，加苦葶苈以泄上水也。

子烦证治

知母饮

孕妇时烦名子烦，胎热乘心知母痊，子芩知麦苓芪草，犀热参虚膏渴煎。

［注］孕妇别无他证，惟时时心烦者，名曰子烦，由胎中郁热上乘于心也。宜用知母饮，即子芩、知母、麦冬、茯苓、黄芪、甘草。热甚者加犀角，气虚加人参，口渴加石膏煎服。

子悬胎上逼心证治

紫苏饮

胸膈胀满子悬名，喘甚由胎上逼心，紫苏饮用归芎芍，陈腹苏甘虚入参。

［注］孕妇胸隔胀满，名曰子悬。更加喘甚者，名曰胎上逼心。俱宜紫苏饮，即当归、川芎、白芍、陈皮、大腹皮、苏梗叶、甘草。虚者加人参煎服。

子痫证治

羚羊角散　钩藤汤

暴仆抽搐不识人，须臾自醒子痫名。羚羊角散防独杏，五加枣草薏苡仁，茯苓木香羚羊角；抽搐钩藤汤寄生，人参茯神归桔梗，口㖞肢废中风成。

［注］孕妇忽然颠仆抽搐，不省人事，须臾自醒，少顷复如好人，谓之子痫。乃肝、心二经风热所致，宜用羚羊角散，即防风、独活、杏仁、酸枣仁、五加皮、甘草、薏苡仁、茯苓、木香、羚羊角也。抽搐甚者用钩藤汤，乃钩藤、桑寄生、人参、茯神、当归、桔梗也。若口眼㖞斜，半身不遂，则已成中风废证，当参风门治之。

子嗽证治

枳桔二陈汤　桔梗汤

妊娠咳嗽名子嗽，阴虚痰饮感风寒。痰饮二陈加枳桔；风寒桔梗汤可安。紫苏桔梗麻桑杏，赤苓天冬合贝前。久嗽阴虚宜清润，麦味地黄汤自痊。

［注］妊娠咳嗽，谓之子嗽，嗽久每致伤胎。有阴虚火动痰饮上逆，有感冒风寒之不同。因痰饮者，用二陈汤加枳壳、桔梗治之；因感冒风寒者，用桔梗汤，即紫苏叶、桔梗、麻黄、桑白皮、杏仁、赤茯苓、天冬、百合、川贝母、前胡也。若久嗽，属阴虚，宜滋阴润肺以清润之，用麦味地黄汤治之。

六味地黄汤方见首卷

转胞证治

举胎四物汤　阿胶五苓散

饮食如常烦不卧，不得小便转胞称。举胎救急丹溪法，四物升麻参术陈。服后探吐吐再服，不应阿胶入五苓。

［注］妊娠胎压，胞系了戾不得小便，饮食如常，心烦不得卧者，名曰转胞。宜用丹溪举胎法：令稳婆香油涂手举胎起，

则尿自出，以暂救其急。然后以四物汤加升麻、人参、白术、陈皮煎服。服后以指探吐，吐后再服再吐，如此三四次，则胎举而小便利矣。如不应，则是有饮，用五苓散加阿胶以清利之。

四物汤方见首卷

子淋证治

加味五淋散

子淋频浊窘涩疼，五淋栀苓归芍芩，甘草再加生地泽，车前滑石木通寻。

［注］孕妇小便频数窘涩，点滴疼痛，名曰子淋。宜五淋散，即黑栀、赤茯苓、当归、白芍、黄芩、甘草，加生地、泽泻、车前子、滑石、木通，以清热而利水，则小便自通矣。

激经胎漏尿血总括

妊娠经来名激经，胎漏下血腹不疼。若是伤胎腹必痛，尿血漏血要分明。

［注］妇人受孕之后，仍复行经者，名曰激经，为血有余。若孕妇无故下血，或下黄汁豆汁而腹不痛者，谓之胎漏。若其胎已伤而下血者，其腹必疼。孕妇又有尿血一证，腹亦不痛，然与胎漏之证又不同。盖尿血出于溺孔，漏血出自人门。三者俱下血而各不同治者，不可不详辨也。

激经胎漏尿血证治

阿胶汤　黄芪汤　银苎酒　加味四物汤

激经无病不须治，子大能食经自停。胎漏下血多因热，四物阿胶栀侧芩。或下黄汁豆汁样，黄芪糯米苎根银。若是尿血膀胱热，四物血余共茅根。

［注］激经无他证相兼者，不须用药，其胎壮子大能食其血，而经自停。若胎漏下血，多属血热，宜阿胶汤清之。其方即四物汤加阿胶、黑栀、侧柏叶、黄芩也。或漏下黄

汁,或如豆汁甚多者,其胎干枯必倚而堕,宜用黄芪汤,即黄芪二两,糯米一合煎服;或银苎酒,即苎麻根,纹银煎酒服。若尿血,则是膀胱血热,宜四物汤加血余、白茅根以凉之。

四物汤方见首卷

胎不安小产堕胎总括

气血充实胎自安,冲任虚弱损胎原,暴怒房劳伤肝肾,疾病相干跌扑颠。五月成形名小产,未成形象堕胎言。无故至期数小产,须慎胎为欲火煎。

[注] 孕妇气血充足,形体壮实,则胎气安固。若冲、任二经虚损,则胎不成实。或因暴怒伤肝,房劳伤肾,则胎气不固,易致不安;或受孕之后,患生他疾,干犯胎气,致胎不安者亦有之;或因跌扑筑磕,从高坠下,以致伤胎、堕胎者亦有之。然小产、堕胎,亦自有别:五、七月已成形象者,名为小产;三月未成形象者,谓之堕胎。以上小产、堕胎皆出有因。若怀胎三、五、七月,无故而胎自堕,至下次受孕亦复如是,数数堕胎,则谓之滑胎。多因房劳太过,欲火煎熬,其胎因而不安,不可不慎者也。

胎不安小产堕胎证治

加味圣愈汤　加味佛手散　十圣散加味芎藭汤　益母丸

胎伤腹痛血未下,圣愈汤加杜续砂。下血腹痛佛手散,胶艾杜续术芩加。十全续缩减苓桂,因病伤胎十圣夸。跌扑芎藭调益母,怒劳逍遥地黄佳。

[注] 妊娠胎伤,若腹痛不下血者,宜用圣愈汤加杜仲、续断、砂仁安之。若下血腹痛者,宜用佛手散加阿胶、蕲艾、杜仲、续断、白术、条芩安之。若因母病,以致伤胎欲堕者,宜十圣散,即十全大补汤减茯苓、肉桂,加续断、砂仁。若因跌扑筑磕,伤胎欲堕者,宜芎藭汤调益母丸服之。芎藭汤即川芎、

当归也。若暴怒、房劳伤肝肾，以致胎动不安者，宜逍遥散、地黄汤治之。

圣愈汤　佛手散　逍遥散　地黄汤方俱见首卷

堕胎下血不止血瘀不出证治

独参汤　回生丹

堕胎暴下血不止，面黄唇白独参汤，恶血不出凝胀痛，回生益母酌相当。

［注］妊娠胎堕后血暴下不止，面黄唇白者，名脱荣。宜用独参汤峻补其气，以生其血，所谓无形能生有形也。若恶血瘀滞不行，腹胁胀痛者，宜于回生丹、益母丸，酌其虚实缓急相当而用之。

回生丹见产后汇方

子死腹中总括

子死腹中须急下，舌青腹痛冷如冰，时久口中秽气出，寒热峻缓详斟平。

［注］凡一应伤胎，子死腹中者，须当急下，勿使上奔心胸。然必验其舌青面赤，肚腹胀大，腹冷如冰，久之口中有秽气出者，方可议下。然犹必审其人之虚实寒热，或宜寒下、热下、峻下、缓下，随其宜而施之。

子死腹中证治

佛手散　平胃散加芒硝方

下胎缓剂佛手散，峻剂平胃加芒硝。宜热宜寒须细审，产妇虚实莫溷淆。

［注］孕妇子死腹中宜下者，缓下用佛手散，峻下用平胃散加芒硝。或宜寒下，或宜热下，须细细详审而投之。盖以产母之虚实，或缓或峻，不可溷淆轻率以致误也。

佛手散方见首卷

辨子母存亡

妊娠一切垂危候，母子存亡可预推：面赤舌青必子死，面青舌赤母命危，面舌俱青口吐沫，子母俱亡二命亏。

［注］凡妊娠一切凶危之候，欲知母子存亡者，当于孕妇面、舌之色定之。若面赤舌青，则其子必死；面青舌赤，则其母必亡；若面舌二者俱见青色，口角两边流涎沫者，则子母二命俱不能保也。

胎兼癥瘕

妊娠有病当攻下，衰其大半而止之。经云有故而无殒，与病适当又何疑。

［注］凡孕妇素有癥瘕旧疾，或有新病应攻下者，但攻其大半，余俟其自消，不可尽攻。经云：有故无殒。言药虽峻，有病则病受之，不能伤胎也。攻其大半，与病相当，又何疑于有妊必不可攻之说耶？

胎不长证治

八珍汤　六君子汤

胎萎不长失滋养，气血不足宜八珍，脾虚胃弱六君子，谷化精微气血生。

［注］妊娠五六个月，胎萎不长，由于妊母禀赋虚弱。若属气血两虚者，宜用八珍汤；若脾虚胃弱者，宜用六君子汤。但使饮食强壮，俾水谷运化精微，则气血日生而胎自长矣！

八珍汤　六君子汤方俱见首卷

子喑证治

子喑声哑细无音，非谓绝然无语声，九月胎盛阻其脉，分娩之后自然通。

［注］妊娠九月，孕妇声音细哑不响，谓之子喑。非似子哑绝然无语也。盖少阴之脉络于舌本，九月肾脉养胎，至其

时胎盛阻遏其脉，不能上至舌本，故声音细哑。待分娩之后，肾脉上通，其音自出矣。

子啼腹内钟鸣证治

黄连煎

腹内钟鸣与儿哭，子啼之证出偶然。空房鼠穴土能治，黄连煎汤亦可捐。

［注］孕妇腹内有钟声，或婴儿在内啼哭者，名曰子啼。古书虽载其证，然不经见，或偶然有之。古方用空房中鼠穴土，同川黄连煎汤，名黄连煎，饮之自愈。

脏躁证治

甘麦大枣汤

脏躁无故自悲伤，象若神灵大枣汤，甘草小麦与大枣，方出《金匮》效非常。

［注］孕妇无故，时时伤悲哀痛，象若神灵凭依者，名曰脏躁，宜用金匮甘麦大枣汤服之。其方即甘草、小麦、大枣三味，煎服，其效非常也。

鬼胎总括

邪思情感鬼胎生，腹大如同怀子形，岂缘鬼神能交接，自身血气结而成。

［注］鬼胎者，因其人思想不遂，情志相感，自身气血凝结而成，其腹渐大如怀子形状。古云实有鬼神交接，其说似属无据。妇人石瘕、肠覃二证亦俱如怀孕之状，由气血凝结而成，则可知其必无是理矣！

肠覃石瘕证治

香棱丸

肠覃石瘕气血分，寒客肠外客子门。二证俱如怀子

状，辨在经行经不行。石瘕吴萸汤最效，肠覃香棱丸若神：丁木茴香川楝子，青皮广茂与三棱。

［注］经云：寒气客于肠外，与卫气相搏，气不得荣，因有所系，瘕而内着，恶气乃起，瘜肉乃生。始如鸡卵，稍以益大如怀子状，按之则坚，推之则移，月事以时下。石瘕生于胞中，寒气客于子门，子门闭塞，气不得通，恶血当下不下，衃以留止，日以益大，状如怀子，月事不以时下。皆生于女子，可导而下。由经文观之，二证虽皆如怀子状，肠覃气病而血不病，故月事以时下；石瘕先气病而后血病，故月事不来也。石瘕宜吴萸汤。肠覃宜香棱丸，即木香、丁香、茴香、川楝子、青皮、广茂、三棱，醋煮面糊为丸也。

吴茱萸汤方见首卷

胎前母子盛衰

母盛子衰胎前病，母衰子盛产后殃，子母平和无衰盛，坦然分娩不须忙。

［注］此言观孕妇与所怀之胎有盛衰之辨也。若娠母气血壮盛，而胎元弱者，胎前必多病；若孕妇衰弱而胎元壮实，则产后其母必多病；若子母俱和平无偏盛偏衰，则胎前产后均平安无疾，可坦然无忧也。

胎前有余详不足，产后不足审有余。产后惟多亏损病，胎前子母盛衰知。

［注］古云：胎前无不足，产后无有余。此言其常也。然胎前虽多有余之证，亦当详察其亦有不足之时；产后虽多不足之病，亦当详审其每挟有余之证也。欲知产后常多亏损之故，于胎前子母盛衰求之，可预知也。

胎前门汇方

保生汤

人参　甘草各二钱半　白术　香附子　乌药　橘红各五钱

上剉，每服三钱。姜五片，煎服。

加味六君汤

人参　白术(土炒)　茯苓　陈皮　半夏(制)各一钱五分　甘草(炙)五分　藿香叶　枇杷叶(炙)各一钱　缩砂仁　枳壳(炒)各八分

上剉，加生姜煎服。

加味温胆汤

陈皮　半夏(制)　茯苓各一钱　甘草(炙)五分　枳实　竹茹　黄芩各一钱　黄连八分　麦冬二钱　芦根一钱

上剉，姜、枣煎服。

加味平胃散

厚朴(姜汁炒)　苍术(米泔浸炒)　陈皮　甘草(炙)　人参各一钱

上为末，每服三钱，加姜煎服。

延胡四物汤

当归　川芎　白芍　熟地各七钱五分　延胡索(酒煮)二两

上剉，水煎服。

加味胶艾四物汤

当归　熟地　阿胶　白芍各二钱　杜仲一钱五分　川芎　蕲艾各八分

上加葱白三寸，大豆淋酒煎服。

蜜硝煎

蜂蜜　芒硝

上煎，溶化服。

加味芎归饮

川芎二钱　当归五钱　人参一钱　吴茱萸五分　阿胶二钱　蕲艾八分　甘草(炙)五分

上剉，水煎服。

导赤散

生地三钱　木通二钱　甘草梢一钱

灯心一团，煎服。

五苓散

白术(土炒)　茯苓　猪苓　泽泻各二钱半　桂三分

上剉，作一服，水煎服。

茯苓导水汤

茯苓　槟榔　猪苓　缩砂　木香　陈皮　泽泻　白术　木瓜　大腹皮　桑白皮　苏梗各等分

上加姜煎服。胀，加枳壳；喘，加苦葶苈子；腿脚肿，加防己。

知母饮

知母　麦冬　甘草各五钱　黄芪　子芩　赤苓各七钱五分

上㕮咀，每服四钱。水一盏，煎至七分，去滓，入竹沥一合温服。

紫苏饮

当归　川芎　白芍各二两　陈皮　苏茎叶　大腹皮各一两　甘草(炙)五钱　人参(量虚实用)

上㕮咀，每服五钱。水二盏，生姜五片，煎至一盏，去滓服。日进二服。有热，加黄芩竹茹；心烦，加羚羊角；有食，加神曲、山楂。

羚羊角散

羚羊角(镑)　独活　酸枣仁　五加皮　防风　薏苡仁　杏仁　当归(酒浸)　川芎　茯神(去木)各五分　甘草　木香各二分

上㕮咀，加生姜五片，水煎服。

钩藤汤

钩藤钩　当归　茯神　人参各一两　苦桔梗一两五钱　桑寄生五钱

上为粗末，每服五六钱。水二盏，煎至一盏，去滓温服，无时。忌猪肉、菘菜。烦热，加石膏二两半；临产月，加桂心一两。

枳桔二陈汤

陈皮　半夏　茯苓各二钱　甘草(炙)五分　枳壳　桔梗

各一钱

上剉，姜煎服。

桔梗汤

天冬（去心） 赤苓各一钱 桑皮 桔梗 紫苏各五分 麻黄（去节）三分 贝母 人参 甘草（炙）各二分

上剉，加生姜，水煎服。一方有杏仁无贝母。

举胎四物汤

当归 白芍 熟地 川芎 人参 白术各二钱 陈皮 升麻各一钱

上剉，水煎服。

麦味地黄汤

熟地四钱 山萸肉二钱 山药二钱 泽泻 茯苓 丹皮各一钱五分 麦冬二钱 五味子十二粒

上剉，水煎服。

五淋散

赤芍 山栀子各二钱 赤茯苓一钱二分 当归一钱 子芩六分 甘草五分

上水煎服。

阿胶汤

阿胶（炙燥） 熟地（焙） 艾叶（微炒） 芎䓖 当归（切，焙） 杜仲（去粗皮，炙，剉） 白术各一两

上㕮咀，每服四钱。水一盏半，枣三枚，擘破，同煎至八分，去滓，食前温服。

黄芪汤

糯米一合 黄芪二两 川芎一两

上细剉，水二大盏，煎至一盏，温服。一方无川芎。

银苎酒

苎麻根（剉）二两 纹银五两 清酒一盏

上以水二大盏，煎至一大盏，去渣，分温二服。

十圣散

人参　黄芪　白术　熟地黄　砂仁各五分　甘草（炙）当归　川芎　白芍（炒）各一钱　川续断八分

上剉，水煎服。

独参汤

用好人参二两或四两

上水煎，徐徐服。

益母丸

益母草（五月五日，或六月六日采之，阴干，忌铁器）

上一味，以石器碾为细末，炼蜜丸，弹子大。每用一丸，童便好酒各半，研化服之。

六味地黄丸

熟地（蒸晒九次）八两　山药四两　茯苓（乳拌）三两　山萸肉（酒浸）四两　丹皮三两　泽泻三两

炼蜜为丸，如梧桐子大，每服三钱。

桂附地黄丸

即六味地黄丸加肉桂、附子。

黄连煎

黄连

上一味煎汤，调空房中鼠穴内土服。

甘麦大枣汤

甘草三两　小麦一升　大枣十枚

上以水六升，煮取三升，温分三服。亦补脾气。

香棱丸

木香　丁香各半两　枳壳（麸炒）　三棱（酒浸一夕）　莪茂（细剉，每一两用巴豆三十粒，去壳同炒，待巴豆黄色，去巴豆不用）　青皮（炙）　川楝子肉　蘹香（炒）各等分

上为末，醋煮，面糊丸如桐子大，朱砂为衣每服三十丸，姜盐汤送下，或温酒下，无时。

御纂医宗金鉴卷四十七

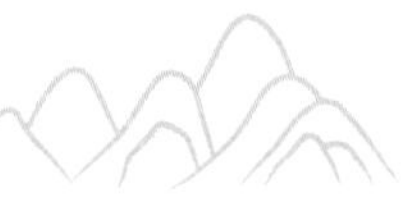

生育门

临　产

妊娠临产要安详，腹内虽疼切莫慌，舒身仰卧容胎转，静待生时不用忙。

［注］妊娠月足临产，腹内如觉动转疼痛，须要安详，莫自慌乱。舒体仰卧，时时缓步，使儿身转正，静以待之，至其生育之时，自然顺生，不用忙也。

产　室

产室寒温要适时，严寒酷热总非宜，夏要清凉冬要暖，病者医人俱要知。

［注］产室之内，四时俱要寒温适中，若太热、太寒，均不相宜。夏月必须清凉，勿令炎热，致产母中暑晕迷。倘有其事，不妨少与凉水以解之。冬月必须温暖，勿令寒冷，以致血凝难产。当多备火炉，使产母腰背下身就火烘之。此临产之家及医人，皆当知之者也。

择收生婆

临产稳婆须预择，老成历练又精明，无故莫教使手法，宽心宁耐待时生。

［注］临产之家必用收生婆，须预先择老成历练明白经事之人。无故切勿令其先使手法，如试水探浆等事，但嘱令宽心宁耐，以待生时可也。

惊　生

人语喧哗产母惊，心虚气怯号惊生，急须止静休嘈杂，

产母心安胎自宁。

［注］产房之内不可多人，人多则语声喧哗，产母之心必惊。惊则心气虚怯，至产时多致困乏，号曰惊生。有如此者，须急急摒出，只留服役一二人，使寂静而无嘈杂之声，则母心始安，安则其胎亦宁静矣。

试胎弄胎

月数未足腹中痛，痛定如常名试胎。临月腹痛腰不痛，或作或止名弄胎。二者均非正产候，但须宁静莫疑猜。

［注］妊娠八九个月时，或腹中痛，痛定仍然如常者，此名试胎，宜养血以安其胎。若月数已足，腹痛或作或止，腰不痛者，此名弄胎，不宜轻动。二者均非正产之时，切勿躁扰疑惑，惟宜宁静以待其时。

坐　草

坐草须知要及时，儿身未顺且迟迟。若教产母用力早，逼胎不正悔难追。

［注］凡产妇坐草，最要及时，不可太早。若儿身未顺，宁可迟迟，宽心以待。倘坐草太早，非正产之时，妄使产母用力，往往逼胎不正，遂至横倒者有之，虽悔无及矣！

临　盆

儿身转顺顶当门，胞浆已破腹腰疼，中指跳动谷道挺，临盆用力送儿生。

［注］凡儿之生自有其时，时至则儿身转顺，头顶正当产门，胞浆大来，腰重腹痛，谷道挺迸，产母中指中节或本节跳动。此方为正产之时，方可临盆用力送儿，自顺生矣！

交骨不开

交骨不开须细审，或因不足或初胎。总宜开骨通阴

气，佛手龟板妇发灰。若因不足加参妙，一服能令骨立开。

［注］产妇交骨不开，有因气血不足者，有因初次胎产者，二者均宜用开骨散通其阴气。其方即佛手散加败龟板，与生过子女妇人头发也。气血不足者加人参，服之可使其骨立开。

盘肠生

盘肠未产肠先出，已产婴儿肠不收，顶贴蓖麻服升补，肠干润以奶酥油。

［注］妊娠妇人有盘肠生者，临产之时其肠先拖出，及儿已产下，其肠有仍不收者。须以蓖麻仁捣烂贴于顶心，内服升补之剂，如补中益气汤或八珍、十全大补等汤加升麻，以升补之，其肠自收矣。

补中益气汤　十全大补汤方俱见首卷

难　产

难产之由不一端，胎前安逸过贪眠，惊恐气怯用力早，胞破血壅血浆干。

［注］妊娠难产之由，非只一端。或胎前喜安逸不耐劳碌，或过贪眠睡，皆令气滞难产；或临产惊恐气怯，或用力太早，则产母困乏难产；或胞伤血出，血壅产路；或胞浆破早，浆血干枯，皆足以致难产。临证之工不可不审也。

产后门

胞衣不下证治

胞衣不下因初产，用力劳乏风冷凝，下血过多产路涩，血入胞衣腹胀疼。急服夺命没竭散，勿使冲心喘满生。谕令稳婆随胎取，休惊产母莫教闻。

［注］产妇胞衣不下者，或因初产用力困乏，风冷相干致血瘀凝；或因下血过多，血枯产路干涩；或血入胞衣，胀满疼

痛，皆能使胞衣不下。均当急用夺命散，即没药、血竭二味为散也。免致上攻心胸，胀满喘急，为害不小。且宜谕令稳婆随胎取下，莫使产母闻之，恐被惊则愈难下也。

产门不闭证治

产门不闭由不足，初产因伤必肿疼，不足十全大补治，甘草汤洗肿伤平。

［注］凡产后玉门不闭者，多由气血不足所致。亦有因初产伤重者，必肿而疼也。气血不足者，用十全大补汤治之；因伤肿痛者，浓煎甘草汤洗之，其肿伤自平。

十全大补汤方见首卷

血晕证治

清魂散

产后血晕恶露少，面唇色赤是停瘀。恶露去多唇面白，乃属血脱不须疑。虚用清魂荆芥穗，人参芎草泽兰随，腹痛停瘀佛手散，醋漆熏法总相宜。

［注］产后血晕，有因恶露去少，内有停瘀上攻迷晕者，面唇必赤色；有因去血过多，血脱而晕者，面唇必色白。血弱者宜用清魂散，即荆芥穗、人参、川芎、甘草、泽兰叶也。若停瘀腹痛者，用佛手散。二者俱宜频烧干漆及用火烧铁钉淬醋，不时熏之。

佛手散方见首卷

恶露不下证治

恶露不下是何因？风冷气滞血瘀凝，若还不下因无血，面色黄白不胀疼。风冷血凝失笑散，去多圣愈补而行。

［注］产后恶露不下，有因风冷相干，气滞血凝而不行者，必腹中胀痛；有因产时去血太多，无血不行者，面色必黄白，

腹必不疼，以此辨之。血凝者用失笑散逐而行之；无血者用圣愈汤补而行之。

失笑散　圣愈汤方俱见首卷

恶露不绝证治

恶露不绝伤任冲，不固时时淋滴行，或因虚损血不摄，或因瘀血腹中停。审色污淡臭腥秽，虚补实攻要辨明，虚用十全加胶续，瘀宜佛手补而行。

［注］产后恶露，乃裹儿污血，产时当随胎而下。若日久不断，时时淋漓者，或因冲任虚损，血不收摄；或因瘀行不尽，停留腹内，随化随行者。当审其血之色，或污浊不明，或浅淡不鲜，或臭、或腥、或秽，辨其为实、为虚而攻补之。虚宜十全大补汤加阿胶、续断，以补而固之。瘀宜佛手散，以补而行之。

十全大补汤　佛手散方俱见首卷

头疼证治

产后头疼面黄白，无表无里血虚疼，恶露不行兼腹痛，必因瘀血上攻冲，逐瘀芎归汤最效，虚用八珍加蔓荆。

［注］产后头疼，若面色黄白，无寒热身痛之表证，又无便秘之里证，则是因产后去血过多，血虚头痛也。若恶露不行，兼腹痛者，乃属瘀血上攻之痛也。去瘀以芎归汤，补虚以八珍汤加蔓荆子。

八珍汤方见首卷

心胃痛证治

大岩蜜汤

心痛厥逆爪青白，寒凝大岩蜜温行，四物去芎加独活，姜桂茱萸草远辛。因食恶食多呕吐，曲麦香砂入二陈，大便燥结小便赤，兼热饮冷玉烛攻。

[注] 产后心胃痛,若四肢厥逆,爪甲青白,乃风冷寒凝,气血滞涩,宜用大岩蜜汤温以行之,即生地、当归、赤芍、独活、干姜、桂心、吴茱萸、甘草、远志、细辛也。若因饮食停滞,中脘作痛,必恶食呕吐,宜二陈汤加神曲、麦芽、木香、砂仁。若大便结硬,小便赤涩,渴欲饮冷者,乃内有实热也,宜玉烛散攻之。

玉烛散方见首卷

腹痛证治

香桂散

去血过多血虚痛,去少壅瘀有余疼,伤食恶食多胀闷,寒入胞中见冷形。血虚当归建中治,瘀壅失笑有奇功,伤食异功加楂曲,胞寒香桂桂归芎。

[注] 产后腹痛,若因去血过多而痛者,为血虚痛;若因恶露去少,及瘀血壅滞而痛者,为有余疼;若因伤食而痛者,必恶食胀闷;若因风寒乘虚入于胞中作痛者,必见冷痛形状。血虚宜当归建中汤,血瘀宜失笑散,伤食宜异功散加山楂、神曲,胞寒宜香桂散,即佛手散加桂心也。

当归建中汤　失笑散　异功散方俱见首卷

少腹痛证治

延胡索散

少腹痛微名儿枕,硬痛尿利血瘀疼,尿涩淋痛蓄水证,红肿须防痈疝癃。儿枕瘀血延胡散,归芍蒲桂琥珀红。蓄水须用五苓散,痈疝吴萸温散行。

[注] 产后少腹痛,其痛若微,乃产时血块未净,名儿枕。痛若少腹坚硬,小便利者,为瘀血痛;少腹硬而小便不利,淋涩胀痛者,乃蓄水作痛;若坚硬红肿而痛者,须防成痈、疝、癃之证。因儿枕瘀血者,宜延胡索散,即当归、赤芍、蒲黄、肉桂、琥珀、红花也。因水蓄者,宜五苓散。若将成痈、疝、癃者,

当以吴茱萸汤温散之。

吴茱萸汤方见首卷　**五苓散**方见三卷

胁痛证治

胁痛瘀滞犯肝经，左血右气要分明：血用延胡散可治，气宜四君加柴青。去血过多属虚痛，八珍加桂补其荣。

［注］产后胁痛，因气血瘀滞，干犯肝经。在左多属血，在右多属气。血宜延胡索散，气宜四君子汤加柴胡、青皮。若因去血过多而痛者，为虚痛，宜八珍汤加肉桂以补其荣血，自愈。

四君子汤　八珍汤方俱见首卷

腰痛证治

腰疼下注两股痛，风冷停瘀滞在经。佛手散加独活桂，续断牛膝桑寄生。血多三阴伤气血，地黄桂附续杜寻。

［注］产后腰疼下注两股皆痛者，乃产时风冷乘之，瘀血滞于肝经，宜用佛手散加独活、肉桂、续断、牛膝、防风、桑寄生，以温散而行之。若因去血过多，三阴经气血亏损者，则当用六味地黄汤，加肉桂、附子、续断、杜仲，以温补之。

佛手散　六味地黄汤方俱见首卷

遍身疼痛证治

趁痛散

产后身疼荣不足，若因客感表先形。趁痛散用归芪术，牛膝甘独薤桂心。血瘀面唇多紫胀，四物秦艽桃没红。

［注］产后遍身疼痛，多因去血过多，荣血不足，或因风寒外客，必有表证。二者俱宜用趁痛散，即当归、黄芪、白术、牛膝、甘草、独活、薤白、桂心也。若面唇紫色身胀痛者，必是停瘀所致，宜用四物汤，加秦艽、桃仁、没药、红花以行之。

四物汤方见首卷

腹中块痛证治

产后积血块冲疼，多因新产冷风乘。急服延胡散可逐，日久不散血瘕成。更有寒疝亦作痛，吴萸温散不须攻。

［注］产后腹中有块，坚硬攻痛，多因新产之后，风冷乘虚而入，以致瘀血凝结，宜服延胡索散以逐之。若迟久不散，必结成血瘕矣。又有寒疝之证，亦在少腹中攻筑而痛，此属寒气滞涩，宜用吴茱萸汤，温散其寒，自愈，不必攻也。

吴茱萸汤方见首卷

筋挛证治

产后筋挛鸡爪风，血亏液损复乘风。无汗养荣兼散邪，四物柴瓜桂钩藤。有汗八珍加桂枝，黄芪阿胶大补荣。

［注］产后筋脉拘挛疼痛，不能舒展，俗名鸡爪风。皆由产后血液亏损，不能荣筋，又被风乘，故令拘挛疼痛也。无汗者，宜于养荣之中兼祛外邪，用四物汤加柴胡、木瓜、桂枝、钩藤。若有汗者，宜八珍汤加桂枝、黄芪、阿胶，以大补其荣血可也。

四物汤　**八珍汤**方俱见首卷

伤食呕吐证治

产后伤食心下闷，恶食嘈杂吞吐酸，六君楂曲香砂共，呕逆痰涎二陈煎。

［注］产后过食肉面，伤于饮食者，必心胸饱闷，恶闻食气，懊憹嘈杂，吞酸吐酸，宜用六君汤加山楂、神曲、香附、缩砂，以补而消之。若更呕逆痰涎，必是兼痰兼饮，宜二陈汤加减调治。

六君子汤见首卷　**二陈汤**见三卷

呃逆证治

丁香豆蔻散　茹橘饮

产后呃逆胃虚寒，丁香白蔻伏龙肝，桃仁吴萸汤冲服，不应急将参附添。热渴面红小便赤，竹茹干柿橘红煎。

［注］产后呃逆，皆因气血两伤，脾胃虚寒，中焦之气厥而不顺所致。宜服丁香豆蔻散，即丁香、白豆蔻、伏龙肝为末也，用桃仁、吴茱萸煎汤冲服。如不效，当以参附汤峻补之。若发热面红，小便赤色，属热实者，宜用竹茹、干柿、橘红煎服之，名茹橘饮。

气喘证治

二味参苏饮

产后气喘为危候，血脱气散参附煎。败血上攻面紫黑，二味参苏夺命痊。

［注］产后气喘，极危证也。因下血过多，荣血暴竭，卫气无倚，孤阳上越。宜骤补其气，用参、附煎汤，不时饮之。若因恶露不行，败血上攻于肺而喘者，必面色紫黑，宜夺命散下瘀，瘀去喘自定。虚者参苏饮，即人参一两为末，苏木二两煎汤冲服也。

浮肿证治

枳术汤　小调中汤

产后肿分气水血，轻浮胀满气之形，水肿喘嗽小便涩，皮如熟李血之情。气肿枳术汤最效，水肿茯苓导水灵，血肿调中归芍术，茯陈煎冲小调经。归芍珀麝辛桂没，理气调荣瘀血行。

［注］产后浮肿，由于败血乘虚流入经络，血化为水，故令浮肿。然有气肿、水肿之别，不可不辨也。若轻虚浮肿，心胸胀满者，因素有水饮所作，名曰气分也。宜用枳术汤，即枳实、白术煎汤服之。若喘嗽小便不利者，则为水肿，宜茯苓导水汤利之。若皮如熟李，或遍身青肿者，则为血分，宜小调中汤治之。其方即当归、白芍药、白术、茯苓、陈皮煎汤，冲小调经散服之，即当归、赤芍、琥珀、麝香、细辛、肉桂心、没药也。

茯苓导水汤方见三卷

发热总括

产后发热不一端，内伤饮食外风寒，瘀血血虚与劳力，三朝蒸乳亦当然，阴虚血脱阳外散，攻补温凉细细参。

［注］产后发热之故，非止一端。如食饮太过，胸满呕吐恶食者，则为伤食发热；若早起劳动，感受风寒，则为外感发热；若恶露不去，瘀血停留，则为瘀血发热；若去血过多，阴血不足，则为血虚发热。亦有因产时伤力劳乏发热者，三日蒸乳发热者。当详其有余不足，或攻或补，或用凉药正治，或用温热反治，要在临证细细参考也。

发热证治

加味四物汤　加味异功散　生化汤

产后发热多血伤，大法四物加炮姜。头疼恶寒外感热，四物柴胡葱白良。呕吐胀闷伤食气，异功楂曲厚朴姜。脾不化食六君子，瘀血腹痛生化汤。当归川芎丹参共，桃仁红花炮干姜。

［注］产后发热，多因阴血暴伤，阳无所附。大法宜四物汤加炮姜，从阴引阳为正治。若头疼恶寒而发热者，属外感，不当作伤寒治，惟宜用四物加柴胡、葱白服之。若呕吐胀闷，属伤食；若倦怠气乏者，属伤气，宜用异功散加山楂、神曲、厚朴、生姜治之。若因脾虚不能化食而停食发热者，宜六君子汤。若因瘀血发热者，必兼腹痛，宜用生化汤，即当归、川芎、丹参、桃仁、红花、姜炭也。

六君子汤　异功散　四物汤方俱见首卷

十全大补汤　八珍汤　当归补血汤　参附煎

劳力发热用十全，气血两虚八珍痊，血脱躁热补血效，虚阳外越参附煎。

［注］产后发热，因产时用力劳乏者，宜十全大补汤；气血两虚者，八珍汤；去血过多，血脱烦躁干渴，面赤而热者，宜当归补血汤。若阴血暴脱，孤阳无附而外越发热者，急进参附

汤。迟则必大汗大喘，是阳欲亡，虽药必无救矣！

十全大补汤　八珍汤　当归补血汤方俱见首卷

寒热总括

寒热往来递更换，乍寒乍热时热寒，寒热似疟按时发，壮热憎寒热畏寒。

［注］产后寒热，名既不同，其证亦异，当先明辨之。如曰寒热往来者，谓寒去热来，热去寒来，递相更换也。曰乍寒乍热者，谓有时寒有时热，寒热无定时也。曰寒热似疟者，谓或先寒后热，或先热后寒，一定不移，至其时而始作也。曰壮热憎寒者，谓其身既壮热，而复时时畏寒也。

往来寒热阴阳格，时热时寒荣卫乖，寒热似疟瘀兼食，壮热憎寒带表推。

［注］产后血气虚损，阴阳不和，则寒热往来；阴阳相乘，荣卫不调，则时寒时热；败血不散，饮食停滞，则寒热似疟；汗出遇风，则壮热憎寒。有诸内，自形诸外，辨之既明，然后治无不愈矣。

寒热证治

往来寒热阴阳格，柴胡四物各半汤。荣卫不和乍寒热，归芍芎参甘草姜。寒热似疟瘀兼食，生化柴胡楂曲良。憎寒壮热更生散，归地芎参荆穗姜。

［注］产后阴阳不和，往来寒热者，宜柴胡四物汤。若荣卫不调，乍寒乍热者，用增损四物汤，其方即当归、白芍、川芎、人参、甘草、干姜也。若停瘀兼食，寒热似疟者，用生化汤加柴胡、山楂、神曲。若感受风寒，憎寒壮热者，宜更生散，即当归、熟地、川芎、人参、荆芥穗、干姜也。

柴胡四物汤方见首卷

自汗头汗总括

产后阴虚阳气盛，微微自汗却无妨。头汗阴虚阳上

越，周身大汗是亡阳。

［注］产后血去过多则阴虚，阴虚则阳盛。若微微自汗，是荣卫调和，故虽汗无妨。若周身无汗，独头汗出者，乃阴虚阳气上越之象也。若头身俱大汗不止，则恐有亡阳之虑矣。

自汗头汗证治

当归六黄汤　黄芪汤

虚热上蒸头汗出，治用当归六黄汤，黄芩连柏炒黑用，归芪生熟二地黄。自汗黄芪汤牡蛎，芪术苓甘麦地防，大汗不止阳外脱，大剂参附可回阳。

［注］产后亡血阴虚，阳热上蒸，头上汗出至颈而还者，宜当归六黄汤。即黄连、黄芩、黄柏、当归、黄芪、生地、熟地也，内芩、连、柏三味俱炒黑用。若自汗太甚，宜黄芪汤，即牡蛎粉、黄芪、白术、茯苓、甘草、麦冬、熟地、防风也。若阴血大脱，孤阳外越，大汗不止，非大剂参附不能回阳也。

中风证治

产后中风惟大补，火气风痰末治之，十全大补为主剂，临证详参佐使宜。

［注］产后气血大虚，虽患中风，惟宜大补。即有火热、风痰、气闭，亦当末治。总以十全大补汤主之，临证详参其火气风痰而佐使之。

十全大补汤方见首卷

痉病证治

加味八珍汤

新产血虚多汗出，易中风邪痉病成，口噤项强身反折，八珍芪附桂防风。摇头气促寒不止，两手撮空莫望生。

［注］产后血气不足，脏腑皆虚，多汗出，腠理不密，风邪乘虚袭入，遂成痉证。手三阳之筋结于颔颊，风入颔颊则口

噤。阴阳经络周环于身，风中经络，则头项、肩背强直，如角弓反张之状。产后患此，皆属虚象。惟宜用八珍汤加黄芪、附子、肉桂，大补其阴阳，少佐防风以治之。若见头摇喘促，汗出不止，两手撮空者，则为真气去，邪气独留，必死之候，故曰莫望生也。

八珍汤方见首卷

瘛疭抽搐证治

加味八珍汤

阴血去多阳气炽，筋无所养致抽搐，发热恶寒烦又渴，八珍丹地钩藤钩。抽搐无力戴眼折，大汗不止命将休。

［注］产后血去太多，阳气炽盛，筋无所养，必致瘛疭抽搐、发热恶寒、心烦口渴，不宜作风治。惟当气血兼补，用八珍汤加丹皮、生地、钩藤钩治之。若无力抽搐，戴眼反折，大汗不止者，则为不治之证，故曰命将休也。

八珍汤方见首卷

不语证治

加味八珍汤　星连二陈汤　七珍散

产后不语分虚实，痰热乘心败血冲，气血两虚神郁冒，实少虚多要辨明。虚用八珍藤菖志，痰热星连入二陈。败血冲心七珍散：芎地辛防朱蒲参。

［注］产后不语，须分虚实治之。有痰热乘心者，有败血冲心者，有气血两虚而郁冒神昏者，大抵产后属虚者多，而实者少也。虚宜八珍汤加钩藤、菖蒲、远志，痰热宜二陈汤加胆星、黄连，败血冲心宜七珍散，即川芎、生地、细辛、防风、朱砂、菖蒲、人参也。

八珍汤方见首卷　**二陈汤**方见三卷

御纂医宗金鉴卷四十八

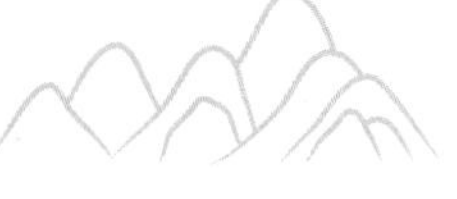

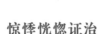

惊悸恍惚证治

茯神散　加味归脾汤

产后血虚心气弱，惊悸恍惚不安宁。养心须用茯神散，参芪地芍桂茯神，琥珀龙齿归牛膝；忧思归脾砂齿灵。

［注］产后血虚，心气不守，神志怯弱，故令惊悸恍惚不宁也。宜用茯神散，其方乃人参、黄芪、熟地、白芍、桂心、茯神、琥珀、龙齿、当归、牛膝也。若因忧愁思虑伤心脾者，宜归脾汤加朱砂、龙齿治之。

归脾汤方见首卷

妄言见鬼发狂证治

妙香散

产后谵狂见鬼神，败血冲心小调经，心虚闷乱妙香散，二茯参芪远志辰，甘桔木麝山药末，归地煎调效若神。

［注］产后败血冲心，狂乱见鬼，谵言妄语者，宜服小调经散。若因心血虚，神不守舍而闷乱者，则用妙香散，即茯苓、茯神、人参、黄芪、远志、辰砂、甘草，桔梗、木香、麝香、山药为散，以当归、熟地煎汤。调服即愈，其效如神。

虚烦证治

人参当归汤

产后血虚烦短气，人参当归汤最良，参麦归芍熟地桂，瘀血冲心失笑方。去血过多烦躁甚，须用当归补血汤。

［注］产后血虚，心烦短气者，宜人参当归汤，即人参、麦冬、当归、白芍、熟地、肉桂也。若因败血冲心者，宜服失笑

散。若去血过多，烦而躁者，乃亡血证也，宜当归补血汤。

当归补血汤　失笑散方俱见首卷

发渴证治

参麦饮　加味四物汤　竹叶归芪汤

气虚津短参麦饮，血虚四物粉麦煎。渴甚竹叶归芪效，参术归芪竹叶甘。

［注］产后气虚津液不足而渴者，宜参麦饮，即人参、麦冬、五味子也。血虚而渴者，宜四物汤加花粉、麦冬；若渴甚不解者，用竹叶归芪汤，其方乃人参、白术、当归、黄芪、竹叶、甘草，煎服也。

四物汤方见首卷

咳嗽证治

旋覆花汤　麦味地黄汤　加味佛手散

产后咳嗽感风寒，旋覆花汤荆穗前，麻杏半苓赤芍药，五味甘草枣姜煎。虚火上炎冲肺嗽，麦味六黄滋化源。瘀血入肺佛手散，加入桃红杏贝延。

［注］产后咳嗽，若因起动太早，感冒风寒者，用旋覆花汤，即荆芥穗、前胡、麻黄、杏仁、半夏、茯苓、赤芍药、五味子、甘草、旋覆、枣、姜也。若因阴虚火炎，上烁肺金而嗽者，宜六味地黄加麦冬、五味子，名麦味地黄汤，滋其化源。若因瘀血上冲入肺而嗽者，宜佛手散，加桃仁、红花、杏仁、川贝母、延胡索，以破其瘀，其嗽自愈。

六味地黄汤　佛手散方俱见首卷

衄血证治

人参泽兰叶汤

产后口鼻黑而衄，胃绝肺败药难医，参兰丹膝生熟地，童便多冲冀万一。

［注］产后恶露不下，虚火载血上行，溢出鼻窍，不循经脉，变黑色见于口鼻，为热极反兼水化，故曰胃绝肺败，药难医也。或用人参泽兰叶汤，即人参、泽兰叶、丹皮、牛膝、生地、熟地煎汤，多冲童便饮之，间有得生者，然亦希冀于万一者耳。

痢证总括

产后痢名产子痢，饮食生冷暑寒干。里急后重有余病，日久滑脱不足看，赤黄稠粘多是热，清彻鸭溏定属寒。寒热温清调补涩，虚实新久要详参。

［注］产后痢者，名产子痢。多因饮食不调、贪食生冷，或起居不慎，冲寒受暑所致。若腹中疞痛，里急后重者，属有余之证；若日久虚寒滑脱者，属不足之证。痢色黄赤稠粘，多属于热；清稀澄彻如鸭粪者，则属于寒。治之之法：热者清之，寒者温之，冷热不和者调之，虚者补之，实者泻之。虚实新久之间，宜细心详参也。

痢疾证治

槐连四物汤　芍药汤　真人养脏汤

热痢槐连四物效，冷热有余芍药汤，芍药芩连归木草，枳桂坠槟痛大黄。虚寒滑脱参术桂，芍药诃蔻广木香，甘草粟壳名养脏，日久十全大补良。

［注］热者清之，故热痢宜槐连四物汤，即四物汤加槐花、黄连，以清热而坚肠也。冷热不和者调之，故宜芍药汤，即白芍药、黄芩、黄连、当归、木香、甘草、肉桂、槟榔；坠者倍加槟榔，痛加生大黄也。若虚寒滑脱，则宜温补而固涩之，宜真人养脏汤，即人参、白术、白芍药、肉桂、肉豆蔻、诃子、木香、甘草、罂粟壳同煎服也。若日久不止，气血大虚，宜十全大补汤补之。

四物汤　十全大补汤方俱见首卷

人参败毒散　香连丸　加味四物汤

有表痢用败毒散，羌独枳梗共柴前，参苓芎草姜葱引；

暑湿成痢用香连，血渗大肠成血痢，四物胶榆余鲗添。

［注］外感风寒成痢者，宜人参败毒散，即羌活、独活、枳壳、桔梗、柴胡、前胡、人参、茯苓、川芎、甘草，姜、葱引也。若因暑湿致痢，宜香连丸，即黄连、木香为丸也。若败血渗入大肠成血痢者，宜四物加阿胶、地榆、血余、乌鲗鱼骨服之。

四物汤方见首卷

疟　疾

加味生化汤　加味二陈汤　藿香正气汤

产后疟多因瘀血，荣卫不和热又寒，生化汤中加柴甲，痰食二陈楂朴添。外感不正正气散，陈半苓术苏朴甘，腹皮桔梗藿香芷，引加姜枣一同煎。

［注］产后患疟，多因瘀血停留，荣卫不和，故寒热往来也。宜用生化汤加柴胡、鳖甲服之。若因痰饮食积者，宜二陈汤加山楂、厚朴。若果外感风寒，方可用藿香正气散治之，其方即陈皮、半夏、茯苓、白术、苏叶、厚朴、甘草、大腹皮、桔梗、藿香、白芷也。

二陈汤方见三卷

蓐劳虚羸总括

产后失调气血弱，风寒外客内停瘀，饮食过伤兼劳怒，不足之中挟有余。寒热往来脐腹痛，懒食多眠头晕迷，骨蒸盗汗痰嗽喘，面黄肌瘦力难支，蓐劳先须调脾胃，后调荣卫补其虚。

［注］产后气血两虚，起居不慎，风寒外袭，瘀血内停，更或饮食厚味过伤，忧劳忿怒，乃不足之中挟有余之证。致生寒热往来，脐腹胀痛，懒进饮食，喜眠卧，起则头晕昏迷，骨蒸潮热，盗汗自汗，痰喘咳嗽，面色萎黄，肌肉削瘦，气力难支，名为蓐劳，医治甚难。凡欲疗斯疾者，必当先调理其脾胃，使饮食强健，能胜药力，然后调其荣卫，补其虚损，始能痊愈。

蓐劳虚羸证治

三合散

扶脾益胃六君子，谷化精微气血强，能食渐觉精神爽，调卫和荣三合良。八珍去术小柴共，随证加减效非常。病退虚羸补气血，八珍十补养荣方。

［注］产后蓐劳治法，当先扶脾益胃，宜六君子汤加减用之。使脾胃强壮，能食能消，则后天水谷之气，化生精微，气血自然壮盛，精神自然渐爽。然后调其卫气，和其荣血，宜三合散，即八珍汤去白术加小柴胡汤，乃人参、柴胡、黄芩、半夏、甘草也，随证加减治之。如寒热往来，脐腹胀痛，则去人参、黄芩、生地，加延胡、桃仁；如懒食、喜睡、头眩，则去柴胡，加黄芪、缩砂、陈皮；如骨蒸、盗汗、自汗，则去川芎、柴胡，加鳖甲、地骨皮、牡蛎；如痰喘、咳嗽，则去人参、柴胡，加麦冬、川贝母、百合；如面黄肌瘦，乏力，则去柴胡、川芎，加黄芪，倍用人参，临证消息之。服后如诸证已痊，惟觉虚羸者，则以八珍、十全、养荣等方培补之。

六君子汤　八珍汤　十全大补汤　益气养荣汤方俱见首卷

血　崩

加味十全大补汤　加味逍遥散

产后亡血更血崩，血脱气陷病非轻。十全大补胶升续，枣仁山萸姜炭寻。若因暴怒伤肝气，逍遥栀地白茅根。瘀停少腹多胀痛，佛手失笑效如神。

［注］产后阴血已亡，更患崩证，则是血脱气陷，其病非轻，当峻补之。宜用十全大补汤加阿胶、升麻、续断、枣仁、山萸、炮姜炭，以升补其脱陷可也。若因暴怒伤肝血妄行者，宜逍遥散加黑栀、生地、白茅根以清之。若因内有停瘀者，必多小腹胀痛，当用佛手散、失笑散，以补而逐之。

十全大补汤　逍遥散　佛手散　失笑散方俱见首卷

大便秘结

产后去血亡津液，胃燥肠枯大便难，饮食如常无所苦，不须妄下损真元，量其虚实通利导，血旺津回听自然。

［注］产后去血过伤其津液，多致胃燥肠枯，故令大便秘结。若饮食如常，无胀满之苦者，不宜轻下，反伤元气。惟宜量其虚实，用诸导法，待血旺津回，大便自然顺利也。

小便淋闭

加味四物汤

产后淋闭腹胀痛，热邪挟血渗胞中，四物蒲瞿桃仁膝，滑石甘草木香通。

［注］产后热邪挟瘀血流渗胞中，多令小便淋闭，宜四物汤加蒲黄、瞿麦、桃仁、牛膝、滑石、甘草梢、木香、木通治之。

四物汤方见首卷

小便频数不禁淋沥

黄芪当归散　加味地黄汤

产后小便数且白，肾虚不固自遗尿。因产伤胞多淋沥，频数补中益气宜；胞伤黄芪当归治，参芪术芍草当归；不禁六味加桂附，益智螵蛸补骨脂。

［注］产后气虚下陷，多令小便频数而色白。肾虚不固，小便自遗。因产时稳婆不慎，伤其胞脬，多致小便淋沥。气虚频数者，宜补中益气汤升举之。伤胞淋沥者，宜黄芪当归散补之，其方即黄芪、当归、人参、白术、白芍、甘草也，引用猪草胞同煮服。肾虚遗尿不禁者，宜六味地黄汤加肉桂、附子，名桂附地黄汤，更加益智仁、桑螵蛸、补骨脂治之。

补中益气汤　六味地黄汤方俱见首卷

大便出血

加味芩连四物汤

产后便血大肠热，四物芩连酒炒黑，地榆阿胶荆穗炒，

蜜制升麻棕榈灰。脾虚不摄归脾效，气虚下陷补中宜。

［注］产后大便出血，有因大肠经热者，宜芩连四物汤，黄芩、黄连俱酒炒黑用，更加地榆、阿胶、荆芥穗微炒，蜜制升麻、棕榈皮灰治之。若因脾虚不能摄血者，宜归脾汤。中气下陷者，补中益气汤。

芩连四物汤　归脾汤　补中益气汤方俱见首卷

败血成痈

加味生化汤

荣气不从逆肉理，败血留内发痈疽。只用生化加连翘，银花甘草乳没宜；切勿败毒施过剂，致令溃腐必难医。

［注］产后气血两虚，荣气不从，逆于肉理，或败血留内结成痈疽者，只宜用生化汤加连翘、金银花、甘草节、乳香、没药治之。切不可用寒凉败毒之药，恐溃后腐烂，必难医治。

产后虚实宜审

震亨产后惟大补，从正莫作不足看，二说须合形证脉，攻补虚实仔细参。

［注］朱震亨云：产后气血两虚，惟宜大补，虽有他证，以末治之。张从正云：产后慎不可作诸虚不足治之。二说各有偏处，当合形、证、脉三者细参，方不致误。

产后门汇方

开骨散

当归五钱　龟板（醋炙，研）三钱　川芎二钱　妇人发一团

水煎服。

夺命散

没药　血竭各等分

上研为细末。才产下，便用童便细酒各半杯，煎一两

沸，调下二钱，良久再服。其恶血自下行，便不冲上，免生百疾。

清魂散

泽兰叶　人参各二钱　川芎五钱　荆芥穗一两　甘草（炙）二钱

上为末。用温酒热汤各半杯，调一钱灌之，下咽眼即开，气定即醒。

大岩蜜汤

当归　熟地　白芍各二钱　干姜　肉桂各一钱　吴茱萸　独活　远志（炙）　细辛　甘草（炙）各八分

上水煎服。

香桂散

当归　肉桂　川芎各等分

上为末，酒调服。

延胡索散

当归　赤芍　生蒲黄　桂心　琥珀　红花　延胡索各等分

上以好醋浸一宿，焙干为末。每服二钱，酒调。

趁痛散

当归　官桂　白术　黄芪　独活　牛膝　生姜各五钱　甘草（炙）　薤白各三钱半　桑寄生五钱

上㕮咀，每服五钱，水煎服。

丁香豆蔻散

公丁香　白豆蔻仁　伏龙肝各等分

上为末，生姜汤点服。

茹橘饮

竹茹　橘红各三钱　干柿一枚

水、姜煎服。

参附汤

人参一两　附子（炮）五钱

上作一服，姜、枣水煎，徐徐服。去人参加黄芪，名芪附汤。

二味参苏饮

人参(为末)一两　苏木二两

上以苏木煎汤,冲人参末服。

枳术汤

枳实(炒)二两　白术(土炒)二两

水、姜煎服。

小调中汤

茯苓　当归　白芍　陈皮各一钱　白术一钱五分

上作一剂,煎汤服。

小调经散

白芍　当归　没药　琥珀　桂心各一钱　细辛　麝香各五分

上为细末,每服五分。姜汁、温酒各少许调服。

更生散

当归　生地　川芎　人参各二钱　荆芥穗三钱　干姜(炮)八分

水煎服。

当归六黄汤

当归　熟地(自制)　黄芪(炙)各二钱　生地　黄柏(炒黑)　黄芩(炒黑)　黄连(炒黑)各一钱

上水煎服。

黄芪汤

黄芪(炙)三钱　牡蛎粉二钱　白术(土炒)二钱　茯苓一钱　麦冬二钱　熟地三钱　防风一钱　甘草(炙)七分

上加浮小麦一合,煎服。

七珍散

人参　石菖蒲　生地　川芎各一两　细辛一钱　防风　辰砂(另研)各五钱

上为细末,每服一钱。薄荷煎汤调服。

茯神散

茯神(去木)一两　人参　黄芪(炙)　赤芍　牛膝　琥

珀　龙齿(研)各一钱五分　生地一两五钱　桂心五钱　当归二两

上为末，每服三钱，水煎服。

妙香散

甘草(炒)五钱　远志(制、去心)　山药(姜汁炙)　茯苓　茯神(去木)　黄芪(炙)各一两　人参　桔梗各五钱　辰砂(另研)三钱　麝香(另研)二钱　木香一钱五分

上为细末，每服二钱。当归、熟地煎汤调下。

参麦饮

人参　麦冬

上水煎服。

人参当归汤

人参　当归　熟地　麦冬　白芍各二钱　五味子三分　桂枝一钱

上剉，水煎服。

竹叶归芪汤

人参　白术(土炒)　当归　黄芪(炙)各二钱　竹叶二十片　甘草(炙)五分

上剉，水煎服。

旋覆花汤

旋覆花　赤芍药　荆芥穗　半夏曲　前胡　甘草(炙)　茯苓　五味子　杏仁(去皮尖，麸炒)　麻黄各等分

上㕮咀，每服四钱。水一盏半，生姜三片，枣一枚，煎至七分，去滓，食前温服。有汗不宜用。

人参泽兰叶汤

人参五钱　泽兰叶　丹皮　牛膝各二钱　生地三钱　熟地五钱

藕节五枚煎，冲童便服。

槐连四物汤

当归　川芎　赤芍药　生地　槐花　黄连(炒)各一钱　御米壳(去蒂，蜜炙)五分

上剉，水煎服。

芍药汤

芍药（炒） 当归 黄连（炒）各半两 槟榔 木香 甘草（炙）各二钱 桂二钱五分 黄芩（炒）三钱

上每服半两，水煎。如不减，加大黄。此证又有因中气虚弱，脾气郁结者，治当审察。

真人养脏汤

人参 白术 白芍药各二钱 肉桂 肉豆蔻 诃子（煨）各一钱 木香 甘草 罂粟壳各八分

上剉，姜、枣煎服。

人参败毒散

羌活 独活 柴胡 前胡各一钱五分 枳壳 桔梗 人参 茯苓各一钱 川芎八分 甘草五分

上剉，姜、葱煎服。

香连丸

黄连（净）十二两 吴茱萸（去枝梗）十两

上先将二味用热水拌和，入磁器内，置热汤炖一日，同炒至黄连紫黄色，去茱用连为末。每末四两，入木香末一两，淡醋米饮为丸，梧桐子大。每服二三十丸，滚汤下。久痢中气下陷者，用补中益气汤下；中气虚者，用四君子下；中气虚寒者，加姜、桂。

藿香正气散

藿香一钱五分 桔梗 大腹皮 紫苏 茯苓 白术（炒） 白芷 半夏曲 陈皮 厚朴（炙）各一钱 甘草（炙）五分

上剉，加姜、枣，水煎服。

三合散

当归 白芍 茯苓 熟地各一两 柴胡 人参各一两五钱 黄芩 半夏（制） 甘草各六钱 川芎一两

上为粗末，每服一两。水一钟半，煎服，日三。

黄芪当归散

人参 白术（土炒） 黄芪 当归 白芍各三钱 甘草八分

上剉，姜、枣水煎服。

桂附地黄汤

熟地四钱　山萸肉　山药各二钱　丹皮　泽泻　茯苓各一钱五分　附子（制）　肉桂各一钱

上剉，水煎服。

回生丹

锦纹大黄（为末）一斤　苏木（打碎，用河水五碗煎汁三碗听用）三两　大黑豆（水浸取壳，用绢袋盛壳，同豆煮熟，去豆不用，将壳晒干，其汁留用）三升　红花（炒黄色，入好酒四碗，煎三五滚，去渣，取汁听用）三两　米醋（陈者佳）九斤

将大黄末一斤入净锅，下米醋三斤，文火熬之，以长木箸不住手搅之成膏。再加醋三斤熬之，又加醋三斤，次第加毕，然后下黑豆汁三碗，再熬。次下苏木汁，次下红花汁，熬成大黄膏。取入瓦盆盛之，大黄锅粑亦铲下，入后药同磨：

人参　当归（酒洗）　川芎（酒洗）　香附（醋炒）　延胡索（酒炒）　苍术（米泔浸炒）　蒲黄（隔纸炒）　茯苓　桃仁（去皮、尖、油）各一两　川牛膝（酒洗）五钱　甘草（炙）　地榆（酒洗）　川羌活　广橘红　白芍（酒炒）各五钱　木瓜　青皮（去穰，炒）各三钱　乳香　没药各二钱　益母草三两　木香四钱　白术（米泔浸炒）三钱　乌药（去皮）二两五钱　良姜四钱　马鞭草五钱　秋葵子三钱　熟地（酒浸，九次蒸晒，如法制就）一两　三棱（醋浸透，纸裹煨）五钱　五灵脂（醋煮化，焙干，研细）五钱　山萸肉（酒浸，蒸捣）五钱

上三十味，并前黑豆壳共晒为末，入石臼内，下大黄膏拌匀，再下炼熟蜜一斤，共捣千杵，取起为丸。每丸重二钱七八分，静室阴干，须二十余日。不可日晒，不可火烘，干后只重二钱有零。铄蜡护之，即蜡丸也。用时去蜡壳调服。

御纂医宗金鉴卷四十九

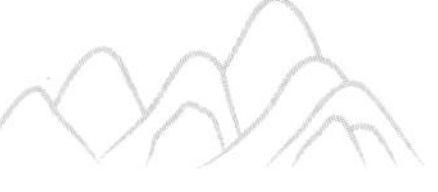

乳证门

乳汁不行证治

加味四物汤

产后血虚乳汁少，四物花粉不留行，木通猪蹄汤熬服，葱白煎汤乳房淋。

［注］产后乳汁不行，因去血过多，血少不行者，宜四物汤加花粉、王不留行、木通，猪蹄熬汤，煎药服。外用葱白煎汤，时时淋洗乳房，以通其气。

涌泉散

气脉壅塞乳胀痛，涌泉散用白丁香，王不留行天花粉，漏芦僵蚕猪蹄汤。

［注］产后乳汁不行，因瘀血停留，气脉壅滞者，其乳必胀痛，宜用涌泉散，即白丁香、王不留行、花粉、漏芦、僵蚕，猪蹄汤煎服也。

乳汁自涌证治

免怀散　麦芽煎

产后乳汁暴涌出，十全大补倍参芪。食少乳多欲回乳，免怀红花归芎膝。无儿食乳乳欲断，炒麦芽汤频服宜。

［注］产后乳汁暴涌不止者，乃气血大虚，宜十全大补汤，倍用人参、黄芪。若食少乳多，欲回其乳者，宜免怀散，即红花、归尾、赤芍、牛膝也；若无儿食乳，欲断乳者，用麦芽炒熟，熬汤作茶饮之。

乳证总括

乳房忽然红肿痛，往来寒热乳痈成。乳被儿吹因结

核，坚硬不通吹乳名。初起结核不肿痛，年深内溃乳岩凶。乳头生疮名妒乳，细长垂痛乳悬称。

［注］妇人乳房忽然红肿坚硬疼痛，憎寒壮热头痛者，此欲成乳痈也。若乳儿之时，乳被儿口中气吹，以致乳管不通结核者，名曰吹乳。更有乳内结核如围棋子，不肿不痛，但坚硬不散，日久内溃者，谓之乳岩，其证甚凶。若乳头生小细疮痛者，为妒乳。若瘀血上攻，乳房忽然细小下垂，长过于腹，此名乳悬，惟产后有之。

乳痈证治

消毒饮

乳痈初起消毒饮，青芷归柴浙贝蚕，花粉银花甘草节，寒热荆防羌独添，脓成皂刺穿山甲，溃后益气养荣煎。

［注］乳痈乃阳明、厥阴二经，风热壅盛。初起宜服消毒饮，即青皮、白芷、当归、柴胡、浙贝母、僵蚕、花粉、金银花、甘草节也。若兼憎寒壮热者，加荆芥、防风、羌活、独活，以解散之；若服后不消，其脓已成者，宜加皂角刺、穿山甲，以穿发之；若溃后气血虚者，宜益气养荣汤培补之。他如溃久脓清不敛，又须急服大剂参、芪、桂、附矣。

益气养荣汤方见前首卷汇方内

吹乳证治

栝蒌散　外敷法

吹乳结核栝蒌散，乳没归甘用酒熬，更加皂刺名立效，已成脓溃未成消。外敷星夏蚕芷刺，草乌为末蜜葱调。

［注］吹乳结核不散者，当早消之，久则成痈。宜用栝蒌散，即栝蒌实、乳香、没药、当归、甘草，酒熬服也。若服后不散者，加皂角刺，名立效散，脓成者溃，未成者消。外用南星、半夏、僵蚕、白芷、皂角刺、草乌为末，用葱汁合蜜调敷。

乳岩证治

十六味流气饮　青皮甘草散

乳岩郁怒损肝脾，流气饮归芍参芪，芎防苏芷枳桔草，槟榔乌朴桂通随。外熨木香生地饼，青皮甘草服无时。溃后不愈须培补，十全八珍或归脾。

［注］乳岩之证，初起结核如围棋子大，不痛不痒。五七年或十余年，从内溃破，嵌空玲珑，洞窍深陷，有如山岩，故名乳岩。皆缘抑郁不舒，或性急多怒，伤损肝脾所致。宜速服十六味流气饮，其方即当归、白芍、人参、黄芪、川芎、防风、苏叶、白芷、枳壳、桔梗、甘草、槟榔、乌药、厚朴、官桂、木通。外以木香、生地捣饼，以热器熨之，且不时以青皮、甘草为末，煎浓姜汤调服。戒七情，远荤味，解开郁怒，方始能愈。若溃后久不愈，惟宜培补其气血，或十全大补汤、八珍汤、归脾汤选用之。

十全大补汤　八珍汤　归脾汤方俱见首卷

妒乳乳悬证治

鹿角散　连翘散

妒乳甘草鹿角散，鸡子黄调炙敷之，连翘散防升元芍，敛射硝黄甘杏宜。瘀血上攻乳悬证，芎归汤饮更熏鼻；不应蓖麻贴顶上，乳收即去莫迟迟。

［注］乳头生疮，谓之妒乳，宜鹿角散敷之，即鹿角、甘草为末，鸡子黄调铜器内，炙敷之。内服连翘散，即防风、升麻、元参、白芍、白敛、射干、芒硝、大黄、甘草、杏仁也。若产后瘀血上攻，两乳细长下垂过腹者，谓之乳悬，宜浓煎芎归汤，不时饮之，以其余药熏鼻，则瘀散乳即上升。如不上者，更以蓖麻仁捣贴顶心，收即去之。

芎归饮即佛手散方见首卷

乳证门汇方

消毒饮

青皮　白芷　当归　柴胡　浙贝母　僵蚕　花粉　金银花　甘草节各等分

上剉，水煎服。

栝蒌散

栝蒌　乳香　没药　当归　甘草各等分

上为末，酒煎服。加皂角刺，名立效散。

十六味流气饮

当归　白芍　人参　黄芪各二钱　川芎　防风　苏叶　白芷　枳壳　桔梗各一钱　甘草　槟榔各五分　乌药　厚朴　官桂　木通各八分

上剉，每服五钱，水煎服。

青皮甘草散

青皮　甘草各一钱

上为末，煎浓姜汤调服。

鹿角散

鹿角　甘草各等分

上为末，鸡子黄调铜器内，炙敷之。

连翘散

防风　元参各二钱　白敛　芒硝　大黄　射干各一钱　升麻五分　白芍一钱　甘草五分　杏仁二十粒

上剉，姜水煎服。

加味四物汤

当归　白芍　熟地　川芎　花粉　王不留行(炒)　木通各二钱

上猪蹄熬汤，煎药服。

涌泉散

白丁香　王不留行　花粉　漏芦各一钱

上猪蹄汤煎服。

免怀散

红花　赤芍　归尾　牛膝各二钱

上剉，水煎服。

麦芽煎

麦芽三两

上一味，水煎作茶饮。

前阴诸证门

阴肿证治

龙胆泻肝汤　熏洗法　腾熨法

妇人痃痃两拗痛，玉门肿胀坠而疼。湿热龙胆泻肝治，导赤车前泽泻芩，当归栀子龙胆草。气虚下陷补中升，艾防大戟熬汤洗，枳实陈皮炒热腾。

［注］妇人子户肿胀坠痛，及两拗疼痛者，谓之痃痃。乃肝、心二经火盛，湿热下流所致。宜服龙胆泻肝汤，其方即导赤散（生地、木通、甘草）再加车前子、泽泻、黄芩、当归、黑栀子、龙胆草也。若因中气素虚，下陷重坠者，用补中益气汤以升举之；外用蕲艾、防风、大戟熬汤熏洗，更以枳实、陈皮二味为末，炒热腾之，其肿自消而痛自定也。

阴痛证治

加味逍遥散　乳香四物敷法

阴中痛名小户嫁，痛极手足不能舒。内服加味逍遥散，四物乳香捣饼敷。

［注］妇人阴中作痛，名小户嫁痛，痛极往往手足不能伸舒。由郁热伤损肝脾，湿热下注所致。宜内服逍遥散加丹皮、栀子；外以四物汤料合乳香捣饼，纳阴中，其痛即定。

逍遥散　四物汤俱见首卷

阴痒证治

桃仁雄黄膏

湿热生虫阴户痒，内服逍遥龙胆方，桃仁膏合雄黄末，鸡肝切片纳中央。

［注］妇人阴痒，多因湿热生虫。甚则肢体倦怠，小便淋漓。宜服逍遥散、龙胆泻肝汤。外以桃仁研膏，合雄黄末，鸡肝切片，醮药纳户中。其虫一闻肝腥，皆钻肝内吮食，将肝提出，其病即愈。

逍遥散方见首卷　**龙胆泻肝汤**方见前阴肿条

阴挺证治

蛇床洗法　藜芦敷法

阴挺下脱即㿗疝，突物如蛇或如菌。湿热肿痛溺赤数，气虚重坠便长清。气虚补中青栀入，湿热龙胆泻肝寻。外熬蛇床乌梅洗，猪油藜芦敷自升。

［注］妇人阴挺，或因胞络伤损，或因分娩用力太过，或因气虚下陷，湿热下注，阴中突出一物如蛇，或如菌如鸡冠者，即古之㿗疝类也。属热者，必肿痛小便赤数，宜龙胆泻肝汤；属虚者，必重坠小便清长，宜补中益气汤加青皮、栀子。外用蛇床子、乌梅熬水熏洗之，更以猪油调藜芦末敷之，无不愈者。

逍遥散方见首卷　**龙胆泻肝汤**方见前阴肿条

阴疮证治

加味四物汤

䘌蚀成疮浓水淋，时疼时痒若虫行，少腹胀闷溺赤涩，食少体倦晡热蒸。四物柴栀丹胆草，溃腐逍遥坠补中。

［注］妇人阴疮，名曰䘌。由七情郁火伤损肝脾，气血凝滞，湿热下注，久而虫生。虫蚀成疮，浓水淋漓，时疼时痒，有若虫行。少腹胀闷，溺赤频数，食少体倦，内热晡热，经候不

调，赤白带下，种种证见。宜分治之：肿痛者，用四物汤加柴胡、栀子、龙胆草；若溃烂出水而痛者，用加味逍遥散；若重坠者，用补中益气汤。

加味逍遥散方见前阴痛条

四物汤　**补中益气汤**方俱见首卷

阴痔证治

乌头熏法

阴中突肉名阴痔，或名茄子疾俗称。黄水易治白难治，乌头存性醋熬熏。内服逍遥与龙胆，补中归脾酌量行。

［注］妇人阴中有肉突出者，名曰阴痔，俗称茄子疾也。流黄水者易治，流白水者难治。用乌头烧存性，酽醋熬熏。内服逍遥散、补中益气汤、归脾汤，量其虚实，酌而行之。

逍遥散　**归脾汤**　**补中益气汤**方俱见首卷

阴冷证治

温中坐药

阴冷风寒客子脏，桂附地黄丸最宜。远志干姜蛇床子，吴萸为末裹纳之。

［注］妇人阴冷，皆由风寒乘虚客于子脏，久之血凝气滞，多变他证，且艰于受孕。宜多服桂附地黄丸，外以远志、干姜、蛇床子、吴茱萸研细，绵裹纳阴中，日二易。

桂附地黄丸方见首卷

阴吹证治

膏发煎

胃气下泄阴吹喧，《金匮》方用膏发煎，猪膏乱发同煎服，导从溺去法通元。气虚下陷大补治。升提下陷升柴添。

［注］妇人阴吹者，阴中时时气出有声，如谷道转矢气状。《金匮》谓由谷气实，胃气下泄。用膏发煎，即猪膏煎乱发服也。导病从小便而出，其法甚奥。若气血大虚，中气下陷者，宜十全大补汤加升麻、柴胡，以升提之。

十全大补汤方见首卷

交接出血证治

加味归脾汤　桂心釜墨散

交接出血伤心脾，伏龙肝末入归脾。《千金》桂心釜底墨，酒服方寸匕相宜。

［注］妇人每交接辄出血者，由伤损心、脾二经也。宜用归脾汤加伏龙肝煎服，或用《千金方》中桂心、釜底墨二味为末，酒冲服方寸匕，自愈。

前阴诸证门汇方

龙胆泻肝汤

生地二钱　木通　车前子各一钱五分　泽泻　黄芩各二钱　当归二钱　黑栀仁　龙胆草各一钱　生甘草五分

上灯草一团，水煎服。

洗方

防风三钱　蕲艾一团　大戟一钱

上熬汤熏洗。

腾方

枳实　广皮各等分

上为末，炒热腾之。

敷方

四物汤一料　乳香一钱

上捣饼，纳户中，其痛即定。

桃仁雄黄膏

桃仁（研膏）五钱　雄黄（末）三钱

上二味研匀，用鸡肫肝切片，蘸药纳户中，其虫即钻入肝，而痒自止。

阴挺洗法

蛇床子五钱　乌梅九枚

上二味，熬汤乘热熏洗。

敷方

藜芦（为末）

上用猪脂油调敷自收。

阴痔熏法

乌头

上用酽醋熬熏自消。

温中坐药方

远志　干姜　吴茱萸　蛇床子各等分

上为末，绵裹纳户内，一日二次换。

膏发煎

妇人乱发一团

上用猪膏熬化服之，小便利则愈。

桂心釜墨散

桂心　釜底墨各等分

上二味为末，酒服方寸匕。

杂证门

热入血室

加味小柴胡汤

热入血室经适断，邪热乘虚血室潜，寒热有时如疟状，小柴胡加归地丹。

［注］《金匮》云：妇人中风七八日，续来寒热，发作有时，经水适断，此为热入血室，其血必结，故使如疟状，发作有时，小柴胡汤主之。此言邪热未尽，值经来，乘虚入于血室之间而潜藏之，故令血结，而寒热有时如疟状也。

血室肝主之，肝与胆为表里，胆因肝受邪而病寒热，故用小柴胡汤主之也。加当归、生地、丹皮者，所以清血分之热也。

小柴胡汤方见首卷柴胡四物汤注中

热入血室经适来，昼日明了夜谵妄，无犯胃气上二焦，热随血去自无恙。

[注]《金匮》云：妇人伤寒发热，经水适来，昼日明了，夜则谵语如见鬼状，此为热入血室。治之无犯胃气及上二焦，必自愈也。此言热虽入于血室，然经行不断，则热不留结。勿谓谵妄，遂以硝、黄犯其胃气刺伤荣血，小柴和解犯上二焦。但俟其热随血去，病必自愈。《伤寒论》曰：血自下，下者愈。此之谓也。

刺期门法　清热行血汤

热入血室成结胸，下血谵语头汗出。二者皆当刺期门，随其实取泄而去。清热行血桃红丹，灵脂地草穿山赤。

[注]《金匮》云：妇人中风发热恶寒，经水适来，得七八日热除，脉迟身凉，胸胁满，如结胸状，谵语者，此为热入血室也。当刺期门，随其实而取之。又云：阳明病下血谵语者，此为热入血室，但头汗出，当刺期门，随其实而泻之，濈然汗出者愈。此二条，一言适来即断，血结在里为实证；一言阳明病亦有热入血室，但下血头汗出为不同，故为热入血室，亦由肝实，故均谓当刺期门也。不能刺者，以清热行血汤治之，其方即桃仁、红花、丹皮、五灵脂、生地、甘草、穿山甲、赤芍也。合四证观之，大抵有寒热如疟之证，方可用小柴胡。否则或不药自愈，或刺期门而清热行血，以随其实而泻之。此仲景心法也，不得概以小柴胡治之也。

血分水分总括

经水先闭后病肿，任冲寒湿血壅经。先发水肿后

经闭，水溢皮肤泛滥行。血分难医水易治，二者详参要辨明。

［注］妇人经水先闭后病肿者，乃寒湿伤于冲、任，血壅经隧也，名曰血分。若先病肿，而后经闭者，乃土不制水，水邪泛滥，溢于皮肤也，名曰水分。血分难治，水分易治，二者须当详辨。

血分证治

加味小调经散

血分血壅不能行，四肢浮肿病非轻，但使经通肿自散，红丹膝入小调经。

［注］血分肿，乃血壅不行，流于四肢，故令浮肿。此不必治肿，但调其经，经通其肿自消，宜小调经散加红花、丹皮、牛膝治之。

小调经散方见三卷浮肿

水分证治

先肿后闭名水分，停饮膀胱气不行，水消肿退经自至，茯苓导水效通神。

［注］水分肿，乃水饮内停，膀胱之气化不行，水溢皮肤，故令浮肿经闭也。此但宜治水，水消肿退，其经自通，用茯苓导水丸治之。

茯苓导水汤方见胎前门子肿条

梦与鬼交证治

加味归脾汤

独笑独悲畏见人，神虚夜梦鬼邪侵。归脾汤调辰砂珀，定志清心魂魄宁。

［注］妇人七情内伤，亏损心脾，神无所护，鬼邪干正，魂魄不宁，故夜梦鬼交；独笑独悲，如有对忤，是其候也。宜

用归脾汤，调辰砂、琥珀末服之，则志定心清，魂魄安而无邪梦矣！

归脾汤方见首卷

梅核气证治

半夏厚朴汤

妇人咽中如炙脔，或如梅核结咽间，半夏厚朴汤最效，半朴苏茯姜引煎。

［注］《千金方》云：咽中帖帖如有炙肉，吐之不出，吞之不下，即所谓咽中如有炙脔也，俗名梅核气。盖因内伤七情，外伤寒冷所致，宜用金匮半夏厚朴汤主之，即半夏、厚朴、苏叶，茯苓、生姜煎也。

血风疮证治

加味逍遥散

遍身瘔瘟如丹毒，痒痛无时搔作疮，血风风湿兼血燥，加味逍遥连地方。愈后白屑肌肤强，血虚不润养荣汤。

［注］妇人血风疮证，遍身起瘔瘟，如丹毒状，或痒或痛，搔之则成疮，由风湿血燥所致。宜用加味逍遥散加黄连、生地。如疮结痂而愈，复起白屑，肌肤强硬者，乃血少不润也，宜服益气养荣汤。

加味逍遥散方见前阴痛条

益气养荣汤方见首卷

臁疮证治

桂附地黄丸

忧思郁怒肝脾损，湿热生疮长两臁，外属三阳为易治，内属三阴治每难。初起红肿败毒散，浓水淋漓补中煎，晡热阴虚宜六味，食少畏寒桂附丸。

［注］妇人忧思郁怒，伤损肝脾，或饮食不调，损其胃气，

则湿热下注；更被寒湿外邪所客，则必两臁生疮。外臁足三阳经，尚属易治；若生于内臁属足三阴经，每多难愈。初起红肿，宜人参败毒散；溃后浓水淋漓，宜补中益气汤；若更晡热，是为阴亏，宜兼服六味地黄丸；若食少体倦畏寒，则为真阳不足，宜服桂附地黄丸，即六味地黄丸加肉桂、附子也。

人参败毒散方见产后痢条

补中益气汤方见首卷血崩条

六味地黄丸方见首卷

足跟痛证治

督脉发源肾经过，三阴虚热足跟疼。六味地黄滋真水，肿溃流脓用八珍。

［注］足跟乃督脉发源之地，足少阴肾经从此所过。若三阴虚热，则足跟疼痛。宜用大剂六味地黄丸料煎服，以峻补其真水。若痛久不愈，肿溃流脓者，宜服八珍汤，以大补其气血。

杂证门汇方

半夏厚朴汤

半夏　厚朴　苏叶　茯苓各二钱

上生姜煎服。

清热行血汤

桃仁一钱　红花一钱　丹皮　五灵脂　生地各二钱　甘草五分　穿山甲　赤芍各一钱

上水煎服。

八珍汤方见首卷

编辑幼科杂病心法要诀

御纂医宗金鉴卷五十

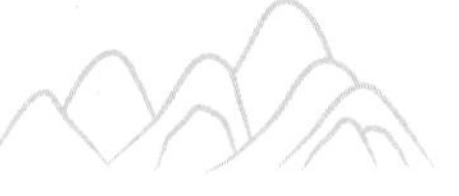

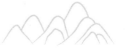

编辑幼科杂病心法要诀

四诊总括

儿科自古最为难，毫厘之差千里愆。气血未充难据脉，神识未发不知言。惟凭面色识因病，再向三关诊热寒，听声审病兼切脉，表里虚实随证参。

［注］儿科一道，自古为难。盖以小儿形质柔脆，易虚易实，调治少乖，则毫厘之失，遂致千里之谬。气血未充者，气血尚未充盈也。难据脉者，脉无定准，不可只以脉为主也。神识未发者，茫然无知识也。不知言者，不能言其疾苦也。诊小儿之病，惟凭察面部形色，识其因何而生也。三关者，手虎口处风、气、命三关也，当视脉纹形色，以诊其属热属寒也。听声者，听其五声所主之病也。审病者，审其安、烦、苦、欲、饮食、二便也。切脉者，切脉之浮、沉、迟、数、滑、涩、大、小、有力、无力也。医者诚能以四诊参合表里、虚实、寒热之病，则可保万全也。

察　色

欲识小儿百病原，先从面部色详观，五部五色应五脏，诚中形外理昭然。额心颏肾鼻脾位，右腮属肺左属肝，青肝赤心黄脾色，白为肺色黑肾颜。青主惊风赤火热，黄伤脾食白虚寒，黑色主痛多恶候，明显浊晦轻重参。部色相生为病顺，部色相克病多难，相生实者邪助病，相克虚者正难堪。天庭青暗惊风至，红主内热黑难痊，太阳青惊入耳恶，印堂青色惊泻缠。风气青惊紫吐逆，两眉青吉红热烦，

鼻赤脾热黑则死，唇赤脾热白脾寒。左腮赤色肝经热，右腮发赤肺热痰，承浆青惊黄呕吐，黑主抽搐病缠绵。此是察色之大要，还将脉证一同参。

［注］小儿之病，先从面部气色观之。详察五部之色，则五脏之病，自昭然可见矣。五部者：额属心，颏属肾，鼻属脾，左腮属肝，右腮属肺也。五色者：青为肝色，赤为心色，黄为脾色，白为肺色，黑为肾色也。如面青主是惊风之证，面赤主火热，面黄主伤脾伤食，面白主虚寒，面黑主痛，多是恶候。总之五色明显为新病，其证轻；浊晦为久病，其证重。部色相生为顺者，如脾病色黄，此正色也。若见红色，乃火能生土，故为顺也。若见青色，乃木来克土，故为逆也。余病仿此。若气血充实，又遇部色相生，纵有外邪助病，亦易为治疗。若久病气血虚弱，又遇部色相克，则正气不支，每难治疗。如天庭青暗主惊风，红主内热，黑则不治。太阳青，主惊风，青色入耳者死。印堂青，主惊泻。风池在眉下，气池在眼下，二处青主惊风，紫多吐逆。两眉青主吉，红色主多烦热。鼻赤主脾热，鼻黑则死。唇赤主脾热，白主脾寒。左腮发赤主肝经有热，右腮发赤主肺热痰盛。承浆青主惊，黄主吐，黑主抽搐。此皆察色之大要，再以脉证参之，庶治得其要矣。(图40、图41)

听　声

诊儿之法听五声，聆音察理始能明，五声相应五脏病，五声不和五脏情。心病声急多言笑，肺病声悲音不清，肝病声呼多狂叫，脾病声歌音颤轻，肾病声呻长且细，五音昭著证分明。啼而不哭知腹痛，哭而不啼将作惊。嗞煎不安心烦热，嗄声声重感寒风。有余声雄多壮厉，不足声短怯而轻。多言体热阳腑证，懒语身冷阴脏形。狂言焦躁邪热盛，谵语神昏病热凶，鸭声在喉音不出，直声无泪命将倾。虚实寒热从声别，闻而知之无遁情。

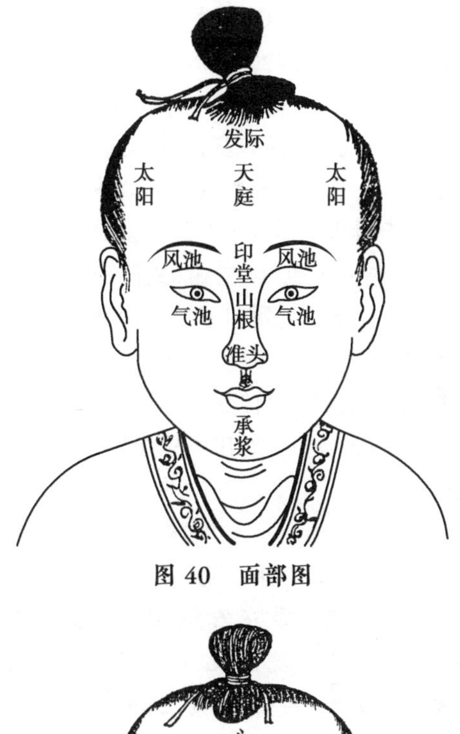

图 40　面部图

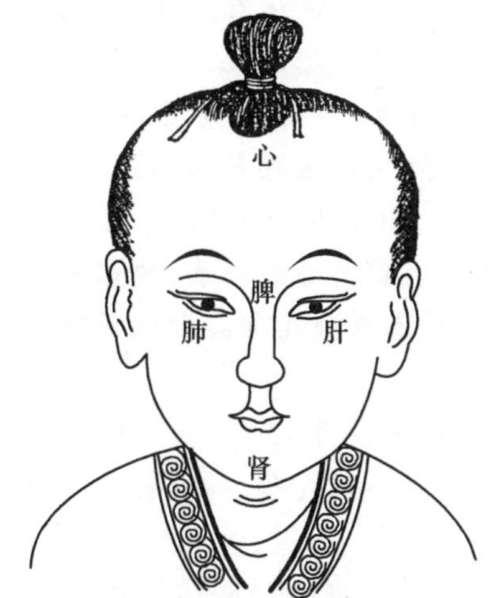

图 41　面部五脏部位图

［注］小儿之病，既观其色，又当细听其声。盖笑、呼、歌、悲、呻五声，内应心、肝、脾、肺、肾五脏也。五声不和，则知五脏有病之情矣。如心属火病，则声急喜笑；肺属金病，则声悲

音浊；肝属木病，则声狂叫多呼；脾属土病，则声颤轻如歌；肾属水病，则其声长细如呻吟。有声有泪声长曰哭，有声无泪声短曰啼。如啼而不哭，则气不伸畅，主腹痛；哭而不啼，则气急心烦，将成惊也。嗞煎不安者，乃心经内热，故烦躁不宁也。嗄声，音哑也。声重，声浊也。此为外感风寒也。有余之证其气实，故声雄大而壮厉；不足之证其气虚，故声怯弱而轻短。多言与身热皆阳也，阳主腑，故曰阳腑证也；懒语与身凉皆阴也，阴主脏，故曰阴脏证也。狂言焦躁者，邪热盛也；神昏谵语者，热乘于心，故曰病热凶也。鸭声，声在喉中而哑，气将绝也；直声，声无回转而急，气将散也，二者俱为不治之证。医者果能以此察之，则知表里脏腑，寒热虚实，诸病之情态无所遁矣！

审病

审儿之病贵详参，要在安烦苦欲间，能食不食渴不渴，二便调和通秘勘。发热无汗为表病，内热便硬作里看，安烦昼夜阴阳证，苦欲冷暖定热寒。能食不食胃壮弱，渴与不渴胃湿干，便稠粘秽为滞热，尿清不赤乃寒占。耳尻肢凉知痘疹，指梢发冷主惊痫，肚腹热闷乃内热，四肢厥冷是中寒。眉皱曲啼腹作痛，风热来临耳热缠，腹痛须按软与硬，喜按不喜虚实参。欲保赤子诚心辨，对证施方治不难。

［注］小儿有病，贵乎详审。先问起居、安烦、苦欲何如？次问饮食能食不食？渴与不渴？又次问二便或通或秘？而后病源可识矣！如发汗、无汗，此邪在表也；内热便硬，此邪在里也。安烦者，谓昼若烦热而夜安静，是阳旺于阳分，其病在阳；若夜烦热而昼安静，是阳陷于阴分，其病在阴。苦欲者，喜冷恶热皆属阳病，故为热也；喜热恶冷皆属阴病，故为寒也。胃壮者能食，胃弱者不能食，胃干燥者口渴，胃湿盛者口不渴。至于大便稠粘，秽气难闻者，是内有

滞热，从热化也；小便清白不赤为虚寒，从寒化也。若耳梢冷，尻骨冷，四肢发冷者，此痘疹欲发之候。如单指梢发冷者，此惊痫将作之征。肚腹热闷主内热，手足厥冷主中寒。小儿无故皱眉曲腰啼叫者，主内因腹痛也。两耳常常发热者，主外因风热也。然腹痛又当按其或软与硬，若喜按者为虚，不喜按者为实。保赤者须诚心勘问，对证施治，庶随手奏效矣！

切 脉

小儿周岁当切脉，位小一指定三关，浮脉轻取皮肤得，沉脉重取筋骨间。一息六至平和脉，过则为数减迟传，滑脉如珠多流利，涩脉滞涩往来艰。三部无力为虚脉，三部有力作实言，中取无力为芤脉，微脉微细有无间。洪脉来盛去无力，数缓时止促结占，紧脉左右如转索，弦则端直张弓弦。浮为在表外感病，沉为在里内伤端，数为在腑属阳热，迟为在脏乃阴寒。滑痰洪火微怯弱，弦饮结聚促惊痫，芤主失血涩血少，沉紧腹痛浮感寒。虚主诸虚不足病，实主诸实有余看，痘疹欲发脉洪紧，大小不匀中恶勘。一息三至虚寒极，九至十至热极炎，一二十一十二死，浮散无根沉伏难。表里阴阳虚实诊，惟在儿科随证参。

［注］周岁者，一岁也。有疾则当切脉，但部位甚小，不能以三指诊之，须用一指以定三关。三关者，寸、关、尺也。浮脉者，轻取皮肤之上即得，故曰浮也。沉脉者，重按筋骨之间则见，故曰沉也。一息者，人之一呼一吸也。至者，脉之至数也。一息六至为和平之脉，则曰无疾。至数若过者，七至、八至也，谓之数脉；至数若减者，四至、五至也，谓之迟脉。滑脉如珠，往来流利；涩脉滞涩，往来艰难。三部者，脉之浮、中、沉也。浮、中、沉三部无力为虚，浮、中、沉三部有力为实。芤脉者，中取无力；微脉者，按之微细，若有若无；洪脉者，来时

虽盛，去时无力；促脉者，数而时止；结脉者，缓而时止；紧脉者，左右如转索之象；弦脉者，端直如张弓弦，此皆言脉之形象至数也。浮脉病在表，外感风寒也；沉脉病在里，内伤饮食也。数脉，病在六腑属阳也；迟脉，病在五脏属阴也。滑主痰盛，洪主火热，微主怯弱之证。弦主停饮，结主积聚，促主惊痫，芤主失血，涩主血少。沉紧主腹痛，浮紧主感寒。虚为不足，主诸虚；实为有余，主诸实。洪紧者，痘疹欲发也。大小不匀者，中恶之证也。一息三至是虚寒之极，九至十至乃火热太甚。此诸脉所主之病也。若一息只一至、二至，或十一、十二至者，皆死脉也。浮散无根，及沉伏取之不应指者，皆难治之脉也。凡病之阴阳表里虚实，虽可以诊脉而得，惟临证时合望、闻、问三者，细为参考焉。

虎口三关部位脉纹形色

初生小儿诊虎口，男从左手女右看，次指三节风气命，脉纹形色隐隐安。形见色变知有病，紫属内热红伤寒，黄主脾病黑中恶，青主惊风白是疳。风关病轻气关重，命关若见病多难，大小曲紫伤滞热，曲青人惊走兽占。赤色水火飞禽扑，黄色雷惊黑阴痫，长珠伤食流珠热，去蛇吐泻来蛇疳。弓里感冒外痰热，左斜伤风右斜寒，针形枪形主痰热，射指射甲命难全。纹见乙字为抽搐，二曲如钩伤冷传，三曲如虫伤硬物，水纹咳嗽吐泻环。积滞曲虫惊鱼骨，形似乱虫有蛔缠，脉纹形色相参合，医者留神仔细观。

［注］凡初生小儿有疾病者，须视虎口叉手处脉纹之形色，以决病之生死轻重。男先看左手次指内侧，女先看右手次指内侧。指之三节，初节曰风关，次节曰气关，三节曰命关。其纹色红黄相兼，隐隐不见，则为平安无病。若纹色紫属内热，红属伤寒，黄为伤脾，黑为中恶，青主惊风，白主疳证。纹在风关主病轻，气关主病重，若过命关主病危

难治。

又当视其纹形大、小、曲、弯。色紫者主伤食内热，色青者主人惊及走兽惊，色赤者主水、火、飞禽所惊，黄主雷惊，黑主阴痫。如指上纹形一点红色，名曰流珠纹，主内热；圆长者名曰长珠形，主饮食伤；上尖长下微大者，名曰去蛇形，主伤食吐泻；上大下尖长者，名曰来蛇形，主湿热成疳；弓反里者，形弯向中指，主感冒寒邪；弓反外者，形湾向大指，主内热痰盛；纹斜向左者，其纹斜向中指，主伤风；纹斜向右者，其纹斜向大指，主感寒。针形者，直若悬针微短；枪形者，直射如枪微长，皆主痰热。透关射指、射甲者，其纹直射指甲指端，主脾气大败，病危不起，二者俱属不治。乙字纹，似乙字，主惊风抽搐。二曲如钩，主伤生冷；三曲如虫，主伤硬物。水纹形似水字，主咳嗽；环形联络如环，主疳病。曲虫纹如弯虫，主积滞；鱼骨纹如鱼刺，主惊热；纹形如乱虫者，主蛔虫缠扰。习幼科者，必以此形色合参，留神诊察，始不误矣。（图 42~ 图 62）

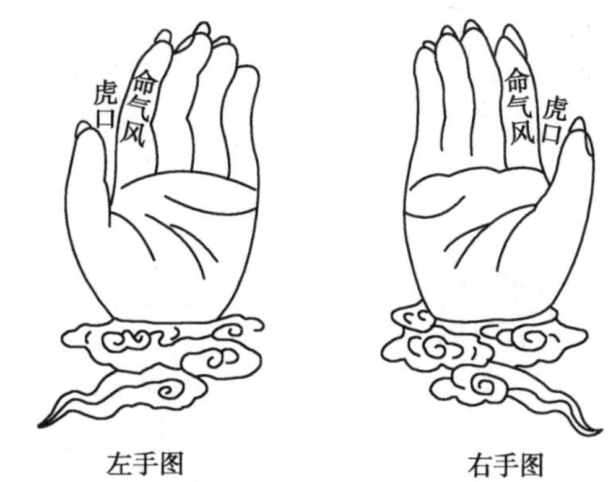

风关——次指第一节，气关——次指第二节，命关——次指第三节，虎口——叉手处也。男先看左手次指内侧，女先看右手次指内侧。

图 42　虎口三关部位脉纹图

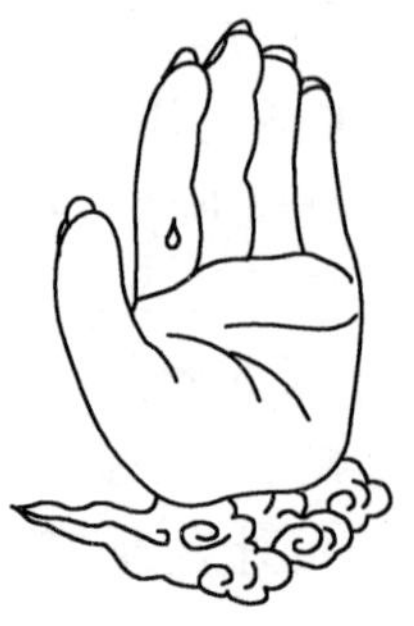

图 43　长珠形

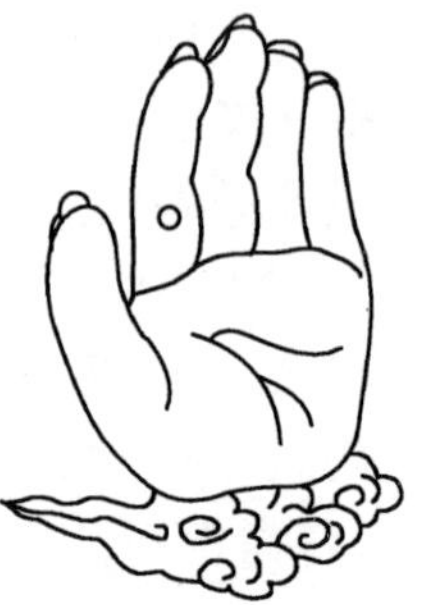

图 44　流珠形

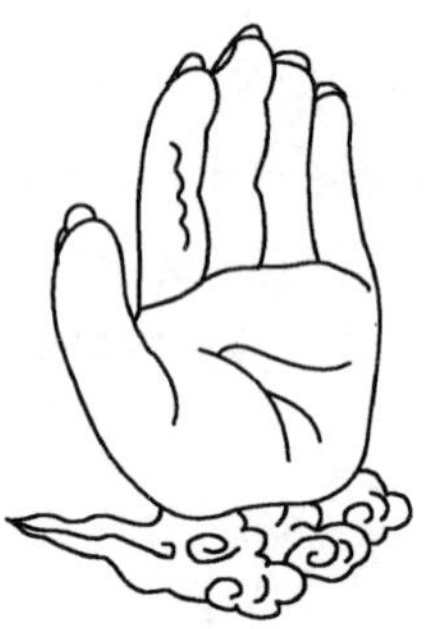

图 45　去蛇形

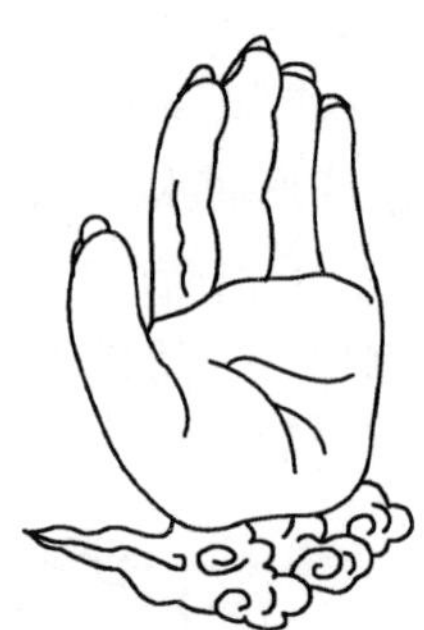

图 46　来蛇形

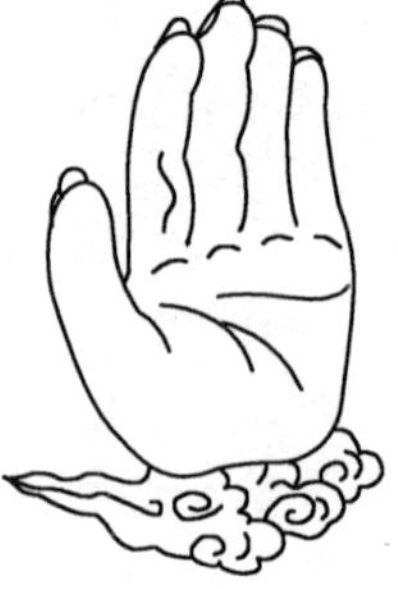

图 47　弓反里形

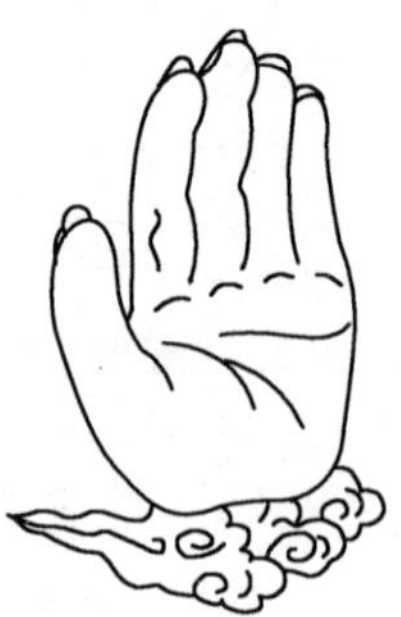

图 48　弓反外形

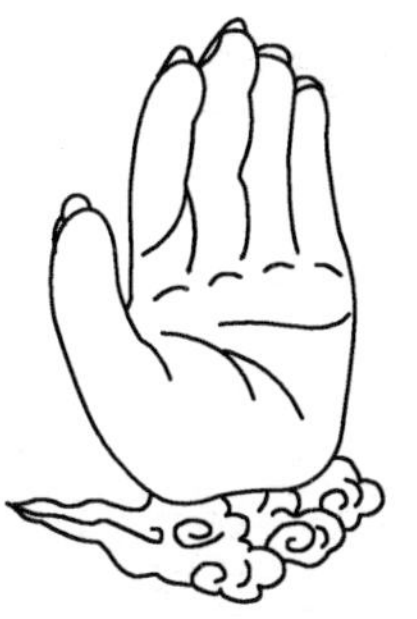

图 49　纹斜向左形

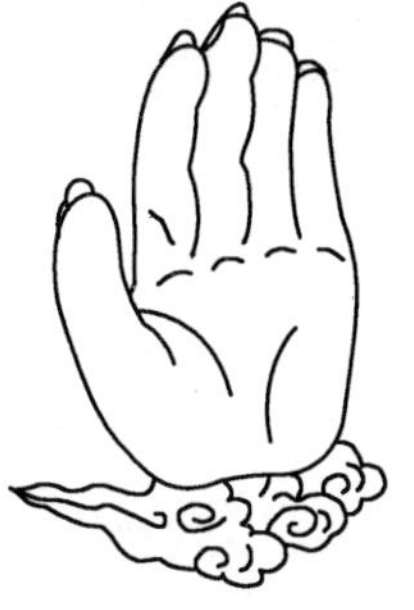

图 50　纹斜向右形

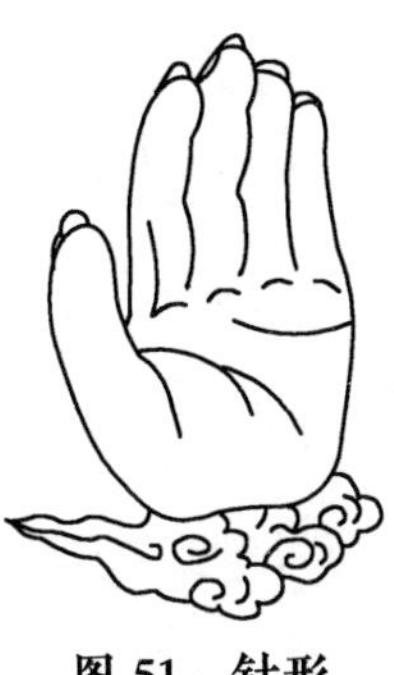

图 51　针形

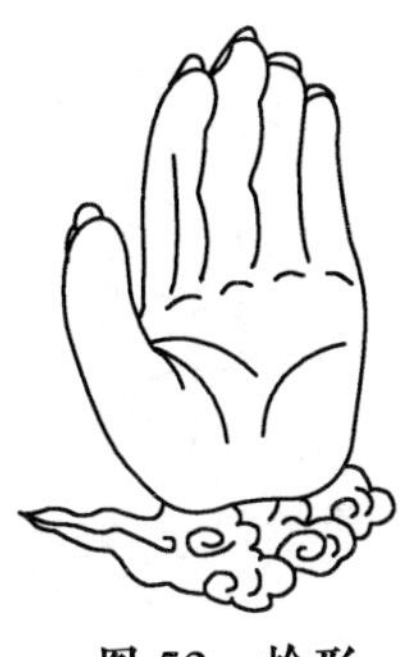

图 52　枪形

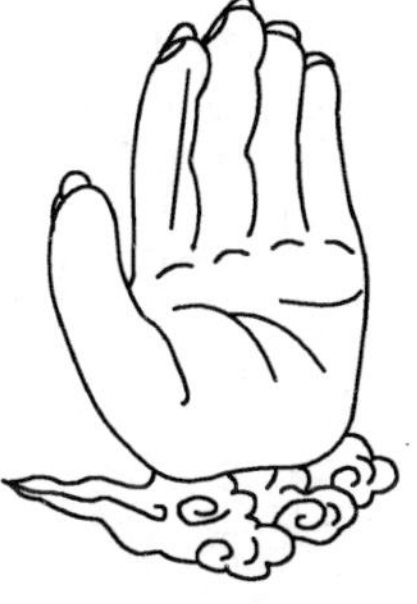

图 53　透关射指形

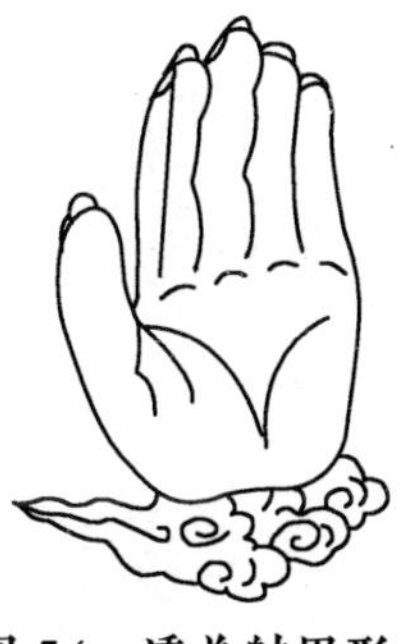

图 54　透关射甲形

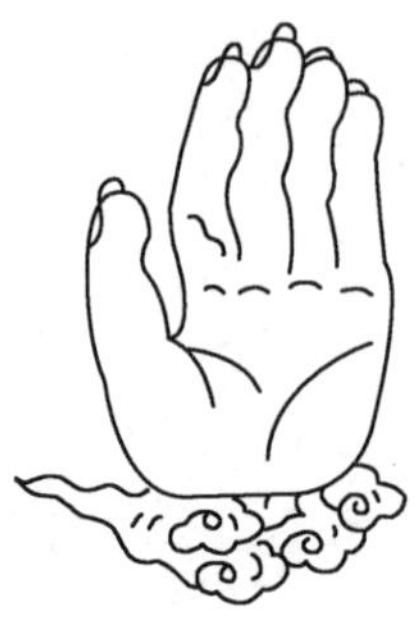

图 55　乙字形

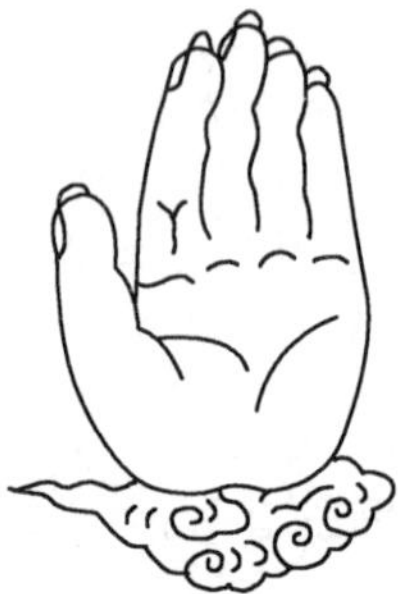

图 56　二曲如钩形

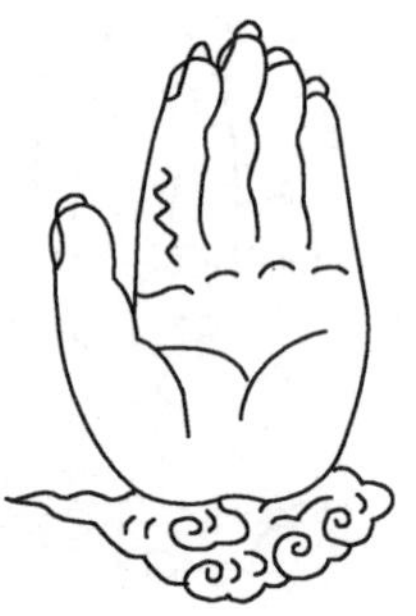

图 57　三曲如虫形

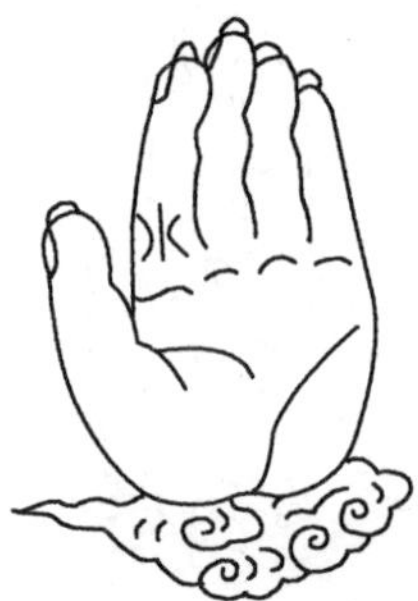

图 58　水字形

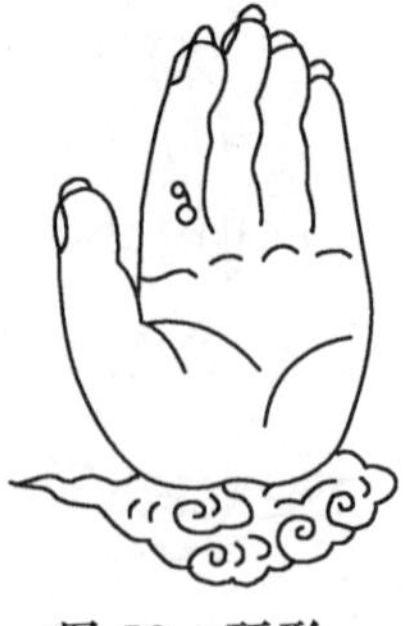

图 59　环形

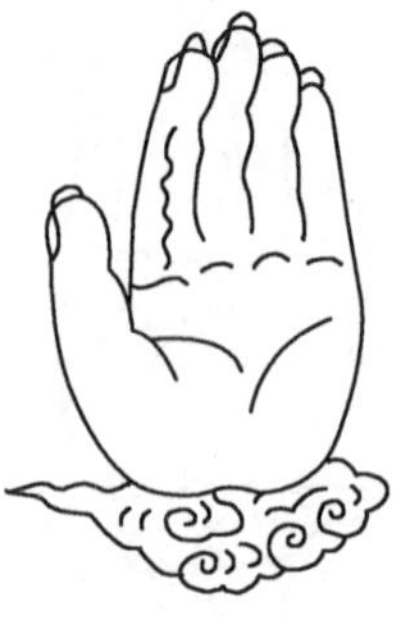

图 60　曲虫形

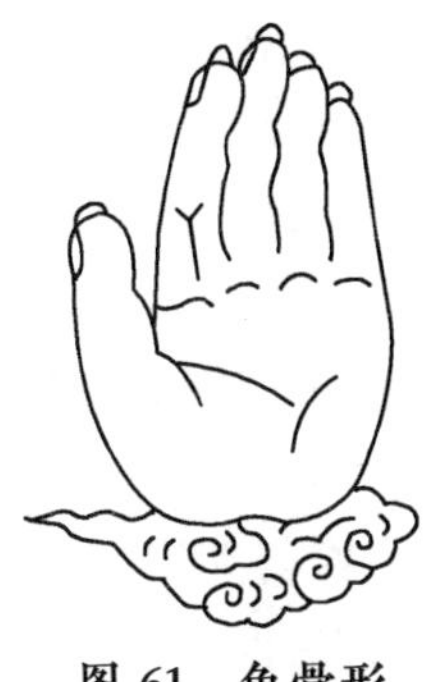

图 61　鱼骨形

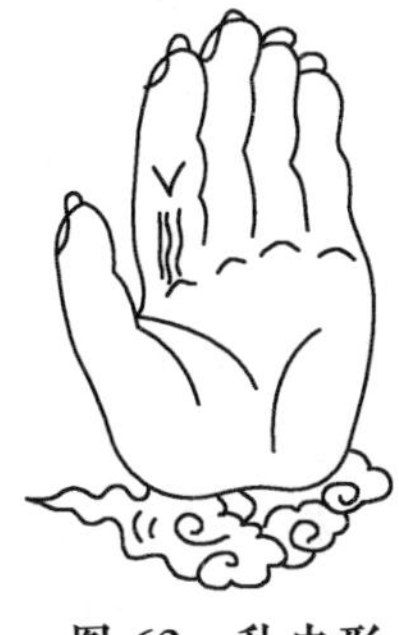

图 62　乱虫形

初生门上

拭　口附下胎毒法

拭口须用胭脂法，秽净方无口病生，古云未啼先取秽，只缘未察此中情。

［注］婴儿初生，须用软棉裹指，拭净口中不洁，继以胭脂蘸茶清，擦口舌齿颊之间，则不使一切口病生矣！古云：子未啼时，先取秽血。此古人不详体察。盖儿在胞衣之中，以脐蒂资生，胞中皆是氤氲精气，生长蒸化，并无血脉，儿口之血，从何而来？此说不经，不可为训也。

甘草法

甘草之法自古称，能解诸毒性味平，浓煎频令儿吮服，免使胎毒蕴腹中。

［注］甘草味甘，平和五脏，解百毒之药也。四时皆可用，虚实皆可服。取中指一节，用水煎浓，以棉缠指蘸水，令儿吮之，其毒自解。

黄连法

素禀胎热蕴于中，惟有黄连法最灵，水浸浓汁滴口内，脐粪胎毒自此清。

［注］黄连，清热解毒之要药也。凡夏月及四时，看儿

有胎热者，恐热蕴于中致生他病，故宜用之。须取黄连数块，捶碎用汤浸出汁，时时滴儿口中，以脐粪下为度，其毒自解矣。

朱蜜法

朱蜜镇神利肠胃，清热防惊大有功，胎热便秘皆堪用，禀赋怯弱慎而行。

［注］朱砂镇心定惊，兼能除邪。蜂蜜解毒润肠，更能清热。一镇一润，功效殊常。胎热便闭者，四时皆可用之。取一大豆许，研细水飞过，炼蜜调匀，乳汁化服最佳。惟胎禀太弱者，不宜用也。

豆豉法

怯弱之儿豆豉法，宣发胎毒功最良，儿生冬月亦宜此，煎取浓汁当乳尝。

［注］淡豆豉，轻腐宣发之药也。凡怯弱之儿，或值冬月欲解胎毒者，只将此药煎为浓汁，与儿三五口，其毒自开矣。

断　脐

脐带剪下即用烙，男女六寸始合宜，烙脐灸法防风袭，胡粉封脐为避湿。

［注］婴儿初生，先用剪刀向火烘热，剪断脐带。次用火器绕脐带烙之，当以六寸为度，不可过为短长。短则伤脏，长则损肌。断讫，又用烙脐饼子安灸脐上，以防风邪外入。随用胡粉散敷脐带间，用软绢新棉封裹之，以避尿湿、风邪。如药不备，即以细熟艾一块，照依前法封裹。

胡粉散

胡粉　甑带灰　干姜　白石脂　棉灰各等分　麝香少许

上共为细末。每用一钱，敷脐上封之。

烙脐饼子

豆豉　黄蜡等分　麝香少许

上以豆豉、麝香研匀，熔蜡，量脐大小捻为饼，灸用。

浴　儿

浴儿之法五枝汤，冬夏寒温适可当，加猪胆汁去污秽，且滋肌肤免生疮。

［注］断脐后三日浴儿，此法其来旧矣。为其革污秽也。临浴时，须择无风密处，适可而止，不可久在水中，冬月恐其受寒，夏日恐其伤热。其为汤之法，须用桃、槐、桑、梅、柳枝熬成，再加猪胆汁以去其污秽，且能滋润肌肤，令儿胎疮不生。

藏胎衣法

藏衣新瓶用帛缠，埋筑天德月空边，向阳高燥宜严密，令儿无疾寿绵绵。

［注］凡藏胎衣，盛在新瓶内，以青帛裹瓶口，择向阳高燥之地，天德月空处，掘地三尺埋之，儿自长寿无疾。若藏衣不谨，于儿不利。

天德月空

正月在丁二月坤，三月居壬四月辛，五乾六甲七月癸，八艮九丙十乙宫，十一巽兮庚十二，此是天德牢记心。月空单月壬共丙，双月俱在甲与庚。

［注］天德：如正月在丁，二月在坤，三月在壬，四月在辛，五月在乾，六月在甲，七月在癸，八月在艮，九月在丙，十月在乙，十一月在巽，十二月在庚是也。

月空：如正月在丙壬，二月在甲庚，三月在丙壬，四月在甲庚，五月在丙壬，六月在甲庚，七月在丙壬，八月在甲庚，九月在丙壬，十月在甲庚，十一月在丙壬，十二月在甲庚是也。（图 63）

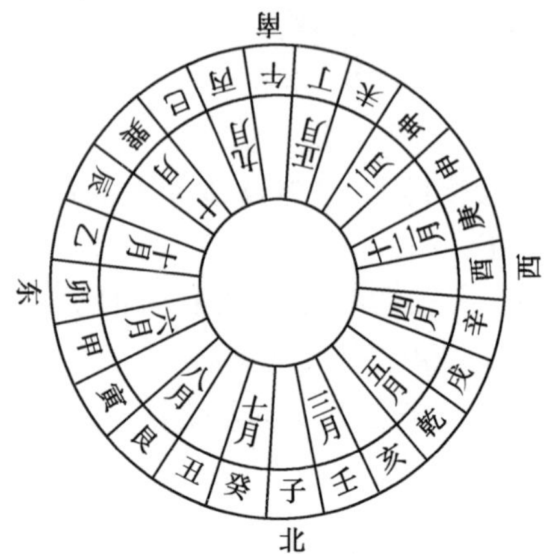

此天德图内如单月逢丙壬，双月逢甲庚，又为月空之方位也。

图 63　天德图

天德方向俱依此图为准。其月空方向；单月在丙壬方，双月在甲庚方。四处如值天德方向不便，即按图寻丙、壬、甲、庚所在用之；如值月空方向不便，亦按图寻天德用之。

剃　头

小儿弥月剃胎头，密室温和适可求，杏麻薄腻揉头上，胎毒疮疖一切休。

［注］儿满月剃头，须向密室温暖处剃之，为其气血未盈，寒风易入。剃后须用杏仁三枚研细，入薄荷三叶，再同研，将麻油滴三四点，合腻粉拌匀，擦头上能避风邪，免生疮疖、热毒等证。

不　啼

小儿生下不能啼，俗语名之为草迷，多因临产难生育，或值严寒气所逼。气闭不通声不出，奄奄呼吸命须臾，气闭不通葱鞭背，寒逼急用火熏脐。

［注］儿生落地，啼声即发，形生命立矣。有不啼者，俗云草

迷。多因临产时生育艰难，以致儿生，气闭不通，所以不啼也。急以葱鞭其背，使气通则啼。又有时值天寒之际，儿气为寒所逼，亦不能啼。宜用熏脐带法，急为挽回，庶气通而啼声出也。若气绝无声，面青甲黑，是形虽存而命已不立，安望其生哉！

鞭背法

小儿初生气不通，奄奄呼吸少啼声，用葱鞭背轻轻击，须臾声发可回生。

［注］葱辛通气，击动醒神。用葱鞭背者，取开通击醒之义也。如无葱，以手轻击之亦可。

熏脐带法

小儿生下或冒寒，气闭无声啼则难，油捻熏脐休剪带，暖气入腹自通安。

［注］儿初生方离母腹，若值天寒，气为寒闭，使儿声不出。须急用棉絮包裹，抱于怀中，且勿断脐，用纸捻蘸油，点火于脐带下往来熏之，令火气由脐入腹，寒得温散，气得暖通，啼声自出矣！

不　乳

儿生能乳本天然，若不吮兮必有缘，腹中秽恶未下净，或在胎中素禀寒。秽恶不净一捻效，胎寒不乳匀气先，若更面青肢冷厥，此是寒虚理中煎。

［注］不乳，谓初出胞胎不吮乳也。其故有二，不可不辨：儿生腹中脐粪未下，能令小儿腹满气短，呕吐不乳，当用一捻金治之。若儿母过食寒凉，胎受其气，儿必腹痛多啼，面色青白，宜匀气散主之；若四肢厥逆者，理中汤主之。

一捻金

大黄（生）　黑丑　白丑　人参　槟榔各等分

上为细末，每少许，蜜水调服。

匀气散

陈皮　桔梗各一钱　炮姜　砂仁　炙甘草各五分　木香三分

上共为细末。每服五分，红枣煎汤调服。

理中汤

人参　白术(土炒)　干姜　甘草(炙)

引用红枣肉，水煎服。

［方歌］理中人参并干姜，白术甘草共为汤，胎寒诸疾皆当服，不乳肢冷更堪尝。

眼不开

儿生眼闭不能开，皆因脾热受于胎，内用地黄汤最妙，熊胆洗目效灵哉。

［注］小儿初生眼不开者，因孕妇饮食不节，恣情厚味，热毒熏蒸，以致热蕴儿脾。眼胞属脾，其脉络紧束，故不能开也。内服生地黄汤，外用熊胆汤洗之自愈。

生地黄汤

生地黄　赤芍药　川芎　当归　天花粉　甘草(生)

水煎服。

［方歌］目闭不开胎热成，生地黄汤赤芍芎，当归花粉生地草，水煎速服莫消停。

熊胆洗法

熊胆　黄连各少许

用滚汤淬洗，其目自开。

吐不止

儿吐不止何因生，秽恶停留胃内成，或缘禀赋胎寒热，或因生时感寒风。秽恶一捻金散下，外感香苏温散能，热涎酸粘连陈治，寒吐清沫用理中。

［注］儿自胞胎既脱以后，有因便秘、腹中秽恶不净，令儿腹满其吐不止者，一捻金主之；若生育时触冒寒邪，入里犯胃，则曲腰而啼，吐沫不止者，香苏饮温散之。又有胎前受热，面黄赤、手足温，口吐黄涎酸粘者，二陈汤加黄连主之；若

胎前受寒，面青白、四肢冷、口吐清稀白沫者，理中汤主之。

一捻金方见不乳

香苏饮

藿香　苏叶　厚朴(姜炒)　陈皮　枳壳(麸炒)　茯苓　木香(煨)　炙甘草

引用生姜，水煎服。

［方歌］香苏饮用藿香苏，厚朴陈皮枳壳茯，甘草木香一并入，生姜为引吐能除。

黄连二陈汤

半夏(姜制)　陈皮　茯苓　生甘草　黄连(姜炒)

引用生姜，水煎服。

［方歌］儿生胎热吐频频，医治须当用二陈，半夏陈皮茯苓草，姜连加入效如神。

理中汤方见不乳

不小便

小便不通胎热壅，导赤八正二方从，外用豆豉贴脐法，须臾小便自能通。

［注］小儿初生不小便者，乃胎热流于下也，宜导赤散。热盛者八正散主之。外用豆豉膏贴脐上，则小便自通矣。

导赤散

生地黄　木通　甘草(生)

引用灯心、竹叶，水煎服。

加黄连、滑石、赤苓更妙。

［方歌］方名导赤妙难言，生地木通甘草煎，引用灯心共竹叶，清热利水便如泉。

八正散

萹蓄　瞿麦　滑石(飞)　木通　赤苓　车前子　生大黄　栀子(生)

引用灯心，水煎服。

［方歌］八正散治小便秘，萹蓄瞿麦车前利，木通滑石赤茯苓，大黄栀子合成剂。

豆豉膏

淡豆豉一勺　田螺十九个　葱一大束

上捣烂，用芭蕉汁调贴脐上。

不大便

大便不通名锁肚，皆缘热毒受胎中，朱蜜捻金俱可用，急咂五心脐下通。

［注］小儿初生之日或次日即大便者，俗云下脐屎。此肠胃通和，幽门润泽也。若至二三日不大便者，名曰锁肚，乃胎中受辛热之毒，气滞不通也。其儿必面赤、腹胀、不乳、多啼，宜先用朱蜜法治之。设若不应，用一捻金量儿与之。继令妇人以温水漱口，咂儿前后心、手足心并脐下，共七处，以皮见红赤色为度，须臾大便自通矣。

朱蜜法方见拭口

一捻金方见不乳

大小便不通

二便俱秘胎热极，木通散与紫霜丸，行热开结真神妙，口嘬之法悉如前。

［注］小儿初生大小便不通者，最为急候，乃胎中热毒太甚而成也。急用前口咂五心脐下法，再以木通散行其热，紫霜丸开其结，庶可望生。若延至七日，谓之一腊，肚腹硬胀，常作呻吟，则难治矣！

木通散

车前子　萹蓄　瞿麦　木通　赤苓　山栀　滑石(飞)　黄芩　生甘草　大黄

引用灯心，水煎服。或入薄荷同煎。

［方歌］二便闭兮如何医，木通散用甚为奇，车蓄瞿通苓

栀子，滑芩甘草大黄宜。

紫霜丸

代赭石（火煅，醋浸三五次，研）一两　赤石脂一两　杏仁（炒，去皮、尖）六十粒　巴豆（去油膜）三十粒

上为末，饭糊如麻子大。日服三丸，白水下。

肛门内合

有因热毒肛门结，或是内合无隙通，清毒宜服黑白散，脂瞒簪通导法精。

［注］小儿初生，肛门内合有二：一者热毒太甚，壅结肛门；一者脂膜遮瞒，无隙可通。如肛门壅结者，急服黑白散，外用苏合香丸，作枣核状纳入孔中，取其香能开窍，又能润泽。大便一下，庶可望生。如脂膜遮瞒，无隙可通者，先以金玉簪透之，刺破脂膜，再以苏合香丸照前法导之，庶可挽回于万一耳！

黑白散

黑牵牛（半生、半炒）　白牵牛（半生、半炒）　大黄（生）　槟榔　陈皮各五钱　生甘草三钱　元明粉一两

上除槟榔不过火，余五味或晒或焙，仍合槟榔为末，同元明粉入乳钵内研细。每服五分至六七分，温蜜汤调化。

苏合香丸

苏合香油（入安息香内）五钱　安息香（另为末，用无灰酒半斤熬膏）　丁香　青木香　白檀香　沉香　荜茇　香附子　诃子（煨，取肉）　乌犀（镑）　朱砂（水飞）各一两　薰蕗香　片脑（研）各五钱　麝香七钱半

上为细末，入安息香膏，炼蜜和剂，圆如芡实大。空心用沸汤化下，酒下亦可。

噤　口

噤口舌上如黍米，吮乳不得啼渐难，清肝龙胆汤极妙，

腹硬便秘紫霜丸。吐涎牙紧擦牙效，次用辰砂全蝎煎，病势稍安勿过剂，调和脾胃匀气先。

［注］小儿噤口之证，失治多至不救。其候舌上生疮如黍米状，吮乳不得，啼声渐小，因胎热所致也。法当清热疏利，以龙胆汤主之。若肚腹胀硬，二者不通者，紫霜丸主之。又有一种口吐白沫，牙关紧急者，此胎热内结，复为风邪外袭，当以秘方擦牙散先擦其牙关，次服辰砂全蝎散。中病即止，不可过服。证退当调和脾胃，以匀气散主之。

龙胆汤

柴胡　黄芩　生甘草　钩藤钩　赤芍　大黄（纸裹，煨）　龙胆草　蜣螂（去翅、足）　桔梗　赤茯苓

引用枣肉，水煎服。

［方歌］噤口龙胆汤极灵：柴胡黄芩草钩藤，赤芍大黄龙胆草，蜣螂桔梗赤茯苓。

紫霜丸方见二便不通

秘方擦牙散

生南星（去皮、脐）二钱　龙脑少许

上研为极细末，用指蘸，合生姜汁放大牙根擦之立效。如不开者，将应用之药调和稀糊，含在不病人口内，以笔管插入病人之鼻孔，用气将药极力吹入，其关立时即开。此法有通仙之妙，不可不知。

辰砂全蝎散

辰砂（水飞）五分　全蝎（去毒）三枚　硼砂　龙脑　麝香各一分

上为极细末，用乳母唾调，抹口唇里及齿上。

匀气散方见不乳

撮　口

撮如囊口吮乳难，舌强唇青吐沫痰，面色赤黄胎热极，四肢厥冷命难全。痰盛宜用僵蚕散，便秘须进紫霜丸，惊

热龙胆汤极妙，抽搐撮风散自安。

［注］撮口者，口撮如囊口也。吮乳不得，舌强唇青，面色黄赤，乃心脾之热，受自胎中而然也。其证为危候，急当随证治之。如气高痰盛者，辰砂僵蚕散主之；二便秘结者，紫霜丸主之；身热多惊者，龙胆汤主之；手足抽搐者，撮风散主之。若更口吐白沫，四肢厥冷，虽有神丹，终属无济。

辰砂僵蚕散

辰砂（水飞）五分　僵蚕（直的，去丝嘴，炒）一钱　蛇蜕皮（炒）一钱　麝香五分

上为末，用蜜调敷唇口。

紫霜丸方见二便不通

龙胆汤方见噤口

撮风散

赤脚蜈蚣（炙）半条　钩藤钩一钱五分　朱砂（水飞）　直僵蚕（焙）　全蝎尾各一钱　麝香一字

上为末，每服一字，竹沥调下。

脐湿脐疮

浴儿不慎水浸脐，或因裲袍湿渍之，脐间淋漓多痛痒，甚则焮肿作疮痍。脐湿必用渗脐散，疮肿金黄散最宜，治疗之法须如此，临证施之不可疑。

［注］儿生洗浴，不可久在水中，任意洗濯。既包裹毕，宜时常留意，勿令尿湿浸脐。如不知慎，遂致肚脐浸渍不干，名曰脐湿。须以渗脐散敷之。甚则焮赤成疮，名曰脐疮。须以金黄散敷之，庶不致寒湿之气内攻也。

渗脐散

枯矾　龙骨（煅）各二钱　麝香少许

上研细末，干撒脐中。

金黄散

川黄连二钱半　胡粉　龙骨（煅）各一钱

上为末，敷患处。

脐　突

婴儿蕴热在腹中，伸引频频卧不宁，努胀其气冲脐本，虚大光浮脐突成。速服犀角消毒饮，二豆能消肿赤攻，最忌寒凉敷脐上，冰凝毒热反成凶。

［注］婴儿热在腹中，无所发泻，故频频伸引，睡卧不宁，努胀，其气冲入脐间，所以脐忽肿赤，虚大光浮，名曰脐突。此乃胎热所致，非断脐不利之过也。内服犀角消毒饮，外敷二豆散，其肿自消。最忌寒凉之药敷于脐上，恐寒凝毒热，反为害也。

犀角消毒饮

牛蒡子（炒，研）　生甘草　荆芥　防风　金银花

水煎熟，临服入犀角细末，调匀服。

［方歌］犀角消毒牛蒡加，甘草荆防金银花，细研犀角调匀服，脐突能消功最佳。

二豆散

赤小豆（不去皮）　豆豉　天南星（去皮脐）　白敛各一钱

上为细末，用五分芭蕉汁，调敷脐四旁，日二次。

脐　风

断脐不慎起脐风，感受风寒湿水成，将作驱风散最效，已成兼证要分明。腹胀便秘黑白散，面白肢寒用理中，痰涎壅盛僵蚕散，壮热面赤龙胆清。呕吐多啼益脾治，唇青撮口撮风平，脐青口噤为不治，一腊逢之命必倾。

［注］脐者，小儿之根蒂也，名曰神厥。穴近三阴，喜温恶凉，喜干恶湿，如断脐悉遵前法，脐风何自而起？惟不知慎重，以致水湿、风冷之气入于脐中，儿必腹胀脐肿，日夜啼叫，此脐风之将作也，须急用驱风散治之。若寒邪深入，已成脐风者，又当视其所兼之形证治之。如肚腹胀硬，大

便不通者，风兼实也，黑白散主之；面青肢冷，二便不实者，风兼虚也，理中汤主之；痰涎壅盛，气高喘急者，风兼痰也，辰砂僵蚕散主之；身体壮热，面赤口干者，风兼热也，龙胆汤主之；面青呕吐，曲腰多啼者，风兼寒也，益脾散主之；撮口唇青，抽搐不止者，风兼惊也，撮风散主之。若脐边青黑，口噤不开者，是为内抽不治。脐风见于一腊者，亦不治。一腊者，七日也。儿生七日，血脉未凝，病已中脏，医之无益。

驱风散

苏叶　防风　陈皮　厚朴(姜炒)　枳壳(麸炒)　木香(煨)　僵蚕(炒)　钩藤钩　生甘草

引用生姜，水煎服。

［方歌］脐风将作用驱风，苏防陈朴枳香从，僵蚕钩藤与甘草。生姜加入更通灵。

黑白散方见肛门内合

理中汤方见不乳

辰砂僵蚕散方见撮口

龙胆汤方见噤口

益脾散

白茯苓　人参　草果(煨)　木香(煨)　炙甘草　陈皮　厚朴(姜炒)　紫苏子(炒)各等分

上为末，每服一钱，姜、枣汤调服。

撮风散方见撮口

天　钓

天钓邪热积心胸，痰涎壅盛气不通，瘈疭壮热同惊证，头目仰视若钓形。九龙控涎医搐掣，牛黄散用善驱风，瘈疭减参钩藤饮，爪甲青色苏合精。

［注］小儿天钓证，由邪热痰涎壅塞胸间，不得宣通而成。发时惊悸壮热，眼目上翻，手足瘈疭，爪甲青色，证似惊风，但

目多仰视，较惊风稍异。痰盛兼搐者，九龙控涎散主之；惊盛兼风者，牛黄散主之；搐盛多热者，钩藤饮主之；爪甲皆青者，苏合香丸主之。

九龙控涎散

赤脚蜈蚣（酒涂炙干）一条　滴乳　天竺黄（二味研匀）各一钱　腊茶　雄黄　炙甘草各二钱　荆芥穗（炒）　白矾（枯）各一钱　绿豆（半生半熟）一百粒

上为末，每服五分。人参薄荷汤调下。

牛黄散

牛黄（细研）一钱　朱砂（水飞细研）一钱　麝香五分　天竺黄二钱　蝎梢一钱　钩藤钩二钱

上研匀，每服一字，新汲水调下。

钩藤饮

人参　全蝎（去毒）　羚羊角　天麻　甘草（炙）　钩藤钩

水煎服。

［按］天钓乃内热痰盛，应减人参。

［方歌］天钓须用钩藤饮，瘈疭连连无止歇，人参羚羊与钩藤，炙草天麻共全蝎。

苏合香丸方见肛门内合

内　钓

内钓肝脏病受寒，粪青潮搐似惊痫，伛偻腹痛吐涎沫，红丝血点目中缠。瘈疭甚者钩藤饮，急啼腹痛木香丸，肢冷甲青唇口黑，养脏温中或保全。

［注］内钓者，多因肝脏素病，外受寒冷，其候粪青潮搐者，作止有时也。伛偻腹痛者，曲腰而痛也。口吐涎沫，证虽与惊痫相类，但目有红丝血点。瘈疭甚者，钩藤饮主之；急啼腹痛者，木香丸主之；若肢冷甲青，唇口黑者，养脏散主之。然内钓至此，乃中寒阴盛不治之证，用此救治，庶或保全。

钩藤饮方见天钓

木香丸

没药　木香(煨)　茴香(炒)　钩藤钩　全蝎　乳香各等分

先将乳香没药研匀,后入诸药末和毕,取大蒜少许研细,和丸如桐子大,晒干。每次二丸,钩藤汤下。

养脏散

当归　沉香　木香(煨)　肉桂　川芎各半两　丁香二钱

上为末,每服一钱,淡姜汤调服。

盘肠气痛

盘肠寒搏肠中痛,曲腰不乳蹙双眉,定痛温中豆蔻散,熨脐外治法堪垂。

[注] 凡盘肠气痛,皆由寒邪所搏,肝肾居下,故痛则曲腰。宜白豆蔻散主之。外用熨脐法,其效甚速。

白豆蔻散

白豆蔻　砂仁　青皮(醋炒)　陈皮　炙甘草　香附米(制)　蓬莪术各等分

上为末,每服一钱,紫苏煎汤调下。

熨脐法

淡豆豉　生姜(切碎)各二钱　葱白五茎　食盐一两

同炒热,置脐上熨之。

御纂医宗金鉴卷五十一

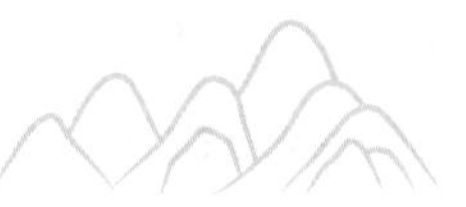

初生门下

目 烂

儿生两目痛难睁，胞边赤烂胎热攻，内用地黄汤清热，外点真金目即明。

［注］目烂者，胞边赤烂，痛痒难睁。因胎中蕴热，生后，毒热上攻于目，故有是证。内服地黄汤以清热，外用真金散以点目，其证自愈。

生地黄汤方见目不开

真金散

黄连（生） 黄柏（生） 当归 赤芍药各一钱 杏仁（炒，去皮、尖）五分

上剉散，乳汁浸一宿，晒干为极细末，用生地黄汁调一字，频频点眼即愈。

悬 痈

腭上肿起号悬痈，皆因胎毒热上冲，法当刺破盐汤拭，如圣一字掺之灵。

［注］凡喉里上腭肿起，如芦箨盛水状者，名曰悬痈（芦箨者，芦笋也）。此胎毒上攻，须以棉缠长针留锋刺之，泻去青黄赤汁。未消者来日再刺。刺后以盐汤拭口，用如圣散或一字散掺之。

如圣散

铅霜一钱 真牛黄一钱 太阴元精石 朱砂（水飞）各二钱五分 龙脑五分

上为极细末，每用一字掺患处。

一字散

朱砂（水飞） 硼砂各五分 龙脑 朴硝各一字

上为极细末，用蜜调少许，鹅翎蘸搽口内。

重　龈

重龈胎热胃中蓄，牙根肿胀痛难禁，刺破一字散敷上，继进清胃效如神。

［注］重龈者，因小儿在胎有热蓄于胃中，故牙根肿如水泡，名曰重龈。治法用针刺破，以盐汤拭净，外敷一字散，内服清胃散，其肿自消。

一字散方见悬痈

清胃散

生地　丹皮　黄连　当归　升麻　石膏（煅）

引用灯心，水煎服。

［方歌］清胃散治胃热熏，生地黄连当归身，丹皮升麻石膏煅，临煎须要入灯心。

鹅　口

鹅口白屑满舌口，心脾蕴热本胎原，清热泻脾搽保命，少迟糜烂治难痊。

［注］鹅口者，白屑生满口舌，如鹅之口也。由在胎中受母饮食热毒之气，蕴于心、脾二经，故生后遂发于口舌之间。治法以清热泻脾散主之，外用发蘸井水拭口，搽以保命散，日敷二三次，白退自安。倘治之稍迟，必口舌糜烂，吮乳不得，则难痊矣。

清热泻脾散

山栀（炒）　石膏（煅）　黄连（姜炒）　生地　黄芩　赤苓

引用灯心，水煎服。

［方歌］清热泻脾治鹅口，石膏生地赤苓煎，芩连栀子合成剂，加入灯心病即安。

保命散

白矾（烧灰）　朱砂（水飞）各二钱五分　马牙硝五钱

上研末，以白鹅粪水搅取汁，涂舌与口角上。

吐　舌

吐长收缓名吐舌，皆是心经有热成，面红烦渴溺赤涩，泻心导赤服即宁。

［注］吐舌者，伸长而收缓也。因心经有热所致，故面红、烦躁、口渴、尿赤，宜泻心导赤汤主之。

泻心导赤汤

木通　生地　黄连　甘草（生）

引用灯心，水煎服。

［方歌］泻心导赤汤最良，心热吐舌即堪尝，木通生地黄连草，灯心加入服自强。

弄　舌

弄舌时时口内摇，心脾热发口唇焦，烦热舌干大便秽，泻黄导赤并能疗。

［注］儿舌口中摇动者，因心脾有热，以致唇焦舌干，烦热便秽。先用泻黄散，次服泻心导赤汤。

泻黄散

藿香叶　山栀子（炒）　石膏（煅）　防风　甘草（生）

引加灯心，水煎服。

［方歌］弄舌泻黄散最神，藿香叶配山栀仁，甘草防风石膏煅，临时煎服入灯心。

泻心导赤汤方见吐舌

重　舌

舌下肿突似舌形，心脾积热上攻冲，内服宜以清热饮，外敷凉心功最灵。

［注］重舌者，因舌下近舌根处其肿形似舌，故名重舌。此心、脾之热，宜服清热饮，外吹凉心散。

清热饮

黄连(生)　生地　木通　甘草(生)　连翘(去心)　莲子

引用淡竹叶,水煎,时时灌入口中。

[方歌] 清热饮内用黄连,生地莲子木通甘,连翘更加淡竹叶,一同煎服自然安。

凉心散

青黛　硼砂　黄柏　黄连(人乳拌晒)　人中白(煅过)各二钱　风化硝一钱　冰片二分

上为极细末,吹之甚效。

木　舌

木舌心脾积热成,肿胀木硬证多凶,外用川硝敷舌上,内服泻心导赤灵。

[注] 木舌一证,皆因心脾积热而成。盖脾之脉络在舌下,又舌为心苗,遇火上冲,令儿舌肿满木硬,不能转动,故名木舌。外用川硝散敷舌上,内服泻心导赤汤。若不急治,必至难救。

川硝散

朴硝五分　真紫雪二分　盐一分

上为细末,以竹沥调敷舌上。

泻心导赤汤方见吐舌

哯　乳

哯乳之候非一端,伤乳停痰胃热寒,热宜和中清热饮,寒用温中止吐煎。伤乳平胃散最妙,停痰二陈汤可痊,若是满而自溢者,常须节乳自能安。

[注] 小儿哯乳,证非一端,有宿乳、停痰、胃寒、胃热之分,不可一例而治。如面色多赤,二便微秘,手足指热,此为热哯也,宜和中清热饮主之;面色青白,粪青多沫,手足指冷,此因寒而哯也,宜温中止吐汤主之;口热唇干,夜卧不宁、手

足心热，此为伤乳而哯也，宜平胃散主之；胸膈膨满，呕吐痰涎，此因停痰而哯也，宜枳桔二陈汤主之。若吃乳过多，满而自溢者，不须服药，惟节乳则哯自止矣。

和中清热饮

黄连(姜炒)　半夏(姜制)　陈皮　茯苓　藿香　砂仁

引用姜，水煎服。

［方歌］和中清热饮黄连，半夏陈皮茯苓攒，藿香砂仁合成剂，水煎徐服可安全。

温中止吐汤

白豆蔻(研)　茯苓　半夏(姜制)　生姜

水煎，冲磨沉香汁服。

［方歌］温中止吐白豆蔻，茯苓半夏共生姜，临服沉香汁加入，专治哯乳自寒伤。

平胃散

苍术(炒)　陈皮　厚朴(姜炒)　甘草(炙)　麦芽(炒)　砂仁(研)

引用姜，水煎服。

［方歌］小儿伤乳多吐哯，平胃调和功可见，苍陈厚朴甘草偕，加入麦砂姜一片。

枳桔二陈汤

枳壳(麸炒)　桔梗　陈皮　半夏(姜制)　茯苓　甘草(炙)

引用姜，水煎服。

［方歌］停痰哯乳不能安，枳桔二陈汤最先，枳桔陈半苓甘草，生姜加入即时痊。

夜　啼

夜啼寒热因胎受，须将形色辨分明：寒属脾经面青白，手腹俱冷曲腰疼。面赤溺闭属心热，热用导赤寒钩藤，若无寒热表里证，古法蝉花散最精。

［注］小儿初生夜啼，其因有二：一曰脾寒，一曰心热。皆

受自胎中，观其形色便知病情矣。如面色青白，手腹俱冷，不欲吮乳，曲腰不伸者，脾寒也，钩藤饮主之；面赤唇红，身腹俱热，小便不利，烦躁多啼者，心热也，导赤散主之。若无已上形证，但多啼者，用蝉花散最当。

钩藤饮

川芎　白当归　茯神　白芍(炒)　茯苓　甘草(炙)　木香(煨)　钩藤钩

引用红枣，水煎服。

［方歌］夜啼之证因脾寒，须服钩藤饮可痊，芎归神芍苓甘草，木香钩藤红枣煎。

导赤散方见小便不通

蝉花散

蝉蜕(下半截)不拘多少

上研细末，每服少许，薄荷煎汤调下。

胎　黄

儿生遍体色如金，湿热熏蒸胎受深，法当渗湿兼清热，地黄犀角二方神。

［注］胎黄者，遍体面目皆黄，其色如金，乃孕妇湿热太盛，小儿在胎受母热毒，故生则有是证也。法当渗湿清热，须分轻重治之，色微黄者生地黄汤，深黄者犀角散。

生地黄汤

生地黄　赤芍药　川芎　当归　天花粉　赤茯苓　泽泻　猪苓　甘草(生)　茵陈蒿

引用灯心，水煎，食前服。

［方歌］胎黄须用地黄汤，四物花粉赤苓良，泽泻猪苓甘草等，茵陈加入水煎尝。

犀角散

犀角(镑)　茵陈蒿　栝蒌根　升麻　甘草(生)　龙胆草　生地　寒水石(煅)

水煎，不拘时服。

［方歌］胎黄又有犀角散，甘草犀角与茵陈，升麻胆草生地共，寒水石同栝蒌根。

胎　赤

胎赤胎中受毒热，生后遍体若丹涂，清热解毒汤极妙，蒋氏化毒功效殊。

［注］胎赤者，因孕妇过食辛热之物，以致毒热凝结，蕴于胞中，遂令小儿生下头面、肢体赤若丹涂，故名曰胎赤。当以清热解毒汤主之。热盛便秘者，蒋氏化毒丹主之。

清热解毒汤

生地　黄连　金银花　薄荷叶　连翘(去心)　赤芍　木通　甘草(生)

引用灯心，水煎服。

［方歌］清热解毒汤堪夸，生地黄连金银花，薄荷连翘赤芍药，木通甘草灯心加。

蒋氏化毒丹

犀角　黄连　桔梗　元参　薄荷叶　甘草(生)　大黄(生)各一两　青黛五钱

上为细末，炼白蜜为丸，重六分。每服一丸，灯心汤化服。

赤游风

赤游胎中毒热成，皮肤赤肿遍身行，头面四肢犹可治，若归心腹命难生。内服犀角蓝叶散，外用砭法敷神功，百日之内忌砭血，贴涂二法可安宁。

［注］小儿赤游风证，多由胎中毒热而成。或生后过于温暖，毒热蒸发于外，以致皮肤赤热而肿，色若丹涂，游走不定，行于遍身，故名曰赤游风。多发于头面、四肢之间，若内归心腹则死。治法当服犀角解毒饮。如不愈，继以蓝叶散，外用砭法刺出毒血。毒甚者，敷以神功散；毒轻者，不用敷药。在

百日内者，小儿忌砭血，以其肌肉难任也。须用猪肉贴法，或以赤小豆末，鸡子清调，涂之甚效。

犀角解毒饮

牛蒡子(炒)　犀角　荆芥穗　防风　连翘(去心)　金银花　赤芍药　生甘草　川黄连　生地黄

引用灯心，水煎服。

［方歌］犀角解毒药最良，牛蒡犀角合荆防，连翘银花赤芍药，甘草川连生地黄。

蓝叶散

蓝叶五钱　黄芩　犀角屑　川大黄(剉，微炒)　柴胡　栀子(生)各二钱　川升麻一钱　石膏一钱　生甘草一钱

上为粗末，每服一钱。水一小盏，煎五分，去渣兑竹沥一酒杯，煎三两沸，放温，量儿大小用之。气怯弱者可去大黄。

砭血法

口吮毒血各聚一处。用细磁器击碎，取锋芒者，将箸头劈开夹住，用线缚定。两指轻撮箸梢，令磁芒对聚血处，再用箸一根频击，刺出毒血。砭后毒甚者，以神功散敷之；毒轻者，砭后不可用，恐皮肤既破，草乌能作痛也。如患在头者，不用砭法，只宜卧针倒挑患处，出毒血则愈。

神功散

黄柏(炒)　草乌(生)

上各为末，等分，用漱口水调敷，频以漱口水润之。

猪肉贴法

用生猪肉切片，贴于赤肿处，数数更换。

涂法

生赤小豆不拘多少，研为细末，用鸡子清调涂患处，干则再涂。

初生无皮

儿生无皮有二端：父母梅毒遗染传，或因未足月生早，

无皮赤烂痛难堪。梅毒换肌消毒散，胎怯当归饮能痊；外敷清凉鹅黄粉，毒解形完肤自坚。

［注］婴儿生下无皮，其证有二：或因父母素有杨梅结毒，传染胞胎，故生下或上半身赤烂，或下半身赤烂，甚至色带紫黑；又有因月分未足，生育太早，遍体浸渍红嫩而光。二证俱属恶候。遗毒者，内服换肌消毒散，外用清凉膏或鹅黄散敷之；胎元不足者，内服当归饮，外用稻米粉扑之。毒解形完者，谓解去毒气，其皮自渐渐生完而坚实矣。

换肌消毒散

当归　生地黄　赤芍药　川芎　皂刺　土茯苓　金银花　连翘(去心)　甘草(生)　白芷　苦参　白藓皮　防风

引用灯心，水煎服。

［方歌］无皮换肌消毒治，四物皂刺土茯苓，银花连翘草白芷，苦参白藓共防风。

当归饮

何首乌(制)　白藓皮　白蒺藜　甘草　当归　生地黄　白芍药　人参　黄芪　川芎

水煎服。

［方歌］当归饮治儿无皮，面白肢冷服最宜，首乌藓皮白蒺藜，甘草四物共参芪。

清凉膏

石灰(未经水湿成块者)四两

用水泡之，没指半许，露一宿，面上有浮起如云片者，轻轻取之，微带清水，视其多寡，对小磨香油亦如之，以顺搅成膏为度，用鸡翎搽之自愈。

鹅黄散

黄柏(生)　石膏(煅)各等分

共研为细末，扑之。湿则干扑，干则用猪苦胆调搽。

扑粉法

旱稻白米作粉，时时扑之，其皮渐生，神效。

变　蒸

万物春生夏热长，儿生同此变形神。三十二日为一变，六十四日曰一蒸。变长百骸生脏腑，蒸增智慧发聪明。十八五百七十六，变蒸既毕形神成。变蒸之状身微热，耳尻骨冷无病情。

［注］天地生化万物，必以春温、夏热。儿之初生，变生形神亦同此理。自生之日至三十二日，曰一变；至六十四日，曰一蒸。变则长其百骸，生其脏腑；蒸则增其智慧，发其聪明也。曰十八五百七十六者，谓十变五蒸之外，又有三大蒸，合计五百七十六日也。变蒸既毕，形神具足，此后则不复变蒸矣。然每变蒸之时，其状惟身微热、耳冷、尻骨冷，而无他病情状。盖以阴阳和变，生化形神，故无他病情状也。身微热者，以阴阳氤氲变蒸之气而然也；耳尻冷者，耳尻属阴，以阳不伤阴，而与阴和之象，故不热也。

［按］变蒸既曰生五脏六腑次序，又曰包络、三焦二经俱无形状，故不变不蒸。夫包络乃周身脂膜联络百骸脏腑者，三焦乃躯壳内气充满百骸脏腑者，变蒸时岂独不及之耶？其说不经，细阅《灵》、《素》自知，附辨以俟识者。

惊风门

惊风总括

心主惊兮肝主风，心热肝风作急惊，素虚药峻因成慢，吐泻后起慢脾风。急惊阳证有实象，慢脾阴证有虚形，慢惊半阴半阳证，虚实寒热要详明。

［注］心藏神，心病故主惊也；肝属木，肝病故主风也。凡小儿心热肝盛，一触惊受风，则风火相搏，必作急惊之证也。若素禀不足，或因急惊用药过峻，暴伤元气，每致变成慢惊之证。更有因吐泻既久，中气大虚，脾土衰弱，肝木乘虚而内生惊风者，名曰慢脾风也。三者致病之因既不同，故所现之证亦各异。急惊属阳，必有阳热有余等实象也；慢脾属阴，必有

阴冷不足等虚象也。至于慢惊初得之时，阴阳尚未过损，或因急惊传变而成，其中常有夹痰、夹热等证，故属半阴半阳，不比慢脾纯阴之病也。治者须详分虚、实、寒、热以治之，庶不致误矣！

惊风八候

惊风八候搐搦掣，颤反引窜视之名。肘臂伸缩名为搐，十指开合搦状成，势若相扑谓之掣，颤则头肢动摇铃，反张身仰头向后，引状两手若开弓，窜则目直常似怒，视则睹物不转睛。内外左右分顺逆，须识急慢证皆同。

［注］八候，谓搐、搦、掣、颤、反、引、窜、视是也。搐谓肘臂伸缩，搦谓十指开合，掣谓肩头相扑，颤谓手足动摇，反者身仰向后，引者手若开弓，窜则目直而似怒，视则睛露而不活。其搐以男左手女右手，男大指在外，女大指在内为顺，反是为逆。此候急惊、慢惊同皆见之，虚实无所异焉，治者宜切记之。

通关急救法

惊风搐搦神昏愦，痰壅气塞在心胸，急用通关吹入鼻，无嚏则死有嚏生。

［注］惊风搐搦，必神气昏愦，皆由痰壅气塞，壅结胸中而致。急用通关散吹入鼻内，无嚏者不治；有嚏者，审其表里、虚实随证治之。

通关散

半夏（生）　皂角　细辛　薄荷各等分

共为细末，用笔管吹入鼻内少许。

急惊风

急惊触异心惊热，或由风郁火生风，暴发痰盛或热

极，壮热烦急面唇红，痰壅气促牙关噤，二便秘涩脉数洪。惊用镇惊风至宝，牛黄攻痰凉膈清，平治羌活泻青等，化痰导赤共凉惊。

［注］急惊风一证，有因目触异物，耳闻异声，神散气乱而生者；有因心肝火盛，外为风寒郁闭，不得宣通而生者；有因痰盛热极而内动风者。然证多暴发壮热，烦急，面红，唇赤，痰壅气促，牙关噤急，二便秘涩。噤急者，齿紧急不能开也。二便秘涩者，大便秘结而小便涩难也。脉洪数者，主阳热也。触异致惊者，清热镇惊汤、安神镇惊丸主之；火郁生风者，至宝丹主之；痰盛生惊者，牛黄丸攻下之；热极生风者，凉膈散清解之；病不甚者，则用平治之法。风热者，羌活散主之；肝热者，泻青丸主之；痰兼热者，清热化痰汤主之；心经热者，导赤散、凉惊丸主之。惟在临证者审而用之。

清热镇惊汤

柴胡　薄荷　麦冬（去心）　栀子　川黄连　龙胆草　茯神　钩藤钩　甘草（生）　木通

引加灯心、竹叶，调朱砂末服。

［方歌］清热镇惊治外惊，柴胡薄荷麦门冬，栀子黄连龙胆草，茯神钩藤草木通。

安神镇惊丸

天竺黄　茯神各五钱　胆星　枣仁（炒）　麦冬（去心）　赤芍　当归各三钱　薄荷叶　黄连　辰砂　牛黄　栀子　木通　龙骨（煅）各三钱　青黛一钱

上为细末，炼蜜丸如绿豆大，赤金箔为衣。量儿大小与之，淡姜汤化下。

至宝丹

麻黄　防风　荆芥　薄荷　当归　赤芍　大黄　芒硝　川芎　黄芩　桔梗　连翘（去心）　白术（土炒）　栀子　石膏（煅）　甘草（生）　滑石　全蝎（去毒）　细辛　天麻　白附子　羌活　僵蚕（炒）　川连　独活　黄柏各等分

上共为细末，炼蜜为丸，每丸重五分。量儿大小与之，姜汤化下。

牛黄丸

黑牵牛　白牵牛各七钱半　胆星　枳实（麸炒）　半夏（姜制）各五钱　牙皂（去皮、弦）二钱　大黄一两半

上研极细末，炼白蜜为丸，重五分。量儿大小与之，姜汤化下。

凉膈散

黄芩　大黄　连翘（去心）　芒硝　甘草（生）　栀子　薄荷

引用竹叶、生蜜，煎服。无汗者加防风、羌活。

［方歌］凉膈散治膈热盛，栀翘芩薄芒硝黄，便秘硝黄加倍用，无汗更加羌活防。

羌活散

羌活　防风　川芎　薄荷　天麻　僵蚕（炒）　甘草（生）　川黄连　柴胡　前胡　枳壳（麸炒）　桔梗

引用生姜，水煎服。

［方歌］羌活散风兼清热，羌防川芎薄荷叶，天麻僵蚕草黄连，柴胡前胡枳壳桔。

泻青丸

龙胆草（焙）　栀子　大黄（煨）　羌活　防风各一钱　川芎钱半

上研末，炼蜜为丸，如梧桐子大。竹叶、薄荷汤调下。

清热化痰汤

橘红　麦冬（去心）　半夏（姜制）　赤苓　黄芩　竹茹　甘草（生）　川连　枳壳（麸炒）　桔梗　胆星

引用生姜、灯心，水煎服。

［方歌］清热化痰有橘红，麦冬半夏赤茯苓，黄芩竹茹生甘草，川连枳桔胆南星。

泻心导赤汤方见木舌

凉惊丸

龙胆草　防风　青黛各三钱　钩藤钩二钱　黄连五钱　牛黄一钱

上研细末，面糊为丸，如粟米大。量儿大小与之，金器煎汤化下。

急惊后调理法

急惊之后尚未清，痰热琥珀抱龙灵，神虚气弱痰兼热，清心涤痰大有功。

［注］急惊多用寒凉之药，亦急则治标之法。但得痰火稍退，即当调补气血。若过用寒凉，必致转成慢惊等证。故惊邪一退，余热尚在者，当用琥珀抱龙丸主之；若脾虚多痰者，宜清心涤痰汤主之。

琥珀抱龙丸

人参　琥珀　茯神各五钱　山药(炒)一两　甘草(炙)四钱　檀香三钱　天竺黄　枳壳(麸炒)　枳实(麸炒)各五钱　辰砂三钱　胆星五钱　赤金箔二十片

上为细末，炼蜜为丸，每丸重一钱。大儿一丸，小儿半丸，淡姜汤化下。

清心涤痰汤

竹茹　橘红　半夏(姜制)　茯苓　枳实(麸炒)　甘草(生)　麦冬(去心)　枣仁(炒)　人参　菖蒲　南星　川黄连

引用生姜，水煎服。

［方歌］清心涤痰汤效灵，补正除邪两收功，参苓橘半连茹草，枳实菖枣星麦冬。

慢惊风

慢惊多缘禀赋弱，或因药峻损而成。缓缓搐搦时作止，面白青黄身则温，昏睡眼合睛或露，脉迟神惨大便青。气虚夹痰醒脾效，脾虚肝旺缓肝灵。

［注］慢惊一证，或缘禀赋虚弱，土虚木盛者有之；或由急惊过用峻利之药，以致转成此证者有之。发时缓缓搐搦，时作时止，面色淡黄，或青白相兼，身必温和，昏睡眼合，或睡卧露睛，脉来迟缓，神气惨惨，大便青色。此乃脾胃虚弱，治宜培补元气为主。虚而夹痰者，醒脾汤主之；脾虚肝旺者，缓肝理脾汤主之。

醒脾汤

人参　白术(土炒)　茯苓　天麻　半夏(姜制)　橘红　全蝎(去毒)　僵蚕(炒)　甘草(炙)　木香　仓米　胆南星

引用生姜，水煎服。

［方歌］气虚夹痰醒脾治，参术天麻白茯苓，橘半全蝎僵蚕草，木香仓米胆南星。

缓肝理脾汤

广桂枝　人参　白茯苓　白芍药(炒)　白术(土炒)　陈皮　山药(炒)　扁豆(炒，研)　甘草(炙)

引用煨姜、大枣，水煎服。

［方歌］肝旺脾虚缓肝汤，桂枝参苓芍术良，陈皮山药扁豆草，煎服之时入枣姜。

夹热夹痰慢惊

慢惊夹热或夹痰，身热心烦口溢涎，宜以清心涤痰治，白丸柴芍六君煎。

［注］慢惊之证，本无热可言，但脾虚虚热内生，故痰涎上泛，咽喉气粗，身热心烦，所谓虚夹痰热是也。痰热相兼者，清心涤痰汤主之；脾虚肝旺痰盛者，青州白丸子、柴芍六君汤主之。

清心涤痰汤方见急惊后调理法

青州白丸子

生川乌(去皮、脐)五钱　生半夏七两　南星(生)三两　白附子(生)二两

上为末，盛生绢袋内，用井花水摆出粉，未尽再摆，以粉

尽为度。置磁盆内，日晒夜露，每早撇去旧水，别用新水搅。春五日、夏三日、秋七日、冬十日，去水晒干，研为细末，用糯米粉煎粥清丸绿豆大。每服三五丸，薄荷汤送下。

柴芍六君子汤

人参　白术(土炒)　茯苓　陈皮　半夏(姜制)　甘草(炙)　柴胡　白芍(炒)　钩藤钩

引用姜、枣，水煎服。

［方歌］脾虚木旺风痰盛，四君人参术草苓，痰盛陈半因加入，肝风更用柴芍藤。

慢脾风

肝盛脾衰金气弱，金失承制木生风。每因吐泻伤脾胃，闭目摇头面唇青，额汗昏睡身肢冷，舌短声哑呕澄清。温中补脾为主剂，固真理中随证从。

［注］慢脾风一证，多缘吐泻既久，脾气大伤，以致土虚不能生金，金弱不能制木，肝木强盛，惟脾是克，故曰脾风。闭目摇头，面唇青黯，额汗昏睡，四肢厥冷，舌短声哑，频呕清水，此乃纯阴无阳之证。逐风则无风可逐，治惊则无惊可治，惟宜大补脾土，生胃回阳为主。吐泻亡阳者，温中补脾汤主之；大病后成者，固真汤主之；四肢厥冷者，理中汤加附子主之。

温中补脾汤

人参　黄芪(蜜炙)　白术(土炒)　干姜　陈皮　半夏(姜制)　附子(制)　茯苓　砂仁　肉桂(去粗皮，研)　白芍(炒焦)　甘草(炙)　丁香

引用煨姜，水煎服。

［方歌］慢脾温中补脾汤，参芪白术共干姜，陈半附苓缩砂桂，白芍甘草共丁香。

固真汤

人参　白术(土炒)　肉桂(去粗皮)　白茯苓　山药

(炒) 黄芪(蜜炙) 甘草(湿纸裹煨透) 附子(去皮脐,汤泡浸)

引用姜、枣,水煎服。

[方歌] 固真汤治慢脾风,人参白术桂茯苓,山药黄芪煨甘草,附子浸泡最宜精。

理中汤方见不乳

痫证门

痫证总括

小儿痫证类痓惊,发时昏倒搐涎声,食顷即苏如无病,阴阳惊热痰食风。

[注] 痫证类乎惊风。痓风者,谓发时昏倒抽搐,痰涎壅盛,气促作声,与惊、痓二证相似也。但四体柔软,一食之顷即醒,依然如无病之人,非若痓风一身强硬,终日不醒也。阴者,阴痫也,见脏阴证。阳者,阳痫也,见腑阳证。惊痫因惊热,痰痫因痰,食痫因食,风痫因风。其证不一,治亦不同,临证宜详辨之。

阴　痫

阴痫属脏肢厥冷,偃卧拘急面白青,吐沫声微脉沉细,醒脾固真定痫灵。

[注] 阴痫属阴,脏寒之病也。多因慢惊之后,痰入心包而得。发时手足厥冷,偃卧拘急,面色青白,口吐涎沫,声音微小,脉来沉细。轻者醒脾汤,甚者固真汤。病退调理,用定痫丹主之。

醒脾汤方见慢惊风

固真汤方见慢脾风

定痫丹

人参三钱 当归三钱 白芍(炒)三钱 茯神 枣仁(炒)各五钱 远志(去心)三钱 琥珀三钱 天竺黄四钱 白术(土炒)五钱 橘红 半夏(姜制) 天麻各三钱 钩藤钩四钱 甘

草(炙)二钱

上共为细末,炼蜜丸如榛子大。每服一丸,淡姜汤化服。

阳痫

阳痫属腑身热汗,仰卧面赤脉数洪,噤急啼叫吐涎沫,龙胆泻青与抱龙。

[注] 阳痫属阳,腑热之病也。多因急惊去风下痰不净,久而致成此证。发时身热自汗,仰卧面赤,脉象洪数,牙关噤急,或啼叫不已,口吐涎沫。如风兼热者,用龙胆汤;肝经热者,用泻青丸;痰涎壅盛者,用四制抱龙丸主之。

龙胆汤方见噤口

泻青丸方见急惊风

四制抱龙丸

天竺黄五钱　辰砂二钱　胆星一两　雄黄二钱　麝香一分半

上为极细末。另用麻黄、款冬花、甘草各五钱,煎汤去滓,慢火熬成膏,合药末为丸,如芡实大。每服一丸,薄荷汤化下。

惊痫

惊痫触异惊神气,吐舌急叫面白红,发作如人将捕状,安神大青镇惊灵。

[注] 小儿心、肝热盛,偶被惊邪所触,因而神气溃乱,遂成痫证。发时吐舌急叫,面色乍红乍白,悚惕不安,如人将捕之状。先服大青膏,次服镇惊丸,则痫自定矣。

大青膏

天麻三钱　白附子二钱　青黛(研)一钱　蝎尾(去毒)一钱　朱砂(研)一钱　天竺黄二钱　麝香三分　乌稍蛇肉(酒浸,焙干)一钱

上同研细,炼蜜和膏。每服大儿五分,小儿三分,薄荷汤化服。

镇惊丸

茯神 麦冬(去心)各五钱 辰砂 远志(去心) 石菖蒲 枣仁(炒)各三钱 牛黄一钱半 川黄连(生)三钱 珍珠二钱 胆星五钱 钩藤钩五钱 天竺黄五钱 犀角三钱 甘草(生)二钱

上共研细末，炼蜜为丸，每丸重五分。量儿与之，用淡姜汤下。

痰痫

痰痫平素自多痰，发时痰壅在喉间，气促昏倒吐痰沫，一捻金与滚痰丸。

[注] 痰痫者，因小儿平素痰盛，或偶因惊热，遂致成痫。发时痰涎壅塞喉间，气促昏倒，口吐痰沫。宜先服一捻金，以急下其痰；次服朱衣滚痰丸，则气顺、痰清而痫自止矣。

一捻金方见不乳

朱衣滚痰丸

礞石(煅)一两 沉香五钱 黄芩七钱 大黄一两

上为细末，水泛为丸，朱砂为衣。多寡量儿大小，白滚水化服。

食痫

食痫食过积中脘，一时痰热使之然，面黄腹满吐利臭，妙圣滚痰和胃安。

[注] 食痫者，其病在脾。因小儿乳食过度，停结中脘，乘一时痰热壅盛，遂致成痫。其初面黄腹满，吐利酸臭，后变时时发搐。宜用妙圣丹主之，痰盛者朱衣滚痰丸主之，后用清热和胃丸调理，则积滞清而惊痫定矣。

妙圣丹

雄黄 蝎梢 朱砂 代赭石(煅，醋淬)各二钱 巴豆(去油)三个 杏仁(炒，去皮、尖)二钱上共为细末，蒸枣肉丸如桐子大。每服三五丸，木香煎汤化服。

朱衣滚痰丸方见痰痫

清热和胃丸

川连（生）五钱　栀子（生）五钱　竹茹四钱　麦冬（去心）五钱　连翘（去心）四钱　山楂一两　神曲（炒）一两　麦芽（炒）一两　陈皮四钱　枳实（麸炒）五钱　大黄五钱　甘草（生）三钱

上共为细末，炼蜜为丸，每丸重一钱。量儿与之，用滚白水化下。

风　痫

风痫汗出风袭经，二目青黯面淡红，十指屈伸如数物，化风羌活牛黄宁。

［注］风痫因汗出脱衣，腠理开张，风邪乘隙而入。发时目青面红，手如数物。治法先宜疏风解表，轻则化风丹主之；重则羌活桂枝汤主之。风兼痰者，牛黄丸主之。

化风丹

胆星二钱　羌活　独活　天麻　防风　甘草（生）　荆芥穗　人参　川芎各一钱

上共为细末，炼蜜丸皂子大。每服一丸，薄荷汤化开服。

羌活桂枝汤

羌活　防风　麻黄　桂枝　天麻　大黄　甘草（生）

引用生姜，水煎服。

［方歌］羌活桂枝治风痫，疏风泻热妙难言，羌防麻桂天麻草，大黄煎服自然安。

牛黄丸

胆星　全蝎（去毒）　蝉退各二钱半　防风　牛黄　白附子（生）　僵蚕（炒）　天麻各一钱五分　麝香五分

上为细末，煮枣去核、皮，取肉和丸，如绿豆大。每服三五丸，生姜汤化服。

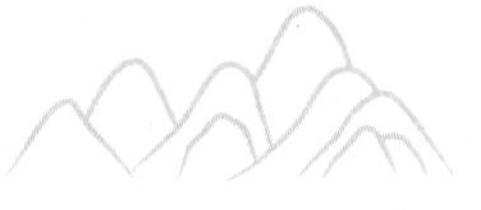

御纂医宗金鉴卷五十二

疳证门

疳证总括

大人为劳小儿疳，乳食伤脾是病原，甘肥失节生积热，气血津液被熬煎。初患尿泔午潮热，日久青筋肚大坚，面色青黄肌肉瘦，皮毛憔悴眼睛眨。

〔注〕大人者，十五岁以上也，病则为劳；若十五岁以下者，皆名为疳。缘所禀之气血虚弱，脏腑娇嫩，易于受伤。或因乳食过饱，或因肥甘无节，停滞中脘，传化迟滞，肠胃渐伤，则生积热。热盛成疳，则消耗气血，煎灼津液。凡疳病初起，尿如米泔，午后潮热。日久失治，致令青筋暴露，肚大坚硬，面色青黄，肌肉消瘦，皮毛憔悴，眼睛发眨，而疳证成矣。然当分其所属而治之，庶不致有误也。

脾　疳

脾疳面黄肌消瘦，身热困倦喜睡眠，心下痞硬满肿胀，卧冷食泥腹痛坚，头大颈细食懒进，吐泻烦渴便腥粘。攻积消疳肥儿治，补脾参苓白术先。

〔注〕脾属土，色黄主肌肉。故脾疳则见面黄，肌肉消瘦，身体发热，困倦喜睡，心下痞硬，乳食懒进，睡卧喜冷，好食泥土，肚腹坚硬疼痛，头大颈细，有时吐泻，口干烦渴，大便腥粘之证也。宜先攻其积，用消疳理脾汤、肥儿丸主之。积退然后调理其脾，以参苓白术散主之。

消疳理脾汤

芜荑　三棱　莪术　青皮（炒）　陈皮　芦荟　槟榔　使君子肉　甘草（生）　川黄连　胡黄连　麦芽（炒）　神曲（炒）

引用灯心，水煎服。

［方歌］消疳理脾用芜荑，三棱莪术青陈皮，芦荟槟榔使君草，川连胡连麦芽曲。

肥儿丸

人参二钱半　白术（土炒）五钱　茯苓三钱　黄连二钱　胡黄连五钱　使君子（肉）四钱　神曲（炒）　麦芽（炒）　山楂肉各三钱半　甘草（炙）钱半　芦荟（煨）二钱半

上为末，黄米糊丸，如黍米大。每服二三十丸，米汤化下。

参苓白术散

人参二钱　茯苓　白术（土炒）　扁豆（炒）　薏米（炒）　山药（炒）各五钱　陈皮三钱　缩砂　桔梗各二钱　甘草（炙）一钱　建莲子（去心）五钱

上共为细末，每服一钱，老米汤调服。

疳　泻

疳疾伤脾因作泻，先清后补为妙诀，初宜清热和中汤，久泻参苓白术捷。

［注］疳泻之证，多缘积热伤脾，以致水谷不分，频频作泻，法当清热渗湿，以清热和中汤主之。若泻久不愈，当渐为调理，参苓白术散主之。

清热和中汤

白术（土炒）　陈皮　厚朴（姜炒）　赤苓　黄连　神曲（炒）　谷芽（炒）　使君子　生甘草　泽泻

引用灯心，水煎服。

［方歌］疳久泄泻名疳泻，清热和中功甚捷，白术陈厚赤苓连，神谷使君草泽泻。

参苓白术散方见脾疳

疳肿胀

疳疾肿胀面浮光，传化失宜脾肺伤，气逆喘咳胸膈满，

御苑匀气服最良。

［注］疳疾肿胀之证，多因传化失宜，以致脾肺两伤。现证气逆喘咳，胸膈痞闷，肚腹肿胀，面色浮光。宜用御苑匀气散治之，其肿胀自消矣。

御苑匀气散

桑皮(蜜炒)　桔梗　赤苓　甘草(生)　藿香　陈皮　木通

引用姜皮、灯心，水煎服。

［方歌］疳久脾虚肿胀生，御苑匀气有奇功，桑皮桔梗赤苓草，藿香陈皮合木通。

疳　痢

疳疾日久频下痢，多缘肠胃热凝滞，或赤或白腹窘急，香连导滞为妙剂。

［注］疳痢之由，皆因热结肠胃所致。故痢时或赤或白，腹中窘痛，急用香连导滞汤治之，其痢自愈。

香连导滞汤

青皮(炒)　陈皮　厚朴(姜炒)　川黄连(姜炒)　生甘草　山楂　神曲(炒)　木香(煨)　槟榔　大黄

引用灯心，水煎服。

［方歌］疳久下痢名疳痢，香连导滞功最良，青陈厚朴川连草，楂曲木香槟大黄。

肝　疳

肝疳面目爪甲青，眼生眵泪涩难睁，摇头揉目合面卧，耳流脓水湿疮生。腹大青筋身羸瘦，燥渴烦急粪带青，清热柴胡同芦荟，调养逍遥抑肝灵。

［注］肝属木，色青主筋。故肝疳则见面目爪甲皆青，眼生眵泪，隐涩难睁，摇头揉目，合面睡卧，耳疮流脓，腹大青筋，身体羸瘦，燥渴烦急，粪青如苔之证也。治宜先清其热，

用柴胡清肝散，芦荟肥儿丸主之。若病势稍退，当以逍遥散、抑肝扶脾汤调理。

柴胡清肝散

银柴胡　栀子(微炒)　连翘(去心)　胡黄连　生地黄　赤芍　龙胆草　青皮(炒)　甘草(生)

引用灯心、竹叶，水煎服。

[方歌] 柴胡清肝治肝疳，银柴栀子翘胡连，生地赤芍龙胆草，青皮甘草一同煎。

芦荟肥儿丸

五谷虫(炒)二两　芦荟(生)　胡黄连(炒)　川黄连(姜炒)各一两　银柴胡(炒)一两二钱　扁豆(炒)　山药(炒)各二两　南山楂二两半　蛤蟆(煅)四个　肉豆蔻(煨)七钱　槟榔五钱　使君子(炒)二两半　神曲(炒)二两　麦芽(炒)一两六钱　鹤虱(炒)八钱　芜荑(炒)一两　朱砂(飞)二钱　麝香二钱

共研细末，醋糊为丸，如黍米大。每服一钱，米饮下。

加味逍遥散

茯苓　白术(炒)　当归　白芍(炒)　柴胡　薄荷　炙甘草　丹皮　栀子(炒)

引用姜、枣，水煎服。

[方歌] 加味逍遥散如神，茯苓白术当归身，白芍柴胡薄荷草，再加丹皮栀子仁。

抑肝扶脾汤

人参　白术(土炒)　黄连(姜炒)　柴胡(酒炒)　茯苓　青皮(醋炒)　陈皮　白芥子　龙胆草　山楂　神曲(炒)　炙甘草

引用姜、枣，水煎服。

[方歌] 调理抑肝扶脾汤，参术黄连柴苓良，青陈白芥龙胆草，山楂神曲甘草尝。

心　疳

心疳面赤脉络赤，壮热有汗时烦惊，咬牙弄舌口燥渴，

口舌生疮小便红。胸膈满闷喜伏卧，懒食干瘦吐利频，泻心导赤珍珠治，茯神调理可收功。

［注］心属火，色赤主血脉。故心疳则见面红目脉络赤，壮热有汗，时时惊烦，咬牙弄舌，口舌干燥，渴饮生疮，小便红赤，胸膈满闷，睡喜伏卧，懒食干瘦，或吐或利也。热盛者，泻心导赤汤主之；热盛兼惊者，珍珠散主之；病久心虚者，茯神汤调理之。

泻心导赤汤方见木舌

珍珠散

珍珠三钱　麦冬(去心)五钱　天竺黄三钱　金箔二十五片　牛黄一钱　胡黄连三钱　生甘草二钱　羚羊角　大黄　当归各三钱　朱砂二钱　雄黄一钱　茯神五钱　犀角三钱

上为细末，每服五分，茵陈汤调服。

茯神汤

茯神　当归　炙甘草　人参

引用龙眼肉，水煎服。烦热者，加麦冬。

［方歌］茯神汤内用茯神，当归甘草共人参，若是烦热麦冬入，清补兼施功最纯。

疳　渴

肥甘积热伤津液，大渴引饮心烦热，速用清热甘露宜，热减津生渴自歇。

［注］疳渴者，多因肥甘积热煎耗脾胃，以致津液亏损，故不时大渴引饮，心神烦热。速用清热甘露饮，其渴自愈。

清热甘露饮

生地黄　麦冬(去心)　石斛　知母(生)　枇杷叶(蜜炙)　石膏(煅)　甘草(生)　茵陈蒿　黄芩

引用灯心，水煎服。

［方歌］耗液伤津成疳渴，清热甘露饮如神，生地麦冬斛知母，枇杷石膏草茵芩。

肺　疳

面白气逆时咳嗽，毛发焦枯皮粟干，发热憎寒流清涕，鼻颊生疮号肺疳。疏散生地清肺效，清热甘露饮为先，肺虚补肺散最妙，随证加减莫迟延。

［注］肺属金，色白主皮毛。故肺疳则见面白，气逆咳嗽，毛发枯焦，皮上生粟，肌肤干燥，憎寒发热，常流清涕，鼻颊生疮也。先用生地清肺饮以疏解之，继用甘露饮清之。日久肺虚者，当以补肺散主之。

生地清肺饮

桑皮(炒)　生地黄　天冬　前胡　桔梗　苏叶　防风　黄芩　生甘草　当归　连翘(去心)　赤苓

引用生姜、红枣，水煎服。

［方歌］生地清肺用桑皮，生地天冬前桔齐，苏叶防风黄芩草，当归连翘赤苓宜。

甘露饮

生地黄　熟地黄　天冬　麦冬(去心)　枳壳(麸炒)　桔梗　黄芩　枇杷叶(蜜炙)　茵陈蒿　石斛

引用红枣肉，水煎服。

［方歌］甘露饮治肺火壅，生熟地黄二门冬，枳桔黄芩枇杷叶，茵陈石斛共煎成。

补肺散

白茯苓　阿胶(蛤粉炒)　糯米　马兜铃　炙甘草　杏仁(炒，去皮、尖)

水煎服。

［方歌］肺虚补肺散通仙，茯苓阿胶糯米攒，马兜铃配炙甘草，杏仁微炒去皮尖。

肾　疳

解颅鹤膝齿行迟，骨瘦如柴面黑黧，齿龈出血口臭气，足冷腹痛泻哭啼。肾疳先用金蟾治，九味地黄继进宜，若

逢禀赋气虚弱，调元散进莫迟疑。

［注］肾属水，色黑主骨。患此疳者，初必有解颅、鹤膝、齿迟、行迟、肾气不足等证。更因甘肥失节，久则渐成肾疳，故见面色黧黑，齿龈出血，口中气臭，足冷如冰，腹痛泄泻，啼哭不已之证。先用金蟾丸治其疳，继以九味地黄丸调补之。若禀赋不足者，调元散主之。

金蟾丸

干蛤蟆（煅）五个　胡黄连　黄连各三钱　鹤虱二钱　肉豆蔻（煨）　苦楝根白皮　雷丸　芦荟（生）　芜荑各三钱

上为末，面糊为丸，绿豆大，雄黄为衣。每服十五丸，米汤化下。

九味地黄丸

熟地　茱萸肉各五钱　赤茯苓　泽泻　牡丹皮　山药（炒）　当归　川楝子　使君子（肉）各三钱

上为细末，炼白蜜为丸，如芡实大。用滚白水研化，食前服。

调元散

人参　茯苓　白术（土炒）　山药（炒）　川芎　当归　熟地黄　茯神　黄芪（炙）　甘草（炙）　白芍（炒）

引用姜、枣，水煎服。

［方歌］调元散治禀赋弱，参苓白术干山药，芎归熟地共茯神，黄芪甘草同白芍。

疳　热

小儿疳疾身发热，轻重虚实当分别，补用青蒿饮为宜，日久鳖甲散最捷。

［注］疳疾之证，身多发热。治者宜分别轻重、虚实治之。病初起多实者，鳖甲青蒿饮主之；日久多虚者，鳖甲散主之。

鳖甲青蒿饮

银柴胡　鳖甲（炙）　青蒿　生甘草　生地黄　赤芍　胡

黄连　知母(炒)　地骨皮

引用灯心，水煎服。

［方歌］疳疾血虚身发热，鳖甲青蒿药有灵，银柴鳖蒿草地芍，胡连知母地骨同。

鳖甲散

人参　黄芪(炙)　鳖甲(炙)　生地　熟地　当归　白芍(炒)　地骨皮

水煎服。

［方歌］疳疾日久骨热蒸，鳖甲散治效从容，参芪鳖甲生熟地，当归白芍地骨同。

脑　疳

脑疳多缘受风热，又兼乳哺失调节。头皮光急生饼疮，头热发焦如穗结，鼻干心烦腮囟肿，困倦睛暗身汗热。龙胆龙脑丸甚良，吹鼻龙脑效甚捷。

［注］脑疳者，因儿素受风热，又兼乳哺失调，以致变生此证。头皮光急，脑生饼疮，头热毛焦，发结如穗，鼻干心烦，腮囟肿硬，困倦睛暗，自汗身热也。脑热生疮者，龙胆丸主之；烦热羸瘦者，龙脑丸主之。外用吹鼻龙脑散吹之，其证自愈。

龙胆丸

龙胆草　升麻　苦楝根皮(焙)　赤茯苓　防风　芦荟　油发灰各二钱　青黛　黄连各三钱

上为细末，猪胆汁浸糕糊丸，如麻子大。薄荷汤下，量儿大小与之。

龙脑丸

龙脑　麝香各五分　雄黄二钱　胡黄连三钱　牛黄一钱　朱砂一钱五分　芦荟(生)三钱　干蛤蟆(灰)四钱

上为细末，熊胆合丸，如麻子大。每服三丸，薄荷汤下。

吹鼻龙脑散

龙脑　麝香(各研细末)少许　蜗牛壳(炒黄)　蛤蟆

灰　瓜蒂　黄连　细辛　桔梗各等分

上为细末，入磁盒内贮之。每取少许，吹入鼻中，日吹二次。

眼　疳

疳热上攻眼疳成，痒涩赤烂胞肿疼，白睛生翳渐遮满，流泪羞明目不睁。疏解泻肝散最妙，云翳清热退翳灵，目久不瘥当补养，逍遥泻肝二方从。

［注］眼疳者，疳热上攻于眼，故发时痒涩赤烂，眼胞肿疼，白睛生翳，渐渐遮满，不时流泪，羞明闭目也。先用泻肝散疏解之，再用清热退翳汤消其翳。若目久不瘥，法当调补逍遥散，或羊肝散主之。

泻肝散

生地黄　当归　赤芍　川芎　连翘（去心）　栀子（生）　龙胆草　大黄　羌活　甘草（生）　防风

引用灯心，水煎服。

［方歌］泻肝散治肝热壅，生地当归赤芍芎，连翘栀子龙胆草，大黄羌活草防风。

清热退翳汤

栀子（微炒）　胡黄连　木贼草　赤芍　生地　羚羊角　龙胆草　银柴胡　蝉蜕　甘草（生）　菊花　蒺藜

引用灯心，水煎服。

［方歌］清热退翳消云翳，栀连木贼芍生地，羚羊龙胆银柴胡，蝉蜕甘草菊蒺藜。

逍遥散方见肝疳

羊肝散

青羊肝（去筋膜，切韭叶厚片）一具　人参羌活　白术（土炒）　蛤粉各等分

上为细末，令匀听用。将药置荷叶上，如钱厚一层，铺肝一层包固，外以新足青布包裹蒸熟，任儿食之。如不食者，及

夏月恐腐坏，则晒干为末，早晚白汤调服。服完再合，以好为度。若热者减人参。

鼻疳

疳热攻肺成鼻疳，鼻塞赤痒痛难堪，浸淫溃烂连唇际，咳嗽气促发毛干。热盛清金化毒效，疳虫蚀鼻化虫丸，调敷须用鼻疳散，吹鼻蝉壳效通仙。

［注］鼻疳者，因疳热攻肺而成。盖鼻为肺窍，故发时鼻塞赤痒，疼痛浸淫溃烂，下连唇际成疮，咳嗽气促，毛发焦枯也。热盛者，宜清金散、蒋氏化毒丹主之；虫蚀者，用化虫丸主之。外用鼻疳散敷之，或以吹鼻蝉壳散吹入鼻内。

清金散

生栀子　黄芩　枇杷叶（蜜炙）　生地黄　花粉　连翘（去心）　麦冬（去心）　薄荷　元参　生甘草　桔梗

引用灯心，水煎服。

［方歌］清金散治肺壅热，栀子黄芩枇杷叶，生地花粉翘麦冬，薄荷元参甘草桔。

蒋氏化毒丹方见胎赤

化虫丸

芜荑　芦荟（生）　青黛　川芎　白芷梢　胡黄连　川黄连　蛤蟆（灰）各等分

上为细末，猪胆汁浸糕为丸，如麻子大。每服二十丸，食后杏仁煎汤下。

鼻疳散

青黛一钱　麝香少许　熊胆五分

上为细末，干者，用猪骨髓调贴；湿者，干上。

吹鼻蝉壳散

蝉壳（微炒）　青黛（研）　蛇蜕皮（灰）　滑石　麝香（细研）各等分

上为细末，每用绿豆大，吹入鼻中。日三用之，疳虫尽出。

牙 疳

疳成毒热内攻胃，上发龈肉赤烂疼，口鼻血出牙枯落，穿腮蚀唇命多倾。攻毒消疳芜荑效，继以芦荟肥儿灵，外用牙疳散时上，能食堪药始能生。

［注］牙疳者，因毒热攻胃而成。故热毒上发，龈肉赤烂疼痛，口臭血出，牙枯脱落，穿腮蚀唇，病势危急。急用消疳芜荑汤泻其毒热，继以芦荟肥儿丸清其余热。外用牙疳散，时时敷之自愈。总之，此证必胃强能食，堪胜峻药，始有生机，否则难治也。

消疳芜荑汤

大黄　芒硝　芜荑　芦荟(生)　川连　胡黄连　黄芩　雄黄

水煎服。服后便软及不食者，去大黄、芒硝，加石膏、羚羊角。

［方歌］芜荑消疳大黄硝，芦荟芜荑二连标，黄芩雄黄一同入，能清积热牙疳消。

芦荟肥儿丸方见肝疳

牙疳散

人中白(煅存性)　绿矾(烧红)　五倍子(炒黑)各等分　冰片少许

上为极细末。先用水拭净牙齿，再以此散敷之。有虫者加槟榔。

脊 疳

积热生虫蚀脊膂，手击其背若鼓鸣，羸瘦脊骨锯齿状，身热下利烦渴增。十指皆疮啮爪甲，此名脊疳病热凶，芦荟丸同金蟾散，急急调治莫从容。

［注］脊疳者，因积热生虫，上蚀脊膂也。以手击其背，必空若鼓鸣，脊骨羸瘦，状若锯齿，始为脊疳外证。亦身体发热，下利烦渴，十指皆疮，频啮爪甲，其证最为可畏。须先以芦荟丸杀其虫，继用金蟾散消其疳，随时调治，或可愈也。

芦荟丸

生芦荟　青黛　朱砂　熊胆　胡黄连　贯众　地龙（微炒）　川黄连　蝉蜕（去足）　雷丸各五钱　麝香一钱　蛤蟆（酥涂，炙焦）一个

上为细末，用蜗角肉研和，丸如麻子大。每服五丸，粥饮下。量儿大小与之。

金蟾散

蟾（酥涂，炙焦）一枚　夜明沙（炒）　桃白皮　樗根白皮　地榆　黄柏　诃黎勒（皮煨）　百合　人参　大黄　白芜荑（炒）　胡粉各三钱　槟榔一钱　丁香三十七粒

上为细末，每服五分，粥饮调下。

蛔　疳

过食腻冷并肥甘，湿热生蛔腹内缠，时烦多啼时腹痛，口唇色变溢清涎，腹胀青筋肛湿痒，使君散治莫迟延。不愈下虫丸极效，蛔退补脾肥儿丸。

［注］蛔疳者，因过食生冷、油腻、肥甘之物，以致湿热生蛔，腹中扰动，故有时烦躁多啼，有时肚腹搅痛，口唇或红或白，口溢清涎，腹胀青筋，肛门湿痒也。先用使君子散治之；不愈，下虫丸主之。若蛔退，又当调补其脾，肥儿丸主之。

使君子散

使君子（瓦上炒，为末）十个　苦楝子（泡，去核）五个　白芜荑　甘草（胆汁浸一宿）各一钱

上为末，每服一钱，水调服。

下虫丸

苦楝根皮（新白者佳，酒浸，焙） 木香 桃仁（浸，去皮、尖） 绿包贯众 芜荑（焙） 鸡心槟榔各二钱 轻粉五分 鹤虱（炒）一钱 干蛤蟆（炒黑）三钱 使君子（取肉，煨）三钱

上为末，面糊成丸，如麻子大。每服二十丸，滚白水下。

肥儿丸方见脾疳

无辜疳

无辜疳传有二因，鸟羽污衣着儿身，或缘乳母病传染。颈项疮核便利脓，虫蚀脏腑身羸瘦，面黄发热致疳生。清热宜用柴胡饮，消疳肥儿效如神。

［注］无辜疳者，其病原有二：或因浣衣夜露，被无辜鸟落羽所污，儿着衣后，致成此证；或因乳母有病，传染小儿，以有此疾。其证颈项生疮，或项内有核如弹，按之转动，软而不疼，其中有虫如米粉，不速破之，使虫蚀脏腑，便利脓血，身体羸瘦，面黄发热也。治宜先清其热，柴胡饮主之；再消其疳，以芦荟肥儿丸主之。

柴胡饮

赤芍药 柴胡 黄连 半夏（姜制） 桔梗 夏枯草 龙胆草 浙贝母 黄芩 甘草（生）

引用灯心，水煎服。

［方歌］柴胡饮治无辜疳，赤芍柴胡川黄连，半夏桔梗夏枯草，龙胆浙贝芩草煎。

芦荟肥儿丸方见肝疳

丁奚疳

遍身骨露号丁奚，肌肉干涩昼夜啼，手足枯细面黧黑，项细腹大突出脐，尻削身软精神倦，骨蒸潮热渴烦急。化滞五疳消积治，补养人参启脾宜。

［注］丁奚者，遍身骨露，其状似丁，故名曰丁奚也。其

证肌肉干涩，啼哭不已，手足枯细，面色黧黑，项细腹大，肚脐突出，尻削身软，精神倦怠，骨蒸潮热，燥渴烦急也。先用五疳消积丸化其滞，继用人参启脾丸理其脾病，可渐愈矣。

五疳消积丸

使君子肉(炒)五钱　麦芽(炒)　陈皮　神曲(炒)　山楂各一两　白芜荑　黄连　胆草各三钱

上为末，陈米饭为丸。每服一钱，米饮下。

人参启脾丸

人参五钱　白术(土炒)五钱　白茯苓五钱　陈皮四钱　扁豆(炒)五钱　山药(炒)五钱　木香(煨)二钱　谷芽(炒)三钱　神曲(炒)三钱　炙甘草二钱

上研细末，炼蜜为丸，重一钱。用建莲汤化下。

哺露疳

乳食不节伤脾胃，羸瘦如柴哺露成，吐食吐虫多烦渴，头骨开张哺热蒸。先用集圣消积滞，继用肥儿甚有灵，若还腹大青筋现，人参丸服莫从容。

[注] 哺露者，因乳食不节，大伤脾胃也。其证羸瘦如柴，吐食吐虫，心烦口渴，头骨开张，日晡蒸热。先用集圣丸消其积滞，再用肥儿丸调理其脾。若哺露日久，肚大青筋者，又宜攻补兼施，以人参丸主之。

集圣丸

芦荟(微炒)　五灵脂(炒)　夜明沙(淘洗，焙干)　缩砂　木香　陈皮　莪术　使君子(肉)　黄连　川芎(酒洗，炒)　干蟾(炙)各二钱　当归一钱五分　青皮(制)二钱

上为细末，用雄猪胆二个，取汁和面糊为丸。每服一钱，米饮送下。

肥儿丸方见脾疳

人参丸

人参　麦冬(去心)　半夏(姜制)　大黄(微炒)　黄芪

(炙) 茯苓　柴胡　黄芩　炙甘草　川芎　诃黎勒(煨)　鳖甲(炙)

上为细末,炼蜜为丸,如麻子大。以粥饮下,量儿大小用之。

吐证门

吐证总括

诸逆上冲成呕吐,乳食伤胃或夹惊,或因痰饮或虫扰,虚实寒热要分明。

[注] 呕吐一证,皆诸逆上冲所致也。夫诸逆之因,或以乳食过多,停滞中脘,致伤胃气,不能健运而上逆也;或于食时触惊,停积不化而上逆也;或痰饮壅盛,阻隔气道;或蛔虫扰乱,懊侬不安而上逆也。总之,上逆之因虽不同,而皆能成呕吐也。但病有虚有实,有寒有热,治者当于临证时参合兼见之证,审慎以别之,庶不误矣。

辨呕吐哕证

有物有声谓之呕,有物无声吐证名,无物有声为哕证,分别医治中病情。

[注] 吐证有三:曰呕,曰吐,曰哕。古人谓呕属阳明,有声有物,气血俱病也;吐属太阳,有物无声,血病也;哕属少阳,有声无物,气病也。独李杲谓呕、吐、哕俱属脾胃虚弱。洁古老人又从三焦以分气、积、寒之三因。然皆不外诸逆上冲也。治者能分虚实,别寒热以治之,自无不曲中病情矣。

伤乳吐

乳食过饱蓄胃中,乳片不化吐频频,身热面黄腹膨胀,消乳保和有神功。

[注] 伤乳吐者,因乳食过饱,停蓄胃中,以致运化不及,

吐多乳片，犹如物盛满而上溢也。其证身热面黄，肚腹膨胀。治宜消乳丸、保和丸。化其宿乳，安胃和中，节其乳食，自然止也。

消乳丸

香附（制）二两　神曲（炒）　麦芽（炒）各一两　陈皮八钱　缩砂仁（炒）　甘草（炙）各五钱

上为细末，滴水为丸，如粟米大。量儿大小服之，姜汤化下。

保和丸

南山楂二两　神曲（炒）一两　茯苓　半夏（姜制）各一两　连翘（去心）　陈皮　莱菔子（炒）各五钱

上为细末，面糊为丸。麦芽汤化服。

伤食吐

过食伤胃腹胀热，恶食口臭吐酸粘，眼胞虚浮身潮热，须服三棱和胃煎。

［注］伤食吐者，因小儿饮食无节，过食油腻、面食等物，以致壅塞中脘而成也。其证肚腹胀热，恶食口臭，频吐酸粘，眼胞虚浮，身体潮热。治宜清胃和中为主。先用三棱丸止其吐，再用和胃汤化其滞，而病渐愈矣。

三棱丸

三棱（煨）　陈皮　半夏（姜制）　神曲（炒）各一两　黄连（姜炒）　枳实（麸炒）　丁香各五钱

上研细末，面和为丸，如黄米大。每服二十丸，食后姜汤下。

和胃汤

陈皮　半夏（姜制）　缩砂仁（研）　苍术（炒）　厚朴（姜炒）　藿香叶　香附（炒）　甘草（炙）　山楂　神曲（炒）

引用生姜，水煎服。

［方歌］和胃汤治呕吐频，陈皮半夏缩砂仁，苍术厚朴藿

香叶，香附甘草山楂神。

夹惊吐

食时触异吐青涎，身热心烦睡不安，截风观音散极妙，止吐定吐丸可痊。

［注］夹惊吐者，多因饮食之时，忽被惊邪所触而致吐也。其证频吐青涎，身体发热，心神烦躁，睡卧不宁。先用全蝎观音散截其风，次用定吐丸止其呕，而病可痊矣。

全蝎观音散

人参三钱　黄芪（蜜炙）　扁豆（炒）　茯苓各五钱　莲肉（去心）三钱　木香（煨）一钱五分　白芷二钱　羌活　防风　天麻　全蝎（去毒）各三钱　炙甘草一钱五分

上为细末。姜、枣煎汤调服，量儿大小与之。

定吐丸

丁香二十一粒　蝎梢（去毒）四十九条　半夏（姜制）三个

上为细末令匀，煮枣肉为丸，如黍米大。每服七丸，金器煎汤化服。

痰饮吐

痰饮壅盛在胸中，痰因气逆呕吐成，眩晕面青吐涎饮，香砂二陈六君宁。

［注］痰饮吐者，由小儿饮水过多，以致停留胸膈，变而为痰，痰因气逆，遂成呕吐之证。其候头目眩晕，面青，呕吐涎水痰沫也，宜用香砂二陈汤。虚者，香砂六君子汤治之。

二陈汤方见哯乳　本方加藿香、砂仁

香砂六君子汤

藿香　缩砂仁　白术（土炒）　人参　茯苓　半夏（姜制）　陈皮　甘草（炙）

引用生姜，水煎服。

［方歌］香砂六君虚痰吐，藿香缩砂共白术，人参茯苓及

陈皮，半夏甘草同煎服。

虫吐

虫吐胃热或胃寒，色变时疼呕清涎，寒热当以阴阳辨，化虫加减理中痊。

［注］虫吐之证有二：有以胃经热蒸者，有以胃经寒迫者，皆能令虫不安，扰乱胃中而作吐也。其证唇色或红或白，胃口时痛时止，频呕清涎。属寒属热，当从阴阳之证辨之。热者化虫丸主之，寒者加减理中汤主之。

化虫丸

芜荑五钱　鹤虱　苦楝根皮　胡粉　使君子（肉）　槟榔各一两　枯矾二钱五分

上为细末，面糊为丸。量儿大小用之。

加减理中汤

人参　干姜　白术（土炒）　川椒

引用乌梅一个，水煎服。

［方歌］加减理中寒吐虫，人参干姜白术从，川椒乌梅伏虫动，煎成服下即安宁。

虚吐

虚吐多因胃弱成，神倦囟动睡露睛，自利不渴频呕吐，丁沉四君药最灵。

［注］虚吐之证，多因胃气虚弱，不能消纳乳食，致成此证也。其精神倦怠，囟门煽动，睡卧露睛，自利不渴，频频呕吐者，以丁沉四君子汤治之。

丁沉四君子汤

人参　白术（土炒）　茯苓　炙甘草　丁香　沉香

引用煨姜，水煎服。

［方歌］胃虚呕吐不思食，丁沉四君治最宜，参术苓草补其胃，丁香沉香温其脾。

实　吐

小儿实吐腹胀满，二便不利痞硬疼，发渴思凉吐酸臭，三一承气可收功。

［注］实吐者，小儿平素壮实，偶而停滞，胸腹胀满，二便秘涩，痞硬疼痛，口渴思饮寒凉，吐多酸臭也。宜用三一承气汤下之，二便利而吐止矣。

三一承气汤

芒硝　生大黄　枳实（麸炒）　甘草（生）　厚朴（姜炒）

引用生姜，水煎服。

［方歌］三一承气治实吐，涤滞通塞功最著，芒硝相配生大黄，枳实甘草同厚朴。

寒　吐

朝食暮吐为冷吐，乳食不化不臭酸，四肢厥冷面唇白，姜橘丁萸理中煎。

［注］寒吐者，皆因小儿过食生冷，或乳母当风取凉，使寒气入乳，小儿饮之，则成冷吐之证。其候朝食暮吐，乳食不化，吐出之物，不臭不酸，四肢逆冷，面唇色白，治当温中定吐。胃微寒者，姜橘散主之；寒甚者，丁萸理中汤主之。

姜橘散

白姜二钱　陈皮一两　炙甘草一钱

上为细末，每服一钱，温枣汤调服。

理中汤方见不乳　本方加丁香、吴茱萸

热　吐

食入即吐因胃热，口渴饮冷吐酸涎，身热唇红小便赤，加味温胆汤可痊。

［注］热吐之证，或因小儿过食煎煿之物，或因乳母过食厚味，以致热积胃中，遂令食入即吐，口渴饮冷，呕吐酸涎，身

热唇红，小便赤色。治宜清热为主，加味温胆汤主之。

加味温胆汤

陈皮　半夏（姜制）　茯苓　麦冬（去心）　枳实（麸炒）　生甘草　竹茹　黄连（姜炒）

引用灯心，水煎服。

［方歌］热吐须用温胆汤，陈皮半夏茯苓良，麦冬枳实生甘草，竹茹黄连水煎尝。

泻证门

泻证总括

小儿泄泻认须清，伤乳停食冷热惊，脏寒脾虚飧水泻，分消温补治宜精。

［注］泻之一证，多因脾被湿侵，土不胜水而成。然致病之原各异：或乳食停滞不化，或感受寒暑之气，或惊邪外触，或脏受寒冷，或脾虚作泻，更有飧泻、水泻之证。致疾之因不同，而调治之法亦异。医者详细辨之，或分消、或温补，因证施治，庶不误矣。

伤乳食泻

乳食过伤泻酸脓，噫臭腹热胀满疼，口渴恶食溺赤涩，保安平胃奏神功。

［注］伤乳食泻者，因乳食过饱，损伤脾胃，乳食不化，故频泻酸脓也。噫臭腹热，胀满疼痛，口渴恶食，小便赤涩，须用保安丸消其滞，次用平胃散和其脾，庶积消而泻止矣。

保安丸

香附（醋炒）　缩砂仁各一两　白姜（炮）　青皮（醋炒）　陈皮　三棱　莪术　炙甘草各五钱

上为细末，面糊为丸。量儿大小与之，白汤化下。

平胃散方见哯乳

中寒泻

过食生冷中寒泻，肠鸣胀痛泄澄清，面白肢冷懒饮食，理中诃子散堪行。

［注］中寒泻者，因过食生冷，以致寒邪凝结，肠鸣腹胀，时复疼痛，所泻皆澄彻清冷，面色淡白，四肢逆冷，饮食懒进也。温中理中汤主之。止泻，诃子散主之。

理中汤方见不乳

诃子散

诃子（面煨） 肉豆蔻（面煨） 白术（土炒） 人参 茯苓 木香（煨）各一两 陈皮 炙甘草各五钱

上为细末，每服一钱，姜汤调服。

火泻

火泻内热或伤暑，暴注下迫腹痛疼，烦渴泻黄小便赤，玉露四苓可收功。

［注］火泻者，皆因脏腑积热，或外伤暑气，故泻时暴注下迫，肚腹疼痛，心烦口渴，泻多黄水，小便赤色也。先用玉露散清其热，再用四苓汤利其水，庶得其要矣。

玉露散

寒水石 石膏各一两 甘草三钱

上为细末，量儿大小，温汤无时调服。

四苓汤

茯苓 白术（土炒） 猪苓 泽泻

引用灯心，水煎服。

［方歌］火泻小便不利通，利水除湿用四苓，茯苓白术猪苓泽，灯心为引共煎成。

惊泻

惊泻因惊成泄泻，夜卧不安昼惕惊，粪稠若胶带青色，镇惊养脾服通灵。

[注] 惊泻者，因气弱受惊，致成此证。其候夜卧不安，昼则惊惕，粪稠若胶，色青如苔。治宜镇心抑肝，先以益脾镇惊散定其惊，次以养脾丸理其脾，庶可愈矣。

益脾镇惊散

人参钱半　白术（土炒）　茯苓各三钱　朱砂八分　钩藤二钱　甘草（炙）五分

上为细末，每服一钱，灯心汤调服。

养脾丸

人参　白术（土炒）　当归　川芎各三钱　青皮（醋炒）　木香（煨）　黄连（姜炙）　陈皮各二钱　神曲（炒）　山楂　缩砂仁　麦芽（炒）各一钱

上研细末，神曲糊为丸，如麻子大。每服二十丸，陈仓米饮下。

脐寒泻

剪脐失护受寒冷，粪色青白腹痛鸣，散寒和气饮极效，温补调中汤最灵。

[注] 脐寒泻者，多因断脐失护，风冷乘入，传于大肠，遂成寒泻之证。其候粪色青白，腹痛肠鸣。先用和气饮温散之，再以调中汤温补之，庶治得其要矣。

和气饮

苍术　紫苏　防风　赤苓　豆豉　藿香　陈皮　厚朴（姜炒）　炙甘草

引用生姜、灯心，水煎服。

[方歌] 和气饮具温散功，苍术紫苏共防风，赤苓豆豉藿香叶，陈皮厚朴甘草同。

调中汤

人参　茯苓　藿香　白术（土炒）　炙甘草　木香（煨）　香附（制）　缩砂仁

引用煨姜，水煎服。

［方歌］脐寒泻用调中汤，人参白术煨木香，藿香茯苓同香附，缩砂炙草引煨姜。

脾虚泻

脾虚食后即作泻，腹满不渴少精神，面黄懒食肌消瘦，参苓白术奏奇勋。

［注］脾虚泻者，多因脾不健运。故每逢食后作泻，腹满不渴，精神短少，面黄懒食，肌肉消瘦也，宜用参苓白术散以补脾，其泻自止。

参苓白术散方见脾疳

飧　泻

清气下陷失健运，完谷不化飧泻名，补中益气汤升补，久泻肠滑用四神。

［注］飧泻者，或因春伤风邪，清气下陷，脾失健运，以致完谷不化也。治者须补养脾土，用补中益气汤升其中气。若泄泻日久，肠滑不禁者，用四神丸治之。

补中益气汤

人参　黄芪（蜜炙）　当归（土炒）　白术（土炒）　炙甘草　陈皮　升麻（土炒）　柴胡（醋炒）

引用姜、枣，水煎服。

［方歌］飧泻多因清阳陷，补中益气汤最验，参芪归术草陈皮，升麻柴胡功无限。

四神丸

补骨脂四两　五味子　肉豆蔻（面裹煨）各二两　吴茱萸（水浸，炒）一两

上为细末，生姜、枣肉为丸。每服一钱，米饮下。

水　泻

脾胃湿盛成水泻，懒食溏泻色多黄，清浊不分溺短涩，

胃苓升阳除湿汤。

［注］水泻者，皆因脾胃湿盛，以致清浊不分，变成水泻之证。其候小便短涩、懒食、溏泻色黄，宜用胃苓汤以除湿。若泻久不止，则用升阳除湿汤治之，其证自愈。

胃苓汤

苍术（炒） 陈皮 厚朴（姜炒） 白术（土炒） 茯苓 炙甘草 肉桂 泽泻 猪苓

引用生姜、红枣，水煎服。

［方歌］湿泻胃苓汤堪行，苍术陈皮厚朴同，白术茯苓炙甘草，肉桂泽泻共猪苓。

升阳除湿汤

苍术（炒） 陈皮 防风 神曲（炒） 麦芽（炒） 泽泻 炙甘草 升麻 羌活 柴胡 猪苓

引用生姜，水煎服。

［方歌］升阳除湿泻不停，苍术陈皮共防风，神曲麦芽泽甘草，升麻羌活柴猪苓。

御纂医宗金鉴卷五十三

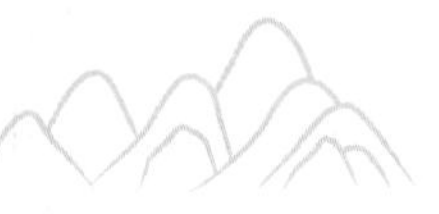

感冒门

感冒风寒总括

小儿肌肤最柔脆，偶触风寒病荣卫。轻为感冒病易痊，重为伤寒证难退，夹食夹热或夹惊，疏散和解宜体会。

［注］小儿气血未充，肌肤柔脆，风寒所触，邪气入于腠理，荣卫受病，轻者为感冒，易痊；重者为伤寒，难治。又有夹食、夹热、夹惊等证，或宜疏散，或宜和解，临证时细为体察焉。

伤　风

肺主皮毛感邪风，发热憎寒头痛疼，有汗嚏涕脉浮缓，鼻塞声重咳嗽频。杏苏饮同金沸散，疏风解表莫从容。

［注］伤风者，风邪伤卫也。卫主皮毛，内合于肺，故令身体发热憎寒，头疼有汗，嚏涕鼻塞声重，不时咳嗽也。脉浮缓，宜杏苏饮解散外邪，继用金沸草散开通气逆，则愈。

杏苏饮

杏仁（炒，去皮、尖）　紫苏　前胡　桔梗　枳壳（麸炒）　桑皮（炒）　黄芩　甘草（生）　麦冬（去心）　浙贝母（去心）　橘红

引用生姜，水煎服。

［方歌］杏苏饮治风伤肺，杏仁紫苏前桔同，枳壳桑皮黄芩草，麦冬贝母合橘红。

金沸草散

细辛　荆芥　半夏（姜制）　旋覆花　前胡　甘草（生）　赤苓

引用姜、枣，水煎服。

［方歌］金沸草散微伤风，细辛荆芥半夏同，旋覆前胡生甘草，生姜红枣赤茯苓。

伤　寒

小儿伤寒表感寒，发热无汗而恶寒，头痛身痛脉浮紧，呕逆烦渴病邪传。初用羌活热通圣，邪传柴葛大柴煎。

［注］伤寒者，乃寒邪伤表营分也。其证身体发热，恶寒无汗，头痛身痛，而脉浮紧。若呕逆烦渴者，则为邪盛欲传经也。此证初宜九味羌活汤，如热盛者，以双解通圣汤治之。服此药后，已汗下不解而传经者，用柴葛解肌汤；兼里证者，用大柴胡汤以解表通里，因证施治，庶不致误。

九味羌活汤

苍术（炒）　白芷　川芎　细辛　羌活　防风　生地　黄芩　甘草（生）

引用生姜、葱白，水煎服。大便秘者，加大黄。

［方歌］伤寒初起羌活汤，苍芷芎细合羌防，生地芩草姜葱入，便秘之时加大黄

双解通圣汤

麻黄　朴硝　大黄　当归　赤芍　川芎　白术（土炒）　石膏　滑石　桔梗　栀子　连翘（去心）　黄芩　薄荷　甘草（生）　荆芥　防风

引用生姜、葱白，水煎服。

［方歌］伤寒热盛通圣汤，表里两解麻硝黄，归芍芎术膏滑桔，栀翘芩薄草荆防。

柴葛解肌汤

葛根　柴胡　白芷　羌活　桔梗　石膏　黄芩　赤芍药　甘草（生）

引用生姜、红枣，水煎服。

［方歌］柴葛解肌解三阳，葛根柴胡白芷羌，桔梗石膏芩

赤芍，甘草煎服自安康。

大柴胡汤

柴胡　黄芩　赤芍药　半夏（姜制）　枳实（麸炒）　大黄

引用生姜、大枣，水煎服。

［方歌］大柴胡治邪传经，少阳阳明表里通，柴胡黄芩赤芍药，半夏枳实大黄同。

感冒夹食

内伤饮食感寒风，发热憎寒头痛疼，恶食嗳臭吐酸物，便秘尿涩腹热膨。双解藿香正气饮，化滞平胃斟酌行。

［注］小儿平日饮食无节，内伤停滞，外复为风寒所袭，故成是证也。其候发热憎寒，头痛恶食，嗳臭吐酸，便秘尿涩，腹热膨胀也。热盛者，用双解通圣汤两解之；内无热者，用藿香正气汤和解之。表邪既解，然后调理其脾，用平胃散消导之。庶几外无余邪，内无滞热，而病自愈矣。

双解通圣汤方见伤寒

藿香正气汤

苏叶　白芷　藿香　陈皮　半夏（姜制）　茯苓　大腹皮　甘草（生）　厚朴（姜炒）　桔梗

引用生姜、红枣，水煎服。

［方歌］和解藿香正气汤，苏叶白芷共藿香，陈半茯苓大腹草，厚朴桔梗引枣姜。

平胃散方见哯乳，加山楂、神曲、麦芽。

感冒夹热

平素有热感风寒，面赤唇焦口鼻干，憎寒壮热频饮冷，心烦谵妄便多艰。泻热先宜用通圣，清热凉膈天水煎。

［注］小儿脏腑素禀多热，今复为风寒所伤，风热相抟，则火邪愈盛。故其现证有面赤唇焦，口鼻干燥，憎寒壮热，口渴

饮冷，心神烦躁，谵语狂妄，二便秘涩。治宜散其风寒，更宜兼泻其热，须用双解通圣汤两解之。若服药后汗出便利，病虽少减，热犹不退者，治宜清热为主，当以凉膈散合天水散治之，则表里清而病愈矣。

双解通圣汤方见伤寒

凉膈散方见急惊风

天水散

滑石（飞）六两　甘草（生）一两

共为细末，每服一钱，灯心汤调下。

感冒夹惊

感冒病时触惊异，心惊胆怯睡不安，身热烦躁面青赤。疏解散与凉惊丸，和以柴胡温胆剂，宁神定志效通仙。

［注］小儿感冒邪气未解，复为惊异所触，故见心惊胆怯，睡卧不安，身热烦躁，面色青赤之证。先以疏解散疏散之，再以凉惊丸清镇之。如病虽退，尚觉心惊不寐者，宜用柴胡温胆汤和解之。

疏解散

羌活　苏叶　防风　枳壳（麸炒）　桔梗　前胡　赤芍药　杏仁（炒，去皮、尖）　僵蚕（炒）　甘草（生）　黄连（酒炒）

引用生姜，水煎服。

［方歌］疏解散治感冒惊，羌活苏叶及防风，枳桔前胡黄连芍，杏仁僵蚕甘草同。

凉惊丸方见急惊风

柴胡温胆汤

柴胡　陈皮　半夏（姜制）　茯苓　甘草（生）　竹茹　枳实（麸炒）

引用生姜，水煎服。

［方歌］柴胡温胆感冒惊，病后余邪尚未宁，柴胡陈半茯苓草，竹茹枳实姜用生。

瘟疫门

瘟疫总括

瘟病伤寒传变同，感寒即病伤寒名，冬受寒邪春复感，因感而发温病成。至夏感发为热病，逐户相传乃天行，四时不正为时气，痧疹瘟瘫要详明。

〔注〕瘟病之传变与伤寒无异，有冬感于寒而即病者，名曰伤寒。有冬伤于寒而未即病者，寒邪藏于肌肤之内，伏于荣卫之间，至春复感春风，发为温病；至夏复感暑热，发为热病。若逐户阖门老幼相传，乃天行瘟疫，其害更烈。或春夏应暖热而反寒，秋冬应寒凉而反热，此为四时不正之气，名曰时气。相感为病，亦与伤寒同其治也。其间或发瘫、发痧、发疹，要当详明其证，治法在后。

温　病

冬受寒邪不即病，复感春寒发名温，证同伤寒治双解，呕加生姜半夏均。

〔注〕温病一证，乃冬受寒邪不即为病，至春复感春风而发者也。现证与伤寒相同，用双解通圣汤两解之。若呕吐者，以生姜、半夏入之，其呕自止。

双解通圣汤方见伤寒

风　温

风温复感春风发，汗热身重睡鼾眠，汗少荆防败毒治，汗多桂枝白虎煎。

〔注〕风温，冬受寒邪，复感春风而发为病也。其证身重睡憨，发热自汗。汗少者，以荆防败毒散解之；汗多者，以桂枝合白虎汤清解之。

荆防败毒散

荆芥　防风　羌活　独活　柴胡　前胡　甘草(生)　川

芎　枳壳(麸炒)　桔梗　茯苓

引用生姜，水煎服。

［方歌］荆防败毒宜时气，风温无汗用之灵，荆防羌独柴前草，川芎枳桔与茯苓。

桂枝合白虎汤

桂枝　芍药　石膏(煅)　知母(生)　甘草(生)　粳米

引用生姜、大枣，水煎服。

［方歌］桂枝汤合白虎汤，壮热多汗服此方，桂芍石膏知母草，粳米大枣共生姜。

热　病

冬受寒邪不即病，至夏复感暑热成，身不恶寒而多渴，证同温病治亦同。

［注］热病，乃冬受寒邪不即为病，至夏复感暑热而成，故名曰热病。现证与温病相类，但不恶寒、口干作渴为少异耳。治法亦与温病同。

瘟　疫

天行厉气瘟疫病，为病挨门合境同，皆由邪自口鼻入，故此传染迅如风。当分表里阴阳毒，因时取治审重轻，古法皆以攻为急，荆防普济救苦攻。

［注］瘟疫一证，乃天地之厉气流行，沿门阖户，无论老少强弱，触之者即病。盖邪气自口鼻而入，故传染之速迅如风火。但毒有在表、在里、在阴、在阳之分，其或发、或攻、或清，当因春风、夏热、秋凉、冬寒之四时各异，随人虚实，量乎轻重以施治也。古法皆以攻毒为急者，以邪自口鼻而入，在里之病多故也。发以荆防败毒散，清以普济消毒饮，攻以二圣救苦丹，则酌量合宜，审度医治，庶几临证时有得心应手之妙矣！

荆防败毒散方见风温

普济消毒饮

黄芩（酒炒） 黄连（酒炒） 陈皮 桔梗 板蓝根 升麻 柴胡 薄荷 连翘（去心） 牛蒡子（炒研） 僵蚕（炒） 马勃 甘草（生） 元参

引用灯心，水煎服。

［方歌］普济消毒清时瘟，芩连陈桔板蓝根，升柴薄荷翘牛蒡，僵蚕马勃草元参。

二圣救苦丹

大黄四两 皂角二两

上为末，水丸。每服一钱，量儿大小与之，用无根水下。

瘟瘢疹痧

伤寒疹瘢失汗下，时气初感即其然，表邪覆郁荣卫分，外泛皮脉痧疹瘢。痧白疹红如肤粟，瘢红如豆片连连，红轻赤重黑多死，淡红稀暗是阴瘢。未透升麻消毒治，热盛三黄石膏煎，已透消瘢青黛饮，痧疹表里双解先。

［注］伤寒发瘢、疹、痧，皆因汗下失宜，外邪覆郁，内热泛出而成也。惟时气传染，感而即出，亦犹疫之为病，烈而速也。发于卫分则为痧，卫主气，故色白如肤粟也。发于荣分则为疹瘢，荣主血，故色红。肤浅为疹，深重为瘢。瘢形如豆，甚则成片连连。瘢疹之色红者轻，赤者重，黑者死，此以色辨热之浅深验死生也。若其色淡红稀暗者，皆因邪在三阳，已成瘢疹，由外入里，邪从阴化，或过服凉药所致，是为阴瘢、阴痧、阴疹，法当从阴寒治也。瘢出未透，表热轻者，宜升麻葛根汤合消毒犀角饮治之；表热重者，宜三黄石膏汤发之；已透者，用消瘢青黛饮加减清之；疹痧初起，表里不清，用双解通圣汤先通表里，余法同前。

升麻葛根汤合消毒犀角饮

升麻 葛根 芍药 甘草（生） 牛蒡子 荆芥 防风 犀角

引用芫荽，水煎服。

［方歌］升麻消毒表瘢疹，升葛芍草蒡荆防，倍加犀角急煎服，表实热盛另有方。

三黄石膏汤

黄连　黄芩　栀子　黄柏　豆豉　麻黄　石膏

引用生葱，水煎服。

［方歌］三黄石膏发瘢疹，表实热盛有奇功，连芩栀柏与豆豉，麻黄石膏生用葱。

消瘢青黛饮

石膏（煅）　知母　犀角　甘草（生）　栀子（生）　川连（生）　青黛　元参　柴胡　生地　人参　大黄

引用姜、枣，水煎。临服入苦酒一匙和服。

［方歌］消瘢青黛消毒瘢，石知犀角草栀连，青黛元参柴生地，人参大黄斟酌添。

双解通圣汤方见伤寒

暑证门

暑证总括

小儿暑病有四证，中暑阳邪伤暑阴，暑风攻肝抽搐见，暑厥攻心不识人。

［注］中暑，为阳邪单中暑热也。阳邪身热有汗。伤暑，为阴邪中暑复感寒也。阴邪身热无汗。中暑热极，攻肝则抽搐；攻心则厥冒不省人事。治者果能因证分别施治，自无难矣。

中　暑

中暑汗出身壮热，头痛大渴烦不宁，气乏神倦两足冷，加味人参白虎灵。

［注］中暑之证，身热有汗。因暑热熏蒸，故头痛口渴，烦躁不宁，甚则气乏神倦，足冷恶寒。须以加味人参白虎汤

治之。

加味人参白虎汤

人参　石膏(生)　知母(生)　粳米　甘草　苍术

水煎服。

[方歌] 加味人参白虎汤，暑热伤气服最良，参膏知母粳米草，停饮呕水更加苍。

伤　暑

伤暑受暑感寒风，无汗热渴面赤红，干哕恶心腹绞痛，嗜卧懒食肢重疼。清散二香饮极效，气虚六合汤奏功，夹食恶食多吐泻，加味香薷法最灵。

[注] 小儿伤暑，谓受暑复感风寒也。其证发热无汗，口渴饮水，面色红赤，干呕恶心，或腹中绞痛，嗜卧懒食。以二香饮治之，此内清外散之法也。若正气虚弱，当补正除邪，以六合汤治之；若伤暑夹食，大吐泻者，以加味香薷饮治之。

二香饮

苏叶　藿香　白茯苓　扁豆(炒)　厚朴(姜制)　陈皮　半夏(姜制)　甘草(生)　大腹皮　白芷　桔梗　川黄连　香薷

引用生姜、灯心，水煎服。

[方歌] 二香饮治风暑病，苏叶藿香白茯苓，扁豆厚朴陈半草，腹芷桔连香薷灵。

六合汤

人参　香薷　半夏(姜制)　甘草(生)　砂仁　木瓜　赤茯苓　藿香　杏仁(炒，去皮、尖)　厚朴(姜炒)　扁豆(炒)

引用姜、枣，水煎服。

[方歌] 六合虚暑用人参，香薷半夏草砂仁，木瓜赤苓藿香杏，厚朴扁豆枣姜匀。

加味香薷饮

香薷　厚朴(姜炒)　陈皮　扁豆(炒)　山楂(肉)　猪

苓　甘草(生)　枳实(麸炒)

水煎服。

［方歌］加味香薷治夹食，香薷厚朴共陈皮，白扁豆配山楂肉，猪苓甘草炒枳实。

暑　风

暑风抽搐似惊风，烦渴汗热便黄红，先用加味香薷饮，继用玉露散即宁。

［注］暑风者，手足搐搦，状似惊风者也。由暑热攻肝，内生风病。其证烦渴，身热有汗，二便黄赤。先宜加味香薷饮，疏其风；继以玉露散，清其热。暑热一解，而搐自止矣。切不可当惊痫治之。

加味香薷饮

香薷　黄连　扁豆(炒)　厚朴(姜炒)　羌活

引用灯心，水煎服。

［方歌］加味香薷治暑风，香薷黄连扁豆同，厚朴姜炒羌活入，灯心煎服效从容。

玉露散方见火泻

暑　厥

暑厥昏眩不知人，气虚挟痰上冲心，虚者清暑益气治，挟痰益元抱龙均。

［注］暑厥之证，昏昧不省人事。因其人元气素虚，暑热冲心，或挟痰上冲，以致精神昏愦。虚者以清暑益气汤治之，实者以辰砂益元散合抱龙丸治之。

清暑益气汤

人参　黄芪(炙)　当归(酒洗)　白术(土炒)　甘草(炙)　陈皮　麦冬(去心)　五味子　青皮(炒)　苍术(炒)　黄柏(酒炒)　升麻　葛根　泽泻　神曲(炒)

引用姜、枣，水煎服。

［方歌］清暑益气虚受暑，参芪归术草陈皮，麦味青皮苍术柏，升葛泽泻炒神曲。

辰砂益元散

辰砂（水飞）三钱　滑石（水飞）六两　甘草（末）一两

每用一钱。姜、灯心汤调匀，合抱龙丸服。

抱龙丸

黑胆星（九转者佳）四两　天竺黄一两　雄黄（水飞）　辰砂（另研）各半两　麝香（另研）一钱

上为细末，煮甘草膏和丸，皂荚子大。温水化下。

霍乱门

霍乱总括

霍乱风寒暑饮成，卒然吐泻腹心疼，饮暑盛兮湿霍乱，寒胜为干症不轻。

［注］霍乱者，乃风寒暑饮之杂邪为病，卒然挥霍变乱，心腹大痛，吐泻交作也。其能吐能泻者，谓之湿霍乱。夫暑饮虽盛，若已经吐泻，其邪即解，故易治也。若欲吐不能，欲泻不能者，谓之干霍乱。盖寒盛则凝，既不吐泻，则邪无去路，故病多不救。

湿霍乱

吐泻不已腹频疼，口渴引饮胸闷膨，饮盛主以二香饮，暑盛益元散最灵。

［注］湿霍乱者，乃暑饮合邪也。其证吐泻不已、肚腹疼痛，口渴引饮，胸膈膨闷。饮盛者，以二香饮主之；暑盛者，以辰砂益元散主之。因证调治，则暑饮之邪既清，而霍乱之证立愈矣。治者宜详辨之。

二香饮方见伤暑

辰砂益元散方见暑厥

干霍乱

欲吐泻之不吐泻，腹中绞痛不能堪，烦渴大饮甘露饮，肢厥不渴理中煎。

［注］干霍乱者，乃寒暑凝结，欲吐不吐，欲泻不泻，腹中绞痛，俗名绞肠痧病也。治者当分寒暑，如烦渴大饮者为热，以桂苓甘露饮主之；若厥逆不渴者属寒，以理中汤主之。因证调治，其病自愈。

桂苓甘露饮

白术(土炒)　茯苓　泽泻　猪苓　肉桂(少许)　石膏　滑石(水飞)　寒水石

水煎服。

［方歌］寒暑凝结霍乱成，桂苓甘露莫从容，白术茯苓猪泽桂，膏滑寒水石相同。

理中汤方见不乳

痢疾门

痢疾总括

痢疾暑湿生冷成，伤气为白伤血红，后重里急腹窘痛，寒热时痢噤口名。

［注］痢之为证，多因外受暑湿，内伤生冷而成。伤于气者色多白，以肺与大肠为表里也。伤于血者色多赤，以心与小肠为表里也。里急者，腹窘痛也；后重者，频下坠也。又有寒痢、热痢、时痢、噤口痢之别，医者须详察之。

寒　痢

寒伤久痢脏虚寒，肠鸣切痛实难堪，面唇青白喜饮热，理中养脏效通仙。

［注］寒痢者，寒冷伤胃，久痢不已，或脏气本虚，复为风冷所乘，伤于肠胃。故痢时肠鸣切痛，面唇青白，口虽渴喜饮热，此里寒虚之证也。初宜理中汤，久则真人养脏汤治之。

寒得温散而证愈矣。

理中汤方见不乳

真人养脏汤

人参　白术(土炒)　木香(煨)　当归(土炒)　白芍(炒)　肉桂　甘草(炙)　罂粟壳(蜜炙)　诃子肉(面煨，去核)　肉果(煨)

引用乌梅，水煎服。

［方歌］寒痢须用养脏汤，人参白术广木香，归芍肉桂炙甘草，粟壳诃子肉果良。

热　痢

痢初实热腹窘痛，下痢无度尿短红，舌赤唇焦喜饮冷，芍药白头香连灵。

［注］热痢者，皆因湿热凝结于肠胃，以致腹中窘痛，频频下痢，尿短色红，舌赤唇焦，喜饮冷水，此里热之证也。重则当归芍药汤主之，轻则白头翁汤主之，或香连丸主之。

当归芍药汤

当归　白芍　木香　黄芩　黄连　肉桂　大黄　甘草(生)　槟榔

水煎服。

［方歌］热痢当归芍药汤，里急后重服最良，归芍木香芩连桂，大黄甘草共槟榔。

白头翁汤

黄连　黄柏　秦皮　白头翁

水煎服。

［方歌］白头翁汤治热痢，腹中窘痛溺短赤，连柏秦皮白头翁，煎服之后痢自愈。

香连丸

木香　川黄连各等分

共为细末，醋糊为丸，如桐子大。量儿大小用之，空心米饮下。

时　痢

时痢痢疾感时气，发热无汗遍身疼，热为邪束因作呕，仓廪汤散有奇功。

［注］时痢者，乃痢疾时复感时气也。身热无汗，遍身疼痛，热为邪束，频作呕逆。须以仓廪汤散之，先解时邪，其痢自止。

仓廪汤

人参　茯苓　独活　桔梗　前胡　川芎　甘草(炙)　枳壳(麸炒)　仓米　柴胡　羌活

引用生姜，水煎服。

［方歌］时痢须用仓廪汤，参苓独活桔梗良，前胡川芎炙甘草，枳壳仓米及柴羌。

噤口痢

火毒冲胃成噤口，脉大身热不能食，舌赤唇红惟饮冷，参连开噤散功奇。

［注］噤口痢一证，乃火毒冲胃而成。其证脉大身热，不能饮食，舌赤唇红，惟喜饮冷，急宜参连开噤散救之。

参连开噤散

人参　川连(姜炒)　莲子肉各等分

上为细末，米饮调下。

疟疾门

疟疾总括

疟疾夏暑秋寒风，荣卫合邪病始成，阴阳相并发寒热，日间浅深作分明。

［注］疟疾者，多因夏伤于暑，其气舍于荣内，至秋复感寒

风，则荣卫合邪而成疟。发时或寒或热者，阴阳相并也。每日作者，因初病邪气尚浅，伏藏于荣，随经络而行故也。其间日作者，因邪已深入脊膂间，伏藏于冲脉故也。其昼发者，因邪在三阳之浅。夜发者，因邪在三阴之深。疟将退者，亦由夜而昼，由间日而至每日，此为去阴就阳，由深而浅，其病欲已也。治者须详细分别可也。

寒疟风疟

先寒后热身无汗，此为寒疟不须评，先热后寒身有汗，此为风疟须详明。寒宜麻黄羌活剂，风惟桂枝羌活从。

［注］此疟疾初起，发散之法也。先寒后热者，因先伤于寒，后伤于风。寒多热少身无汗者，谓之寒疟，以麻黄羌活汤主之。先热后寒者，因先伤于风，后伤于寒。热多寒少，身有汗者，谓之风疟，以桂枝羌活汤主之。

麻黄羌活汤

麻黄　羌活　防风　甘草（生）

引用生姜，水煎服。

［方歌］麻黄羌活汤医疟，身体无汗寒热增，麻黄羌活防风草，引姜煎服体安宁。

桂枝羌活汤

羌活　防风　桂枝　甘草（生）

引用生姜，水煎服。

［方歌］桂枝羌活汤，治疟岂寻常，羌活生甘草，防风桂枝良。

食　疟

食疟寒热腹胀膨，面黄恶食闷不通，轻者须用柴平剂，便硬加味大柴攻。

［注］食疟者，因食而病疟者也。由小儿饮食无节，复受风暑之气，以致寒热交作，胸腹胀满，否闷不通，面黄恶食也。

但食有轻重，须当别之。轻者宜柴平汤主之，重者宜大柴胡汤加槟榔、草果主之。治者果能因证调理，则积滞清，而疟渐退矣。

柴平汤

陈皮　半夏（姜制）　苍术（米泔水浸，炒）　厚朴（姜炒）　黄芩　柴胡　甘草　人参

引用姜、枣，水煎服。

［方歌］柴平汤治伤食疟，陈半苍术同厚朴，黄芩柴胡草人参，姜枣作引为良药。

大柴胡汤方见伤寒

疟痰疟饮

疟疾痰饮多呕逆，面黄目肿胸膈膨，痰盛清脾加橘半，饮盛加苍倍入苓。

［注］小儿素有痰饮，复因外邪凝结脾胃，故呕逆也。若疟疾或经汗下之后，表里无证，宜用清脾饮以和之。痰盛者，本方加橘红倍半夏；饮盛者，加苍术倍茯苓；若儿气已虚弱，更当加人参以扶其正。

加减清脾饮

柴胡　黄芩　半夏（姜制）　甘草（炙）　厚朴（姜制）　青皮（醋炒）　槟榔　茯苓　草果　人参　白术（土炒）　橘红　南苍术（炒）

引用生姜，水煎服。

［方歌］青脾治疟兼痰饮，柴芩半草朴青榔，苓果气虚参术入，痰盛加橘饮盛苍。

咳嗽门

咳嗽总括

肺病咳嗽有痰声，有声无痰咳之名，有痰无声谓之嗽，为病寒热食与风。

［注］《病机式要》云：咳嗽谓有声有痰，因肺气受伤，动乎脾湿而然也。咳谓无痰而有声，肺气伤而不清也。嗽谓无声而有痰，脾湿动而为痰也。二者虽俱属肺病，然又有肺寒、肺热之分，食积、风寒之别，医者宜详辨之。

肺寒咳嗽

肺虚饮冷致咳嗽，面色晄白痰涕清，圣惠橘皮宜初进，补肺阿胶久嗽灵。

［注］寒嗽者，因平素肺虚，喜啖生冷，以致寒邪伤肺，发为咳嗽。其证面色晄白，痰多清稀，鼻流清涕。初宜圣惠橘皮散主之，若日久不愈者，须以补肺阿胶散主之，则气顺痰清而嗽自止矣。

圣惠橘皮散

人参　贝母　苏叶　陈皮　桔梗　杏仁（去皮、尖，炒）

引用红枣，水煎服。

［方歌］肺虚受寒频咳嗽，橘皮散治效通仙，参贝苏叶陈皮桔，杏仁微炒去皮尖。

补肺阿胶散

人参　阿胶（麸炒）　牛蒡子（炒）　杏仁（去皮、尖，炒）　糯米　甘草（炙）　马兜铃

水煎，食后服。

［方歌］小儿肺寒时时嗽，补肺阿胶效若神，人参阿胶牛蒡子，杏仁糯米草兜铃。

肺热咳嗽

火嗽面赤咽干燥，痰黄气秽带稠粘，便软加味泻白散，便硬加味凉膈煎。

［注］火嗽一证，乃火热熏扰肺金，遂致频频咳嗽，面赤咽干，痰黄气秽，多带稠粘也。便软者，加味泻白散主之；便硬者，凉膈散加桔梗、桑皮煎服，则热退气清而嗽自止矣。

加味泻白散

桑皮(蜜炙) 地骨皮 甘草(生) 川贝母(去心,碾) 麦冬(去心) 知母(生) 桔梗 黄芩 薄荷

水煎服。

[方歌] 加味泻白治火咳,桑皮地骨甘草合,贝母麦冬生知母,桔梗黄芩同薄荷。

凉膈散方见急惊风

食积咳嗽

食积生痰热熏蒸,气促痰壅咳嗽频,便溏曲麦二陈治,便燥苏葶滚痰攻。

[注] 积嗽者,因小儿食积生痰,热气熏蒸肺气,气促痰壅,频频咳嗽。便溏者,以曲麦二陈汤消导之;便秘者,以苏葶滚痰丸攻下之。

曲麦二陈汤

陈皮 半夏(姜制) 茯苓 甘草(生) 黄连(姜制) 山楂 麦芽(炒) 神曲(炒) 栝蒌仁 枳实(麸炒)

引用生姜、红枣,水煎服。

[方歌] 曲麦二陈食积嗽,陈半苓草川黄连,山楂麦芽神曲炒,栝蒌枳实一同煎。

苏葶滚痰丸

苏子(炒)一两 苦葶苈(微炒)一两 大黄(酒蒸一次)四两 沉香五钱 黄芩四两 青礞石(火煅如金为度)五钱

上为末,水为丸。量儿虚实服之,姜汤送下。

风寒咳嗽

风寒咳嗽频嚏涕,鼻塞声重唾痰涎,疏风参苏金沸散,散寒加味华盖痊。

[注] 小儿脱衣偶为风冷所乘,肺先受邪,使气上逆,冲塞咽膈,发为咳嗽,嚏喷流涕,鼻塞声重,频唾痰涎。先以

参苏饮疏解表邪，再以金沸草散清其痰嗽。若寒邪壅蔽，当以加味华盖散治之。则风邪解而气道通，气道通而咳嗽止矣！

参苏饮

苏叶　干葛　前胡　陈皮　半夏（姜制）　甘草（生）　枳壳（麸炒）　桔梗　赤茯苓

水煎服。

［方歌］参苏饮治风寒嗽，苏叶干葛前胡从，陈皮半夏生甘草，枳壳桔梗配赤苓。

金沸草散方见伤风

加味华盖散

麻黄　杏仁（去皮、尖，炒）　苏子（炒）　前胡　橘红　甘草（生）　桑皮（炒）　桔梗　赤茯苓

水煎，食后温服。

［方歌］华盖散治风寒盛，气促胸满咳嗽频，麻杏苏子前橘草，桑皮桔梗赤茯苓。

喘证门

喘证总括

喘则呼吸气急促，抬肩欠肚哮有声，实热气粗胸满硬，寒虚痰饮马脾风。

［注］呼吸气出急促者，谓之喘急。外候抬肩欠肚，若更喉中有声响者，谓之哮吼。然致病之原不一。如气粗胸满痰稠，便硬而喘者，此实热也；气乏息微，不能续息而喘者，此虚邪也。其中有风寒郁闭而喘者，又有痰饮壅逆而喘者，更有马脾风一证，最为急候。医者须分别详明，庶用药如响矣。

火热喘急

火喘燥渴面唇红，肺胃凉膈白虎清，泻心宜用导赤散，

阴虚知柏地黄灵。

［注］火邪刑金作喘者，多口干舌燥作渴，面赤唇红也。因于肺热者，以凉膈散主之；胃热者，凉膈白虎汤主之；心火刑金者，导赤散主之；肾虚火来烁金者，宜知柏地黄汤主之。医者果能审察精详，按证调治，庶几用药如响，而不致有虚实之误矣！

凉膈散方见急惊风

凉膈白虎汤

大黄（生） 朴硝 甘草（生） 连翘（去心） 栀子 黄芩（生） 薄荷叶 石膏（生） 知母（生）

引用粳米，水煎，温服。

［方歌］凉膈白虎肺胃热，栀子连翘薄荷叶，黄芩大黄朴硝草，知母石膏粳米列。

导赤散方见不小便

知柏地黄汤

干生地黄 山茱萸肉 山药（炒） 知母（炒） 黄柏（盐炒） 牡丹皮 泽泻 茯苓

水煎服。

［方歌］知柏地黄阴虚热，知母黄柏牡丹皮，干生地黄并泽泻，茯苓山药共茱萸。

肺虚作喘

虚喘气乏声短涩，洁古黄芪汤效捷，百合固金化虚痰，本事黄芪清虚热。

［注］虚喘之证，气乏声音短涩，以洁古黄芪汤主之。若喘促夹痰者，以百合固金汤主之；夹热者，以本事黄芪汤主之。

洁古黄芪汤

人参 黄芪（炙） 甘草（炙） 地骨皮 桑白皮（炒）

水煎温服。

［方歌］洁古黄芪汤，虚喘最为良，人参黄芪共，甘草地骨桑。

百合固金汤

百合　天门冬　麦门冬（去心）　生地黄　熟地黄　当归　白芍药（炒）　甘草（生）　贝母（去心）　元参　桔梗

水煎服。

［方歌］百合固金虚痰喘，百合二冬二地黄，当归白芍生甘草，贝母元参桔梗良。

本事黄芪汤

五味子　白芍药　天门冬　麦门冬（去心）　人参　黄芪（炙）　熟地黄　甘草（炙）　茯苓

引用乌梅、姜、枣，水煎服。

［方歌］本事黄芪虚热喘，五味芍药二门冬，参芪熟地炙甘草，乌梅姜枣白茯苓。

风寒喘急

风寒伤肺气喘急，表热无汗华盖方，肺虚被邪紫苏饮，无邪气逆降气汤。

［注］肺主皮毛，一受风寒，内闭肺气，则气逆不降，呼吸气急，故作喘也。发热无汗，宜以华盖散汗而散之。若肺气本虚，外复被风寒所伤者，宜以紫苏饮子补而散之；若肺虚外无风寒所伤，内无痰涎壅塞，惟气逆喘急者，以加减苏子降气汤降其逆气，其喘自愈。治者宜详察之。

华盖散方见风寒咳嗽

紫苏饮子

苏叶　杏仁（炒，去皮、尖）　桑皮（炒）　陈皮　青皮（醋炒）　半夏（姜制）　人参　五味子　甘草（生）　麻黄

引用生姜，水煎服。

［方歌］气虚又被风寒伤，紫苏饮子最相当，苏叶杏桑陈青半，人参五味草麻黄。

苏子降气汤

苏子(炒)　当归　陈皮　半夏(姜制)　甘草(生)　前胡　厚朴(姜制)　桂心　沉香

引用姜、枣，水煎服。

［方歌］气逆喘用降气汤，肺虚无邪服最良，苏子当归陈半草，前胡厚朴桂沉香。

痰饮喘急

痰饮壅逆因作喘，痰饮苏葶滚痰从，停饮喘急不得卧，泻饮降逆用苏葶。

［注］小儿痰饮作喘者，因痰壅气逆也。其音如潮响，声如拽锯者，须急攻痰壅，苏葶滚痰丸主之。若停饮喘急不得卧者，又当泻饮降逆苏葶丸主之。医者须分别施治，庶几曲中病情矣。

苏葶滚痰丸方见食积咳嗽

苏葶丸

南苏子(炒)　苦葶苈子(微炒)各等分

上为细末，蒸枣肉为丸，如麻子大。每服五丸至七丸，淡姜汤下。

马脾风

暴喘传名马脾风，胸高胀满胁作坑，鼻窍搧动神闷乱，五虎一捻服最灵。

［注］马脾风俗传之名，即暴喘是也。因寒邪客于肺俞，寒化为热，闭于肺经，故胸高气促，肺胀喘满，两胁搧动，陷下作坑，鼻窍搧张，神气闷乱。初遇之急服五虎汤，继用一捻金下之。倘得气开，其喘自止。如儿生百日内见此者，病多不救。

五虎汤

麻黄(蜜炒)　杏仁(炒，去皮、尖)　甘草(生)　白石膏(研为

末） 细茶

引用生姜，水煎，临时用药冲石膏服。

〔方歌〕五虎汤治马脾风，麻黄蜜炒杏仁从，甘草石膏细茶叶，煎服之后喘自宁。

一捻金方见不大便

御纂医宗金鉴卷五十四

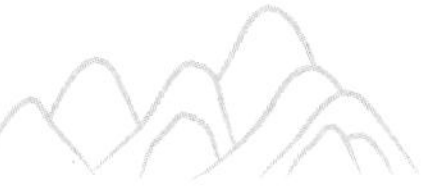

痰证门

痰证总括

痰因津液不四布，阴盛为饮阳盛痰，稠粘黄色为燥热，清稀色白乃湿寒。

［注］痰者，水谷所化之津液不能四布，留于胸中而成者也。多因饮食无节，或乳食过食厚味，脾胃不能运化而生。若阴气素盛，则化而为饮；阳气素盛，则化而为痰。稠粘黄色，涩滞难出，谓之燥痰；清稀色白，滑而易出，谓之湿痰。二者或宜清润，或宜通利，治各不同也。

燥　痰

燥痰肺燥涩难出，气逆喘咳卧不舒，面红口干小便赤，清气化痰滚痰乎。

［注］燥痰者，痰因火动也。火盛则痰多燥粘，气逆喘咳，夜卧不宁，面赤口干，小便黄赤。轻者用清气化痰丸清之，重者用苏葶滚痰丸下之。

清气化痰丸

胆南星（九转）　半夏（姜制）各一两五钱　橘红　枳实（麸炒）　杏仁（炒，去皮、尖）　栝蒌仁（去油）　黄芩（酒炒）　白茯苓各一两

上为细末，姜汁为丸。淡姜汤化服。

苏葶滚痰丸方见食积咳嗽

湿　痰

湿痰脾湿懒饮食，倦怠嗜卧面色黄，痰多枳桔二陈剂，饮多桂苓甘术汤。

［注］湿痰者，因小儿过食生冷、油腻之物，有伤脾胃，遂致脾土虚湿，不能运化而成湿痰，滑而易出。脾虚不运，故懒食；脾主四肢，故倦怠嗜卧；脾属土，故面色多黄。痰多者，宜用枳桔二陈汤加苍术、白术，除湿化痰；饮盛者，须用桂苓甘术汤，扶阳散饮。调治合宜，而痰自化矣。

枳桔二陈汤方见哯乳

桂苓甘术汤

茯苓　桂枝　甘草(生)　白术(土炒)

引用生姜，水煎服。

［方歌］桂苓甘术湿痰饮，除湿利饮更扶阳，茯苓桂枝生甘草，白术土炒引生姜。

疝证门

疝证总括

诸疝厥阴任脉病，外因风寒邪聚凝，内因湿热为寒郁，证皆牵睾引腹疼。胎疝多因禀赋病，总审热纵寒痛疼，血左不移气右动，湿则坠重虚坠轻。

［注］厥阴环阴器，入少腹；任脉起于中极之下，以上毛际，循腹里上关元，故诸病疝莫不属之也。小儿病此，多因先天不足，本脏虚弱。复因外感风邪，内食生冷，寒邪凝结而成者有之。或因湿热郁于中，复被寒邪束于外，邪气乘虚并于血队，流入厥阴，厥阴属肝，其性急速，故牵引睾丸，少腹绞痛也。又有胎疝一证，多因孕妇啼泣过伤，动于阴气，结聚不散，令儿生下即成此证者。大抵热则多纵，寒则多痛；在血分者不移，在气分者多动；湿肿坠则重，虚肿坠则轻。因证施治，自切中病情矣。

寒　疝

寒湿内蓄日已深，复被风冷水气侵，囊冷硬痛成寒疝，乌头桂枝金菜神。

[注] 寒疝者，因儿平日过食生冷，或卧湿地，以致阴结于内，气滞不行。为日既久，复为风冷所束，水湿所伤，故发时囊冷结硬，牵引少腹作痛。初得之兼表者，以乌头桂枝汤主之；寒甚者，以金茱丸治之。

乌头桂枝汤

桂枝　赤芍药　甘草(炙)　乌头

引用生姜，水煎服。

[方歌] 乌头桂枝治寒疝，解表温中法最良，广桂枝同赤芍药，乌头甘草引生姜。

金茱丸

金铃子肉一两　吴茱萸五钱

上为细末，酒煮面糊为丸，如麻子大。每服数丸，盐汤下。

湿热感寒疝

厚味过度生湿热，复触风寒疝气成，囊纵红肿常刺痛，乌头栀子服即宁。

[注] 小儿平素过食厚味，致生湿热。湿热之气下行，流入囊中，复为风寒所束，而疝证成矣。发时囊纵红肿，常常刺痛，当以乌头栀子汤调治之，庶疝可愈矣。

乌头栀子汤

乌头　栀子(炒)

上用顺流水，入姜汁煎服。

[方歌] 湿热感寒疝气疼，乌头栀子汤最灵，栀子乌头姜汁共，顺流水煎病即宁。

胎　疝

胎疝多因母过啼，儿生胞硬痛无时，轻用十味苍柏治，重用金铃川楝宜。

[注] 胎疝者，因孕妇啼泣过伤，气结不散，蕴于胞中，令

儿生下胞硬疼痛。轻者十味苍柏散主之，重者以金铃散或川楝丸主之。

十味苍柏散

青皮（醋炒） 川附子（炮） 黄柏 南山楂肉（酒炒） 苍术（米泔水浸） 香附（制） 益智仁 元胡索（醋炒） 桃仁 甘草（炙）

引用小茴香，水煎服。

［方歌］十味苍柏治胎疝，青皮川附柏楂苍，香附益智元胡索，桃仁甘草引茴香。

金铃散

三棱 莪术各三钱 陈皮 赤茯苓各五钱 茴香三钱 甘草（生）二钱 槟榔 枳壳（麸炒）各三钱 钩藤钩 青皮（炒）各四钱 南木香三钱 金铃子肉一两

上除槟榔、木香不过火，余焙共为细末。每服半钱至一钱，无灰酒调服。

川楝丸

木香 槟榔 三棱 莪术各三钱 青皮（醋炒） 陈皮各四钱 川楝肉八钱 芫花（醋炒）五分 辣桂二钱 牵牛（生，取仁）二钱 巴豆（去油）三粒

上为极细末，面糊为丸，如麻子大。每服三四丸，姜汤送下。

阴　肿

阴囊肿大邪气凝，风痒湿坠热多疼，疏风五苓导赤散，偏坠守效丸最灵。

［注］阴器者，乃诸筋之总会也。因邪客于少阴、厥阴之经，湿热之气与风冷之气相搏，气不得通，故结聚而阴囊肿大。总之风盛多痒，湿盛多坠，热盛多疼。如外肾肤囊肿大，痒痛坠下，此风湿袭于下也，宜疏风五苓散主之；如外肾肤囊肿痛光亮，此因心火移热于小肠故也，宜加味五苓散或导赤

散主之。更有偏坠一证，或左或右，睾丸作肿者，此因食积不消，湿气下行故也，宜加味守效丸主之。

疏风五苓散

防风　苍术(米泔水浸)　肉桂　羌活　猪苓　泽泻　赤茯苓　白术(土炒)

引用生姜，水煎服。

［方歌］阴肿疏风五苓散，防风苍术肉桂羌，猪苓泽泻赤苓术，煎服之时入生姜。

加味五苓散

金铃子　白术(土炒)　泽泻　木通　茴香(炒)　赤茯苓　橘核仁　肉桂　槟榔　猪苓

引用生姜、灯心，水煎服。

［方歌］五苓散内用金铃，白术泽泻与木通，茴香赤苓橘核配，肉桂槟榔合猪苓。

导赤散方见不小便

加味守效丸

南星　山楂肉(酒炒)　苍术(炒)各二两　白芷　半夏(姜制)　橘核仁　神曲(炒)各一两　海藻　昆布各五钱　吴茱萸　青皮(醋炒)　元胡索(醋炒)　荔枝核(炒)各一两

上共为末，神曲糊为丸，如梧桐子大。每服三十丸，空心酒下。

小肠气

痛引腰脊小肠气，加味香苏温散宜，上冲心痛失笑散，有形胡芦巴丸医。

［注］小肠气一证，其受病与疝气等，亦因湿气在内，而寒气又束于外也。发时少腹胀控睾丸引腰脊，上冲心痛而不肿是也。治宜分别形状：如引腰而痛者，加味香苏散温散之；痛而冲心气者，加味失笑散主之；如少腹中有形如卵，上下往来，痛不可忍者，宜胡芦巴丸主之。

加味香苏散

苍术(米泔水浸)　陈皮　川楝肉　甘草　苏叶　香附(醋炒)

引用连须、葱白,水酒兑煎服。

[方歌] 加味香苏散苍术,广陈皮与川楝肉,甘草苏叶香附同,连须葱白共煎服。

加味失笑散

五灵脂　蒲黄(隔纸炒)　元胡索(醋炒)各等分

上为细末,每服一二钱,水酒调下。

胡芦巴丸

胡芦巴(炒)　川楝子(蒸,去皮、核,焙)各四钱　川乌(去皮、脐)　巴戟肉各一钱五分　茴香三钱　吴茱萸(半酒、半醋浸一宿,焙)二钱五分　牵牛(炒)二钱

上共为细末,酒面糊为丸,如梧桐子大。每服数丸,空心温酒下。

淋证门

淋证总括

诸淋皆缘寒热湿,下移膀胱溲无时,水道涩滞常作痛,寒热石血随证医。

[注] 小儿淋证,或因风寒袭入,或因湿热下移,乘入膀胱,以致水道涩滞,欲出不出,淋漓不断,甚至窒塞其间,令儿作痛。然必辨其为寒为热,为石为血,分别治之,则水道宣通,淋自愈矣!

寒　淋

冷气入胞成寒淋,小便闭塞胀难禁,淋漓不断腹隐痛,五苓倍桂小茴神。

[注] 寒淋者,皆因风寒乘入膀胱,致下焦受冷,遂成寒淋。其候小便闭塞,胀痛难禁,不时淋漓,少腹隐痛。须以五

苓散倍加肉桂、小茴香治之，其淋自愈。

五苓散

白术(土炒)　泽泻　猪苓　肉桂　小茴香　赤茯苓

水煎服。

［方歌］五苓治寒淋，白术泽猪苓，肉桂加倍用，茴香赤茯苓。

热　淋

膀胱蓄热淋证成，十味导赤有奇功，小腹胀满大便结，急服八正莫少停。

［注］热淋者，膀胱蓄热而成也。小便不通，淋漓涩痛，以十味导赤汤主之。若少腹胀满，引脐作痛，大便秘结者，以八正散主之。

十味导赤汤

生地　山栀子　木通　瞿麦　滑石　淡竹叶　茵陈蒿　黄芩　甘草(生)　猪苓

水煎服。

［方歌］十味导赤药最灵，生地山栀合木通，瞿麦滑石淡竹叶，茵陈黄芩草猪苓。

八正散方见不小便

石　淋

湿热蓄久石淋成，溲如沙石茎中疼，轻者须用葵子散，重则八正可相从。

［注］石淋者，逢溺则茎中作痛，常带沙石之状，因膀胱蓄热日久所致。正如汤瓶久经火炼，底结白硷也。轻则葵子散主之，重则八正散主之。

葵子散

桑皮(炒)　瞿麦　栀子　赤茯苓　木通　车前子　甘草(生)　葵子

水煎服。

［方歌］葵子散治石淋证，桑皮瞿麦山栀仁，赤苓木通车前子，甘草葵子共和匀。

八正散方见不小便。

血淋

血淋心热伤血分，尿血同出茎中疼，清利须用小蓟饮，茎中痛甚五淋从。

［注］血淋者，盖因心热伤于血分，热气传入于胞，日久则尿血同出，遂成血淋。茎中不时作痛，须以小蓟饮子治之；若茎中痛甚者，五淋散主之。

小蓟饮子

通草　滑石　淡竹叶　当归　小蓟　栀子(炒)　甘草(生)　生地　蒲黄　藕节

水煎，空心服。

［方歌］小蓟饮子治淋血，通草滑石淡竹叶，当归小蓟山栀甘，生地蒲黄合藕节。

五淋散

当归　赤芍　苦葶苈　黄芩(炒)　木通　栀子　车前子　淡竹叶　滑石　葵子　甘草(生)　赤茯苓

引用葱白，水煎服。

［方歌］五淋血淋茎中疼，归芍葶苈芩木通，栀子车前淡竹叶，滑石葵子草赤苓。

头痛门

头痛总括

小儿头痛分表里，里属内热表寒风，风寒外闭须疏散，内热熏蒸以清攻。

［注］小儿头痛之证不一，有在表在里之分。在表者，外感风寒也，法宜疏散之；在里者，内热熏蒸也，法宜清解之。

苟能调治得宜，则头痛自除矣。

风寒头痛

风寒头痛属太阳，上及颠顶额角傍，恶寒无汗身发热，加味清空自堪尝。

［注］风寒头痛者，乃太阳经受邪也。其候恶寒发热，上及颠顶，下连额角，不时作痛。法宜取汗，悉以清空膏主之。如痛甚者，于本方中加细辛；热盛便秘者，于本方中加川大黄。

清空膏

羌活　防风　柴胡　川芎　黄芩　黄连　甘草（生）

引用生姜，水煎服。痛甚加细辛，便秘加川大黄。

［方歌］风热上攻头疼痛，加味清空膏最良，羌防柴芎芩连草，痛甚加辛便秘黄。

内热头痛

内热头痛属阳明，鼻干目痛齿颊疼，清热加味茶调治，便秘加入大黄攻。

［注］胃热头痛，病在阳明。因小儿肥甘无节，胃火上炎，故发时鼻干、目痛上至头下至齿，颊痛无定时。宜加味茶调散清之。

加味茶调散

荆芥穗　薄荷　黄芩　青茶叶　石膏（生）　白芷　川芎

引用生姜，水煎服。便秘者加川大黄。

［方歌］加味茶调治头疼，胃经积热上攻冲，荆穗薄荷芩茶叶，石膏生用芷川芎。

腹痛门

腹痛总括

小儿腹痛有四因，食寒虫动痛相侵，停食感寒相兼痛，临证医治要详分。

[注] 小儿腹痛,其证有四:如寒痛、食痛、虫痛、停食感寒痛也,须随证施治。寒则温中,食则消导,虫则安虫,停食感寒则消散。调治合宜,其痛自除矣。

食痛

食痛伤食心胃痛,食入即痛喜饮凉,恶食腹满吐便秘,承气平胃酌量尝。

[注] 食痛者,皆因饮食不节,积滞不化所致,故食入即痛也。其候喜饮凉水,恶食腹满,吐酸便秘。宜先以小承气汤下之。若下后仍痛者,以香砂平胃散消导可也。

小承气汤

大黄　枳实(麸炒)　厚朴(姜炒)

引用生姜,水煎服。

[方歌] 小承气汤治腹痛,腹硬烦渴便不通,枳实厚朴大黄共,煎服便利立时松。

香砂平胃散

苍术(米泔水浸,炒)　陈皮　厚朴(姜炒)　甘草(炙)　缩砂(研)　香附(醋炒)　南山楂　神曲(炒)　麦芽(炒)　枳壳(麸炒)　白芍(炒)

引用生姜,水煎服。

[方歌] 香砂平胃伤食痛,下后仍痛用此和,苍陈朴草缩香附,山楂曲麦枳壳芍。

寒痛

寒痛中虚脾受寒,尿爪俱白面青看,喜热腹满或下利,理中肢厥加附煎。

[注] 寒痛者,多因小儿中气虚弱,复为风冷所乘,则脾经受寒,故不时腹痛。现证尿白,爪甲白,面多青,喜饮热,或腹满下利。宜理中汤温之。若四肢厥冷,兼属少阴,则加附子。

理中汤方见不乳

虫痛

虫痛不安腹因痛，面色乍青乍赤白，时痛时止吐清涎，安虫理中治最合。

［注］虫痛者，因腹中虫动不安，故腹中作痛。其候面色乍赤乍青乍白，其痛时作时止，时吐清水。切不可妄用攻下，当以安虫为主，其痛即除。新痛者，钱氏安虫散治之；痛久不愈者，加减理中汤治之。

钱氏安虫散

胡粉（炒黄）　鹤虱（炒黄）　白矾（枯）　川楝子（去皮、核）各二钱五分

上为细末。每服一匙，大者五分，米饮调下，痛时服。

加减理中汤方见虫吐

内食外寒腹痛

内伤乳食外感寒，发热恶寒腹痛兼，恶食呕吐多啼叫，藿香和中可急煎。

［注］小儿内伤乳食，外感寒邪，遂致食寒凝结，腹中作痛。其候发热恶寒，而更兼腹痛、恶食、呕吐，啼叫不已者，以藿香和中汤治之。

藿香和中汤

藿香　砂仁（研）　羌活　苍术（米泔水浸）　陈皮　厚朴（姜炒）　甘草（生）　山楂　香附（炙）　白芷　苏叶　川芎

引用生姜，水煎服。

［方歌］藿香和中治腹疼，内伤食滞外寒风，藿砂羌苍陈朴草，山楂香附芷苏芎。

黄疸门

黄疸总括

黄疸湿热郁蒸成，遍身皆黄及目睛，阳黄色亮身多热，阴黄色暗冷如冰。

［注］黄疸一证，乃湿热郁久，外发肌肤而然也。其候遍身面目皆黄，甚则深黄，面如烟熏之状。其中又有阴阳之别：如面红、口渴、尿赤、色亮、身热者，乃脾家湿热，此阳黄也；口不渴而色暗黄，身冷如冰者，乃脾肾寒湿，此阴黄也。治者宜分别施治。

阳　黄

阳黄无汗宜疏散，茵陈麻黄能发汗，腹满便秘茵陈攻，表里无证茵苓善。

［注］阳黄一证，原因湿热而成，治者当详审之。如表实无汗，宜外发其汗，茵陈麻黄汤主之，使黄从表解也；里实二便秘涩，腹满者，宜茵陈蒿汤下之，使黄从里解也；若表有汗，里不便秘腹满，是表里无证，不可汗、下，惟利小便，宜用茵陈五苓散，使黄从水道利之则愈。

茵陈麻黄汤

茵陈蒿　麻黄

水煎，加黄酒少许服之。

［方歌］儿发阳黄身无汗，茵陈麻黄汤极便，麻黄茵陈各等分，量儿煎服有奇验。

茵陈蒿汤

茵陈蒿　川大黄　栀子

引用灯心，水煎服。

［方歌］里实须用茵陈汤，栀子茵陈生大黄，灯心为引水煎服，便利黄消体泰康。

茵陈五苓散

茵陈蒿　赤苓　猪苓　泽泻　白术（土炒）　肉桂

引用灯心，水煎服。

［方歌］茵陈五苓治黄病，利水除湿有奇功，术苓泽泻猪苓桂，茵陈加入便自清。

阴 黄

阴黄多缘转属成，脾湿肾寒两亏生，温脾茵陈理中治，温肾茵陈四逆灵。

〔注〕阴黄者，乃脾湿、肾寒，两虚而成，此最为危候。温脾去黄，以理中汤加茵陈主之；温肾去黄，以茵陈四逆汤主之。

茵陈理中汤方见不乳

茵陈四逆汤

附子（制） 干姜 茵陈蒿 甘草（炙）

水煎服。

〔方歌〕茵陈四逆汤，附子共干姜，茵陈炙甘草，黄消病渐康。

水肿门

水肿总括

水肿俱属脾肺经，肺喘脾胀要分明。上肿属风宜汗散，下肿属湿利水灵。通身肿者兼汗利，喘则逐饮胀则攻。再辨阳水与阴水，攻泻温补贵变通。

〔注〕小儿水肿，皆因水停于脾、肺二经。水停胸中则喘，水停膈下则胀。其间所肿部位，不可不察：如肿在腰以上者，属风，法宜发汗；肿在腰以下者，属湿，法宜利水；有通身上下皆肿者，系风湿两伤，法宜汗利兼施。肿而喘不得卧，宜逐肺饮；肿而胀满便秘，宜攻脾水。肿从腹起至四肢者，可治；肿从四肢起至腹者，不可治。然又有阳水、阴水之分，宜详别焉。阳水属实，法宜攻泄；阴水属虚，法宜温补。应证而施，自无不效也。

风水肿

肿在上者因风起，急宜发汗莫从容。越婢汤中加苍术，汗后全消病即宁。

［注］上身肿者，头面、肩臂至腰间皆肿也。病因外感风邪，法宜发汗则愈，经所谓开鬼门是也。以越婢加苍术汤治之。

越婢汤

麻黄　石膏（煅）　甘草（生）　苍术（米泔水浸）

水煎服。

［方歌］越婢汤治风水肿，麻黄甘草共石膏，再加苍术水煎服，能使儿童肿即消。

湿水肿

肿在下者因湿起，急宜利水可安然。外法贴脐如神妙，内服沉香琥珀丸。

［注］下身肿者，腰脐至两足皆肿也。病因脾经湿热所成，急用利水之法，经所谓洁净府是也。外用贴脐法，内服沉香琥珀丸。

贴脐法

巴豆（去油）四钱　水银粉二钱　硫黄一钱

上研匀成饼，先用新棉一片，包药布脐上，外用帛缚时许，自然泻下恶水，待下三五次，去药以粥补住。

沉香琥珀丸

苦葶苈子一两五钱　郁李仁（去皮）一两五钱　防己七钱五分　沉香一两五钱　陈皮（去白）七钱五分　琥珀五钱　杏仁（去皮、尖，炒）五钱　苏子五钱　赤苓五钱　泽泻五钱

共为细末，炼蜜为丸，如梧桐子大，以麝香为衣。每服一钱，量儿大小与之，用滚白水下。

风湿肿

通身皆肿属风湿，外散内利最相宜，峻攻则用疏凿饮，和剂茯苓导水医。水上攻肺喘不卧，苏葶定喘最相宜，水停中州胀急满，舟车神祐量攻之。

［注］通身肿者，头面手足皆肿也。得病之由，内停湿饮，外感风邪，风湿相搏，水道不利，外攻肌表，因而作肿也。重者用疏凿饮峻攻之，轻者用茯苓导水汤和解之。若水停上攻于肺，喘急不得卧者，以苏葶丸泻之；水停中州胀满者，以舟车神祐丸攻之。

疏凿饮

商陆　秦艽　羌活　椒目　木通　赤小豆　茯苓皮　大腹皮　泽泻　槟榔

引用姜皮，水煎服。

［方歌］疏凿饮子风湿肿，外发内利陆秦羌，椒目木通赤小豆，苓皮大腹泽槟榔。

茯苓导水汤

紫苏　陈皮　白术（土炒）　木香　桑白皮（炒）　麦冬（去心）　赤茯苓　泽泻　木瓜　大腹皮　缩砂仁　槟榔

引用灯心，水煎服。

［方歌］和解茯苓导水汤，紫苏陈皮术木香，桑皮麦冬赤苓泽，木瓜大腹缩槟榔。

苏葶丸方见痰饮喘急

舟车神祐丸

甘遂　芫花　大戟（俱醋炒）各一两　大黄二两　黑牵牛（头末）四两　青皮（炒）　陈皮　木香　槟榔各五钱　轻粉一钱

上为细末，水丸如椒目大。小儿二丸三丸，大儿五丸七丸，量服之，滚白水送下。

阳　水

阳水身热脉沉数，小便赤涩大便难。热盛烦渴浚川散，湿盛胀满神祐丸。量儿大小斟酌用，应变而施勿一偏。

［注］阳水者，小儿湿热内郁，水道阻塞，外攻肌表，以致外肿内胀，发热口渴，心烦，小便短赤，大便秘结。法当泄水，不可少缓。热盛烦渴者，以大圣浚川散攻之；湿盛胀满者，舟

车神祐丸攻之。须量儿大小，视病轻重，合宜而用，勿执一偏过于峻攻，徒伤正气也。

大圣浚川散

川大黄（煨） 牵牛（取头末） 郁李仁各一两 木香三钱 芒硝三钱 甘遂五分

上为细末，姜汤调下。量儿大小用之。

舟车神祐丸方见风湿肿

阴　水

阴水便利不烦热，须服实脾肾气丸。若服温补俱无验，攻补兼施病始痊。

［注］阴水者，因脾、肾虚弱也。脾虚不能制水，肾虚不能主水，以致外泛作肿，内停作胀。若二便不实，身不热心不烦者，宜用实脾散、金匮肾气丸。若服温补之药而无效验者，则是虚中有实也。欲投攻下之剂，恐小儿难堪；若不攻之，又岂可坐以待毙？须攻补兼施，或一补一攻，或二补一攻，或九补一攻，审其进退，俟有可攻之机，以意消息。药与元气相当，始能逐邪而不伤正也。必须忌盐酱百日，方可收功。

实脾散

草果仁（研） 大腹皮 木瓜 木香（研） 厚朴（姜炒） 干姜 附子（制） 白术（土炒） 茯苓 甘草（炙）

引用枣二枚，水煎服。

［方歌］实脾散治阴水肿，草果大腹木瓜香，厚朴姜附术苓草，虚者仍兼肾气方。

金匮肾气丸

熟地黄一两 山药（炒）八钱 山茱萸八钱 牡丹皮五钱 茯苓一两 泽泻五钱 肉桂五钱 淡附子五钱 车前子五钱 牛膝八钱

上为细末，炼蜜为丸，如梧桐子大。每服钱半，白滚水送下。

腹胀门

腹胀总括

腹胀脾虚因久病，胃实多由食滞停，补虚健脾兼理气，攻食消导自然宁。

［注］腹胀之病，脾、胃二经主之。有虚有实，宜分晰焉。虚者因久病内伤其脾，实者因饮食停滞于胃。虚则补脾，实则消导。调治合宜，其胀自渐除矣！

虚　胀

久病脾虚失运健，或因吐泻暴伤脾，食少即胀精神倦，面黄肌瘦四君宜。

［注］凡小儿久病脾虚，或吐泻暴伤脾气，健运失常，所以饮食不化，食少腹即胀满。现证精神倦怠，面黄肌瘦，此虚胀也。宜用香朴四君子汤治之。

香朴四君子汤

人参　白术（土炒）　白茯苓　甘草（炙）　香附（制）　厚朴（姜炒）

引用生姜，水煎服。

［方歌］香朴四君治虚胀，参术甘草共茯苓，香附厚朴宜加入，引姜煎服胀即宁。

实　胀

饮食过度内伤胃，停滞腹胀便不通，潮热烦渴形气壮，平胃承气施治灵。

［注］小儿饮食过度，则胃中停滞，以致腹胀，大便不利，身体潮热，心烦口渴，形气壮实，此实胀也。轻者，平胃散主之；重者，小承气汤主之。

加味平胃散

南苍术（炒）　厚朴（姜炒）　大腹皮（制）　甘草（生）　陈

皮 莱菔子（焙） 山楂 麦芽（炒） 神曲（炒）

引用生姜，水煎服。

［方歌］加味平胃治实胀，苍术厚朴大腹皮，甘草陈皮莱菔子，山楂麦芽炒神曲。

小承气汤方见食痛

御纂医宗金鉴卷五十五

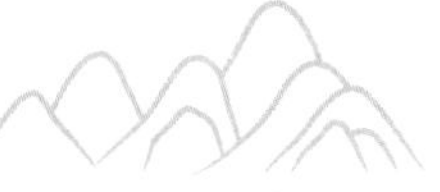

发热门

诸热总括

小儿有病多发热，表里虚实宜分别，观形察色辨因由，审证切脉有妙诀。表证须汗里下之，虚则宜补实则泻，平昔体认要精详，方得临时无遗阙。

［注］小儿发热有表、里、虚、实之异，治亦有汗、下、补、泻之殊。须观形、察色、审证、切脉以别之。惟在平昔讲习精详，临证庶不致误。

表 热

表热之证因外感，脉浮发热恶风寒，头痛身疼而无汗，十神通圣表为先。

［注］小儿外感寒邪，脉浮，发热，恶风，恶寒，头疼，身痛，无汗，此表热也，宜十神汤主之。若兼内热者，双解通圣汤两解之。

十神汤

升麻　葛根　麻黄　香附(醋炒)　陈皮　苏叶　赤芍药　川芎　香白芷　甘草(生)

引用生姜，水煎服。

［方歌］十神汤治表热证，升麻干葛共麻黄，香附陈皮苏叶芍，芎芷甘草引生姜。

双解通圣汤方见伤寒

里 热

里热之证因内热，遍身蒸热小便红，面赤唇焦舌燥渴，调胃白虎解毒清。

［注］小儿肥甘过度，必生内热，以致发热蒸蒸，小便赤

涩，面赤唇焦，舌燥而渴。脉实有力者，先以调胃承气汤下之；不愈用白虎汤，或黄连解毒汤清之。

调胃承气汤

大黄　芒硝　甘草

引用生姜，水煎服。

［方歌］调胃承气治里热，大黄甘草共芒硝，引用生姜水煎服，大便通利热自消。

白虎汤

石膏（煅）　知母（生）　甘草（生）　粳米

水煎服。

［方歌］胃热白虎汤，知母生用良，石膏合甘草，粳米共煎尝。

黄连解毒汤

黄芩　黄连　栀子　黄柏

水煎服。

［方歌］黄连解毒汤，清热效非常，芩连栀子柏，煎服保安康。

虚　热

虚热病后营卫弱，神倦气乏用补中，呕渴竹叶石膏治，面赤尿白厥白通。

［注］虚热者，因小儿病后气血虚弱，营卫尚未调匀之故。其证神倦气乏，宜用补中益气汤治之。若兼口渴引饮而呕者，宜用竹叶石膏汤治之。又有阴盛格阳，外浮发热者，其面色虽赤，然小便必清白，四肢必厥逆，宜用白通汤收敛阳气，热退自愈。

补中益气汤方见飧泄

竹叶石膏汤

竹叶　石膏（煅）　人参　麦冬（去心）　甘草（生）　半夏（姜制）　粳米

引用生姜，水煎服。

［方歌］病后虚热烦渴呕，皆因气弱胃津亡，竹叶石膏参麦草，半夏粳米共生姜。

白通汤

干姜　附子(制)　葱

水煎服。

［方歌］虚热原于阴格阳，真寒假热白通汤，散寒姜附葱白茎，厥回热退自然康。

实　热

实热积热午潮热，腹胀尿红大便难，烦渴口疮腮颊赤，凉膈大柴效通仙。

［注］小儿有余积热，以致午后潮热，蒸蒸有汗，肚腹胀满，小便赤，大便难，烦渴啼叫，口舌生疮，腮颊红赤，脉洪数有力，法宜清热通利。时时热者，凉膈散主之；午后潮热者，大柴胡汤主之。

凉膈散方见急惊风

大柴胡汤方见伤寒

积滞门

积滞总括

小儿养生食与乳，撙节失宜积滞成，停乳伤食宜分晰，因证调治保安宁。

［注］夫乳与食，小儿资以养生者也。胃主纳受，脾主运化。乳贵有时，食贵有节，可免积滞之患。若父母过爱，乳食无度，则宿滞不消而病成矣。医者当别其停乳、伤食之异，临证斟酌而施治焉。

乳　滞

婴儿乳滞睡不安，多啼口热吐惊烦，肚胀腹热便酸臭，

慎攻宜用消乳丸。

［注］乳滞之儿，其候睡卧不宁，不时啼叫，口中气热，频吐乳片，肚胀腹热，大便酸臭也。但脏腑娇嫩，不可过攻。惟宜调和脾胃为上，以消乳丸消导之。

消乳丸方见伤乳吐

食　滞

小儿食滞任意餐，头温腹热便脓酸，嗳气恶食烦作渴，大安承气审宜先。

［注］小儿恣意肥甘生冷，不能运化，则肠胃积滞矣。其证头温，腹热，大便酸臭，嗳气，恶食，烦不安眠，口干作渴。滞轻者，宜木香大安丸消导之；滞重便秘者，宜小承气汤攻下之。

木香大安丸

木香　黄连　陈皮　白术(土炒)　枳实(麸炒)　山楂肉各三钱　连翘(去心)二钱　神曲(炒)　麦芽(炒)各三钱　砂仁　莱菔子(焙)各二钱

上为细末，神曲糊为丸。每服一钱，陈仓米汤下。

小承气汤方见食痛

癖疾门

癖疾总括

癖疾过食肠胃满，浊液外溢被寒凝，潮热饮冷肌削瘦，腹满硬块面黄青。

［注］癖疾一证，皆因饮食过节，肠胃填满，浊汁外溢，复感寒气凝结而成。每生于左胁之下，始如鸡卵，坚硬成块，渐如覆盆之形，越脐则难治矣。其候身体潮热，喜饮凉水，肌肤削瘦，面色青黄也，治者宜详察之。

癖　疾

癖疾潮热渴饮冷，肚大青筋坚硬疼，内服消癖木香效，

外贴红花膏最灵。

［注］癖疾之始作也，午后潮热，口渴饮冷，肚大青筋，渐至坚硬成块，不时作痛。内以千金消癖丸治之，外贴红花膏。内外兼治，其癖自消。若无热渴者，先以木香丸治之，外亦以红花膏贴之。

千金消癖丸

芦荟　阿魏(另为糊)　青黛　木香　厚朴(姜炒)　槟榔　陈皮　甘草(生)各一钱　使君子(去壳)　胡黄连　山楂肉　香附(醋炒)　三棱(醋炒)　莪术(醋炒)各二钱　水红花子　神曲(炒)　麦芽(炒)各四钱　人参　白术(土炒)　茯苓各三钱

上为细末，将阿魏一钱，白水和面，打糊为丸，绿豆大。米饮下，量儿大小服之。

木香丸

木香　蓬莪术　缩砂仁　青皮　朱砂(研细)各二钱

上为细末和匀，飞白面糊和丸，麻子大。每服二三丸。乳伤，乳饮下；食伤，以所伤物熬汤下。

红花膏

没药五钱　血竭　麝香　阿魏各三钱　当归　赤芍各一钱　水红花料(煎汁，去渣，熬膏一碗)一捆

上为细末，入膏内搅匀，以青布摊贴患处。

汗证门

汗证总括

自汗属阳有虚实，或因胃热或表虚，睡中盗汗为阴弱，心虚血热随证医。

［注］汗乃人之津液，存于阳者为津，存于阴者为液，发泄于外者为汗。若汗无故而出者，乃因阴阳偏胜也。如小儿无因而汗自出者，谓之自汗。自汗属阳，有虚实之别。虚者汗出翕翕，发热恶寒，乃表虚也；汗出蒸蒸，发热不恶寒，

乃里热也。表虚者，法当固表；里实者，法当攻热。又有睡则汗出，觉则汗止，谓之盗汗。盗汗主阴虚，然当分心虚不固，心火伤阴也。心虚当补心，心热当凉血。治者宜详辨之，庶无差谬。

自　汗

表虚自汗玉屏风，甚者桂枝加附从，里实自汗用白虎，便秘调胃承气攻。

［注］表虚濈濈自汗，玉屏风散主之。若恶寒冷，阳气虚也，桂枝汤加附子固之。阳明里实，蒸蒸自汗，用白虎汤清之。便秘者，以调胃承气汤攻之。

玉屏风散

黄芪（蜜炙）　防风　白术（土炒）

水煎服。

［方歌］表气虚弱时自汗，玉屏风治颇相宜，黄芪防风炒白术，水煎温服不拘时。

桂枝加附子汤

白芍药　桂枝　甘草（炙）　附子（制）

引用姜、枣，水煎服。

［方歌］表气虚弱甚，桂枝汤最良，芍药桂枝草，加附病渐康。

白虎汤方见里热

调胃承气汤方见里热

盗　汗

心虚盗汗睡多惊，酸枣仁汤服即宁，心火伤阴必烦热，当归六黄汤奏功。

［注］盗汗有二，虚实两分。心虚者，阴气不敛也，睡则多惊，以酸枣仁汤主之；心热者，火伤于阴也，身多烦热，以当归六黄汤主之。

酸枣仁汤

当归 白芍(炒) 生地 茯苓 酸枣仁(炒) 知母(炒) 黄柏(炒) 五味子 人参 黄芪(炙)

水煎服。

[方歌] 酸枣仁汤治盗汗,阳不能藏阴本虚,归芍生地茯苓枣,知柏五味共参芪。

当归六黄汤

当归 生地黄 熟地黄 黄芩 黄柏 黄连 黄芪(炙)

引用浮麦,水煎服。

[方歌] 当归六黄治盗汗,阳盛伤阴液自流,生熟二地芩连柏,归芪浮麦汗能收。

失血门

失血总括

阴乘阳热血妄行,血犯气分不归经,血病及腑渗浊道,伤于脏者溢出清。热犯阳络上吐衄,热侵阴络下失红,又有努劳成血病,血止仍嗽势多凶。

[注] 凡失血之证,阳盛乘阴,则血为热迫,不能安于脉中,犯于气分,妄行不能归入经脉也。若血病伤及于腑者,则血渗入肠胃之浊道,上行于咽,出而为吐为衄;下从二便而出,为便为溺也。若血病伤及于脏者,则溢出于胸中之清道,上从喉出,而兼咳嗽;下从精窍而出,为溺血也。夫血藏于脏内,行于脉中,流于躯壳之内,不可得而见也。非损伤不能为病,而损之之因有三:一曰热伤阳络,腑病也;热伤阴络,脏病也,宜以清热为主。一曰努伤,宜以破逐为主。一曰劳伤,宜以理损为主。若日久血止,而咳嗽不休者,主必死之证,故势多凶也。

衄 血

衄血之候鼻干燥,身热不渴苦头疼,失表分汗麻桂治,

内热犀角泻心清。

［注］衄血者，鼻中出血也。其候鼻中干燥，身热不渴，苦头痛，是热伤阳络也。有因伤寒失汗衄血者，乃热郁于营。其身无汗，宜以麻黄汤汗之；身有汗者，宜以桂枝汤解之。设无表病，因内热而衄者，宜以犀角地黄汤清之。热盛者，四物三黄泻心汤泻之。外俱用发灰散，或黑栀子末吹鼻，其衄自止。

麻黄汤

麻黄　杏仁（炒，去皮、尖）　桂枝　甘草（生）

引用生姜，水煎服。

［方歌］伤寒失表营郁热，身体无汗血妄行，须用麻黄汤调治，桂枝麻黄杏草同。

桂枝汤方见自汗

犀角地黄汤

牡丹皮　白芍药　犀角　生地黄

水煎服。便硬者，加川大黄。

［方歌］犀角地黄汤，治衄效非常，丹皮芍犀地，便秘加大黄。

四物三黄泻心汤

川芎　当归（酒洗）　生地黄　赤芍药　黄芩　黄连　川大黄（酒洗）

水煎服。

［方歌］四物三黄泻心汤，热盛吐衄功最良，芎归生地赤芍药，黄芩黄连川大黄。

发灰散

取壮实人头发，阴阳瓦煅成灰，放在地上，去火性，研细末，吹入鼻中，血衄自止。

吐　血

吐血不咳因热逆，若兼咳嗽努劳伤。内热犀角地黄

治，努伤承气四物尝，劳伤有热鸡苏散，无热须用救肺良。

［注］小儿吐血不咳嗽者，多因内热，致血妄行上逆也，宜以犀角地黄汤主之。若因努劳吐血者，则兼咳嗽，先用桃仁承气汤以破逐之，次用加味四物汤和之。又有劳伤吐血者，亦兼咳嗽。痰中带血有热者，鸡苏散主之；无热者，救肺散主之。

犀角地黄汤方见本门衄血

桃仁承气汤

桃仁（去皮、尖，研）　大黄　芒硝　甘草　桂枝

加当归、芍药、苏木、红花，水煎服。

［方歌］努伤吐血先破逐，桃仁承气汤妙绝，桃仁黄硝草桂枝，加入归芍苏红捷。

加味四物汤

当归　芍药　川芎　生地黄　茅根　蒲黄　牡丹皮　栀子（炒黑）　甘草（生）

引用藕节，酒，水煎服。

［方歌］努伤吐血须活血，四物为主真妙诀，再加茅根与蒲黄，丹皮栀草引藕节。

鸡苏散

鸡苏薄荷叶　川贝母（去心）　麦门冬（去心）　桔梗　阿胶（蛤粉炒）　生地黄　甘草（生）　黄芪（炙）　白茅根　蒲黄（炒）

水煎服。

［方歌］劳伤有热嗽痰血，鸡苏贝母麦门冬，桔梗阿胶生地草，黄芪茅根蒲黄同。

加味救肺散

麦冬（去心）　人参　黄芪（炙）　郁金　五味子　当归（酒洗）　白芍药（酒炒）　川贝母（去心，研）　甘草（炙）　马兜铃

水煎服。

［方歌］劳伤无热嗽痰血，加味救肺麦门冬，参芪郁金五

味子，归芍贝母草兜铃。

便　血

热伤阴络病便血，脏毒血黯肠风红，须辨腹痛肛肿痛，热盛湿盛要分明。脏毒初起肿痛甚，大黄皂刺莫稍停，热盛俱宜槐花散，湿盛平胃地榆灵，日久脉微气血弱，升阳和血共养荣。

［注］大便下血，皆因小儿恣食肥甘，致生内热伤阴络也。若血色黯而浊，肛门肿痛，先血后粪，此为近血，名曰脏毒；若血鲜而清，腹中不痛，先粪后血，此为远血，名曰肠风。脏毒肛门每多肿痛，初起宜用皂刺大黄汤消之；大下血后，热盛微痛者，以槐花散和之；湿盛不痛者，以平胃地榆汤和之。肠风亦宜以槐花散主之。便血日久，脉微气血弱者，升阳和血汤和之，继以人参养荣汤补之。

皂刺大黄汤

皂刺　生川大黄各等分

量小儿年岁大小、虚实，酌其多少。水、酒煎服。

槐花散

槐花（炒）　侧柏叶　枳壳（麸炒）　川黄连　荆芥穗（炒）

水煎服。

脏毒加苍术、苦楝，肠风加秦艽、防风。

［方歌］脏毒肠风槐花散，黄连枳壳槐柏荆，脏毒苍术苦楝入，肠风须加艽防风。

平胃地榆汤

苍术（炒）　陈皮　厚朴（姜炒）　甘草　地榆

引用生姜，水煎服。

［方歌］便血湿盛腹不痛，须用平胃地榆汤，苍术陈皮厚朴草，地榆同煎引生姜。

升阳和血汤

黄芪（炙）　当归（酒洗）　白芍（炒）　牡丹皮　陈皮　肉

桂　秦艽　生地黄　熟地黄　生甘草　炙甘草　苍术(炒)　升麻

水煎服。

［方歌］下血日久腹中痛，治宜升阳和血汤，二地二草芪归芍，陈丹秦艽升桂苍。

人参养荣汤

人参　黄芪(炙)　白术(土炒)　白茯苓　白芍药(炒)　肉桂　熟地黄　当归(酒洗)　甘草(炙)　陈皮

引用姜、枣，水煎服。

［方歌］失血日久气血虚，人参养荣汤颇宜，参芪术苓白芍桂，地黄当归草陈皮。

溺　血

溺血多缘精窍病，尿血分出茎或疼，牛膝四物汤调治，急宜煎服效从容。

［注］溺血为精窍之病，乃尿与血先后分出者也。宜用牛膝四物汤治之，其证自愈。

牛膝四物煎

牛膝　木通　郁金　甘草梢　瞿麦　当归　川芎　生地黄　赤芍药

水煎服。

［方歌］小儿溺血精窍病，宜用牛膝四物汤，牛膝郁金通瞿草，归芎赤芍生地黄。

杂证门

二便秘结

小儿热结二便秘，口渴舌干唇面红，八正尿秘少腹满，神芎便秘腹胀疼。

［注］此证多因乳食停滞生热，结于肠胃，以致二便秘结。其候舌干口渴，面赤唇焦也。热积则小便秘涩，少腹满急，宜

八正散主之。若食积大便秘，腹胀痛者，宜神芎丸主之。

八正散方见不小便

神芎丸

大黄　滑石（水飞）各一两　薄荷　川芎各四钱　黄芩　黄连（生）各五钱　牵牛四钱

共为细末，滴水为丸。每服五丸，蜜汤化下。

气虚脱肛

泻痢日久中气陷，肛松肠薄滑而脱，面色青黄指梢冷，脉来沉细唇淡白。补中益气汤升举，真人养脏固滑脱，外用涩肠散调敷，气升肛涩肠自合。

［注］脱肛一证，因泻痢日久，中气下陷，肠胃薄瘦，遂令肛门滑脱不收。现证面色青黄，指梢冷，脉沉细，唇色淡白。宜温补为主，先以补中益气汤升提其气；再以真人养脏汤温补固滑；外以涩肠散掺之，则气升肛涩而肠自收矣。

补中益气汤方见飧泻

真人养脏汤方见寒痢

涩肠散

诃子　赤头脂　龙骨（煅）各等分

上为细末，用蜡、茶调敷，和药掺肠头上，绵帛揉入。

肛肿翻肛

积热肛肿大便难，努力肛出翻不还，外用蟠龙散消肿，内宜皂刺大黄煎。

［注］小儿积热太盛，以致肛门作肿，大便艰难，努力翻出，肛脱不还。外用蟠龙散消其肿，内服皂刺大黄汤。其肿一消，肛自收矣。

皂刺大黄汤方见便血

曾氏蟠龙散

干地蟠龙（略去土，焙）一两　风化朴硝二钱上剉，研为细末，仍和匀朴硝。每以二钱至三钱。肛门湿润者干涂，干燥者用清油调涂。先用荆芥、生葱煎水，候温洗浴，轻与拭干，然后敷药。

龟　胸

肺积痰热病龟胸，胸骨高耸若龟形，气急喘咳体羸瘦，宽气百合酌量行。

［注］龟胸一证，多因小儿饮食不节，痰热炽盛，复为风邪所伤，风热相搏，以致肺经胀满，攻于胸膈，高如覆杯。现证咳嗽喘急，身体羸瘦。治宜清肺化痰为主。先以宽气饮开其气道，再以百合丹除其壅滞。肺热清而胀满自除矣。

宽气饮

杏仁（去皮、尖，炒）　桑白皮（炒）　橘红　苏子（炒）　枳壳（麸炒）　枇杷叶（蜜炙）　麦门冬（去心）　生甘草　苦葶苈

水煎服。

［方歌］宽气饮治儿龟胸，杏仁桑皮合橘红，苏子枳壳枇杷叶，甘草葶苈麦门冬。

百合丹

百合　天门冬　杏仁（炒，去皮、尖）　木通　桑白皮（炒）　甜葶苈　石膏各五钱　大黄三钱

共为细末，炼蜜丸如绿豆大。量儿大小服之，临卧滚白水送下。

龟　背

龟背坐早被风吹，伛偻背高状如龟，内服松蕊丹缓治，外用灸法点龟尿。

［注］龟背者，因婴儿坐早，被客风吹入脊膂，遂致伛偻曲折，背高如龟，往往为终身痼疾。内以松蕊丹调治之，外用圣惠灸穴法：灸肺俞、心俞、膈俞三穴三五壮。或以龟尿点骨节上，亦可得效。

松蕊丹

松花　枳壳(麸炒)　防风　独活各一两　麻黄　前胡　川大黄(生)　桂心各五钱

上为细末,炼蜜丸如黍米大。每服十丸,粥饮送下。

五　软

五软禀赋不足证,头项手足口肉肌,地黄丸与扶元散,全在后天调养宜。

〔注〕五软者,谓头项软、手软、足软、口软、肌肉软是也。头软者,项软无力也;手足软者,四肢无力也;肉软者,皮宽不长肌肉也;口软者,唇薄无力也。此五者,皆因禀受不足,气血不充,故骨脉不强,筋肉痿弱。治宜补气为主,先以补肾地黄丸补其先天精气;再以扶元散补其后天羸弱。渐次调理,而五软自强矣。

补肾地黄丸

熟地黄一两五钱　山萸肉一两　怀山药(炒)　茯苓各八钱　牡丹皮　泽泻各五钱　牛膝八钱　鹿茸(酥炙)五钱

上为细末,炼蜜丸如梧桐子大。每服二钱,用盐汤下。

扶元散

人参　白术(土炒)　茯苓　熟地黄　茯神　黄芪(蜜炙)　山药(炒)　炙甘草　当归　白芍药　川芎　石菖蒲

引用姜、枣,水煎服。

〔方歌〕五软扶元散堪尝,参术茯苓熟地黄,茯神黄芪山药草,归芍川芎及石菖。

五　硬

阳气不营成五硬,仰头取气难摇动,手足强直冷如冰,气壅胸膈牵连痛。小续命汤最为良,乌药顺气散极应,若遇肝木乘脾经,加味六君妙无竟。

〔注〕五硬者,仰头取气,难以动摇,气壅疼痛,连胸膈间,

手心、足心冰凉而硬。皆由阳气不营于四末，最为难治。重者以小续命汤疏其风，轻者以乌药顺气散调其气。若肝木乘脾，食少气弱者，加味六君子汤治之。内外交治，而证自日瘥矣。

小续命汤

人参　麻黄　川芎　黄芩　芍药　甘草(炙)　防风　官桂(去皮)　附子(炮，去皮、脐)　杏仁(炒，去皮、尖)　汉防己

引用姜、枣，水煎服。

［方歌］小续命汤治五硬，人参麻黄川芎共，黄芩芍药草防风，官桂附子防己杏。

乌药顺气散

麻黄　白芷　川芎　桔梗　枳壳(炒)　僵蚕(炒)　乌药　炮姜　甘草(生)　橘红

引用葱白，水煎服。

［方歌］乌药顺气五硬轻，麻黄白芷合川芎，桔梗枳壳僵蚕炒，乌药炮姜草橘红。

加味六君子汤

人参　白术　炮姜　陈皮　半夏(制)　茯苓　炙甘草　升麻(蜜炙)　柴胡(醋炒)　肉桂

水煎服。

［方歌］加味六君虚五硬，人参白术共炮姜，陈半茯苓炙甘草，升麻柴胡肉桂良。

五　迟

小儿禀来气血虚，筋骨软弱步难移，牙齿不生发疏薄，身坐不稳语言迟。加味地黄为主治，补中益气继相医，邪乘心气菖蒲好，血虚发迟巨胜宜。

［注］小儿五迟之证，多因父母气血虚弱，先天有亏，致儿生下筋骨软弱，行步艰难，齿不速长，坐不能稳，要皆肾气不足之故。先用加味地黄丸滋养其血，再以补中益气汤调养其

气。又足少阴为肾之经，其华在发，若少阴之血气不足，即不能上荣于发，巨胜丹主之。又有惊邪乘入心气，至四五岁尚不能言者菖蒲丸主之。

加味六味地黄丸

熟地黄一两　山萸肉一两　怀山药（炒）　茯苓各八钱　泽泻　牡丹皮各五钱　鹿茸（炙）三钱　五加皮五钱　麝香五分

共为细末，炼蜜丸如梧桐子大。大儿每服二钱，小儿一钱五分，盐汤送下。

补中益气汤方见飧泻

巨胜丹

当归（洗、焙）　生地黄　白芍药（炒）各一两　巨胜子（碾）二两　胡粉（碾）三钱

上同研匀，炼蜜为丸，如黍米大。每服十粒，煎黑豆汤下。

菖蒲丸

人参　石菖蒲　麦门冬（去心）　远志（去心）　川芎　当归（酒洗）　乳香　朱砂（水飞）各一钱

上为细末，炼白蜜为丸，如黍米大。食远用米汤送下。

鹤膝风

小儿禀赋不充盈，肌肉削瘦少峥嵘，膝骨外露如鹤膝，多缘肾弱髓难生。血脉不荣筋挛缩，膝贮风涎时作疼，大防风汤宜先服，地黄继进莫从容。

［注］小儿鹤膝风，多因禀赋不足，血气不荣，肌肉削瘦，遂致骨节外露，筋脉挛缩，股渐细小，而膝盖愈大，要皆肾虚不能生精髓之故也。须先服大防风汤，继以补肾地黄丸治之，庶气血充而证自愈矣。

大防风汤

人参　白术（土炒）　茯苓　甘草（炙）　熟地黄　当归

身　白芍药(炒)　川芎　黄芪(蜜炙)　羌活　防风　附子(制)　杜仲　牛膝

引用姜、枣，水煎服。

［方歌］大防风汤八珍芪，羌防附子杜仲移，荣筋更有川牛膝，虚风鹤膝最相宜。

补肾地黄丸方见五软

解　颅

小儿解颅最堪怜，先天有损脑髓干，面色㿠白形瘦弱，二目多白若愁烦。补肾地黄丸堪服，补阳扶元散为先，更有封囟散极效，临时摊贴保安然。

［注］解颅者，乃囟大骨缝不合也。盖肾生髓，脑为髓海，肾气有亏，脑髓不足，亦如花木无根。现证面色㿠白，形体瘦弱，目多白睛，悲愁少笑，治宜补养肾气为主。先以补肾地黄丸滋补其阴，再以扶元散补养其气，外用封囟散摊贴之，则精血稍充，或可转危为安也。

补肾地黄丸　扶元散俱见五软

封囟散

柏子仁　防风　天南星各四两

上为细末，每用一钱。以猪胆汁调匀，摊在绯绢帛上，看囟大小剪贴。一日一换不得令干，时时以汤润动。

囟　陷

小儿缘何囟下陷，泻久脾亏虚弱见，面目青黄四肢凉，六脉沉缓神惨淡。补中益气汤最宜，固真汤进有奇验，外用乌附膏摊贴，温中理脾功无限。

［注］小儿脏腑有热，渴饮水浆，致成泻痢。久则脾气虚寒，不能上充脑髓，故囟陷成坑，名曰囟陷。现证面目青黄，四肢逆冷，六脉沉缓，神气惨淡。先以补中益气汤升提其气，再以固真汤温补其脾，外用乌附膏摊贴于陷处极效。

补中益气汤方见飧泻

固真汤方见慢脾风

乌附膏

雄黄二钱　川乌　附子（生）各五钱

上为细末。用生葱和根、叶细切，杵烂入前药末，同煎作成膏。每早空心贴陷处。

囟　填

囟门肿起气上冲，其间虚实要分明，毛发憔悴频频汗，胸高气促口唇红。肝盛泻青丸最效，里热连翘饮堪行，因表防风升麻剂，硬冷属阴用理中。

［注］囟填者，谓囟门肿起也。盖因乳哺无度，或寒或热，乘于脾经，致使脏腑不调，其气上冲，为之填胀肿突。现证毛发憔悴，频频出汗，胸高气促，口唇色红，须分虚实治之。肝气盛者，泻青丸主之；里热盛者，大连翘饮主之；因表者，防风升麻汤主之；坚硬不热者属阴，理中汤主之。

泻青丸方见急惊风

大连翘饮

柴胡　荆芥　连翘（去心）　木通　滑石（水飞）　栀子　蝉退（去足、翅）　瞿麦　当归（酒洗）　赤芍药　黄芩　甘草（生）　防风

水煎服。

［方歌］连翘饮治热上冲，柴胡荆芥翘木通，滑石栀子蝉瞿麦，归芍黄芩草防风。

防风升麻汤

麦冬（去心）　木通　甘草节　山栀　升麻　防风

引用淡竹叶，水煎服。

［方歌］防风升麻汤，囟填效非常，麦冬木通草，山栀升麻防。

理中汤方见不乳

中　恶

小儿神气未充实，触恶何能自主持，目闭面青惊闷乱，苏合皂角功效奇。

［注］小儿神气未充，一为邪恶所触，何能主持？自然神魂离舍，目闭面青，闷乱不省人事。内以苏合香丸除其邪，外以皂角末开通其闭，嚏出则气通而苏矣。

苏合香丸方见肛门内合

编辑痘疹心法要诀

御纂医宗金鉴卷五十六

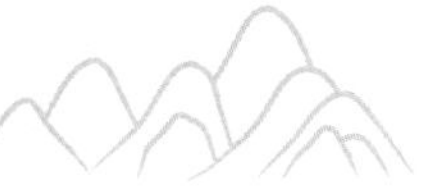

编辑痘疹心法要诀

痘　原

上古无痘性淳朴，中古有痘情欲恣。痘禀胎元出不再，毒之深浅重轻识。天疮之名因天禀，疮形如豆痘名居。塞北不出寒胜热，毒发必自待天时。

［注］上古之人无出痘者，天性淳朴也。中古之人有出痘者，情欲渐炽也。古人谓痘禀胎毒，此定论也。惟禀于胎元，故一出不再出也。毒有浅深，故出有轻重也。名为天疮者，因毒禀于先天也。名为痘疮者，因疮形如豆也。其毒伏于形中，而塞北不出者，以其气多寒凉，鲜邪阳火旺之气以触发其毒，故伏藏于内而不出也。中土之人必出者，以其气多温热，一触邪阳火旺之气，毒随内发而即出也。此皆医所当识者也。

出痘形证

欲识小儿出痘形，类是伤寒发热惊，气粗眼睡中指冷，耳尻不热耳筋红。

［注］痘证初起，见证大抵与伤寒相似。其候身体发热，不时惊悸，口鼻气粗，两眼发睡，惟中指独冷，耳尻不热，耳后有红筋，皆为出痘之形证也。

痘出五脏形证

痘出五脏主证形，呵欠顿闷是肝经，肺证咳嗽痰嚏涕，心证惊烦面赤红，脾证喜睡肢热利，耳尻俱凉是肾征，肝泡肺脓心赤小，脾大黄浅肾黑形。

［注］痘疮之毒伏于五脏，故内出何脏，外即应之。如呵欠顿闷，此痘出肝经证也；咳嗽有痰，喷嚏泣涕，此痘出肺经证也；惊悸烦躁，面色红赤，此痘出心经证也；喜睡自利，四肢发热，此痘出脾经证也；惟肾经但见耳尻发凉者，是火不能胜水也。肝痘之形为水泡，其色青而小；肺痘之形为脓泡，其色白而大；心痘之形，其色赤而小；脾痘之形，其色黄浅而大。至于肾经，不宜有证，若水不胜火，痘色黑者，非吉兆也。

痘主部位

额心颏肾鼻脾部，左颊肝位右肺方。周身分主面属胃，头背膀胱腰肾疆，心肺胸膈肝胆胁，腹肢属脾大小肠，包络之络联脏腑，三焦之气应无方。

［注］小儿出痘，自头面以及周身，各有脏腑所属部位，治者须详察部位以定吉凶。如额先见点者，是毒发于心也；颏先见点者，毒发于肾也；左颊先见点者，毒发于肝也；右颊先见点者，毒发于肺也；鼻先见点者，毒发于脾也。面属胃经部位也，头背属膀胱经部位也，腰属肾经部位也，胸膈属心、肺二经部位也，胁旁属肝、胆二经部位也，肚腹四肢属脾、大、小肠三经部位也。至于包络，乃周身脂膜之络，联属百骸脏腑者也。三焦为周身水精之气，充满躯壳脏腑者也。凡周身发痘，俱从此出，故无一定部位也。

痘形顺逆

痘形见点喜尖圆，恶隐蚊迹痱粟蚕。起胀渐绽充肥顺，顶平不突板实难。生浆敛束形完固，软嫩皮薄痒塌缠，结痂如螺先后落，最忌麸薄溃烂粘。

［注］痘，形气之为也。气胜毒，则毒为气驭，其毒解矣，故顺也；毒胜气，则气为毒蚀，其气竭矣，故逆也。气毒相平，则势界于险，惟在医者调治得宜，使险变顺也。如始出之形，顶尖而根圆，此气胜毒，为顺也；若隐如蚊咬，或如热痱、寒

粟、蚕种，此毒胜气，为逆也。起胀之形，渐绽充肥，此气胜毒，为顺也；若顶平不突，板实不绽，此毒胜气，为逆也。成浆之形，根红敛束，痘壳完固，此气胜毒，为顺也；若壳软皮薄，则必痒塌，此毒胜气，为逆也。结痂之形，痂如螺壳，先结先落，后结后落，此气胜毒，为顺也；若痂薄如麸，溃烂粘聚，此毒胜气，为逆也。此痘形顺逆之大略也。

痘色顺逆

痘色桃花渐渐红，淡白枯紫晦多凶，起胀顶白根红润，顶灰根散或深红。生浆由白而黄厚，最忌灰干与薄清，靥喜苍栗恶麸白，疤喜红满恶白平。

［注］痘色，血之为也。血胜毒，则毒为血载，其毒化矣，故顺也；毒胜血，则血为毒滞，其血涸矣，故逆也。血毒相平，则势界于险，亦在医者之调治得宜也。始出之色如桃花，而渐加滋润，此血胜毒，为顺也；若初出即淡白干紫，晦而不亮，此毒胜血，为逆也。起胀之色，顶渐放白，根红光润，此血胜毒，为顺也；若顶色灰滞，根血散漫，或地脚深红，此毒胜血，为逆也。生浆之色，白而渐黄，苍而淳厚，此血胜毒，为顺也；若灰干不润，或浆薄清稀，此毒胜血，为逆也。结痂之色，苍如栗壳，此血胜毒，为顺也；若痂色麸白，此毒胜血，为逆也。疤痕之色，红润凸起，为顺；若淡白黑紫，平凹无突起之状，皆为不顺之色，医者详之。

痘证老嫩

苍淳娇艳老嫩色，厚实浮虚老嫩形，浓浊稀清浆老嫩，厚薄痂之老嫩明。

［注］痘之一证，自始至终，喜老恶嫩。如苍淳娇艳，此色之老嫩也；肥实浮虚，此形之老嫩也；浓浊稀清，此浆之老嫩也；薄软厚坚，此痂之老嫩也。总之，老者多顺，易于成功；嫩多险逆，难于施治也。

痘证疏密

头项胸背痘疏吉，手足虽密不为凶，疏兼阳热须防变，密若磊落不必惊。

［注］头面清阳元首，颈项管籥咽喉，胸背乃脏腑所附，惟稀疏则吉也。至于手足无甚关系，虽多不为凶也。疏固是顺，若见阳证谵妄，大渴大热，唇舌燥裂，烦躁不宁，大小便秘等证，此毒壅遏不出，虽疏未为吉也。密固是逆，若铺排磊落，大小匀净，精神、寝食、二便如常，虽密亦不须惊也。

辨形神声气饮食之虚实

躯之肥瘦形衰盛，声之粗细气虚实，目了不了神强弱，胃气虚实食不食。

［注］欲治痘者，先看儿体之肥瘦。体肥者，形盛可知也；体瘦者，形衰可知也。次听声气之粗细。声粗者，声音雄粗，此气实也；声细者，声音微细，此气虚也。再观其目中之神。了了精彩者，此神强也；目不了，不精彩者，此神弱也。更问其饮食能否。饮食如常者，胃气实也；不能饮食者，胃气虚也。此辨形、神、声气、饮食之虚实也。

辨气血虚实证

气虚顶陷多软薄，气过成泡少浆脓。血虚淡红摸转白，血过发瘢紫黑凝。

［注］痘之形色，乃气血外现也。如顶凹陷，手摸之多软薄者，此气虚也。气过者，气过盛也。泡者，发水泡也。少浆脓者，不能生浆也。谓气若过盛，则发水泡而浆不能生也。如痘色淡红，以手摸过随即转白者，此血虚也。血过者，血过盛也。瘢者，地界有瘢晕也。紫黑凝者，谓毒盛则色紫黑凝滞也。此就痘瘢形色，以辨气血之虚实也。

辨表证虚实

发热恶寒身痛表，有汗为虚无汗实。实隐稠密灰红滞，虚平塌烂水浸湿。

［注］痘出有发热恶寒，身体疼痛者，属表证也。若有汗，则为表虚；无汗，则为表实，表实闭塞，痘毒隐伏难出也。稠密者，痘出稠密也。灰者，痘色灰白也。红者，痘色红赤也。滞者，谓痘稠密。不论灰红，若带滞暗者，皆表毒盛也。若表虚之证，则痘平不起，塌痒无浆也。烂者，痘溃烂也。水浸湿者，痘脓水浸渍，湿而不干也。此辨表证之虚实也。

辨里证虚实

发热恶热硬痛里，便秘为实下利虚。实则板实根紧硬，虚则倒陷靥收迟。

［注］痘出发热恶寒者，表证也；不恶寒恶热者，里证也。硬者，不大便而硬也。痛者，肚腹作痛也。此皆属里热之证。若便秘，则为里实；下利，则为里虚。板实者，痘囊板实不活动也。根紧硬者，根脚紧束，坚硬不松，皆里实证也。倒陷者，痘已出，复陷入于内也。倒靥者，痘正灌浆即收靥也。收迟者，痘已灌浆，日久不靥，皆里虚证也。此辨里之虚实也。

辨阳热证

阳热壮热面唇赤，舌干饮冷爪尿红，烦躁昏狂谵失血，紫黑焦枯不润通。

［注］凡痘属阳热者，身必壮热，面唇皆赤，舌上干燥，好饮冷水，爪甲尿溺，皆现红色，烦躁不宁，神气昏愦，发狂谵语。失血者，吐血、衄血也。紫黑焦枯者，痘色紫黑焦枯也。不润通者，九窍不润通也。此皆属阳热之证也。

辨阴寒证

阴寒无热口鼻冷，面唇尿爪色白青，厥冷难回利不臭，

水泡灰白无晕红。

［注］凡痘属阴寒者，身肢不热，口鼻皆冷，面唇、尿溺、爪甲色现青白也。厥冷难回者，谓四肢厥冷，不能即温也。利不臭者，谓下利无臭秽也。水泡，湿盛也。灰白无晕者，谓痘色灰白，根脚无红晕也。此皆属阴寒之证也。

辨虚实寒热误治

温补过则痘溃烂，毒攻咽龈目肿痛。清泻过则痘白陷，呕吐不渴厥利清。

［注］痘有虚实，治有补泻，要在审当而施也。如虚者当补，亦须酌量施治。若温补过甚，则反助毒热而痘溃烂也，以致毒热上攻，或咽喉肿痛，或牙龈发疳，或眼目赤肿生翳，甚而攻于荣卫，发为痈疽也。如实者当泻，亦须中病即止。若清泻过甚，则损伤正气，而痘白陷，或呕吐不渴，或厥逆下利。此皆发明温补、清泻之过当也。

禀赋顺逆险

毒微气血实则顺，毒甚而虚逆自明。毒微若虚恐化险，毒甚逢实变险能。

［注］痘由禀赋毒气，轻者固顺，然必儿之气血不虚，则始为顺也。重者固逆，亦必儿之气血虚，则始为逆也。毒微者顺也。若儿之气血虚弱，虽顺恐化险也。毒甚者逆也。若儿之气血不虚，虽逆能变险也。此以儿之胎毒重轻，气血虚实，定痘之顺逆险也。

天时顺逆险

毒微天时和者吉，毒甚天时不和凶。毒微不和顺中险，毒甚时和逆或更。

［注］毒微吉矣，然必逢天时之和，始为顺而吉也。毒甚凶矣，然必遇天时不和，则始为逆而凶也。毒微者顺也，若

值天时不和，恐顺中化险也。毒甚者逆也，若值天时之和，或逆中转险也。此以胎毒之轻重，天时之和不和，定痘之顺逆险也。

人事顺逆险

险逆时和无病吉，不和有病定然凶。由此故识种痘善，人事能回天命亨。

［注］凡痘险逆之证，固不善矣。若逢天时之和，儿又无病，险者可以变顺，逆者可以化险，故曰吉也。若逢天时不和，儿又有病，则险者变逆，逆者更逆，故曰凶也。由此观之，可识种痘之善，以得其天时之和，儿素无病，其中即有毒之重者，而人事克尽，亦能挽回天命而致亨也。

发热顺证

发热和缓微微汗，饮食如常二便调，睡卧安然神气爽，此为顺证不须疗。

［注］发热和缓，身不甚热，毒轻也。微微汗，身微微有汗，表和也。饮食二便如常，里和也。神气清爽，睡卧安然，精神气血大和，故为顺证，不须治疗也。

发热险证

发热三日热不退，烦渴咬牙面赤红，惊啼战栗乳食少，夜不安眠险证明。

［注］发热三日见点者，常候也。若见点热不退者，毒盛也。更兼烦躁口渴，频频咬牙，面色红赤，惊悸多啼，身体战栗，乳食甚少，不能安眠等证，此是毒盛伏郁难出，其为险证明矣！急宜随证施治，庶或从险化顺也。

发热逆证

发热神昏闷乱成，妄言喘满腹腰疼，不食不眠搐不止，

干呕失血证逆凶。

［注］发热神昏、闷乱妄言，毒伏于心也；喘满喘急，毒伏于肺也；腹疼，毒伏于脾也；腰疼，毒伏于肾也；不食不眠，毒伏于胃也；惊搐不止，毒伏于肝也；不时干呕失血，吐血尿血，是毒攻气血内乱也。此皆为不治之逆证，势多凶也。

发热证治

痘出发热固自内，必因其诱使之然。时气风寒惊食热，表里虚实随证参。表热恶寒而无汗，里热有汗溲便难。气弱热微不足治，形实热盛有余看。

［注］痘出发热者，谓痘本火毒，故未出先发热也。自内，谓其热自内达外也。必因其诱使之然者，谓必因其四时不正风寒邪气，使之发热也。惊，谓外触异物，跌扑惊吓使之发热也。食，谓内伤食滞，使之发热也。热，谓内热积久，因而热发于外也。内外既有所因之邪，又当以表里虚实，随证参详治也。表热者，谓发热在表，则恶寒而无汗也。里热者，谓发热在里，则有汗，小便短涩，大便燥难也。气弱热微者，谓形气不足，发热微轻也。形实热盛者，谓形气有余，发热太甚也。医者果能临时详察，因证施治，则汗、下、清、补之法自得其宜矣。

升麻葛根汤

发热升麻葛根汤，表邪痘疹两得方，升麻葛根赤芍草，随证宜加法最良。无汗表实加麻薄，便秘腹痛里大黄，形怯气弱参芪入，热盛犀连荆蒡防，尿涩通滑车前子，惊搐荆防钩连羊，烦渴石膏麦冬粉，咳嗽前桔杏苏桑。伤食腹热楂芽枳，下利芩连呕半姜，咽痛蒡梗身羌独，头痛荆穗芎芷羌。

［注］痘出发热当以升麻葛根汤为主，以其能发表邪、透痘疹，两得之良方也。然必随证加佐使之品，斯为尽善。如身热无汗者，此表实也，本方中加麻黄、薄荷；如大小便

秘，腹作痛者，此里实也，本方中加大黄；如形气怯弱者，禀赋不足也，本方中加人参、黄芪；热盛者，内热炽盛也，本方中加犀角、黄连、荆芥、牛蒡子、防风；如小便短涩者，热结膀胱也，本方中加木通、滑石、车前子；如发惊搐者，肝心有热也，本方中加荆芥、防风、钩藤钩、川黄连、羚羊角；如烦渴者，内热盛也，本方中加石膏、麦冬、花粉；如咳嗽喘急者，肺郁风邪也；本方中加前胡、桔梗、杏仁、苏叶、桑皮；如伤食腹皮热者，胃中停滞也，本方中加山楂、麦芽、枳壳；如下利者，肠胃热滞也，本方中加黄连、黄芩；如作呕者，胸膈有痰饮也，本方中加半夏、生姜；如咽痛者，火在上，焦也，本方中加牛蒡子、苦桔梗；如遍身酸疼者，外染风寒也，本方中加羌活、独活；如头痛者，上冒风寒也，本方中加荆芥穗、川芎、白芷、羌活。此治发热之大略，又贵临时详察，融会贯通也。

升麻葛根汤

升麻　葛根　赤芍药　生甘草

引加芫荽，水煎服。

归宗汤

形实无表毒火盛，所以归宗主大黄，地芍楂青通荆蒡，壮热爪紫肢厥凉，恶热头汗蒸蒸汗，便秘谵语烦躁狂，大渴唇焦舌生刺，失血腰痛不循常。

［注］发热之初，形实者，形气壮实也。无表者，无风寒表邪也。若证见毒火太盛，法当攻之。所以用归宗汤者，因其以大黄为主也，而佐使生地、赤芍、山楂、青皮、木通、荆芥穗、牛蒡子也。痘未见点，如壮热不已，毒火炽盛也。爪甲色紫，血热凝滞也。四肢厥冷，同阳证见者，热深厥深也。恶热，内热盛也。头汗出，胃热上蒸也。通身蒸蒸汗出，毒火内迫津液也。大小便闭，肠胃热结也。谵语，胃热也。烦躁狂乱，毒火扰心神也。大渴引饮，毒火灼津液也。唇口焦烈，舌生芒刺，毒火胃热并盛也。失血者，口中失血、小便尿血也。皆缘

火毒迫血妄行也。其腰痛不寻常者，毒攻肾位也。以上诸证，非险则逆，若见之急用此方峻攻火毒，庶可挽回，少有逡巡瞻顾，则无及矣。

归宗汤

大黄　生地黄　赤芍药　东山楂　青皮　木通　荆芥穗　牛蒡子(炒)

引加灯心，水煎服。

清解散

痘惊清解升葛蒡，荆防甘草桔连芩，蝉翘芎前楂通紫，表羌苏芷弱芪参。

［注］痘欲出而发惊搐者，皆由其毒不得快然宣发，而郁于经也。其现证则面赤，心烦，口渴，手足抽搐，俱以清解散主之。或因风寒束于表者，其现证则无汗头疼，身体疼痛，咳嗽喷涕，本方中加羌活、苏叶、白芷以表发之。若兼形气虚弱者，其现证则面色浅淡，身体微热，四肢微温，倦怠嗜卧，本方中加人参、黄芪以托之。

清解散

防风　荆芥　牛蒡子(炒)　生甘草　升麻　葛根　桔梗　黄连　黄芩　蝉蜕　紫草茸　川芎　前胡　南山楂　木通　连翘(去心)

引加生姜、灯心，水煎服。

宽中透毒饮

伤食宽中透毒饮，葛桔前青朴枳楂，麦蝉翘蒡连荆草，便秘大黄木通加。

［注］痘欲出，发热，有现证呕吐、烦渴、大便酸臭，此兼伤食也，以宽中透毒饮主之。若更大便秘、小便赤涩、腹热闷痛者，此兼滞热也，本方中加大黄、木通通利之。

宽中透毒饮

葛根　桔梗　前胡　青皮　厚朴(姜炒)　枳壳(麸炒)　南山楂　麦芽(炒)　蝉蜕　连翘(去心)　牛蒡子(炒研)　黄连

荆芥穗　甘草(生)

引加生姜、灯心,水煎服。

见点顺证

发热三朝始见点,热减身和不渴烦,颗粒稀疏渐次出,色润红活顶尖圆。

[注] 发热三朝之后始见点者,此痘如期而出也。热减身和者,毒已宣发透彻也。不渴不烦者,无里热壅滞也。颗粒稀疏者,不稠密连络也。渐次出者,先自头面渐至周身而出也。色润红者,痘色红活滋润也。顶尖圆者,痘形顶尖而体圆也。此皆见点顺证。

见点险证

痘已见形身仍热,稠密连络不润红,稀疏淡隐精神少,痘顺兼杂病险名。

[注] 痘已见形,身仍发热者,此毒气未尽透也。稠密者,痘出稠密不少也。连络者,颗粒粘连不分也。不润红者,痘色虽红而黯滞也。稀疏淡隐者,痘虽稀疏而色浅淡,隐于皮肤不透出也。精神少者,精神倦怠也。此皆见点险证。痘顺兼杂病者,谓痘出虽属顺证,而或兼杂病,亦属险名也。

见点逆证

发热一朝即见形,一齐涌出不分明。密如蚕种平塌隐,紫黑干枯逆证凶。

[注] 发热一朝或半朝即见点者,此毒火太迅,不循次第也。一齐涌出者,此毒火太盛,不受领载也。点不分明者,颗粒不分也。密如蚕种者,密如蚕之种也。平塌者,平塌不起也。隐者,痘已出复隐也。紫黑者,痘色或紫或黑也。干枯者,痘干枯不润也。此皆见点逆证。

见点证治

发热三朝渐见点，热减形疏色润红，应出不出出犹热，已出复隐涌出凶。赤紫黑白分亮黯，平板稠连辨紧松，当审风寒毒火制，气血虚失领载能。

［注］发热三朝渐渐见点者，谓见点不疾不徐也。热减者，谓痘出齐而热减退也。形疏者，谓痘稀疏颗粒分明也。色润红者，谓色红而润泽也。皆见点顺痘也。应出不出者，谓发热三日之后而不见点，此毒伏于内也。出犹热者，谓痘已出齐，而犹身热不退，此毒热盛也。已出复隐者，谓痘已见点，复隐藏不见，此毒陷内攻也。涌出者，谓发热不待三日，其痘一齐涌出，此毒火迅烈也。此皆逆而主凶之痘也。赤紫黑白者，谓痘色红为正，或深红赤色、深赤紫色、紫甚黑色、不红白色，皆非正色也。分亮黯者，谓非正色之痘，又当分亮黯而取治焉。亮者多虚，黯者多实。赤紫黑色明亮者，尚有活动可治之机；若滞黯则为毒热凝滞而不行也；色白亮者，乃气血因虚不荣也；白而黯者，谓气血为毒所制也。平板稠连者，谓痘形平塌不起，板硬不绽，或稠密成攒，连络不分，皆非正形也。辨紧松者，谓非正形之痘，当辨紧松而取治焉。紧松者，根脚之紧松也。紧者毒滞，松者毒松。平板稠连，根形松绽，尚有活动可治之机；若根形紧束，则为毒盛瘀滞，难治之痘也。当审风寒毒火制者，谓已上痘之形色，各有所因，当审其为风寒外郁，火毒内锢也。气血虚失领载能者，谓或因气虚不能领毒，血虚不能载毒，使毒不能发于肌表，而失领载之能也。

苏解散　归宗汤　保元汤　升麻葛根汤

应出不出表苏解，羌苏升葛桔荆防，川芎前薄楂通草，里热毒伏归宗汤。不足不出无表里，参芪甘草保元汤，毒轻升麻葛根并，毒重攻毒救正良。

［注］痘发热三朝，期应见点而不见点，则为应出不出。若有表邪风寒外郁不出，宜用苏解散发之，表开自然出也。

若无表证而有里热者，此为毒火内伏不出，宜用归宗汤攻之，里开自然出也。若形气不足，应出不出，无表里证者，是正气虚而不能发出也。若毒轻热微，宜用保元汤合升麻葛根汤并而用之，补正除邪可也。若有表里证，或毒重热甚，则不宜补，恐助火毒，宜苏解散或归宗汤，攻邪救正为良法也。

苏解散

川芎　前胡　牛蒡子(炒)　南山楂　木通　生甘草　羌活　苏叶　升麻　葛根　桔梗　荆芥　防风

引加芫荽，水煎服。

归宗汤方见发热证治

保元汤

人参　黄芪(制)　甘草(炙)

引加生姜，水煎服。

升麻葛根汤方见发热证治

凉血攻毒饮　清热解毒汤

已出犹热分表里，在内凉血攻毒佳。红花紫草丹蝉葛，合上归宗减去楂。在外清热解毒治，归宗大赤不须加，更入前连丹蝉蜕，紫花地丁滑红花。

［注］痘已见形，身热当减，若仍热不退，此属毒火盛也，须分表里施治。若见在内毒火盛之证，宜用凉血攻毒饮攻之。其方即红花、紫草、丹皮、蝉蜕、葛根，合上归宗汤药，减去山楂也；若见在外毒火盛之证，宜用清热解毒汤解之。其方即归宗汤，减去大黄、赤芍，更加前胡、黄连、丹皮、蝉蜕、紫花地丁、滑石、红花是也。

凉血攻毒饮

大黄　荆芥穗　木通　牛蒡子(炒)　赤芍　生地　青皮　蝉蜕　红花　紫草　葛根　丹皮

引加灯心，水煎服。

清热解毒汤

荆芥穗　木通　牛蒡子(炒)　生地　青皮　山楂　丹

皮　红花　蝉蜕　前胡　紫花地丁　黄连　滑石

引加灯心，水煎服。

苏解散　必胜汤　保元汤　千金内托散

已出复隐谓之陷，外邪闭塞苏解良。内毒必胜桃红葛，丁蝉地龙归宗汤。气虚陷入保元主，无热千金内托方。保元加桂归芎芍，白芷楂朴木香防。

［注］痘已见点，复隐藏不见者，谓之毒气内陷也。外邪闭塞者，有外感风寒邪证，闭塞其毒，故以苏解散解之也。内毒者，火毒内攻，故以必胜汤攻之也。其方即桃仁、红花、葛根、紫花地丁、蝉蜕、地龙，合上归宗汤也。若形气不足，中气不能载毒而复陷入者，宜以保元汤主之也。若不见热证者，虚而兼寒，宜用千金内托散补而温之。其方即保元汤加官桂、当归、川芎、白芍、白芷、山楂、厚朴、木香、防风也。

苏解散方见本条证治

必胜汤

大黄　荆芥穗　赤芍　青皮　生地黄　山楂　木通　牛蒡子(炒)　桃仁　紫花地丁　蝉蜕　葛根　地龙　红花

芦根水煎药服。

保元汤方见本条证治

千金内托散

人参　黄芪(制)　甘草(炙)　官桂　当归　白芍药(炒)　川芎　白芷　南山楂　厚朴(姜炒)　木香　防风

引加生姜，水煎服。

南金散　必胜汤

见点外触诸邪秽，痘陷灰滞黑焦塌。轻虚南金蚕荷叶，重实必胜最为佳。

［注］痘至见点之后，房中最要洁净，一被邪秽所触，则毒即陷于内矣。灰滞者，谓痘色灰白暗滞也。黑者，谓痘色紫黑也。焦者，谓痘形枯焦也。塌者，谓痘形平塌也。轻虚者，

谓毒轻形气虚也，以南金散主之；重实者，谓毒重形气实也，以必胜汤主之。

南金散

白僵蚕（取直者，炒）　紫背荷叶（取霜后搭水者）各等分

共为末，每服五分，或一钱，芫荽汁和黄酒少许调下。

必胜汤方见本条证治

加味归宗汤

热未三朝齐涌出，毒火内发迅难当。归宗汤内加紫草，石膏犀连归尾良。

［注］热未三朝者，发热或半日或一日也。涌出者，痘涌出不循序也。此由毒火迅烈莫能约束，以归宗汤加紫草、石膏、犀角、黄连、归尾治之。

归宗汤方见发热证治

清热解毒汤　凉血攻毒饮　千金内托散　归宗汤

赤紫明泽解毒治，黑暗焦枯攻毒良，灰白亮虚内托散，灰白滞郁归宗汤。

［注］凡痘见点，贵察其色。如赤紫明亮者，此毒盛血热也，以清热解毒汤主之；如黑暗干枯者，此毒锢血凝也，以凉血攻毒饮主之；如灰白明亮者，此血气虚而不荣也，以千金内托散主之；如灰白暗滞者，此毒气郁滞而不行也，以归宗汤主之。

清热解毒汤　凉血攻毒饮　千金内托散方俱见本条证治

归宗汤方见发热证治

紫草饮子　归宗汤

平塌板硬根松散，气虚紫草饮木通，紫甲楂蝉参枳壳，根脚紧束主归宗。

［注］凡痘见点，贵观其形。若顶平不起，根脚松散，此气虚不能载毒，而痘难宣发也，以紫草饮主之；若根脚紧束，此毒盛气滞而内伏也，以归宗汤主之。

紫草饮子

紫草　蝉蜕　人参　穿山甲(炒)　枳壳(麸炒)　山楂　木通

水煎服。

归宗汤方见发热证治

归宗汤

痘出稠密或粘连，总是枭毒不必言。惟以归宗攻毒主，根松犹可紧硬难。

〔注〕痘出之形，贵审疏密。若稠密攒簇，粘连不分，总属枭毒为害，惟以归宗汤攻毒为主。其痘根脚松动者，犹属可治；若紧束板硬者难治。

归宗汤方见发热证治

起胀顺证

三朝出齐渐次长，尖圆碍指脚红活，顶渐放白肥润满，顺证饮食二便和。

〔注〕三朝出齐者，谓见点三朝俱出齐也。渐次长者，谓痘形渐次长也。尖圆碍指者，谓痘形尖圆摸之碍指也。脚红活者，谓痘根脚红活也。顶渐放白者，痘顶渐渐放白光莹也。肥者，谓痘形肥实也。润者，谓痘色润泽也。满者，谓痘体充满也。顺证饮食二便和者，谓饮食二便如常调和也。

起胀险证

起胀顶陷灰或紫，稠密娇红不绽苍，形色虽顺夹杂险，证险神清胃壮康。

〔注〕起胀顶陷者，谓痘顶凹陷也。灰者，谓痘色灰白也。紫者，痘色赤紫也。稠密者，痘色稠密成攒也。娇红者，谓痘色红而娇嫩也。不绽苍者，谓痘形不舒绽，色不苍老也。此皆起胀险证也。又有形色虽顺而夹杂病者，虽顺恐变为险

也。若痘之形色虽险，而神气清爽，饮食强美，虽险将化为顺也。此顺中险，险中顺，不可不详辨之。

起胀逆证

起胀肉肿痘不肿，根血散乱顶平塌，紫黯干枯灰白滞，名为逆证势多差。

［注］起胀肉肿痘不肿者，谓或头面或周身浮肿如瓠瓜之状，而痘反不肿胀。此气血不能拘摄毒气，致毒散漫也。根血散乱者，谓根脚血色散乱，此毒迫血，不归附于痘也。顶平塌者，谓痘顶不起发也。此毒火锢于气分，不能充发也。紫黯者，痘色紫黯不明，此毒炽血凝也。干枯者，枯不润泽，此血为毒火燔灼也。灰白滞者，谓痘色灰白黯滞，此毒火太甚，气血郁滞也。此皆起胀逆证，势多难救。

起胀证治

痘当起胀渐尖圆，红润根松体厚坚，平凹嫩白为虚证，赤紫板塌是毒残。更有风寒滞热郁，毒不透达起发难。察痘形色分所属，合证虚实寒热参。

［注］痘出齐之后，当渐渐依次起胀，其形顶尖肥圆，其色红活滋润，根脚松绽，体厚皮坚皆起胀，顺痘也。平者，谓平扁不胀。凹者，谓顶陷不起。嫩者，谓皮薄娇嫩。白者，谓色白不红。此皆为气血虚弱。赤者，深红而艳。紫者，深赤而黯。板者，板硬不绽。塌者，平塌不起。此皆毒热伤残，更有风寒外束，滞热内郁，使毒不得透出而起发也。医者，当察痘之形色，分其所属，合其病证，虚实寒热，参详施治，庶无差谬矣。

保元化毒汤

平凹灰白皮嫩亮，倦怠气乏不渴烦，保元化毒参芪草，芎归楂甲芷香蚕。

［注］痘不如期起胀，若平扁顶凹，其色灰白，皮薄嫩亮，更现倦怠气乏，不渴不烦等虚证者，此气血虚弱，不能起发其毒也。宜用保元化毒汤主之。

保元化毒汤

人参　黄芪（蜜炙）　甘草（炙）　当归　南山楂　穿山甲（炒）　白芷　木香　僵蚕（炒研）　川芎

引加煨姜，水煎服。

必胜汤　归宗汤

艳红紫黯不起胀，板硬平塌不绽松，证见阳热一切证，急服必胜或归宗。

［注］痘当起胀之时，若色艳红紫，黯而不起胀，板硬平塌，而不绽松，更见阳热烦躁，便闭闷乱等证者，此毒火锢滞，气血不能领载其毒也。急用必胜汤，或归宗汤，庶或逆中求生也。

必胜汤方见见点证治

归宗汤方见发热证治

苏解散

外因风寒痘不起，浅淡黯滞不润红，发热恶寒无汗表，苏解散发自然松。

［注］痘当起胀之时，偶为风寒外袭，闭塞痘毒，不能起胀者，其色则浅淡、黯滞、不润，其证则现发热、恶寒、无汗，宜用苏解散透发其毒，自然松而起矣。

苏解散方见见点证治

宽中快癍汤

伤食滞热郁不起，恶食腹热便臭粘。快癍透毒加陈木，减葛蒡穗桔前蝉。

［注］起胀之时，过于饮食，滞热内郁，痘不起胀。其现证懒食恶食，肚皮发热，大便臭粘，宜用宽中快癍汤主之。其方即宽中透毒饮加入陈皮、木香，减去葛根、牛蒡子、荆芥穗、桔梗、前胡、蝉蜕。

宽中快癍汤

青皮(醋炒) 陈皮 枳壳(炒) 南山楂 麦芽(炒) 木香 黄连(生) 连翘(去心) 厚朴(炒) 甘草(生)

引用生姜、灯心,水煎服。

灌浆顺证

顺证七朝浆自行,先起先灌次第明,由红转白渐肥泽,九日苍蜡显痂形。

[注] 灌浆顺证者,因气盈血附,其毒易化,至七朝不期行而自行也。先起先灌,次第明者,谓痘先起胀者,当先灌浆,自头面以及周身也。由红转白,渐肥泽者,谓痘先见红点,由红转白,血变成浆,渐渐肥满而光泽也。至九日浆老,则苍如黄蜡色,而显结痂之形矣。

灌浆险证

灌浆浆清不按期,行迟收早总非宜。亮软根艳并水泡,不杂他证险可医。

[注] 痘当灌浆之时,浆清不浓,及不按期而浆行迟者,皆气血虚也。浆行收早者,是毒热盛也。软薄者,谓痘皮不能坚实,恐其易于损破,则气泄而浆难成也。根艳者,谓痘根赤艳,热在血分,毒未尽化也。水泡者,水泡夹杂于痘中,盖因脾虚多湿也。此皆险证;若不夹杂他证,虽险亦可医也。

灌浆逆证

紫黑灰白浆不行,癍烂痒塌痘壳空,稠密无浆目不闭,已闭行浆复开凶。

[注] 痘至行浆之时,其色紫黑或灰白,而浆不行者,非枭毒内蕴,锢滞气血,即虚弱不能领载其毒也。癍烂者,谓浆未成而腐烂也。痒塌者,谓行浆时作痒塌也。痘壳空者,谓壳

空而无浆也。稠密无浆者，谓稠密不分颗粒，而复干枯无浆也。目不闭者，谓痘出太稠密，而眼目不封也。目已闭复开凶者，谓起胀时其目已闭，行浆时目忽复开也。此皆灌浆逆证，必主凶也。

灌浆证治

毒化浆行领载功，脓窠充满根晕红，板黄灰滞紫黯热，地紫形焦毒热凝。根晕淡红血亏少，顶陷灰白气不盈，皮薄浆清根无晕，气虚血缩甚分明。

［注］起胀既顺，而按日毒化浆行，乃气领血载之功也。故发时脓窠充满，根晕红活，皆灌浆顺痘也。板黄者，谓板硬干黄，乃毒盛凝结气血也。灰滞者，谓灰白黯滞，乃毒盛郁滞气血也。紫黯者，痘色紫黯，乃毒盛血不化脓也。地界色紫，痘形焦黑，乃毒火灼干血液也。根脚之晕红色浅淡，乃血不足而亏少也。顶陷不起，灰白无浆，乃气不足不充盈也。若痘皮薄、浆清、根无红晕，乃气血虚缩，其用峻补无疑也。

清毒活血汤

板灰紫黯浆不生，清毒活血地归茸，楂芍翘蒡芩连桔，木通参芪大酌行。

［注］痘不如期灌浆，若板硬干黄，或灰滞紫黯干枯，此皆毒火伤其气血而浆不行也，俱以清毒活血汤为主。其方即紫草茸、当归、木通、生地、白芍、连翘、牛蒡子、南山楂、桔梗、黄连、黄芩、人参、黄芪是也。本方中有人参、黄芪，形气怯弱者宜之；若形气壮实者，当减去人参、黄芪。便秘加大黄，临时当酌而行之可也。

清毒活血汤

紫草茸　当归　木通　生地黄　白芍（酒炒）　连翘（去心）　牛蒡子（炒研）　南山楂　桔梗　黄连　黄芩　人参　黄芪（生）

引加灯心，水煎服。便秘者，加大黄。

加味归宗汤

灌浆地紫形焦黑，毒火炽盛气血凝，归宗汤内加归尾，红紫犀连山甲丁。

［注］痘当灌浆之时，地界红紫，痘形焦黑，而浆不行，此毒火炽盛，气血锢滞也。急用归宗汤主之，本方中加归尾、红花、紫草、犀角、黄连、穿山甲、地丁。

归宗汤方见发热证治

千金内托散

淡红顶陷无浆脓，气血虚失领载功，千金内托散堪服，气充毒化自浆生。

［注］痘灌浆时，若色淡红，或顶凹陷又无脓浆者，此气血虚弱，失其领载之功，宜千金内托散补之。气充毒化，而浆自生矣。

千金内托散方见见点证治

参归鹿茸汤

皮薄浆清根无晕，气虚血缩变须臾，参归鹿茸汤峻补，参归鹿茸草黄芪。

［注］痘形皮薄、浆清、根色无红晕者，此气虚血缩，惟恐变在须臾也。以参归鹿茸汤峻补气血，浆生毒化，庶得生矣。

参归鹿茸汤

人参　鹿茸（白酒炙）　归身　甘草（炙）　嫩黄芪（蜜炙）

引加糯米，水煎服。

收靥顺证

十朝浆足应收靥，先蜡后栗似螺形，不疾不徐循次结，痂润身和顺证明。

［注］十朝浆足者，谓应收靥结痂之期，然必先如蜡黄，后如栗壳之色，痂似旋螺高起，则为上吉之痘。不疾

不徐者，谓先苍老者先收靥结痂，次苍老者次收靥结痂，从上而下，循次而结。且更痂润有光，身和无病，为顺证无疑矣。

收靥险证

险证浆足色不苍，停浆不靥或烂伤，痂色紫黑不即脱，便调食美不须慌。

［注］收靥险证，谓浆虽足而色不苍也。停浆不靥，谓过期浆不靥结也。烂者，谓痘颗溃烂也。伤者，谓痒抓伤损也。痂色紫黑者，谓痘痂色紫黑也。不即脱者，谓痘虽结痂不即脱落也。已上诸证，皆收靥险证。若二便调和，饮食强美，则险化为顺，不须惊慌也。

收靥逆证

不靥外剥为逆证，麸薄黑黯淡白凶，痂靥粘连终不脱，虽脱干枯亦死形。

［注］不靥外剥者，谓痘不待收靥而皮若剥去，此名倒靥，则为逆证。麸薄黯黑者，谓痘痂形色若麸之薄，若煤之黑；淡白者，谓痂色淡白无光，故皆为凶也。粘连不脱者，谓脓汁粘连久不脱落也。虽脱干枯者，谓痘痂虽脱而干枯不润也。此二者亦为死形也。

收靥证治

浆足苍老顶微焦，渐次收靥不须疗，太迟太速皆非吉，须辨虚毒湿火条。浆清皮嫩为虚象，焮赤溃臭毒热淆，浆水浸渍湿淫胜，靥速窠燥火煎熬。

［注］浆至充足，其色苍老，痘顶微焦，循次收靥，皆收靥顺证，不须疗治也。太迟者，谓当靥不靥也。太速者，谓不当靥而靥也。皆非吉痘。然当辨其所属，或不足、或毒盛、或属湿饮、或属火盛，须按证治之。如浆清皮嫩，此

属不足难敛也。焮赤溃臭，此属毒盛难敛也。浆水浸渍，此属湿盛难敛也。靥速窠燥，此属火盛敛早也。治者须详辨之。

回浆饮

皮嫩浆清收敛迟，此证当从不足医。回浆参苓白术草，首乌白芍炙黄芪。

［注］痘至收敛之时，当靥不靥，皮嫩浆薄，现证身凉、手足冷、二便不实者，此原气不足虚证也。宜用回浆饮补之，助其收结。

回浆饮

人参　黄芪(蜜炙)　白茯苓　白术(土炒)　何首乌(炙)　白芍(炒)　甘草(炙)

引用煨姜，水煎服。

大连翘饮

焮赤溃臭因毒盛，大连翘饮诸热清。柴芩归芍车栀草，翘蒡荆防蝉滑通。

［注］痘当收敛之时，有因毒盛而难敛者，更现证焮肿而赤，溃烂而臭，通身大热，烦渴不宁，此毒气太盛之故也。须用大连翘饮以解之。

大连翘饮

连翘(去心)　防风　牛蒡子(炒研)　荆芥　黄芩　当归　蝉蜕　柴胡　滑石　栀子　赤芍　车前子　木通　甘草(生)

引加灯心，水煎服。

除湿汤

遍体浸渍出水浆，证属湿饮在脾乡，除湿赤苓猪通泽，薄桂苍防白术羌。

［注］痘当收敛之时，有因湿盛而不得敛者。其现证轻则有孔漏浆；重则遍体溃烂，肚腹胀，小便短，皆湿饮为患也。须用除湿汤以利之，湿除而痘自靥矣。

除湿汤

羌活　苍术(米泔水浸，炒)　防风　赤苓　猪苓　泽泻　白术(土炒)　木通　薄桂

引加生姜、灯心，水煎服。

清毒散

靥速皆因是火伤，遍体窠燥异寻常，清毒归芍连丹草，翘蒡通花生地黄。

[注] 痘不当收敛之时，忽一时收敛者，更现证周身窠粒干燥，口渴发热，烦急不宁，此毒火壅盛之故也。宜用清毒散主之。

清毒散

生地　赤芍　连翘(去心)　金银花　牛蒡子(炒研)　木通　黄连　当归　丹皮　甘草(生)

水煎服。

结痂落痂顺证

顺证结痂次序脱，瘢痕润满色红活，额膝迟落不足虑，阴阳相济自然和。

[注] 结痂顺证，谓痘结痂依次序而脱落也。瘢痕润满者，谓瘢痕润而不燥，满而不陷也。红活者，谓瘢痕不赤，面色红活也。若周身之痂落尽，而额膝迟落者，不足虑也。盖头额为孤阳，脚膝为孤阴，必待阴阳相济，而痂自落矣。

结痂落痂险证

险证结痂不尽脱，瘢痕干燥少红活，余毒痕色多紫黯，痘后必发火疡疴。

[注] 结痂险证，谓痘结痂不尽脱也。瘢痕干燥者，谓瘢痕不润泽也。已上二证，固属险证。若饮食强美，二便调和，虽险不足虑也。余毒者，谓痘后余毒未尽解也。其色紫黯

者，乃余毒之热留于血分也。疡疴者，谓其毒留久，必发痘毒火疮也。

结痂落痂逆证

逆证结痂痂不脱，痂脱痕色白不红，痘盘光紫或枯黯，气乏形羸何以生。

［注］结痂逆证，谓痘结痂日久不脱也。痂已脱落，其瘢色纯白不红，此血脱虚甚也。痘盘光紫者，谓痘痕浮光色紫，此毒焰外炽也。枯黯者，谓痘痕干枯黑黯，此毒锢血死也。气乏形羸者，谓痘落痂之后，其儿元气虚乏，形羸难支，将何恃以生也。

结痂落痂证治

痂厚光泽如栗色，痂落瘢红润满平，干燥不落血分热，周痂浸淫湿所乘。半掀半连肌表热，瘢紫黑焦毒未清，色赤凸起为风热，色白凹陷是虚形。

［注］痂厚光润如栗色者，谓结痂厚而不薄，不干不湿，不黑不白，如栗壳色。痂落瘢红泽满平者，谓痂落瘢痕色红润泽，平满不凸不凹，皆结痂、落痂顺痘也。痂干燥不落者，乃血分热也。围痂浸淫，乃湿邪也。半掀半连，乃肌表热也。瘢紫黑焦，乃毒未清也。若赤而凸起，乃风热盛也。白而凹陷，乃气血虚也。治者须详辨之。

凉血解毒汤

结痂干燥不润泽，难落须知血分热，凉血解毒归地紫，丹红翘芷连甘桔。

［注］痘至结痂之后，当落不落者，现证干燥不润，根色红艳，渴欲饮冷，烦急不宁，此毒热郁于血分故也。宜用凉血解毒汤主之，热清而痂自落矣。

凉血解毒汤

当归　生地黄　紫草　丹皮　红花　连翘(去心)　白

芷　川黄连　甘草(生)　桔梗

引加灯心,水煎服。

五苓散

结后根脚漏水浆,甚则溃烂乃湿伤,五苓散中猪泽桂,茯苓白术更相当。

[注] 痘当已结未落之时,根脚浸漏水浆,甚则周身溃烂,小水短涩,大便溏泄,此湿胜浸淫之故也。宜用五苓散分利之,湿除而痂自落矣。

五苓散

猪苓　泽泻　肉桂　茯苓　白术(土炒)

引加灯心,水煎服。

荆防解毒汤

半掀半连因表热,似落不落势缠绵,荆防解毒芍地草,金银通桔骨翘攒。

[注] 痘当落痂之后,宜落不落,其痂一半掀起,一半咬紧。现证身热干燥,肌肤红赤。此热在肌表之证,宜荆防解毒汤主之。

荆防解毒汤

荆芥　防风　赤芍药　生地黄　甘草(生)　金银花　木通　桔梗　地骨皮　连翘(去心)

引加生姜,水煎服。

黄连解毒加味汤

痂落瘢紫黑与焦,毒热郁结未曾消,解毒芩连栀子柏,加丹生地草金翘。

[注] 痘当落痂之后,其瘢或紫或焦或黑,现证通身壮热,烦渴不宁,皆因灌溉时浆未充足,毒气未尽化故也。均宜黄连解毒汤加生地、连翘、丹皮、金银花、甘草主之。

黄连解毒加味汤

黄连　黄芩　栀子　黄柏　丹皮　生地黄　甘草(生)　金银花　连翘(去心)

引加灯心，水煎服。

解毒防风汤

落后瘢赤作肿形，内热未解复受风，解毒黄芩生地草，翘蒡荆防金芍升。

［注］痘当落痂之后，瘢凸不平，色赤而艳，或发热，或作痒，皆血有余热，复外感于风故也。宜解毒防风汤主之。

解毒防风汤

黄芩　生地黄　甘草　连翘（去心）　牛蒡子（炒、研）　荆芥　防风　金银花　赤芍　升麻

引加生姜，水煎服。

十全大补汤

落痂凹陷最可虞，色白形羸气血虚，大补参苓白术草，归芎芍地桂黄芪。

［注］痘当落痂之后，其瘢凹而不起，色白不红，现证精神倦软，饮食懒少，此气血两虚之证也。宜十全大补汤主之。

十全大补汤

人参　茯苓　白术（土炒）　甘草（炙）　当归　川芎　白芍（炒）　熟地黄　肉桂　黄芪（蜜炙）

引加煨姜，水煎服。

御纂医宗金鉴卷五十七

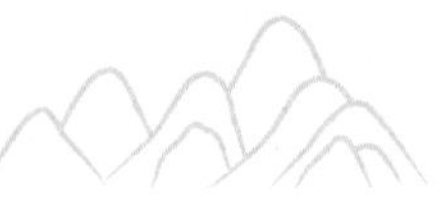

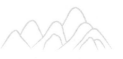

痘形并证治门

面部吉凶论

面为诸阳聚会之所，其部位各有所属。欲识痘出之吉凶，须按部位验之，则立判矣。如额属心位，自印堂以上，发际以下，至日月两角，若先见点，先作浆，先结靥者，皆恶候也。以心为君主，义不受邪，先见于是位者，乃毒发于心，故非吉兆也。左颊属肝，右颊属肺。若两颊先见红点，磊落分明者吉；如相聚成块地界不清，肉体肿硬者凶。盖肝藏魂，肺藏魄，枭毒侵犯，则魂魄将离，安望其有生意乎？颏下属肾，自承浆以至两颐，先见点，先灌先靥者吉。诚以此位虽系肾部，而三阴三阳之脉皆聚于此，先发先灌先靥者，乃阴阳和畅，故可治也。至若鼻属脾脏，位在中央，所最忌者，准头先出与先靥也。盖脾土荣养于四脏，若毒发于脾，是脾败矣。脾败则四脏亦随之而败；即缠绵时日，亦不过苟延性命而已。夫耳为肾窍，又少阳相火之脉行耳前后。故凡耳轮先见红点者，乃火毒燔灼，难以扑灭，非吉象也。最可喜者，口唇四围先出先灌先靥也。以阳明之脉侠口环唇，胃与大肠主之，多气多血之处，无物不受，故主吉也。此脏腑部位之要，须详察于平时，庶能权宜于临证也。（图 64）

蒙　头

痘疮贯顶号蒙头，毒参阳位最可忧，形尖松肌通圣治，红肿如瓜药枉投。（图 65）

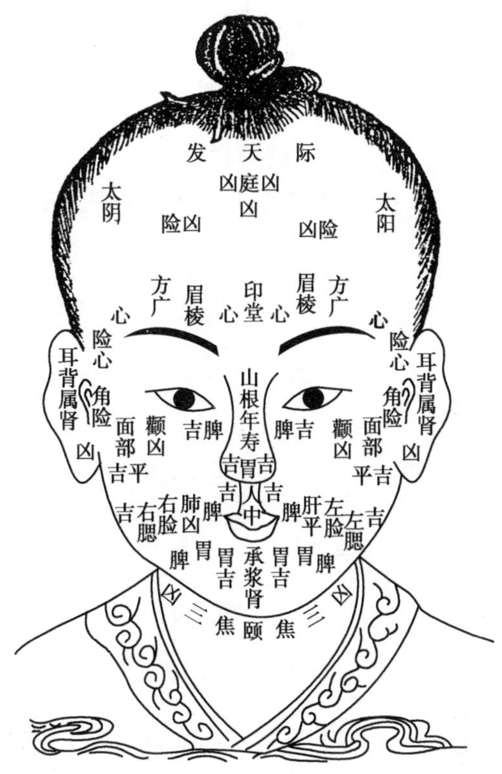

看痘诀曰：三五相连恐不吉，四六排牵定是凶，
一二上下皆吉道，双单挟处不须忧。

图 64 面部吉凶图

［注］头为诸阳之会，遍身稀疏而头独稠密者，名曰蒙头，此毒参阳位也。若痘形稍尖圆者，当以松肌通圣散治之。设头红肿如瓜，是为不治之证，即投药饵，终属无济。

松肌通圣散

荆芥　羌活　牛蒡子（炒、研）　防风　紫草　红花　青皮　当归　赤芍　紫花地丁　蜂房　山楂　木通

引加芦笋、芫荽，水煎服。

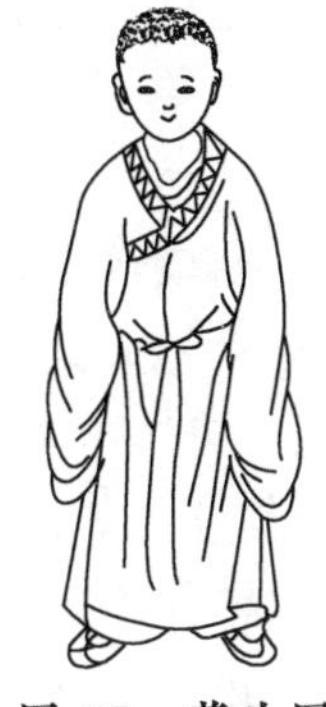

图 65 蒙头图

［方歌］松肌通圣药最灵，荆芥羌蒡共防风，紫草红花青归芍，地丁蜂房楂木通。

抱鬓

两鬓出痘贵稀朗，稠密粘连火毒狂，松肌通圣先透发，继以归宗攻毒良。（图66）

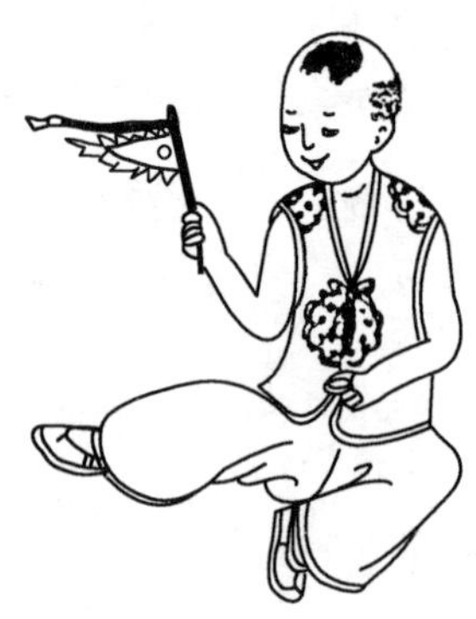

图66　抱鬓图

［注］两鬓近于太阳，出痘稀朗则吉。若稠密粘连，名曰抱鬓，乃火毒狂盛也。宜先用松肌通圣散透发其毒，继用归宗汤攻其毒热，庶可转危为安。

松肌通圣散方见蒙头证治

归宗汤方见发热证治

蒙骱

痘攒耳后名蒙骱，肾经伏毒最可忧；松肌归宗两酌用，胭脂贴法莫迟留。（图67）

［注］痘攒聚于耳后高骨，名曰蒙骱。此系毒火发自肾经，其证最恶。内服松肌通圣散，外用胭脂膏贴之。若更稠密炮热者，以归宗汤攻之。

松肌通圣散方见蒙头证治

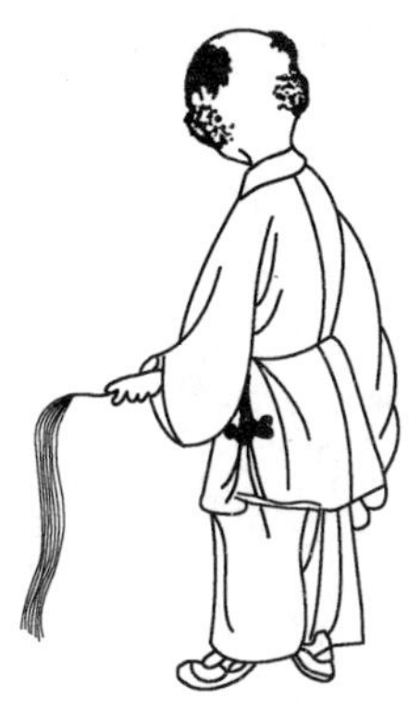

图 67　蒙骱图

胭脂膏

升麻煎浓汤去滓，用棉胭脂于汤内揉出红汁，再加雄黄细末，调匀贴患处。

归宗汤方见发热证治

锁　眼

两眼周围独稠密，痘名锁眼毒伤脾，外用胭脂膏贴法，内服清热解毒宜。（图 68）

［注］面部俱稀，两眼周围独稠密者，名曰锁眼也。乃毒热炽盛，伤于脾经。外宜贴胭脂膏，内服清热解毒汤。

胭脂膏方见蒙骱证治

清热解毒汤方见见点证治

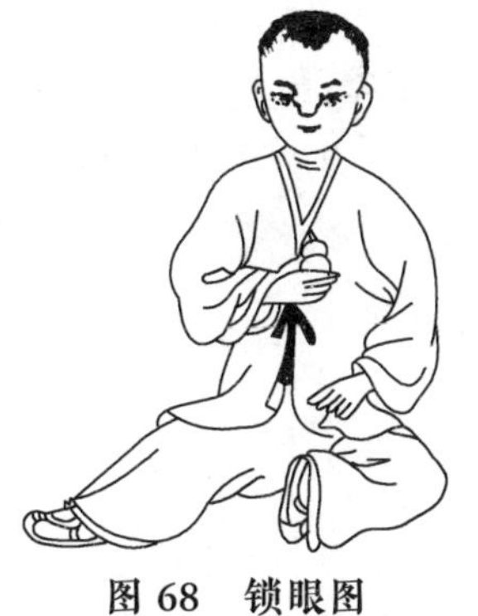

图 68　锁眼图

抱　鼻

痘如蚕种绕鼻端，毒聚脾肺证难延，外用胭脂涂鼻上，内服黄连解毒煎。（图 69）

［注］面部俱稀，独鼻梁左右密如蚕种者，名曰抱鼻。此乃毒

聚脾肺，至危之证。先以胭脂膏涂于鼻上，继用黄连解毒汤治之。

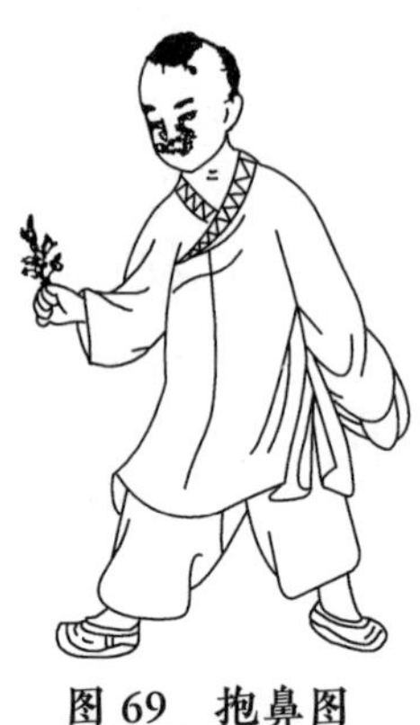

图 69　抱鼻图

胭脂膏方见蒙骱证治

黄连解毒汤方见结痂落痂证治

锁　口

锁口枭毒伏脾经，或单或双绕唇生，外用针刺胭脂法，内服泻黄散即宁。（图 70）

［注］一嘴角有痘一粒，较诸痘独大，板硬无盘，名曰单锁口。两嘴角各有一粒，名曰双锁口。又口之上下四旁，连串环绕者，亦名锁口。此毒拥于脾也。初出急以银针挑破，外以胭脂膏贴之，内服泻黄散，使痘转红活，庶可望生。

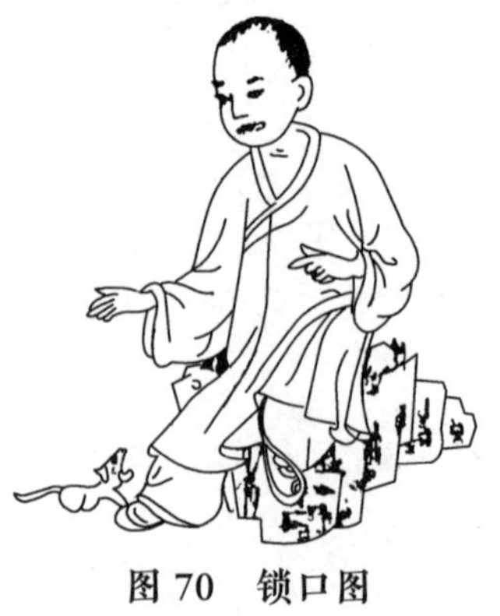

图 70　锁口图

胭脂膏方见蒙骱证治

泻黄散

犀角　黄连　生地　青皮　木通　石膏　丹皮　荆芥穗　牛蒡子（炒、研）　大黄　红花　紫花地丁引加灯心，水煎服。

［方歌］锁口泻黄散最灵，犀连生地青木通，石膏丹皮荆牛蒡，大黄红花合地丁。

锁　唇

锁唇痘聚口唇内，肿裂干黄板硬实，泻黄散内合猪尾，胭脂贴法莫少迟。（图 71）

［注］痘出攒聚于唇内者，名曰锁唇。轻则焦裂肿痛，重则板硬干黄，此毒火发于脾脏也。急以泻黄散合猪尾膏服之，外用胭脂贴法。若见黑色，则血凝毒锢，终无救矣！

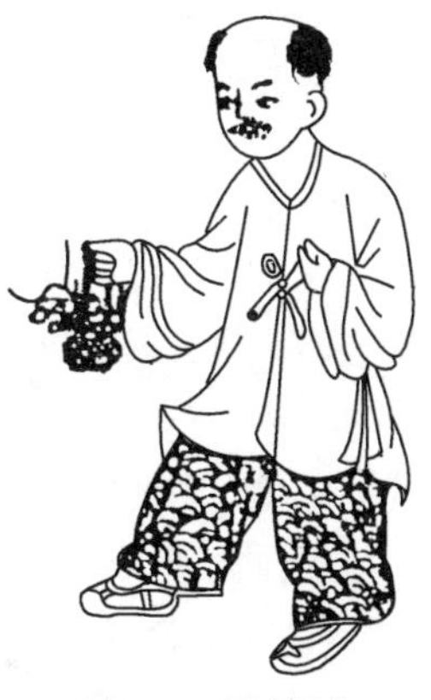

图 71　锁唇图

泻黄散方见锁口证治

猪尾膏

取小雄猪尾尖血十数滴，和梅花冰片少许，即调于煎剂内服。

胭脂膏方见蒙貥证治

托　腮

托腮腮边痘成攒，气为毒阻起发难，急用黄连解毒治，板硬紫黯归宗先。（图 72）

［注］满面俱稀，独两腮之痘攒聚成片者，名曰托腮。乃正气为毒所阻，难以起发也。当见点之初，毒势未成，即以黄连解毒汤解之。如板硬紫黯，以归宗汤攻之。

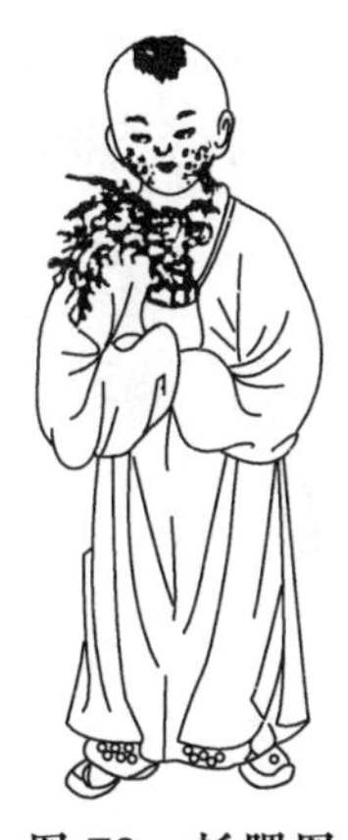

图 72　托腮图

黄连解毒汤方见结痂落痂证治

归宗汤方见发热证治

锁　项

当喉攒聚名锁项，毒结咽喉命必难，音哑声呛食难入，清金攻毒是良煎。（图 73）

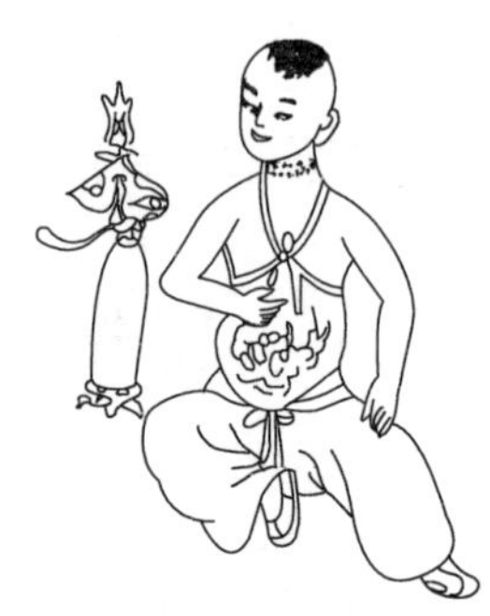
图 73　锁项图

［注］颈项者，咽喉之管籥也。此处痘出攒聚，名曰锁项。若不急治，迨毒攻咽喉，必发为肿痛，音哑声呛，汤水难下，多致不救。急用清金攻毒饮，庶或望生。

清金攻毒饮

牛蒡子（炒、研）　甘草（生）　苦桔梗　元参　枳壳（麸炒）　僵蚕（炒）　前胡　荆芥穗　大黄　山楂　蝉退　山豆根

引加灯心，水煎服。

［方歌］清金攻毒饮如神，牛蒡甘桔合元参，枳壳僵蚕前胡穗，大黄山楂蝉豆根。

披　肩

披肩两肩痘成攒，上下阻塞毒透难，清热解毒汤投证，便秘归宗又为先。（图 74）

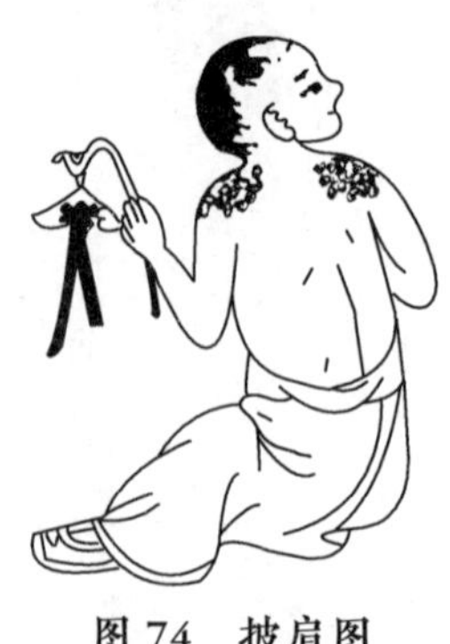
图 74　披肩图

［注］两肩之痘粘连成攒，其色赤紫滞黯，名曰披肩。此毒气不松，上下阻塞也，以清热解毒汤主之。大便秘者，以归宗汤主之。

清热解毒汤方见见点证治

归宗汤方见发热证治

聚　背

背间出痘不宜多，若逢攒聚命蹉跎，根松松肌胭脂贴，紧硬必胜汤可活。（图 75）

［注］大凡毒发于背者，多关生死，至于出痘，更贵稀疏。若背间攒聚粘连者，名曰聚背。而亦当辨根脚之紧松。根松者，毒尚活动，内服松肌通圣散，外用胭脂膏贴之；根紧硬者，因毒锢血凝，急用必胜汤治之，然亦死中求活之一法耳。

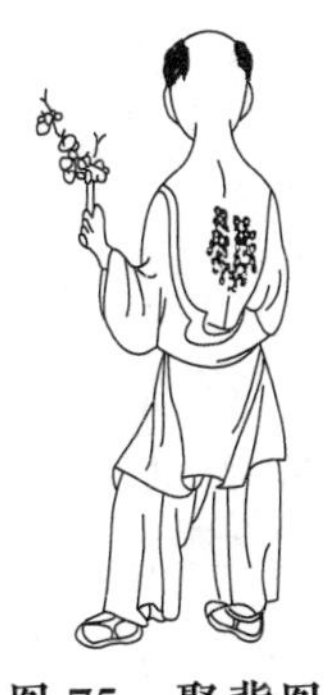

图 75　聚背图

松肌通圣散方见蒙头证治

胭脂膏方见蒙骫证治

必胜汤方见见点证治

攒　胸

胸前出痘贵稀轻，攒聚粘连毒热凝，速用凉膈攻毒饮，免使枭毒内里攻。（图 76）

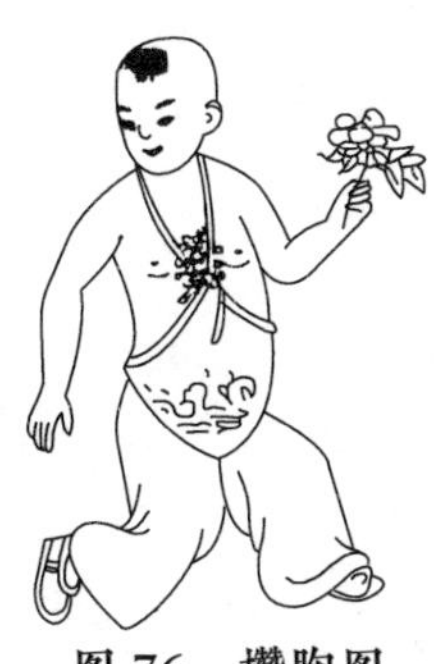

图 76　攒胸图

［注］胸膈乃心、肺二经部位，出痘稀少方吉。倘攒簇于此，名曰攒胸，乃毒热所致也。当以凉膈攻毒饮主之，则枭毒不内侵矣。

凉膈攻毒饮

栀子（生）　黄连（生）　石膏（生）　荆芥　紫花地丁　枳

壳(麸炒)　桔梗　元参　生地　牛蒡子(炒、研)　大黄　赤芍　甘草(生)　薄荷　木通

引加灯心、竹叶，水煎服。

［方歌］凉膈攻毒治攒胸，栀连石膏荆地丁，枳桔元参生地蒡，大黄芍草薄木通。

断　桥

断桥之痘形甚异，腰间绝无上下密，气血阻滞毒热壅，归宗峻攻痘出吉。(图77)

［注］痘名断桥者，腰间绝无一点，惟身之上下稠密也。盖枭毒壅于上下，气血阻于中宫，故致上下隔断而成最恶之证。宜用归宗汤攻之，使无痘处透出，方化为吉也。

归宗汤方见发热证治

缠　腰

腰为肾候痘宜疏，连珠环绕奈何如，治宜攻毒莫少待，归宗急服患能除。(图78)

［注］腰为肾候，痘宜稀疏。若连珠环绕，名曰缠腰，此毒伏于肾也。治以攻毒为主，宜用归宗汤治之。

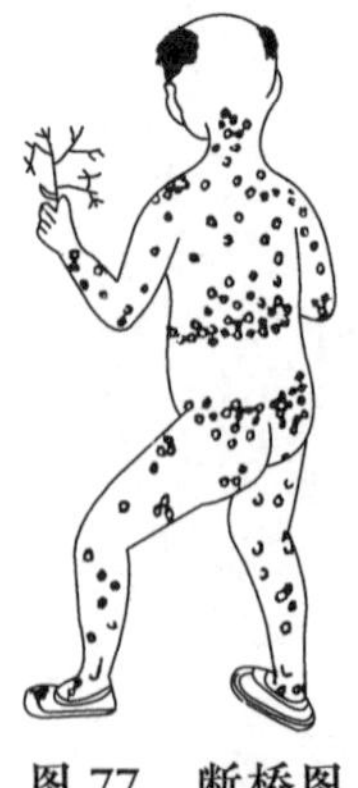

图77　断桥图

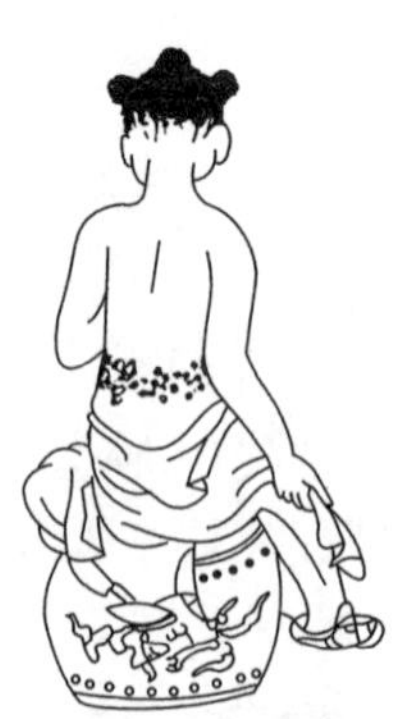

图78　缠腰图

归宗汤方见发热证治

囊 腹

囊腹腹前痘如囊，枭毒冲突势猖狂，透毒松肌通圣散，攻毒归宗汤甚良。(图 79)

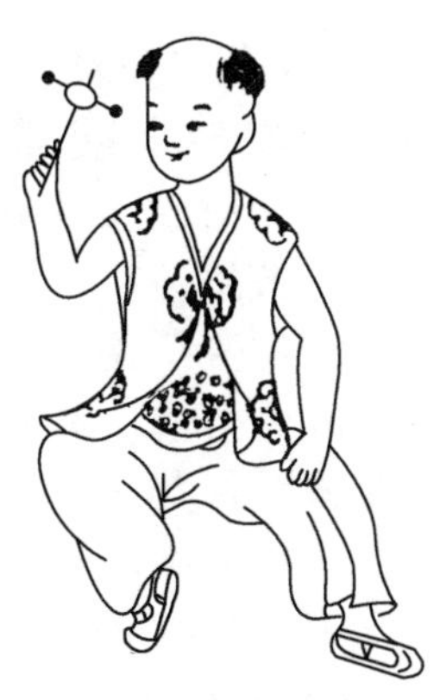

图 79 囊腹图

［注］腹前出痘，状如囊聚，名曰囊腹。是枭毒冲突，势甚猖狂也。此地近于脏腑，毒易内攻。须先用松肌通圣散诱发其毒，再用归宗汤以攻其毒，使地界分明，根脚松动，庶无虞矣。

松肌通圣散方见蒙头证治

归宗汤方见发热证治

鳞 坐

鳞坐两臀痘若鳞，急急治之莫逡巡；平扁灰滞通圣效，板硬紫黯归宗神。(图 80)

［注］鳞坐者，两臀之痘聚集如鳞也。因毒火太甚，攒聚于至阴之地。若不急治，变如反掌。如平扁灰滞者，松肌通圣散主之；板硬紫黯者，归宗汤主之。

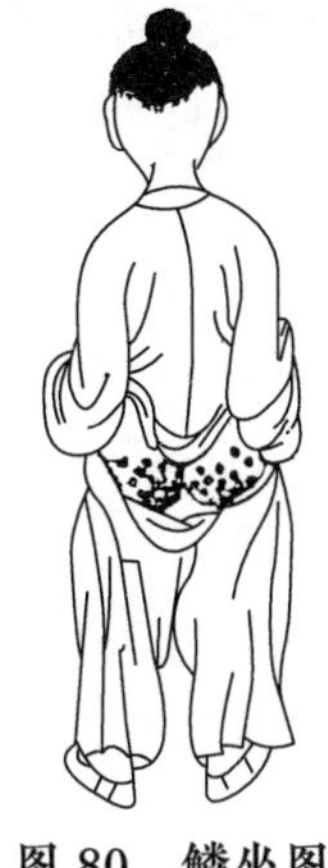

图 80 鳞坐图

松肌通圣散方见蒙头证治

归宗汤方见发热证治

囊毬

囊毬痘密在肾囊，毒聚于斯最难当，即用散结汤调治，毒宜热解始安康。（图 81）

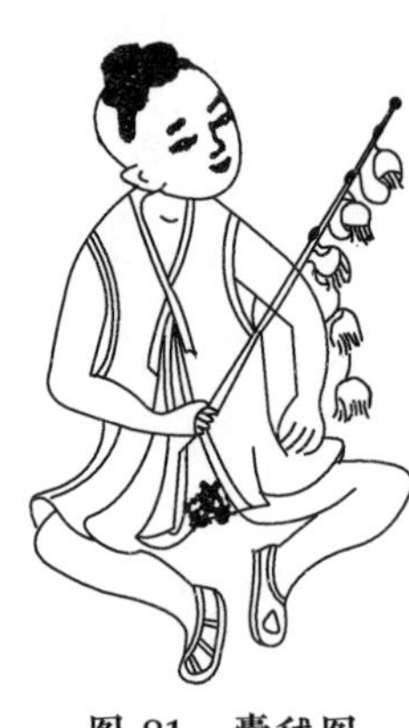

图 81　囊毬图

［注］肾囊者，乃肾之外候关要处也。若痘出稠密，乃毒聚于斯也。宜用散结汤主之，疏解通畅，庶可愈矣。

散结汤

荆芥　羌活　牛蒡子（炒）　升麻　川芎　丹皮　紫花地丁　赤芍　木通　紫草　青皮　山楂

引加芦笋十株，水煎服。

［方歌］散结汤中药堪夸，荆芥羌蒡共升麻，川芎丹皮地丁芍，木通紫草青山楂。

抱膝

两膝之痘独稠密，因地命名为抱膝，须防行浆难下达，速用松肌通圣治。（图 82）

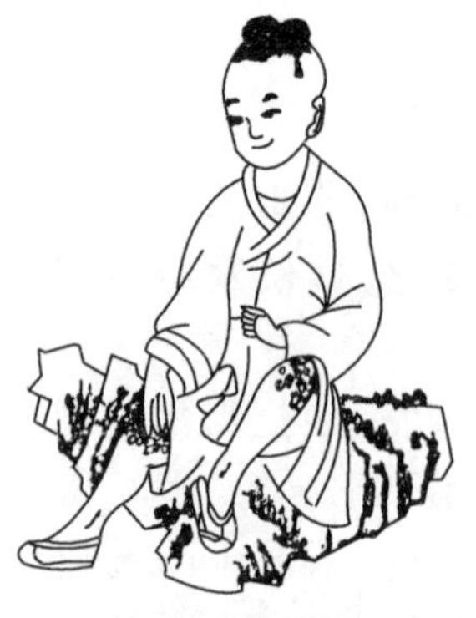

图 82　抱膝图

［注］抱膝者，遍身痘出稀疏，独两膝攒簇如饼。此毒气凝聚于膝，至行浆时恐难下达于足胫也。宜用松肌通圣散加牛膝透之，功效甚速。

松肌通圣散方见蒙头证治

无　根

足踝以下痘无形，毒热锢蔽势多凶，速宜驱毒扶脾气，快瘢越婢汤有功。（图83）

［注］足踝以下属于脾经，若周身有痘而此地独无者，名曰无根，是毒滞于脾也。但足为至阴之地，非建立中州，发越脾气，不能下达，故用快瘢越婢汤以发之。

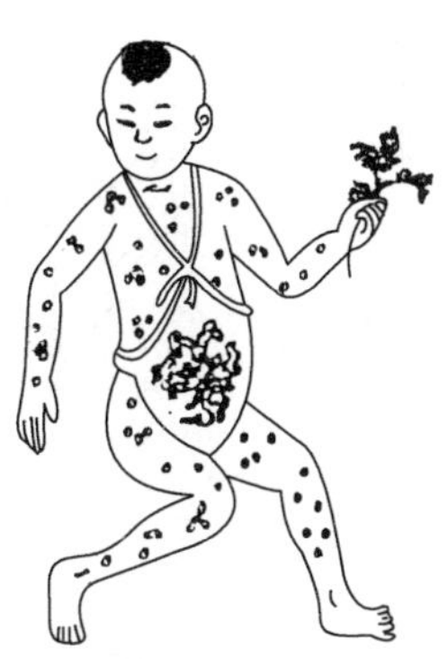

图83　无根图

快瘢越婢汤

黄芪（蜜制）　桂枝　防风　白芍药（炒）　甘草（生）

引用生姜、红枣，水煎服。

［方歌］快瘢越婢药最灵，黄芪桂枝及防风，白芍甘草姜枣引，煎服之后痘自生。

蛇　皮

蛇皮痘出似蛇皮，隐隐簇簇漫无拘，毒轻归宗汤调治，毒重必胜猪尾宜。（图84）

［注］痘出丛簇成片，散漫无拘，名曰蛇皮。见点之初，视其隐隐簇簇，细密无伦，乃毒火所致。以归宗汤攻其毒，甚者以必胜汤佐以猪尾膏救之。

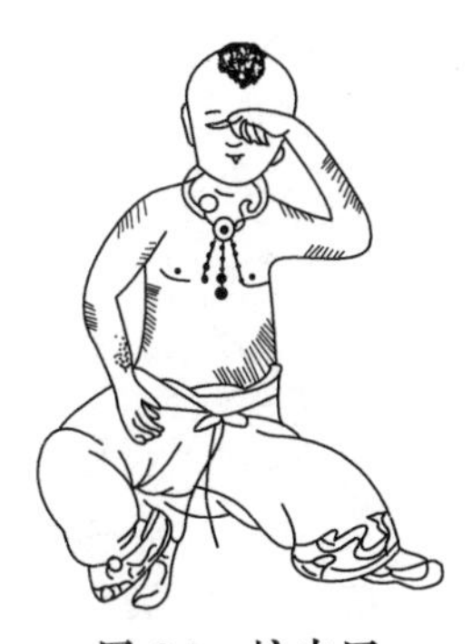

图84　蛇皮图

归宗汤方见发热证治

必胜汤方见见点证治

猪尾膏方见锁唇证治

蚕　种

痘出形如蚕布种，枭毒势重逆而凶，速用归宗汤救治，毒松痘起可望生。（图 85）

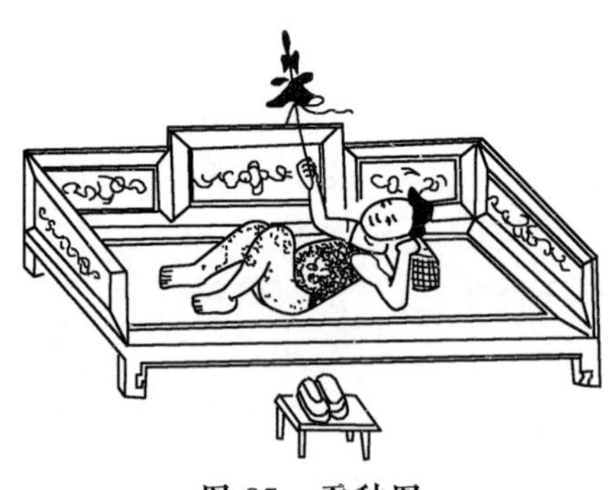

图 85　蚕种图

［注］痘出稠密如蚕布种者，名曰蚕种。乃枭毒太重，凶逆之甚。速用归宗汤攻之，使毒松痘起，方可望生。

归宗汤方见发热证治

燕　窝

痘形累累似燕窝，联络细密不成颗，外用胭脂点痘上，内服凉血解毒和。（图 86）

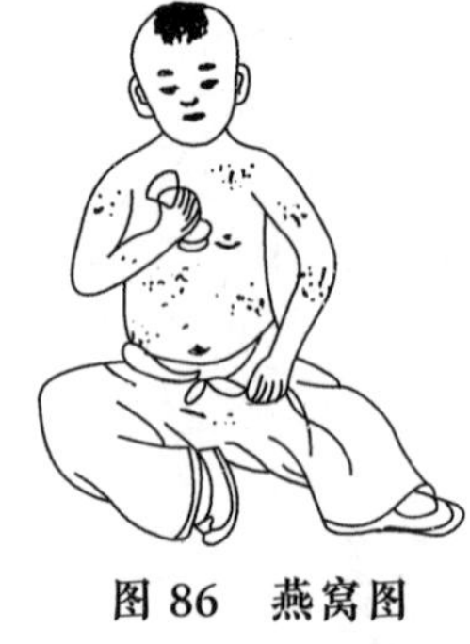

图 86　燕窝图

［注］痘出累累，联络细密，不成颗粒，故谓之燕窝。宜外用胭脂膏贴法，内服凉血解毒汤和之。

胭脂膏方见蒙鼿证治

凉血解毒汤方见结痂落痂证治

鼠　迹

四五相连名鼠迹，周身为重少见轻，速用归宗攻毒热，相并成泡始堪生。（图 87）

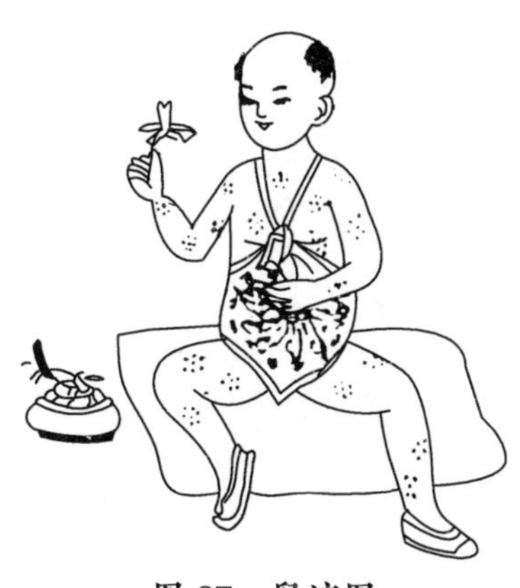

图 87　鼠迹图

［注］痘出四五粒，或六七粒，相聚粘连者，名曰鼠迹。见一二处者轻，见周身者为重。速用归宗汤攻之，令相并成泡，其毒方解，始可望生。

归宗汤方见发热证治

叠　钱

痘形平伏无颗粒，团团攒聚若叠钱，外用胭脂调贴法，内服凉血攻毒痊。（图 88）

［注］痘已见点，平伏不起，颗粒不分，团团攒聚，状若叠钱者，此血热毒盛也。外用胭脂膏贴之，内以凉血攻毒饮治之。

胭脂膏方见蒙骱证治

凉血攻毒饮方见见点证治

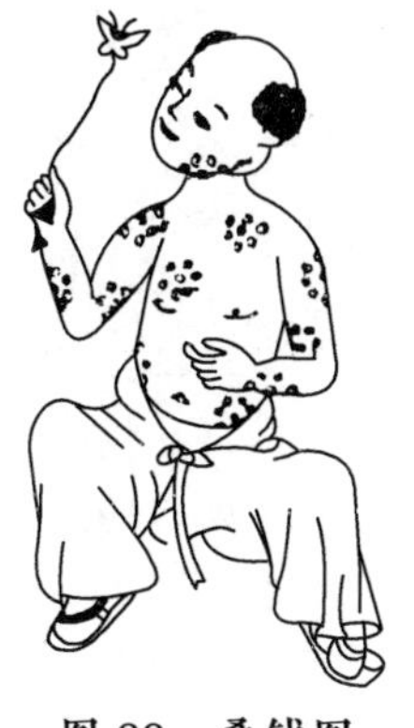

图 88　叠钱图

环　珠

痘出围绕若环珠，毒气壅滞宜早图，清热解毒为妙剂，毒解浆生患自除。（图 89）

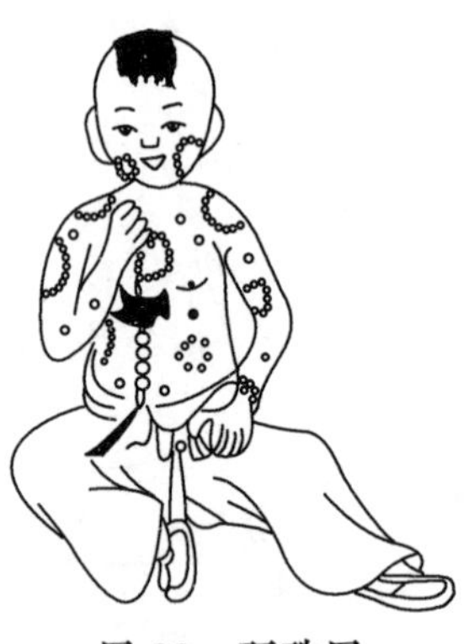

图 89　环珠图

［注］痘名环珠者，以出而围绕，形若环珠也。此毒气壅滞所致，宜早图治，以清热解毒汤主之，使毒解浆生，其患自除矣！

清热解毒汤方见见点证治

浮　萍

视之有点按无形，参差紫黯若浮萍，速用凉血攻毒剂，能使毒松色转红。（图 90）

［注］浮萍者，视之有点，按之无形，参差不齐，痘色紫黯，状如浮萍也。此乃血瘀毒炽，非急攻不可。速用凉血攻毒饮攻之，能使毒松色转红活，庶可望生。

凉血攻毒饮方见见点证治

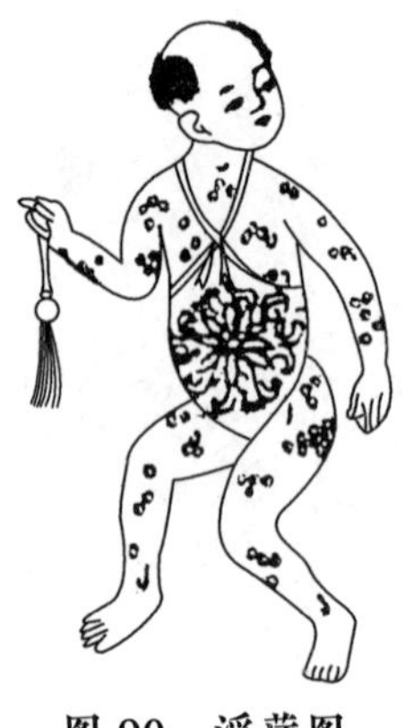

图 90　浮萍图

蟹 爪

痘形连贯颗碎密，上阔下细蟹爪形，起胀根松毒始解，清热解毒服有功。（图 91）

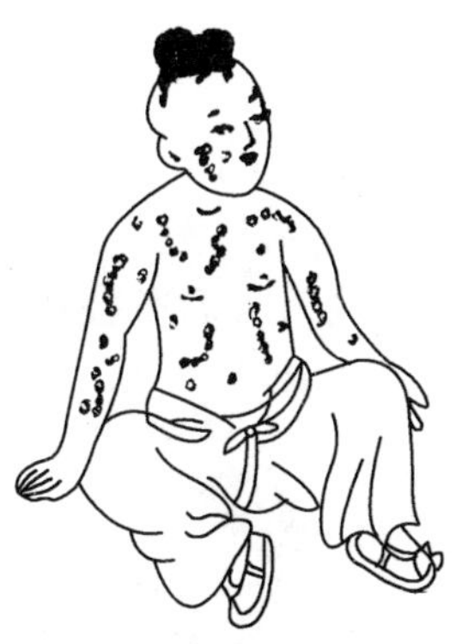

图 91　蟹爪图

［注］蟹爪者，痘形连贯，颗粒碎密，上阔下细，如蟹爪之状。急用清热解毒汤治之，使连贯处起胀根松，其毒可解也。

清热解毒汤方见见点证治

瓠 沙

痘形歪斜复扁阔，无顶无盘名瓠沙，通圣归宗酌量用，顶起根松痘始佳。（图 92）

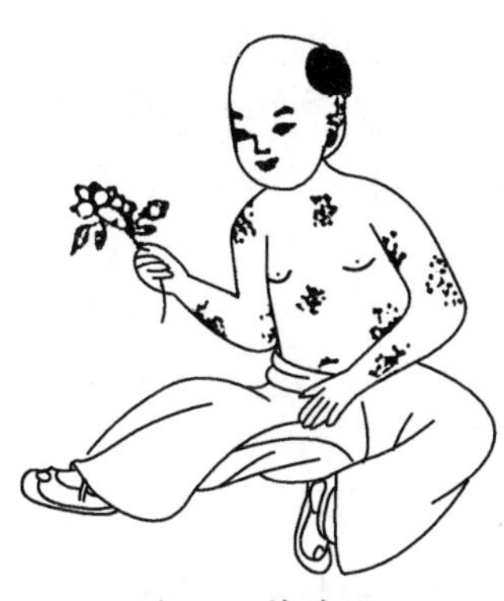

图 92　瓠沙图

[注] 瓢沙者，痘形扁阔，歪斜不圆，无顶无盘，若瓢沙细小，宜先用松肌通圣散主之。若色紫黯者，归宗汤主之。能顶起根松，始为佳境。

松肌通圣散方见蒙头证治

归宗汤方见发热证治

血　泡

痘夹血泡因肺热，或紫或赤微甚别，内服凉血解毒汤，外用针刺出恶血。（图 93）

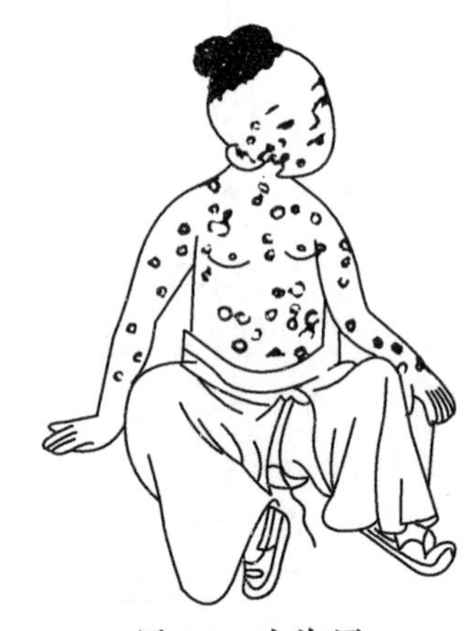

图 93　血泡图

[注] 痘当起胀时，忽有小泡夹痘而出，渐渐长成，如白果大，毒甚则紫，毒微则赤，皆谓之血泡。此因毒热在肺，传于皮肤，大小不一。须内服凉血解毒汤，外用银针刺破，流出恶血，方保无恙。若不急治，听其自破，恶汁流染，痘亦因之赤烂矣！治者宜详记之。

凉血解毒汤方见结痂落痂证

水　泡

水泡湿淫克脾经，手足稠密身面轻，内服加味保元剂，

外涂胡荽官粉灵。(图94)

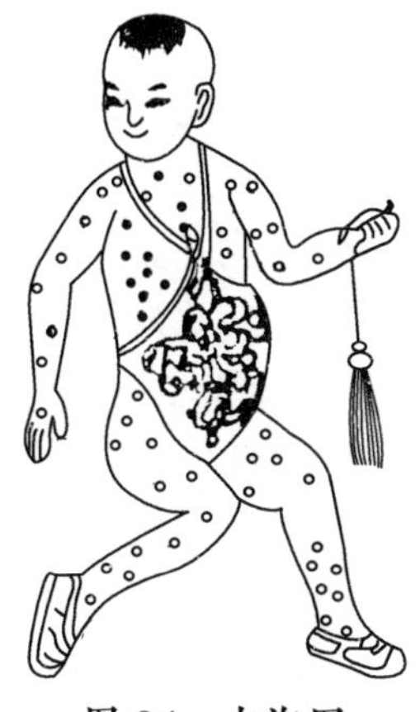

图94　水泡图

［注］水泡者，形大皮薄，内含一包清水。盖因湿淫之气侵克脾经，故身面俱少，手足独密，以四肢属脾故也。须服加味保元汤，外用银针刺破，以胡荽酒调官粉涂患处。若延迟不治，变成痒塌，则难救矣！

加味保元汤

人参　猪苓　泽泻　白术(土炒)　黄芪(蜜炙)　赤茯苓　甘草(炙)

引用生姜，水煎服。

［方歌］加味保元功最捷，人参猪苓共泽泻，白术黄芪赤茯苓，甘草生姜同一列。

胡荽酒

胡荽(切碎)四两　黄酒半斤

同煎，勿令泄气，候温调官粉，搽敷破处。

肉肿疮不肿

疮未起胀肉肿浮，皮光色艳最堪愁，赤艳羌活救苦治，淡红参归大补求。通身尽赤毒热炽，速以归宗及早投。(图95)

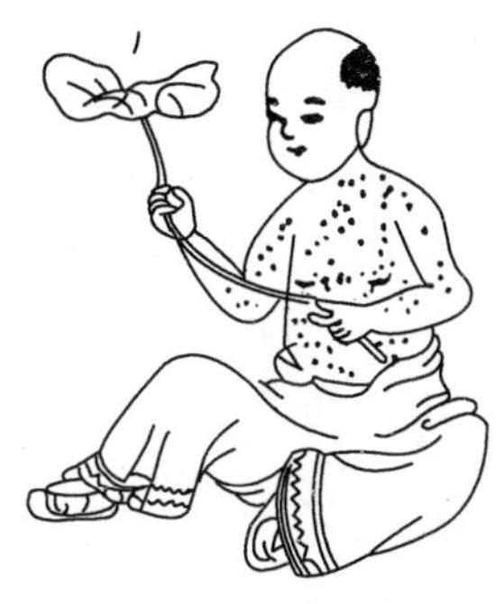

图95　肉肿疮不肿图

［注］痘当起胀时，自头及身，渐次同痘浮起，此气领血载，其毒外发也。如头身之肉先肿，皮色赤艳而痘疮不肿，此为毒邪有余，不受正制，宜用羌活救苦汤。若皮色淡红者，乃气血不足，不能拘摄毒气，宜用参归大补汤治之。更有通身皮肤尽赤，此为毒火炽盛，煎灼血分，宜用归宗汤。

羌活救苦汤

蔓荆子　羌活　牛蒡子（炒）　升麻　黄芪（生）　川芎　连翘（去心）　桔梗　白芷　防风　人中黄

引用荷叶，水煎服。

［方歌］羌活救苦汤最良，升麻川芎合羌防，牛蒡黄芪白芷翘，蔓荆桔梗人中黄。

参归大补汤

人参　当归　黄芪　甘草　白芷　川芎　防风　紫草茸　木香　南山楂　厚朴（姜炒）　桔梗

引用生姜，水煎服。

［方歌］参归大补最有灵，参芪当归桔川芎，防风白芷木香草，厚朴山楂紫草茸。

归宗汤方见发热证治

干　枯

毒火煎灼伤阴血，痘体干枯少润泽，当归活血加味尝，治若少缓变莫测。（图 96）

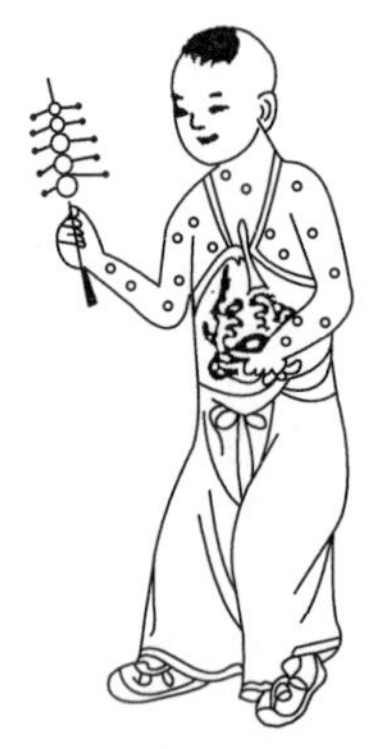

图 96　干枯图

［注］色者，血之华也。血和则滋润光莹，血耗则干燥枯竭。痘之毒火入于血分，轻则焮红，甚则焦紫。治以救血为急，宜当归活血汤主之。

当归活血汤

当归　川芎　赤芍　生地　红花　紫草　黄芩　黄连　大黄

水煎服。

〔方歌〕加味当归活血汤，痘色干枯服最良，四物红花共紫草，加入芩连生大黄。

铺　红

铺红多因元气弱，血不归附毒漫行，肌肤尽红根赤艳，气失统摄痘多凶。气虚九味神功补，毒盛凉血解毒清。（图 97）

〔注〕起胀时，血尽归附于痘，根下有红线紧束，乃正形也。若元气虚弱，血不归附，致毒气散漫，肌肤之上，根色紫艳，是气失统摄之力，多致不救。若气虚而痘色微赤者，以九味神功散主之；毒盛根艳者，以凉血解毒汤主之。

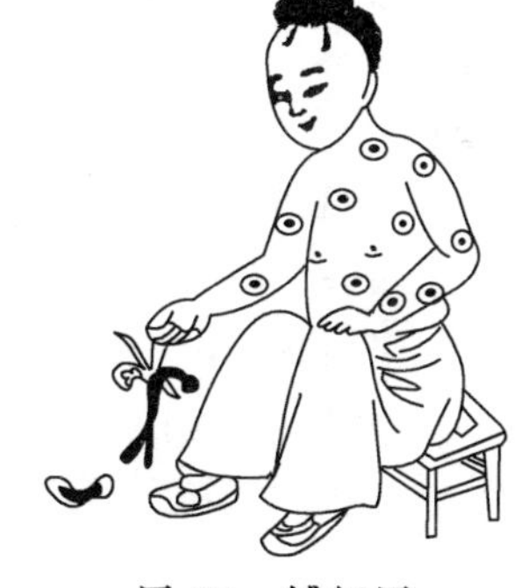

图 97　铺红图

九味神功散

人参　黄芪（生）　紫草茸　红花　前胡　牛蒡子（炒、研）　甘草（生）　白芍药（酒炒）　生地黄

引用大枣，水煎服。

〔方歌〕九味神功治铺红，人参黄芪紫草茸，红花前胡牛蒡草，白芍生地枣相从。

凉血解毒汤方见结痂落痂证治

根窠无晕

血虚痘色多散漫，根窠淡白少鲜艳，芎归保元汤可投，参归鹿茸有奇验。（图 98）

〔注〕痘至成浆时，若气血交会，必有一血线紧附根下，如珍珠置于胭脂之上，粒粒光彩，此正形也。设平日气血虚弱，当灌浆时，顶虽圆满，根下全无红晕，以芎归保元汤主之。虚甚者，以参归鹿茸汤主之。

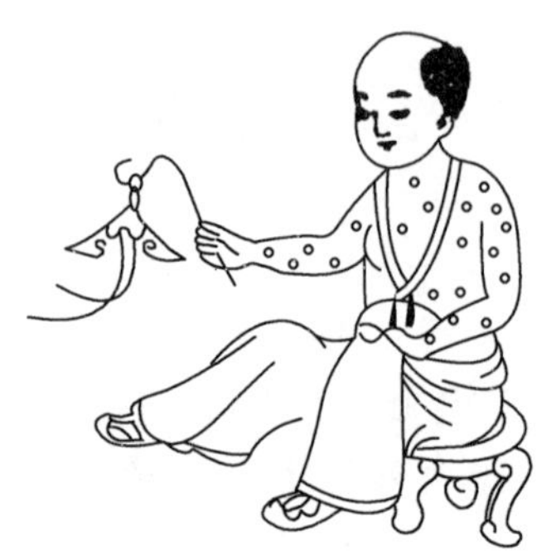

图 98　根窠无晕图

芎归保元汤

人参　甘草(炙)　黄芪(蜜炙)　当归(酒洗)　川芎

引用龙眼肉,水煎服。

[方歌] 芎归保元治血虚,人参甘草共黄芪,酒洗当归川芎配,龙眼作引服无时。

参归鹿茸汤方见灌浆证治

皮薄浆嫩

痘疮皮薄根不红,待得成脓浆淡清,溶溶破烂不完整,气血虚弱证多凶。速服十全大补剂,气充血足始堪生。(图99)

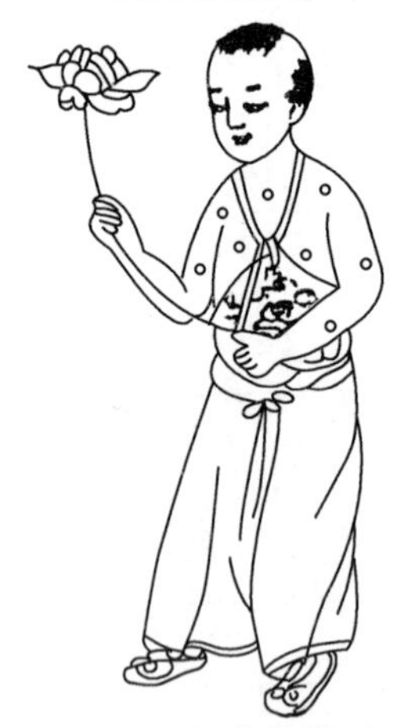

图 99　皮薄浆嫩图

[注] 痘疮赖气血以成功。气血充实,则痘皮苍老,肥满坚厚;若气血虚缩,痘必光亮软皱,溶溶如湿。须用十全大补汤峻补气血,庶毒化浆行,可保安全矣!

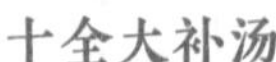

十全大补汤

人参　黄芪(蜜炙)　茯苓　当归　白术(土炒)　肉桂　甘草(炙)　白芍(酒炒)　熟地黄　川芎

引用煨姜，水煎服。

［方歌］十全大补汤最灵，人参黄芪白茯苓，当归白术肉桂草，白芍熟地及川芎。

空壳无浆

痘壳圆融浆不行，有虚有实要分明：根色淡白血虚弱，紫紧由于血热凝。千金内托同四物，因证施治莫迟停。（图 100）

［注］痘至行浆时，头面周身，外虽胀而内实无浆，名曰空壳。当别虚实治之：如根色淡白者，此血虚不能化毒成浆也，宜千金内托散；根紧而紫者，此气行血滞，毒热伏于血分，而不能成浆也，宜加味四物汤治之。

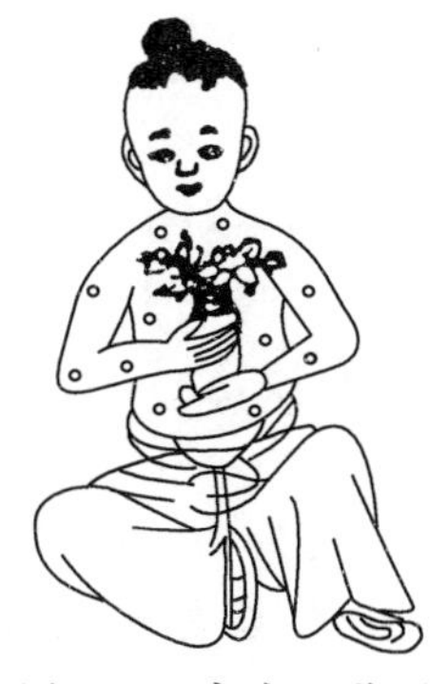

图 100　空壳无浆图

千金内托散方见见点证治

加味四物汤

生地（酒洗）　川芎　白芍（酒炒）　当归（酒洗）　连翘（去心）　紫草茸（酒洗）

水煎服。

［方歌］加味四物汤，当归生地黄，川芎白芍药，紫茸连翘良。

痘顶塌陷

痘根虽红顶塌陷，此证多缘气虚见，面白肢冷食懒尝，虚烦便溏身怠倦。急用补中益气汤，气充顶升浆充贯。（图 101）

［注］陷顶者，由中气微弱，不能振扬，故灌浆时，根虽红润，顶却微塌。现证面白肢冷，不思饮食，虚烦便溏，身体怠倦也。治宜补气为主，用补中益气汤，则气足浆升，而顶自起矣！

补中益气汤

黄芪（蜜炙）　白术（土炒）　人参　升麻（炒）　柴胡（炒）　陈皮　甘草（炙）　当归身

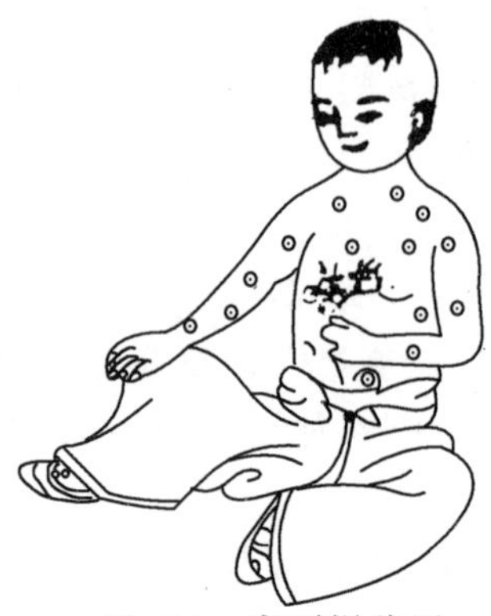

图 101　痘顶塌陷图

引用煨姜、大枣、水煎服。

［方歌］补中益气效如神，黄芪白术共人参，升麻柴胡陈皮草，煨姜大枣及归身。

灰陷白陷

气血虚寒不振扬，灰白陷顶少脓浆。速用参归鹿茸剂，鸡冠血酒更堪尝。（图 102）

［注］痘至灌浆时，其色淡白，根无红晕而顶陷者，是谓白陷。虚极则转为灰陷。由气虚委而不振，血虚浆不能充，故一陷而不可遏也。治宜大补气血为主，宜参归鹿茸汤。临服入鸡冠血酒，日进二三服，但得顶起浆行，方免无恙。

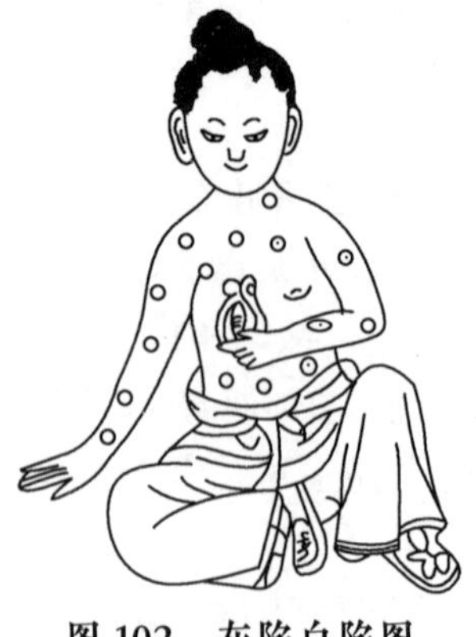

图 102　灰陷白陷图

参归鹿茸汤方见灌浆证治

鸡冠血酒

用大雄鸡一只，先将白酒一杯炖温，次刺鸡冠血数点，滴入杯中和匀，仍炖温调煎药内服。

紫陷、黑陷

紫陷黑陷皆毒盛，平塌昏黯根不松，此属气血被火郁，解毒急宜用归宗。（图 103）

［注］痘出稠密，颗粒碎小，根紧昏黯，顶凹下而紫者，谓之紫陷。甚而转为黑色，则为黑陷。皆由毒火郁闭，气不宣通故也。治宜清热解毒，以归宗汤主之。

归宗汤方见发热证治

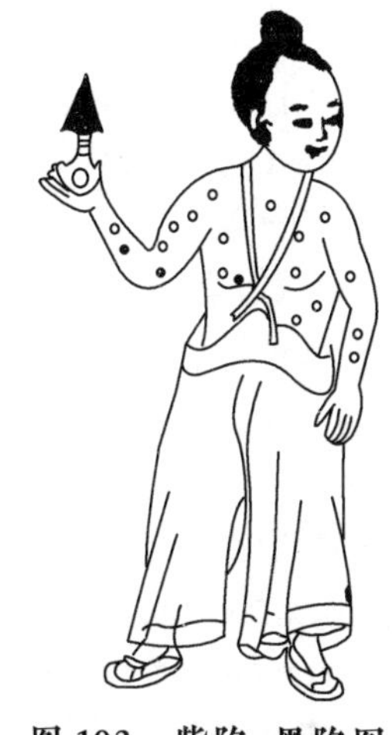

图 103　紫陷、黑陷图

板　黄

浆未充足痘板黄，顶塌成片皮硬僵，气滞血凝难灌溉，皆缘毒热侵脾乡。速服清毒活血剂，毒化痘起转安康。（图 104）

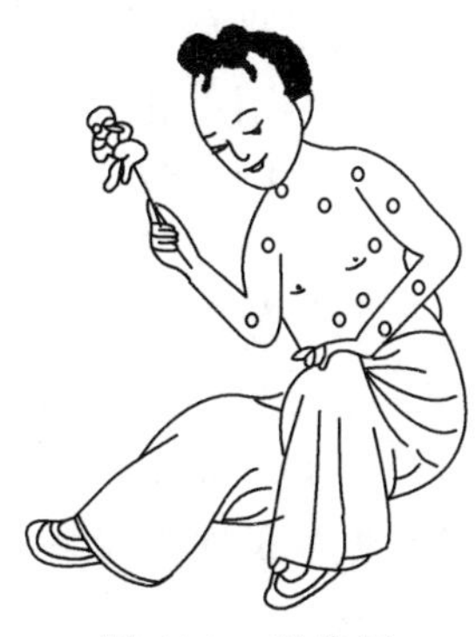

图 104　板黄图

［注］板黄者，谓灌脓时浆未得半，忽然黄色突起，干燥坚硬。盖因枭毒肆害脾乡，故气滞血凝，难以灌溉也，须用清毒活血汤治之。倘得痘起，尚可望生，若头面、颈项、眼眶、唇上及周身黄者，则不治也。

清毒活血汤

当归　白芍药（酒炒）　生地黄　紫草茸（酒洗）　黄芩　黄连（酒炒）　牛蒡子（炒）　南山楂、连翘（去心）　人参　黄芪（生）　桔梗　木通

引用灯心，水煎服。

［方歌］清毒活血汤最灵，归芍生地紫草茸，芩连牛蒡山楂翘，参芪桔梗合木通。

倒靥

倒靥浆清陷不红，痘壳皮皱痂不成，速用加味保元剂，气充血足痘收功。（图 105）

［注］倒靥者，浆色清稀不足，根脚淡白无晕，遍体形如豆壳，疮皮皱而似结非结，至收靥时终不成痂。此因气血两虚，乏领载之力也。宜加味保元汤治之。

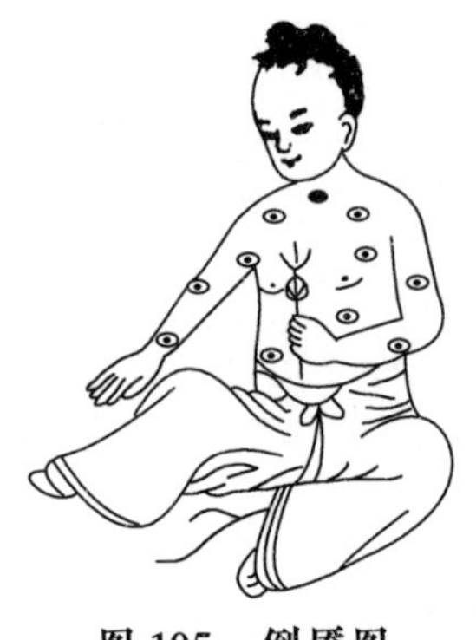

图 105　倒靥图

加味保元汤

人参　黄芪（蜜炙）　甘草（炙）　全当归（酒洗）　白芍（酒炒）　木香（煨）　白术（土炒）　官桂

引用老米，水煎服。

［方歌］加味保元治倒靥，人参黄芪甘草协，当归白芍广木香，白术官桂效更捷。

痘疔

痘疔枭毒乱正疮，色紫黑黯形坚强，先出先长妨诸痘，针刺随贴四圣良。（图 106）

［注］痘疔之成，由枭毒蕴伏，锢蔽于肌肉之间，痘未出疔先出，痘未长疔先长，其色紫黑，其形坚强。五脏各有所见：心疔色赤，起于颧阜胸乳之处；肝疔色紫，起于左太阳、左胁、眼胞、两臂阜之处；脾疔色先黄后黑，起于腮颊、中庭、口角、肚腹、手足之处；肺疔色先灰后黑，起于右太阳、右胁、颈项、喉突之处；肾疔色黑，起于地阁、后颈、耳窖、背窌、腰脊、阴茎之处。见时急用

银针刺破，以泄毒血。刺后用四圣膏贴患处。若迟延不治，能使痘当发不发，当胀不胀，当灌不灌，而百变生矣。

四圣膏

绿豆四十九粒　豌豆（俱烧灰存性）四十九粒　珍珠（煅）一分　头发（烧灰）一分

上为细末，以棉胭脂水调和成膏。将银针拨开疮头，然后涂之。

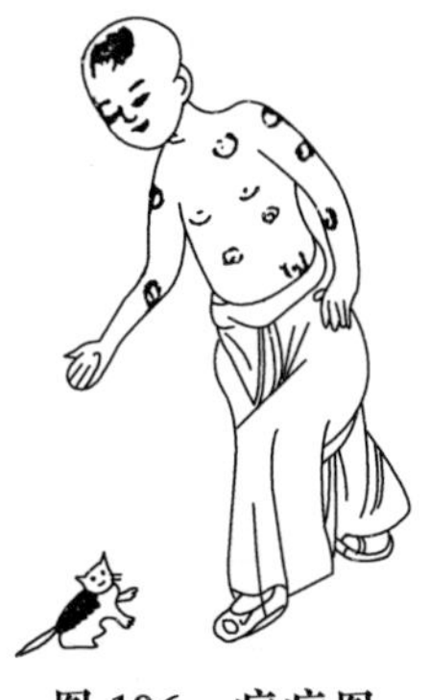

图 106　痘疔图

挑痘疔法

痘疔须用针挑拨，轻重徐急贵合宜，破顶伤肌俱深忌，上浆急挑莫迟疑。（图 107）

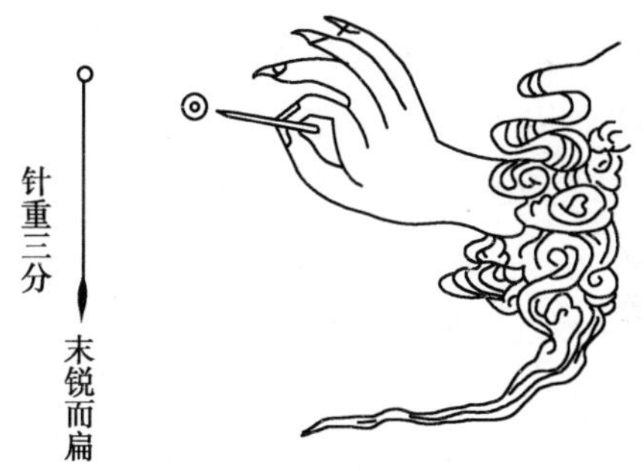

图 107　挑痘疔图

［注］凡用针挑疔痘时，以二指拿针，平平入痘，拨断痘中筋络，众痘即发。但挑时轻重、疾徐之间，贵乎得宜。不可挑破痘顶，亦不可重入伤肌。须待三、四、五、六日上浆之际，痘能含针，方可挑拨，过七日则无用矣。治者宜详识之。

煮针法

甘草（生）　甘遂　川乌　草乌各等分

用水一钟，入砂罐内，以水干为度。每次可煮四五针，煮完入鹅翎筒内，黄蜡塞口收之。

御纂医宗金鉴卷五十八

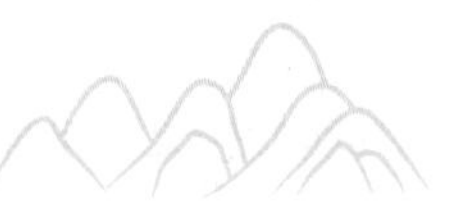

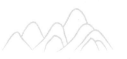

痘中杂证上

发　热

表热无汗升麻汤，里热有汗消毒良，行浆毒蒸清毒剂，结后余热连翘方。

［注］痘之一证，始终不可尽除其热，盖热非壮热，乃和缓之热也。以寒则收缩，热则宣发，故初不热，则出不齐；胀不热，则浆不行；收不热，则痂不结。自初出以至起胀时，皮肤干燥，发热无汗，此热在表也，升麻葛根汤加荆芥穗、防风主之。蒸热有汗，此热在里也，加减消毒饮主之。至行浆时热不减者，此为毒热熏蒸，宜用消毒活血汤。便秘者去人参、黄芪，加酒炒大黄。至结痂后发热壮盛，胸腹、手足俱热，二便秘涩者，此为余毒过盛，宜用大连翘饮治之。

升麻葛根汤方见发热证治

加减消毒饮

升麻　牛蒡子（炒、研）　山豆根　紫草　连翘（去心）　生地黄　赤芍　川黄连　甘草（生）

引用灯心，水煎服。

［方歌］加减消毒饮如神，升麻牛蒡山豆根，紫草连翘生地芍，黄连甘草引灯心。

清毒活血汤方见灌浆证治

大连翘饮方见收靥证治

惊　搐

未见点搐清解方，已见犹搐导赤良，靥后虚搐宁神剂，食蒸发搐大安康。

［注］惊痘者，多缘痘毒之火触动心神，移热于肝，肝风与心火相搏，遂成是证。治法须别始终：如痘未出，而先发搐者，不可纯用寒凉壅闭其毒，惟以清解散疏散表邪，痘出而搐自止矣。若痘已见形，仍抽搐不止者，此毒火内伏心经也，宜用导赤散加黄连治之，靥后发抽者，是真气虚弱，火邪内攻，以宁神汤主之。痘后食蒸发搐者，此脾胃虚弱，必面黄，潮热，大便酸臭，宜木香大安丸治之。

清解散方见发热证治

导赤散

木通　生地黄　淡竹叶　甘草梢

引用灯心，水煎服。

［方歌］痘已见形仍作惊，导赤散治最有功，木通生地竹叶草，黄连加入效通灵。

宁神汤

人参　生地黄　麦门冬（去心）　栀子仁（炒）　黄连（酒炒）　石菖蒲　当归身　甘草（炙）　辰砂

引用灯心，水煎服。

［方歌］宁神汤内用人参，生地麦冬山栀仁，黄连菖蒲归身草，辰砂调服功极神。

木香大安丸

山楂肉　麦芽（炒）　神曲（炒）各一两　枳实（麸炒）六钱　白术（土炒）一两　莱菔子（炒）四钱　连翘（去心）五钱　黄连（姜炒）三钱　木香（煨）三钱　缩砂仁五钱　陈皮八钱

上为细末，水泛为丸。炒陈仓米汤下，量儿大小用之。

头　痛

痘中头痛最堪惊，毒冲风热两分明。稠密壮热连翘饮，疏稀微热清解灵。

［注］头痛者，乃邪气与真气相搏，壅遏毒气，上干清道而然也。故毒热上腾，与风热郁闭，皆能为害。如头面痘出稠

密，身体壮热，闷乱昏痛者，此毒火上腾也，以大连翘饮主之；若头面痘出稀疏，微觉身热头痛者，此风热郁闭也，宜清解散治之。

大连翘饮方见收靥证治

清解散方见发热证治

腰　痛

痘当未出腰先痛，毒火亢极阴难胜，泻毒不使传肾经，加味归宗宜速用。

［注］凡痘当发热时而腰痛者，最为恶候。盖腰为肾之府也。毒火亢极，真阴不能胜邪，故频频作痛。须用加味归宗汤速泻其毒，不使传于肾经，庶可望生。治若少缓，毒火冲炽，痘必干枯紫黑，肾阴绝则难救矣！

加味归宗汤

当归尾　赤芍药　元参　大黄（生）　羌活　荆芥穗　青皮（炒）　穿山甲（炙）　生地　东山楂　牛蒡子（炒、研）　木通

水煎服。

［方歌］加味归宗治腰疼，归芍元参大黄生，羌穗青皮穿山甲，生地山楂蒡木通。

腹　痛

小儿发热腹痛疼，表郁芍药防风从，里郁加味平胃散，阴郁桂枝大黄灵。

［注］凡出痘腹痛，有因风寒郁结，痘出不快，烦躁而痛者，乃表邪所郁，以芍药防风汤主之；有因食滞郁塞，痘出之时，原无腹痛，忽然一时作痛者，此为里郁，宜加味平胃散治之；又有初起因毒热郁于阴分，痛在脐下，时作时止者，此属阴郁，以桂枝大黄汤主之。

芍药防风汤

升麻　防风　陈皮　桔梗　川芎　白芍药（炒）　甘草

（生） 厚朴（姜炒） 枳实（麸炒）

引用生姜，水煎服。

［方歌］芍药防风解表宜，升麻防风共陈皮，桔梗川芎白芍药，甘草厚朴合枳实。

加味平胃散

陈皮 厚朴（姜炒） 神曲（炒） 南苍术（米泔水浸，炒） 麦芽（炒） 甘草（生） 香附米（制） 南山楂

引用生姜，水煎服。

［方歌］加味平胃治食伤，陈皮厚朴神曲苍，麦芽甘草香附米，山楂同煎引生姜。

桂枝大黄汤

生大黄 桂枝 生甘草 生白芍

引用生姜，水煎服。

［方歌］桂枝大黄疗阴郁，生军泄热效非常，散寒桂枝调中草，白芍和中顺气强。

烦　躁

未出烦躁消毒平，已出烦躁凉血宁。浆清发烦保元治，靥后虚烦四物灵。

［注］痘证始终以安静为吉，但有烦躁，必生他变。盖烦者，心愦也；躁者，身扰也。皆由毒火太盛，神不能静也。痘未出而烦躁，是为表郁，以消毒饮主之；痘已出而烦躁，是为血热，以凉血解毒汤主之；若养浆时顶平清稀而烦躁，是气虚也，以加味保元汤主之；收靥后而烦躁，是血虚也，以加减四物汤主之。

加减消毒饮方见杂证中发热

凉血解毒汤方见结痂落痂证治

加味保元汤

人参 黄芪（炙） 甘草（炙） 当归（酒洗） 白芍药（炒） 麦冬（去心） 枣仁（炒、研）

水煎服。

［方歌］加味保元治虚烦，人参黄芪甘草攒，酒洗当归白芍药，麦冬枣仁一同煎。

加减四物汤

人参　当归　麦门冬(去心)　生地　栀子(炒)　白芍药(炒)

水煎服。

［方歌］靥后血虚多烦躁，加减四物汤最妙，人参当归麦门冬，生地栀子白芍药。

谵　妄

毒热炽盛犯心经，错语妄言神不清，妄见妄闻志昏愦，黄连解毒服即宁。

［注］谵妄者，由毒热炽盛，上干心气，致使错语妄言，神气不清，妄见妄闻，志气昏愦，以黄连解毒汤主之。

黄连解毒汤方见结痂落痂证治

渴

初热大渴解毒汤，血热煎耗凉血良，成浆津泄麦冬散，靥后伤津生脉强。

［注］渴，由毒火燔灼，内伤津液而作也。如初发热即大渴者，里热盛也，宜葛根解毒汤治之；痘出稠密，色艳作渴者，此血热毒盛也，凉血解毒汤主之；成浆津液外泄而作渴者，人参麦冬散主之；靥后脾虚，内伤津液而作渴者，生脉六均汤主之。

葛根解毒汤

葛根　升麻　天花粉　甘草(生)　麦门冬(去心)　生地　茅根

引用灯心，水煎服。

［方歌］葛根解毒汤清热，津液上潮火自泄，升葛花粉生

甘草，麦冬生地茅根列。

凉血解毒汤方见结痂落痂证治

人参麦冬散

人参　白术（土炒）　甘草（生）　葛根粉（煨）　麦冬（去心）　升麻

引用糯米，水煎服。

〔方歌〕人参麦冬效通仙，津液外泄治易痊，参术甘草煨葛粉，麦冬升麻糯米煎。

生脉六均汤

人参　五味子　麦门冬（去心）　陈皮　半夏（姜制）　茯苓　白术（土炒）　甘草（炙）

引用乌梅，水煎服。

〔方歌〕生脉六均医脾弱，泄泻伤津大渴作，人参五味麦门冬，陈半苓术甘草合。

厥　逆

爪白便清厥属寒，木香理中汤可痊，爪紫便赤为热厥，金花承气乃良煎。

〔注〕痘中厥逆之证，有因气血虚寒发厥者，有因毒热郁闭发厥者。爪甲色白，小便清利，其痘色更见灰陷，泻泄不食等证，此外阳衰、内阴盛，乃寒厥也，以加减陈氏木香散主之；寒甚者，附子理中汤主之。若爪甲色红，小便赤涩，其痘色更见紫黑，烦躁闷乱等证，此系阳毒内攻，热极反寒，是热厥也，宜栀子金花汤治之；里实者承气汤下之。

加减陈氏木香散

人参　肉桂　茯苓　半夏（姜制）　白术（土炒）　丁香　肉豆蔻（面裹煨）　甘草（炙）　诃子肉（面裹煨）　木香（煨）

引用生姜，水煎服。

〔方歌〕木香散疗中外寒，参桂茯苓半夏攒，白术丁香肉豆蔻，甘草诃子木香研。

附子理中汤

人参　附子(制)　甘草(炙)　白术(土炒)　干姜

水煎服。

[方歌]附子理中治虚寒，中外无阳莫留连，人参附子炙甘草，白术干姜一同煎。

栀子金花汤

黄芩　黄连　黄柏　大黄　栀子

水煎服。

[方歌]热厥栀子金花汤，热极反寒服最良，黄芩黄连并黄柏，大黄栀子共煎尝。

承气汤

厚朴(姜炒)　枳实(麸炒)　大黄

水煎服。

[方歌]承气汤能除火热，里实不便毒气结，厚朴枳实川大黄，煎服便利毒即泄。

喘

风寒客肺杏苏先，痰热凉膈白虎煎，泄泻声微参术剂，倒靥作喘归茸痊。

[注]五脏之气皆统于肺，若为邪干，则肺气窒塞，气道不利，故发为喘也。实者，声粗有力而长；虚者，声微无力而短。痘初发热，以至既出之后，或喷嚏频频，或鼻流清水，此风寒客肺而喘也，杏苏饮主之。有食热痰积，上冲作喘者，此火炎肺金也，宜凉膈白虎汤治之。泄泻后元气下陷，此脾气不足而喘也，人参白术散主之。有痘浆灌至半足，忽倒靥而喘者，此中气大亏也，参归鹿茸汤主之。

杏苏饮

苏叶　枳壳(麸炒)　桔梗　葛根　前胡　陈皮　甘草(生)　半夏(姜炒)　杏仁(炒，去皮、尖)　茯苓

引用生姜，水煎服。

［方歌］杏苏饮治肺伤风，苏叶枳桔葛根从，前胡陈皮生甘草，半夏杏仁白茯苓。

凉膈白虎汤

薄荷　连翘（去心）　石膏（生）　知母（生）　黄芩　甘草（生）　栀子　大黄　朴硝

引用糯米，水煎服。

［方歌］凉膈白虎治火喘，薄荷连翘共石膏，知母黄芩生甘草，栀子大黄配朴硝。

人参白术散

藿香　白术（土炒）　葛根　木香（煨）　甘草（炙）　白茯苓　人参

引用生姜，水煎服。

［方歌］脾虚白术散如神，藿香白术共葛根，木香甘草茯苓配，人参加入扶元真。

参归鹿茸汤方见灌浆证治

痰

痰因津液贮留生，痘疮之火炼而成。加味二陈斟酌用，灌浆保元化毒宁。

［注］痰乃津液贮留胸中而生。盖痘毒之火，耗炼其津液，上壅气道，喉中作声，宜清气化痰，不可骤用金石之药，恐伤真气，以加味二陈汤治之。若灌浆时见此证，则禁用二陈汤。但于助浆剂中少佐清气化痰之品，如保元化毒汤加橘红、贝母、桔梗、麦冬，甚妥。

加味二陈汤

麦门冬（去心）　前胡　栝蒌仁　陈皮　半夏（姜制）　茯苓　甘草（生）　枳壳（麸炒）　桔梗　杏仁（炒，去皮、尖）　黄芩

引用生姜，水煎服。

［方歌］痘证多痰宜二陈，麦冬前胡栝蒌仁，陈皮半夏茯苓草，枳桔杏仁共黄芩。

保元化毒汤方见起胀证治

咳　嗽

毒热熏蒸火灼金，肺气上逆咳嗽频，初热见点杏苏饮，收靥清膈二陈神。

［注］咳嗽者，有声有痰也。因痘毒之火上熏于肺，故气逆而发为咳嗽。如初发热见此者，宜杏苏饮主之。偶感风寒者，亦用此药。自起胀至成浆而咳嗽者，由喉间有痘，道路窄狭，痘收自愈，不必服药。结靥后咳嗽者，乃卫气虚弱，腠理开张；或因风寒者，均宜人参清膈散治之。因余热者，宜加味二陈汤治之。

杏苏饮方见喘证

人参清膈散

人参　黄芪（生）　茯苓　白术（土炒）　黄芩　当归　白芍（微炒）　知母（生）　桔梗　甘草（生）　柴胡　滑石（飞）　紫菀　地骨皮　桑皮（炒）

引用生姜，水煎服。

［方歌］清膈散疗靥后咳，参芪苓术芩归芍，知桔甘草柴滑石，紫菀地骨桑皮合。

加味二陈汤方见痰证

干　哕

痘疮干哕病势沉，毒热上逆正难禁，实热橘皮竹茹剂，虚寒丁香柿蒂神。

［注］干哕者，有声无物，其声重大而长，属阳明胃经也。缘毒热上逆所致。又有胃气不足，不能容受，复有寒邪客于胃中，使胃气不能中主，上行而哕也。热者，橘皮竹茹汤主之；寒者，丁香柿蒂汤主之。

橘皮竹茹汤

橘红　半夏（姜制）　麦门冬（去心）　枇杷叶（姜炙）　甘草

(生) 竹茹 赤苓 人参

引用芦根,水煎服。

[方歌] 橘皮竹茹汤如神,专医胃热呕逆频,橘半麦冬枇杷草,竹茹赤苓与人参。

丁香柿蒂汤

丁香 人参 高良姜 柿蒂

水煎服。

[方歌] 丁香柿蒂汤治寒,胃气上逆不得安,丁香良姜人参共,更入柿蒂一同煎。

呕 吐

毒盛呕吐二陈良,吞咽不利鼠粘汤,伤食吐酸大安效,气虚作呕和胃方。

[注] 呕者,有物有声;吐者,有物无声,二证皆属于胃。痘初出呕吐者,是火邪犯胃,毒气上腾,痘必红紫,宜栀连二陈汤。自起胀至收靥呕吐者,是疮集咽门,吞咽不利所致,须用鼠粘子汤。若伤食呕吐者,吐必腥酸,宜用木香大安丸。设吐后精神困倦,不思饮食,乃胃气虚也,以参砂和胃汤主之。

栀连二陈汤

陈皮 半夏(姜制) 茯苓 甘草(生) 栀子(姜炒) 川黄连(姜炒)

引用生姜,水煎服。

[方歌] 毒气冲胃吐频频,医治须宜用二陈,陈半茯苓生甘草,栀连姜炒效如神。

加味鼠粘子汤

桔梗 射干 连翘(去心) 荆芥 防风 山豆根 鼠粘子(炒、研) 干葛

水煎服。

[方歌] 加味鼠粘汤极合,桔梗射干同连翘,荆芥防风山豆根,鼠粘子炒配干葛。

木香大安丸方见惊搐

参砂和胃汤

人参　白术(土炒)　藿香　茯苓　陈皮　半夏(姜制)　缩砂仁　甘草(炙)

引用煨姜,水煎服。

［方歌］虚吐参砂和胃汤,人参白术共藿香,茯苓陈皮制半夏,缩砂甘草引煨姜。

呛　水

毒壅会厌水难纳,溢入气喉呛始发,咽喉肿痛道路狭,甘桔解毒皆妙法。

［注］呛水者,因火盛毒壅会厌门也。盖咽门司纳饮食,一为毒热所壅,则必肿痛,水不易入,溢于气喉,故气喷出而呛作矣。宜用加味甘桔汤,或加味解毒汤亦可。此证见于七日前者,俱属恶候。若七日已后,外痘蒸长光润而作呛者,是咽门痘长,壅窒道路而使然也,至结痂则呛自止。治者当于毒盛之痘,预用清理气道之药,不使热毒侵犯,自能免此患矣。

加味甘桔汤

牛蒡子(炒)　苦桔梗　生甘草　射干

水煎服。

［方歌］加味甘桔汤最良,痘证呛水效非常,牛蒡子合苦桔梗,甘草射干共煎尝。

加味解毒汤

元参　苦桔梗　麦门冬(去心)　当归尾　赤芍　生地黄　连翘(去心)　牛蒡子(炒,研)　丹皮　红花　甘草(生)　木通

引用灯心,水煎服。

［方歌］加味解毒汤最灵,元参桔梗麦门冬,归芍生地翘牛蒡,丹皮红花草木通。

口喷秽气

发痘脾胃被毒侵，口喷秽气不堪闻，毒火燔灼宜速治，加味归宗功效神。

［注］毒火侵炙脾胃，故口出臭味，令人难近。盖出痘全赖脾胃以为根本，今为毒火侵害，则根本受伤。不急救之，必至脾胃溃烂而成大害。须以归宗汤治之，秽减庶可望生。

归宗汤方见发热证治

不　食

便秘不食解毒汤，脾虚不食参术良，不食咽肿甘桔剂，伤食恶食平胃尝。

［注］痘疮赖气血以成功，气血借饮食以生化，自起胀、灌浆以至收靥、结痂，俱以胃壮为根本。故痘中遇不食之证，须要明辨。如大便秘结，痘疮焮紫不食，此毒盛血热也，宜凉血解毒汤加黄芩、黄连、大黄主之。若痘色灰白，泄泻不食，此脾气虚弱也，人参白术散主之。行浆时欲食而复畏食，此咽门肿痛，难以下咽也，宜加味甘桔汤主之。设喜食过多，恶食不食，乃内伤饮食，胃有宿滞也，宜加味平胃散主之。

凉血解毒汤方见结痂落痂证治

人参白术散方见喘证

加味甘桔汤方见呛水

加味平胃散方见腹痛

汗

热少汗微营卫畅，太过须防阴液亡，自汗不止保元剂，盗汗夜热六黄汤。

［注］卫气乃护卫皮肤，固守津液，使不走泄者也。痘证见此，是痘毒之火由里达表，干于卫气，腠理疏，故汗出矣。初见有微汗者，是荣卫通畅，毒从汗解，实良候也。但汗为血液，太过则阴液必亡，须紧防之。如起胀后大汗不止，未行

浆，恐不能灌；即行浆，恐不能靥；既靥，尤恐气血虚脱，最为可畏。自汗为阳虚，急于敛汗，以保元汤主之；盗汗为阴虚，急于降火，以当归六黄汤主之。

加味保元汤

人参　黄芪（蜜炙）　浮小麦　甘草（炙）　广桂枝　白芍（炒）

水煎服。

［方歌］阳虚汗出用保元，人参黄芪浮麦甘，广桂枝同白芍药，敛汗实膝此为先。

当归六黄汤

黄芩　黄柏　黄连　生地　熟地　当归　黄芪（生）

水煎服。

［方歌］六黄汤敛阴虚汗，黄芩黄柏共黄连，生熟地黄当归配，黄芪倍用效通仙。

秘　结

痘疮内外宜宣畅，秘结气血鲜流荡，大便不通四顺宜，小便秘涩八正当。

［注］凡出痘，二便最喜通畅。以痘属毒火，惟通畅然后经络疏利，气血流动，而无壅遏之患。一有不通，则毒火不能外达，必至内攻而生患。初出大便秘者，四顺清凉饮主之；小便秘者，八正散主之。若至成浆时，切勿轻用。

四顺清凉饮

白芍药　当归身　甘草（生）　生大黄

水煎服。

［方歌］四顺清凉治秘结，大便不通毒火烈，白芍当归大黄草，急急煎服效最捷。

八正散

车前子　瞿麦　萹蓄　栀子仁　大黄　甘草（生）　木通　滑石

引用灯心，水煎服。

［方歌］八正散治小便秘，车前瞿麦与萹蓄，栀子大黄木通草，更入滑石煎成剂。

泻泄

初热作泻柴苓先，脾虚冷泻木香煎，色黄酸臭胃苓治，灌浆虚滑豆蔻丸。

［注］痘证不喜秘结，更忌泻利。初出时泻，尚具开通之功，火热由利而解。若泻甚，则是邪气并于肠胃，迫而下降，使传化失常也，宜柴苓汤主之。起胀时泻，手足逆冷，痘不起，其色淡白，此冷泻也，以陈氏木香散主之。如中满恶食，泻黄酸臭，手足心热，面赤疮红，此胃热作泻，以胃苓汤主之。惟成浆时尤为紧要。盖痘疮至此，津液已衰，脾胃已弱，复加泄泻，则百变丛生，急以豆蔻丸主之。

柴苓汤

黄芩　半夏(姜炙)　白术(土炒)　甘草(生)　赤茯苓　猪苓　泽泻　柴胡

引用生姜、灯心，水煎服。

［方歌］痘形未见先泄泻，柴苓疏利功最捷，芩半术甘赤茯苓，猪苓柴胡共泽泻。

陈氏木香散方见厥逆

胃苓汤

陈皮　厚朴(姜炒)　赤茯苓　苍术(米泔水浸、炒)　猪苓　泽泻　白术(土炒)

引用灯心，水煎服。

［方歌］里实作泻胃苓治，陈皮厚朴赤茯苓，苍术猪苓并泽泻，减桂倍术效无穷。

豆蔻丸

白龙骨(煅)　肉豆蔻(面裹，煨，去油)　木香(煨)　砂仁　诃黎勒肉(面裹，煨)各五钱　赤石脂(煅)七钱半　白枯矾

三钱

共为细末，面糊为丸，如黍米大。每服三五十丸，米饮下。

痢　疾

痘疮未愈痢随生，湿热伤中证非轻。白属伤气四君剂，红属伤血四物灵。

［注］凡痘疮未愈而患痢疾者，乃湿热郁于肠胃，致伤气血而然也，痘必滞黯无色。治当清热除湿，调理气血为主。白痢属气，加味四君子汤主之；赤痢属血，加味四物汤主之；赤白相兼者，合而用之。

加味四君子汤

茯苓　白术(土炒)　人参　陈皮　木香(煨)　甘草(炙)　黄连(姜炙)　黄芩

水煎服。

［方歌］加味四君妙如神，茯苓白术共人参，陈皮木香炙甘草，姜炒川连配黄芩。

加味四物汤

川芎　当归　生地　黄芩(酒炒)　川连(酒炒)　木香　白芍(炒)

水煎服。

［方歌］加味四物治赤痢，川芎当归共生地，酒炒黄芩合川连，木香白芍调成剂。

痒

见点作痒葛根汤，灌浆痒塌大补良，触犯暴痒熏避秽，急煎内托免毒藏。

［注］经曰：诸痒为虚。又曰：火微则痒。治者须分别治之。痘方出而身痒者，此邪气欲出，腠理严密，其火游溢往来，故不时作痒，加味升麻葛根汤主之。灌浆时，痘色淡白平

塌，便溏懒食，浆清作痒者，此脾胃弱气血虚也，十全大补汤主之。如秽气触犯而暴痒者，外用避秽香熏之，内服内托散送毒外出，庶无内攻之患。至于将敛而作痒者，此脓成毒化，荣卫和畅也，与疮疖将痊作痒者同论，不必服药。

加味升麻葛根汤

升麻　葛根　防风　淡豆豉　赤芍　桂枝　甘草（生）

水煎服。

［方歌］加味升麻葛根汤，痘出作痒最堪尝，升葛防风淡豆豉，赤芍桂枝甘草良。

十全大补汤方见结痂落痂证治

避秽香

苍术　大黄　茵陈（等分）

上锉细，枣肉为饼。炉中烧之，能避邪秽。

内托散

黄芪（蜜炙）　人参　川芎　当归　白芷　木香（煨）　桔梗　厚朴（姜炒）　甘草（炙）　肉桂　防风

引用姜、枣，水煎服。

［方歌］内托散防毒内攻，黄芪人参与川芎，当归白芷木香桔，厚朴甘草桂防风。

痛

小儿出痘若疼痛，皆因毒火未发清，疏散清解是妙方，葛根四物汤极应。

［注］经曰：诸痛为实。又曰：热盛则痛。皆缘痘毒之火未能尽解，故不时作痛也。痘初出痛者，因毒未发透也，升麻葛根汤主之。痘出稠密而作痛者，毒盛血热也，加味四物汤主之。若收靥时痛甚闷乱者，不治。

升麻葛根汤方见发热证治

加味四物汤

当归　赤芍　荆芥穗　防风　红花　丹皮　牛蒡子

（炒） 连翘（去心） 川芎 生地黄

水煎服。

［方歌］毒盛加味四物汤，当归赤芍合荆防，红花丹皮牛蒡子，连翘川芎生地黄。

失 音

痘之始终喜音清，毒热壅塞哑无声，喉中有痘不须治，若是毒攻甘桔宁。

［注］音者，心之声也。心气上达于肺而作音，肺清则音清，肺热则音哑。如痘当灌浆而音哑者，此喉中有痘碍于气道，待外痘收靥，而内痘自清，不必施治。若未长灌而音已先哑者，此热毒壅遏肺窍而然也，宜加味甘桔汤治之。

加味甘桔汤

射干 牛蒡子（炒） 元参 连翘（去心） 麦门冬（去心） 栀子（炒） 苦桔梗 甘草（生）

水煎服。

［方歌］加味甘桔治失音，射干牛蒡与元参，连翘麦冬炒栀子，桔梗甘草共和匀。

衄血便血

热盛衄血犀角汤，脾不统血参术良，热注肠胃四物治，脾虚便血归脾尝。

［注］血属阴，诸经赖以养育，痘疮资以成功。一为毒火熏灼，则血随火动，迫而妄行，上则为衄血，下则为便血。痘色紫滞，燥热口渴而衄者，此毒火刑金也，犀角地黄汤主之。靥后余毒乘脾而衄者，此脾虚不能统血归经也，人参白术散主之，外俱用发灰散吹入鼻中。若毒火炽甚，流注大肠，大便下血，加味四物汤主之。设痘色灰白陷下而便血者，此脾气虚弱不能摄血，宜归脾汤主之。至若大吐血、溺血及七窍出血，变在反掌，不必服药。

犀角地黄汤

犀角(镑) 丹皮 生地 白芍

水煎服。

［方歌］毒火上冲频衄血，犀角地黄汤效捷，犀角镑与牡丹皮，生地白芍共煎列。

人参白术散方见喘证

发灰散

用少壮无病人之乱发，以皂角煮水，洗净油气，焙干。用新瓦罐一个，填入内令满，净瓦片盖口，盐泥封之。炭火围罐之半，煅一炷香取出，候冷研细，吹鼻中。或用发灰二分，童便七分，酒三分调服，亦可止血。

加味四物汤

当归 白芍(酒炒) 生地 牡丹皮 荆芥(炒黑) 川芎 黄芩 黄连 地榆

水煎服。

［方歌］加味四物便血宜，归芍生地牡丹皮，荆芥炒黑川芎配，黄芩黄连共地榆。

归脾汤

人参 白术(土炒) 甘草(炙) 黄芪(蜜炙) 枣仁(炒、研) 远志(去心) 龙眼肉 茯神 当归 木香(煨)

引用姜、枣，水煎服。

［方歌］归脾汤治脾气虚，人参白术草黄芪，枣仁远志龙眼肉，茯神当归木香宜。

寒战咬牙

寒战咬牙要分明，初热在表羌活从，肺胃有热四物剂，气血两虚参归灵。

［注］寒战咬牙者，森森若寒，振振摇动，上下牙尖相磨而鸣也。初热时寒战咬牙者，因火毒留于经络之中，邪正相争，欲出不出所致也。治宜清热透表，以羌活汤主之。如见点后

痘色紫赤，大便秘，小便涩，烦躁口渴者，此属实热，是胃热则咬牙，肺热则寒战也，宜加味四物汤主之。若灌浆时脓色清稀，大便溏，小便长，身凉不渴者，此属气血两虚，是气虚则寒战，血虚则咬牙，宜参归鹿茸汤主之。

羌活汤

龙胆草　薄荷　防风　当归　栀子　淡竹叶　羌活　甘草（生）　川芎

引用生姜，水煎服。

［方歌］羌活汤除风热攻，龙胆薄荷共防风，当归栀子淡竹叶，羌活甘草及川芎。

加味四物汤

生地　连翘（去心）　川芎　当归　赤芍　石膏（煅）　麦门冬（去心）　川黄连（姜炒）　木通

水煎服。

［方歌］加味四物治热盛，寒战咬牙二证并，生地连翘芎芍归，石膏麦连木通共。

参归鹿茸汤方见灌浆证治

倦　怠

倦怠多因气虚弱，或缘滞热困儿脾。虚而无热补中治，食滞伤脾保元医。

［注］痘中倦怠，固属中气不足，服补中益气汤最为妥协。然亦有神气本弱，或为食热所困，其现证虽与不足等，但不可专以虚治，当于补剂中佐以清热之品，如保元汤加味用之可也。

补中益气汤方见痘顶塌陷

加味保元汤

人参　黄芪（生）　甘草（炙）　栀子（炒）　黄芩（酒炒）　麦门冬（去心）　山楂　神曲（炒）　陈皮　麦芽（炒）

引用生姜、大枣，水煎服。

［方歌］加味保元食热虚，参芪甘草补厥脾，栀芩麦冬清心热，楂曲陈麦消滞宜。

痘后浮肿

表虚风邪乘间入，遍身面目虚肿浮，五皮桂枝微汗后，面消身肿胃苓除。

［注］小儿痘后表气虚弱，见风太早，风邪乘虚而入，致使面目虚浮，遍身皆肿者，初宜五皮汤微汗之。服后面目不浮，惟遍身犹肿者，胃苓汤主之。

五皮汤

地骨皮　五加皮　桑皮（蜜炙）　桂枝　姜皮　大腹皮（洗）

引用灯心，水煎服。

［方歌］痘后浮肿五皮汤，地骨五加蜜炙桑，桂枝姜皮合大腹，引用灯心水煎尝。

胃苓汤方见泻证

御纂医宗金鉴卷五十九

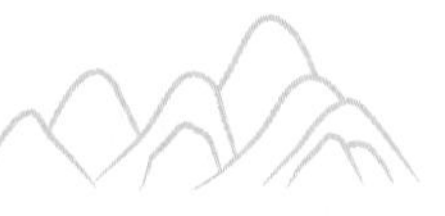

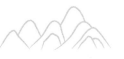

痘中杂证下

痘后痈毒

余毒未尽痘毒生，轻则疮疖重为痈。内用解毒汤俱可，外敷红玉膏有功。

［注］凡痘后余毒，皆因灌浆之时，毒气太盛，未得尽化，留藏于经络，聚而不散。轻则发为疮疖，重即成痈。或在肌肉之虚处，或发于关节摇动之际。皆不论已溃未溃，均以解毒内托汤主之，外用红玉膏摊贴患处。

解毒内托汤

生黄芪　荆芥　防风　连翘（去心）　当归　赤芍药　金银花　甘草节　木通

水煎服。

［方歌］解毒内托汤最灵，黄芪荆芥共防风，连翘当归赤芍药，银花甘草与木通。

红玉膏

紫草一两　红花一两　当归二两　黄蜡三两

用香油半斤，先将药煤焦去渣，后下黄蜡令匀，以冷为度，摊贴患处。

目

目病之由风热成，痘毒火郁上攻睛，赤肿涩痛洗肝散，翳膜遮睛龙胆从。

［注］目病固多由风热而起也。夫痘蕴非常之热，自里达外，气血弱则不能逐毒外出，火郁上攻，目斯病矣。如赤肿疼痛，隐涩流泪，不能开者，以洗肝散主之。翳膜遮睛，隐涩羞明者，加味龙胆汤主之。

洗肝散

羌活　归尾　防风　山栀仁　谷精草　薄荷　生甘草　川芎

水煎，食后服。

［方歌］洗肝散治目痛疼，羌活归尾及防风，山栀仁同谷精草，薄荷甘草配川芎。

龙胆汤

防风　木贼草　密蒙花　蝉蜕　蔓荆子　龙胆草　菊花　黄连　白芷　蒺藜

水煎服。

［方歌］翳遮龙胆汤堪夸，防风木贼密蒙花，蝉蜕蔓荆龙胆菊，黄连白芷蒺藜佳。

唇

脾经脉络绕唇口，出痘始终贵润红，紫裂焦黑急宜治，葛根解毒二方从。

［注］脾经之脉络绕于唇口，故经曰：六腑之华在唇。必津液充足，气血和畅，唇口方能红润，故出痘之始终以此为贵。不然，一为毒火所制，则毒乘于中，热炽于外，不惟不能红润，且或赤、或紫、或焦裂者，治皆不可缓也。初宜加味升麻葛根汤，起胀后，则以黄连解毒汤治之。

加味升麻葛根汤

赤芍　栀子　藿香　升麻　葛根　生甘草　防风　石膏

水煎服。

［方歌］加味升麻葛根汤，赤芍栀子与藿香，升麻葛根生甘草，防风石膏共煎尝。

黄连解毒汤方见结痂落痂证治

痘后牙疳

痘后牙疳毒热攻，口臭龈肿多痛疼，内服清毒凉血饮，外敷中白散极灵。

［注］痘后生牙疳者，乃余毒未解，上攻牙齿而然也。初起口臭龈肿，牙缝出血，尚觉疼痛；甚则色黑腐烂，牙齿脱落，穿腮破颊，蚀透鼻唇，多至不救。见之须急急调治，内服清毒凉血饮，外敷人中白散。

清毒凉血饮

知母　石膏　生地　黄连　当归　赤芍　大黄　山栀子　丹皮　荆芥穗　连翘(去心)

水煎服。

［方歌］清毒凉血治牙疳，知母石膏生地连，归芍大黄山栀子，丹皮荆穗连翘煎。

人中白散

人中白(煅)二钱　雄黄八分　冰片四分　硼砂　青黛　儿茶各一钱

共为细末，搽敷患处。

舌

舌乃心苗五内通，毒火一犯先见形，赤紫黑肿并舒弄，总以清热犀角平。

［注］舌为心苗，内通五脏。毒热举发，舌先受之，或赤或紫或黑或肿，舒舌，弄舌，种种不一，要皆热留于心而使然也。治宜清热为主，以加味犀角汤治之。

加味犀角汤

荆芥　防风　牛蒡子(炒)　生甘草　桔梗　升麻　犀角　麦冬(去心)　栀子　黄连　石膏(煅)

水煎服。

［方歌］加味犀角能散热，荆防牛蒡同甘桔，升麻犀角麦门冬，栀子黄连石膏捷。

咽　喉

咽喉之地司出入，毒火冲炽痛难堪，内用甘桔利咽剂，外吹牛黄散即安。

［注］咽者，饮食之道；喉者，呼吸之门，乃最紧要之处。若痘毒不能发越于外，火热壅塞膈间，上冲咽喉，则或肿痛、或哑呛，甚而不能呼吸，饮食难入。速用加味甘桔汤治之。或用加减利咽解毒汤，外用牛黄散吹入肿处。

加味甘桔汤方见失音

利咽解毒汤

防风　山豆根　麦冬(去心)　牛蒡子(炒)　黑参　苦桔梗　生甘草　绿豆

水煎服。

［方歌］利咽解毒用防风，山豆根与麦门冬，牛蒡黑参苦桔梗，甘草绿豆共煎浓。

牛黄散

川黄连(生)　黄柏(生)　薄荷各八分　雄黄　火硝　青黛各二分半　牛黄　冰片　硼砂　朱砂各一分

共为细末，每用少许，吹患处。

夹　疹

痘中夹疹因时气，毒火触动发其机，临期休将痘疮治，速将升葛透疹宜。

［注］痘已见形，其中又有颗粒细密如麻子者，此夹疹也。因出痘时恰遇天行时疫，感受其气，一时并发。不须治痘，当先治疹，以升麻葛根汤加荆芥、防风、蝉蜕、牛蒡、犀角，疹散而痘自起矣！

升麻葛根汤方见发热证治

夹　癍

片片结就如云头，毒伤阴血浮火游，表散荆防败毒剂，

清热黄连解毒投。

［注］瘢乃血之余也。因毒火郁遏，伤于阴血，血热相搏，故浮游之火，散布皮肤之间，与痘相夹而出，片片如云头突起，谓之夹瘢，以荆防败毒散主之。七日后见此，谓之发瘢，乃血热不解故也，以黄连解毒汤主之。

荆防败毒散

羌活　独活　柴胡　前胡　荆芥　防风　生甘草　川芎　枳壳（麸炒）　桔梗　赤茯苓

引用生姜，水煎服。

［方歌］夹瘢宜用疏解剂，荆防败毒进莫迟，羌独柴前荆防草，川芎枳桔赤苓宜。

黄连解毒汤方见结痂落痂证治

夹　痧

痧形发时粟一般，颗硬形圆顶又尖，粒中含水清浆样，败毒调治自然安。

［注］痧亦疹类，但形如粟米，尖圆白硬，内含清水为异。此亦热毒所发，往往夹痘而出，宜于疏散，以荆防败毒散主之。

荆防败毒散方见夹瘢

水　痘

水痘皆因湿热成，外证多与大痘同，形圆顶尖含清水，易胀易靥不浆脓。初起荆防败毒散，加味导赤继相从。

［注］水痘发于脾、肺二经，由湿热而成也。初起与大痘相似，面赤唇红，眼光如水，咳嗽喷嚏，唾涕稠粘，身热二三日而始出，其形尖圆而大，内含清水，易胀易靥，不作脓浆。初起荆防败毒散主之，继以加味异赤散治之。

荆防败毒散方见夹瘢

加味导赤散

生地　木通　生甘草　连翘　黄连　滑石　赤苓　麦

冬(去心)

引用灯心,水煎服。

[方歌] 加味导赤除湿热,生地木通甘草协,翘连滑石苓麦冬,引加灯心称妙诀。

男妇年长出痘门

男子年长出痘

年长出痘总不宜,真阴亏损元气虚,一逢出痘毒冲炽,水不胜火岂能支,夹热参麦清补剂,攻浆参归鹿茸宜。

[注] 男子自十六岁后,皆谓之年长。嗜欲情开,元精走泄,又遇痘毒之火冲炽,则真阴亏损,水虚不能制火。故每至行浆之际,口渴心烦,鼻衄咽痛,不能成脓,结痂者有之。治者不可妄用寒凉。五六日前,只宜参麦清补汤调治,至七八日如脓浆不行,急宜攻浆,以参归鹿茸汤内调鸡冠血酒治之。但得浆行,庶可无虞。

参麦清补汤

当归　川芎　花粉　白芍(酒炒)　生地　人参　生黄芪　前胡　桔梗　牛蒡子(炒、研)　生甘草　红花　南山楂　麦冬(去心)

引用生姜,水煎服。

[方歌] 参麦清补用归芎,花粉白芍生地同,参芪前桔牛蒡草,红花山楂麦门冬。

参归鹿茸汤方见灌浆证治

鸡冠血酒方见灰陷白陷

妇女出痘行经

妇女发痘遇经行,当期毒解不须惊,非期凉血解毒治,过期四物解毒从,去血过多气血弱,十全大补服通灵。

[注] 女子出痘,或遇经行,须问其是期非期。如期而出者,则毒热随血解去,不须施治,其证自愈。若非期而至者,

此毒火内扰于胞中，致血妄行，以凉血解毒汤治之；若过期不止，乃毒热乘入血室，以四物解毒汤加元参、甘草主之。若行浆时去血过多，此气血虚弱不能统摄也，急用十全大补汤。治若稍缓，痘浆不行，则无救矣。

凉血解毒汤方见结痂落痂证治

四物解毒汤

当归　白芍（酒炒）　生地　元参　栀子（炒）　川芎　生甘草　黄连（酒炒）　黄柏（酒炒）　黄芩（酒炒）

水煎服。

［方歌］四物解毒汤如神，归芍生地共元参，栀子川芎生甘草，黄连黄柏共黄芩。

十全大补汤方见结痂落痂证治

孕妇出痘

妊娠出痘势最难，母子相连掌握间。审其所因随证治，如圣安胎效通仙。

［注］孕妇最忌出痘，盖热能动胎，胎落则气血因之而伤，又安望其起胀、灌浆、结痂耶？故遇孕妇出痘，始终以安胎为上。用如圣散随证加减治之，不可轻用犯胎之药，致有触动。

如圣散

当归身　陈皮　白术（土炒）　大腹皮　黄芩　缩砂仁（连壳炒）　甘草（生）　黑豆（酒洗）　桑上羊儿藤

水煎服。

初发热，加升麻、葛根、连翘。出而稠密者，加酒炒黄连、牛蒡子、连翘、南山楂。不起发者，加牛蒡子、赤芍药。渴，加麦门冬、知母、花粉。血动者，四物汤加芩、连。脾虚食少，毒发不出者，千金内托汤去肉桂，倍加参、芪。身热有外邪者，参苏饮加木香。

［方歌］安胎如圣散最宜，归陈白术大腹皮，黄芩砂仁共甘草，黑豆羊藤服莫疑。

痘出遇产

痘出正盛逢临产，束手无策势最险。无恙十全大补治，恶露未尽黑神散。

［注］孕妇当痘正出之际，忽然欲产，俟产育后无他恙者，只宜大补气血，十全大补汤主之。若腹中微痛，此恶露未尽也，黑神散主之。

十全大补汤方见结痂落痂证治

黑神散

当归　川芎　熟地黄　青皮（醋炙）　香附（醋炙）　蒲黄　桂心　干姜

水煎，温服。

［方歌］恶露未净黑神良，当归川芎熟地黄，青皮香附俱醋炙，蒲黄桂心合干姜。

产后出痘

产后如逢出痘疮，惟凭补益莫惊慌，十全大补全功效，勿用寒凉致损伤。

［注］妇人产后气血已伤，又遇出痘，则气血之供用难给，不能领载其毒。惟宜大补气血，以十全大补汤治之，切不可妄用寒凉之剂，致伤生发之机也。

十全大补汤方见结痂落痂证治

疹　门

疹　原

麻为正疹亦胎毒，毒伏六腑感而出。初发之状有类痘，形尖渐密不浆殊。始终调护须留意，较痘虽轻变化速。

［注］疹非一类，有瘙疹、瘾疹、温疹。盖痘疹皆非正疹也，惟麻疹则为正疹。亦胎元之毒，伏于六腑，感天地邪阳火旺之气，自肺、脾而出，故多咳嗽喷嚏，鼻流清涕，眼泪汪汪，

两胞浮肿。身热二三日或四五日，始见点于皮肤之上，形如麻粒，色若桃花，间有类于痘大者，此麻疹初发之状也。形尖疏稀，渐次稠密，有颗粒而无根晕，微起泛而不生浆，此麻疹见形之后，大异于痘也。须留神调治，始终不可一毫疏忽。较之于痘虽稍轻，而变化之速则在顷刻也。

麻疹轻重

麻疹出时非一端，其中轻重要详参。气血和平轻而易，表里交杂重则难。

［注］麻疹出时有轻重之分，临时须要详察。若气血和平，素无他病者，虽感时气，而正能制邪；故发热和缓，微微汗出，神气清爽，二便调匀，见点则透彻散没，不疾不徐，为轻而易治者也。若素有风寒食滞，表里交杂，一触邪阳火旺之气，内外合发，而正不能制邪，必大热无汗，烦躁口渴，神气不清，便闭尿涩，见点不能透彻收散，或太紧速，则为重而难治者也。

麻疹主治大法

疹宜发表透为先，最忌寒凉毒内含。已出清利无余热，没后伤阴养血痊。

［注］凡麻疹出，贵透彻，宜先用表发，使毒尽达于肌表。若过用寒凉，冰伏毒热，则必不能出透，多致毒气内攻，喘闷而毙。至若已出透者，又当用清利之品，使内无余热，以免疹后诸证。且麻疹属阳热，甚则阴分受伤，血为所耗，故没后须以养血为主，可保万全。此首尾治疹之大法，至于临时权变，惟神而明之而已。

麻疹未出证治

欲出麻疹身微热，表里无邪毒气松，若兼风寒食滞热，隐伏不出变丛生。宣毒发表为主剂，随证加味莫乱从。

［注］麻疹一证，非热不出，故欲出时，身先热也。表里无邪者，热必和缓，毒气松动，则易出而易透。若兼风寒食热诸证，其热必壮盛，毒气郁闭，则难出而难透。治以宣毒发表汤。其间或有交杂之证，亦照本方随证加减治之。

宣毒发表汤

升麻　葛根　前胡　桔梗　枳壳(麸炒)　荆芥　防风　薄荷叶　木通　连翘(去心)　牛蒡子(炒、研)　淡竹叶　生甘草

引加芫荽，水煎服。

感寒邪者，加麻黄，夏月勿用。食滞，加南山楂。内热，加黄芩。

［方歌］疹伏宣毒发表汤，升葛前桔枳荆防，薄通翘蒡淡竹草，引加芫荽水煎尝。

麻疹见形证治

麻疹已出贵透彻，细密红润始为良。若不透彻须分晰，风寒毒热气虚详。风寒升葛汤加味，毒热三黄石膏汤，气虚人参败毒散，托里透疹效非常。

［注］麻疹见形，贵乎透彻。出后细密红润，则为佳美。有不透彻者，须察所因：如风寒闭塞，必有身热无汗，头疼呕恶，疹色淡红而黯之证，宜用升麻葛根汤，如苏叶、川芎、牛蒡子；因毒热壅滞者，必面赤身热，谵语烦渴，疹色赤紫滞黯，宜用三黄石膏汤；又有正气虚弱，不能送毒外出者，必面色㿠白，身微热，精神倦怠，疹色白而不红，以人参败毒散主之。

升麻葛根汤方见痘门发热证治

三黄石膏汤

麻黄　石膏　淡豆豉　黄柏　黄连　栀子　黄芩

水煎服。

［方歌］疹出不透因毒热，三黄石膏汤急寻，麻黄石膏淡

豆豉，黄柏黄连栀子芩。

人参败毒散

人参　川芎　羌活　独活　前胡　枳壳（麸炒）　桔梗　柴胡　生甘草　赤苓

引用生姜，水煎服。

［方歌］疹因气虚出难透，人参败毒有奇功，参芎羌独前枳桔，柴胡甘草赤茯苓。

麻疹收没证治

疹出三日当收没，不疾不徐始无虞。收没太速毒攻内，当散不散虚热医。毒盛荆防解毒治，外用胡荽酒法宜。虚热柴胡四物剂，应证而施病渐离。

［注］麻疹见形三日之后，当渐次没落，不疾不徐，始为无病。若一二日疹即收没，此为太速。因调摄不谨，或为风寒所袭，或为邪秽所触，以致毒反内攻。轻则烦渴谵狂，重则神昏闷乱，急宜内服荆防解毒汤，外用胡荽酒熏其衣被，使疹透出，方保无虞。当散不散者，内有虚热留滞于肌表也。其证潮热烦渴，口燥咽干，切不可纯用寒凉之剂，以柴胡四物汤治之。使血分和畅，余热悉除，疹即没矣！

荆防解毒汤

薄荷叶　连翘（去心）　荆芥穗　防风　黄芩　黄连　牛蒡子（炒、研）　大青叶　犀角　人中黄

引用灯心、芦根，水煎服。

［方歌］收没太速毒内攻，荆防解毒治最灵，薄翘荆防芩连蒡，大青犀角共人中。

胡荽酒方见痘门水泡证治

柴胡四物汤

白芍（炒）　当归　川芎　生地　人参　柴胡　淡竹叶　地骨皮　知母（炒）　黄芩　麦冬（去心）

引加生姜、红枣，水煎服。

［方歌］当散不散因虚热，柴胡四物芍归芎，生地人参柴竹叶，地骨知母芩麦冬。

身热不退

麻疹已发身犹热，毒热壅遏使之然。出用化毒清表剂，没后柴胡清热煎。

［注］麻疹非热不出，若既出透，其热当减。倘仍大热者，此毒盛壅遏也，宜用化毒清表汤治之。疹已没落而身热者，此余热留于肌表也，宜柴胡清热饮治之。

化毒清表汤

葛根　薄荷叶　地骨皮　牛蒡子（炒，研）　连翘（去心）　防风　黄芩　黄连　元参　生知母　木通　生甘草　桔梗

引用生姜、灯心，水煎服。

［方歌］疹已出透身壮热，化毒清表为妙诀，葛薄地骨蒡翘防，芩连元知通甘桔。

柴胡清热饮

柴胡　黄芩　赤芍　生地　麦冬（去心）　地骨皮　生知母　生甘草

引用生姜、灯心，水煎服。

［方歌］疹已没落热不减，柴胡清热效通仙，柴胡黄芩芍生地，麦冬地骨知母甘。

烦　渴

毒热内盛火上炎，心胃扰乱烦渴添，未出升葛汤加味，已出白虎汤为先，没落竹叶石膏用，因时医治莫迟延。

［注］凡出麻疹烦渴者，乃毒热壅盛也。盖心为热扰则烦，胃为热郁则渴。当未出时，宜升麻葛根汤加麦冬、天花粉；已出者，宜白虎汤；没后烦渴者，用竹叶石膏汤。

升麻葛根汤方见痘门发热证治

白虎汤

石膏(煅)　生知母　生甘草

引用粳米,水煎服。

[方歌] 麻疹已发多烦渴,白虎清热自能安,石膏知母生甘草,引加粳米用水煎。

竹叶石膏汤

人参　麦冬(去心)　石膏(煅)　生知母　竹叶　生甘草

水煎服。

[方歌] 疹已没落当安静,若加烦渴热未清,竹叶石膏汤参麦,石膏知母竹甘从。

谵　妄

疹发最怕毒火盛,热昏心神谵妄生,未出三黄石膏治,已出黄连解毒灵。

[注] 谵妄一证,乃毒火太盛,热昏心神而然也。疹未出而谵妄者,三黄石膏汤主之;疹已出而谵妄者,黄连解毒汤主之。

三黄石膏汤方见麻疹见形证治

黄连解毒汤方见痘门结痂落痂证治

喘　急

疹初无汗作喘急,宜发麻杏石甘宜。毒热内攻金受克,保肺清气化毒医。

[注] 喘为恶候,麻疹尤忌之。如初出未透,无汗喘急者,此表实拂郁其毒也,宜用麻杏石甘汤发之;疹已出,胸满喘急,此毒气内攻,肺金受克,宜用清气化毒饮清之。若迟延失治,以致肺叶焦举,则难救矣。

麻杏石甘汤

石膏(煅)　麻黄(蜜炒)　杏仁(去皮、尖,炒)　生甘草引用生姜，水煎服。

［方歌］喘用麻杏石甘汤，石膏火煅合麻黄，杏仁去尖须微炒，甘草相配引生姜。

清气化毒饮

前胡　桔梗　栝蒌仁　连翘(去心)　桑皮(炙)　杏仁(炒，去皮、尖)　黄芩　黄连　元参　生甘草　麦冬(去心)

引用芦根，水煎服。

［方歌］毒热内攻肺喘满，清气化毒饮最灵，前桔栝蒌翘桑杏，芩连元参草麦冬。

咳　嗽

疹初咳嗽风邪郁，加味升麻葛根良。毒热熏蒸金受制，清金宁嗽自堪尝。

［注］麻疹发自脾、肺，故多咳嗽。若咳嗽太甚者，当分初、没治之。初起咳嗽，此为风邪所郁，以升麻葛根汤加前胡、桔梗、苏叶、杏仁治之；已出咳嗽，乃肺为火灼，以清金宁嗽汤主之。

升麻葛根汤方见痘门发热证治

清金宁嗽汤

橘红　前胡　生甘草　杏仁(去皮、尖，炒)　桑皮(蜜炙)　川连　栝蒌仁　桔梗　浙贝母(去心)

引用生姜、红枣，水煎服。

［方歌］嗽用清金宁嗽汤，橘红前草杏仁桑，川连栝蒌桔贝母，引用红枣共生姜。

喉　痛

疹毒热甚上攻喉，肿痛难堪实可忧。表邪元参升麻用，里热凉膈消毒求。

［注］疹毒热盛，上攻咽喉，轻则肿痛，甚则汤水难下，最为可虑。表邪郁遏，疹毒不能发舒于外，致咽喉作痛者，元参

升麻汤主之；里热壅盛，或疹已发于外，而咽喉作痛，以凉膈消毒饮主之。

元参升麻汤

荆芥　防风　升麻　牛蒡子（炒、研）　元参　生甘草

水煎服。

［方歌］表郁疹毒喉肿痛，急服元参升麻汤，荆芥防风升麻蒡，元参甘草水煎尝。

凉膈消毒饮

荆芥穗　防风　连翘（去心）　薄荷叶　黄芩　生栀子　生甘草　牛蒡子（炒、研）　芒硝　大黄（生）

引用灯心，水煎服。

［方歌］里热喉痛苦难当，凉膈消毒饮最良，荆防翘薄芩栀草，牛蒡芒硝生大黄。

失　音

疹毒声哑肺热壅，元参升麻大有功。已发加减凉膈散，没后儿茶音即清。

［注］失音者，乃热毒闭塞肺窍而然也。疹初失音者，元参升麻汤主之；疹已发而失音者，加减凉膈散主之；疹没后声症者，儿茶散主之。

元参升麻汤方见喉痛

加减凉膈散

薄荷叶　生栀子　元参　连翘（去心）　生甘草　苦桔梗　麦冬（去心）　牛蒡子（炒、研）　黄芩

水煎服。

［方歌］加减凉膈治失音，薄荷栀子共元参，连翘甘草苦桔梗，麦冬牛蒡与黄芩。

儿茶散

硼砂二钱　孩儿茶五钱

共为细末，凉水一盏，调药一匙服之。

呕　吐

疹发缘何呕吐逆，火邪扰胃使之然。竹茹石膏为主治，和中清热吐能安。

［注］麻疹呕吐者，由于火邪内迫，胃气冲逆也。须以竹茹石膏汤和中清热，其吐自止。

竹茹石膏汤

半夏（姜制）　赤苓　陈皮　竹茹　生甘草　石膏（煅）

引用生姜，水煎服。

［方歌］竹茹石膏汤治吐，半夏姜制配茯苓，陈皮竹茹生甘草，石膏火煅共合成。

泻　泄

毒热移入大肠经，传化失常泻泄成，初起升葛汤加味，已发黄连解毒清。

［注］麻疹泻泄，乃毒热移入肠胃，使传化失常也。治者切不可用温热诸剂。疹初作泻者，以升麻葛根汤加赤茯、猪苓、泽泻主之；疹已出作泻者，以黄连解毒汤加赤苓、木通主之。

升麻葛根汤方见痘门发热证治

黄连解毒汤方见痘门结痂落痂证治

痢　疾

夹疹之痢最难当，毒热凝结移大肠，腹痛下痢赤白色，悉用清热导滞良。

［注］麻疹作痢，谓之夹疹痢。因毒热未解，移于大肠所致也。有腹痛欲解，或赤或白，与赤白相兼者，悉用清热导滞汤主之，不可轻投涩剂。

清热导滞汤

山楂　厚朴（姜炒）　生甘草　枳壳（麸炒）　槟榔　当归　白芍（酒炒）　条芩（酒炒）　连翘（去心）　牛蒡子（炒、研）　青皮（炙）　黄连（吴茱萸炒）

引用生姜，水煎服。

［方歌］痢用清热导滞汤，山楂朴草壳槟榔，归芍条芩翘牛蒡，青皮黄连引生姜。

腹痛

小儿发疹腹中疼，毒郁肠胃食滞凝。曲腰啼叫眉频蹙，加味平胃散堪行。

［注］麻疹腹痛者，由食滞凝结，毒气不得宣发于外，故不时曲腰啼叫，两眉频蹙。须以加味平胃散治之，滞消毒解，而痛自除矣。

加味平胃散

防风　升麻　枳壳（麸炒）　葛根　苍术（炒）　陈皮　厚朴（姜炒）　南山楂　麦芽（炒）　生甘草

引用生姜、灯心，水煎服。

［方歌］加味平胃散如神，防风升麻枳葛根，苍陈厚朴楂芽草，生姜灯心水煎匀。

衄血

疹家衄血莫仓惶，毒从衄解妙非常。衄甚吹鼻发灰散，内服犀角地黄汤。

［注］肺开窍于鼻，毒热上冲，肺气载血妄行，则衄作矣。然衄中有发散之义，以毒从衄解，不须止之。但不可太过，过则血脱而阴亡也。如衄甚者，宜外用发灰散吹入鼻中，内服犀角地黄汤，其血可止。

发灰散　犀角地黄汤方俱见痘门衄血便血

瘙疹

儿在母腹血热蒸，生后不免遇凉风，遍体发出如粟米，此名瘙疹何须评。

［注］瘙疹者，儿在胎中受母血热之气所蒸已久，及生后

外遇凉风，以致遍身红点，如粟米之状。满月内见者，名为烂衣疮；百日内见者，又名百日疮；未出痘疮之先见者，即名为瘙疹。调摄谨慎，不治自愈。

盖痘疹

痘后出疹盖痘传，余毒未尽夹食寒，遍身作痒如云片，加味消毒服即安。

［注］盖痘疹者，谓痘方愈而疹随发也。因痘后余毒未尽，更兼恣意饮食，外感风寒，以致遍身出疹，色赤作痒，始如粟米，渐成云片。宜加味消毒饮疏风清热，疹即愈矣。

加味消毒饮

荆芥穗　防风　牛蒡子（炒）　升麻　生甘草　赤芍　南山楂　连翘（去心）

引用生姜，水煎服。

［方歌］盖痘疹因风热成，加味消毒饮最灵，荆防牛蒡升麻草，赤芍山楂连翘从。

瘾　疹

心火灼肺风湿毒，隐隐疹点发皮肤，疏风散湿羌活散，继用消毒热尽除。

［注］瘾疹者，乃心火灼于肺金，又兼外受风湿而成也。发必多痒，色则红赤，隐隐于皮肤之中，故名曰瘾疹。先用加减羌活散疏风散湿，继以加味消毒饮清热解毒。表里清而疹愈矣。

加味羌活散

羌活　前胡　薄荷叶　防风　川芎　枳壳（麸炒）　桔梗　蝉蜕　连翘（去心）　生甘草　赤苓

引用生姜，水煎服。

［方歌］瘾疹羌活散相当，羌活前胡薄荷防，川芎枳桔净蝉蜕，连翘甘草赤苓姜。

加味消毒饮方见盖痘疹

编辑幼科种痘心法要旨

御纂医宗金鉴卷六十

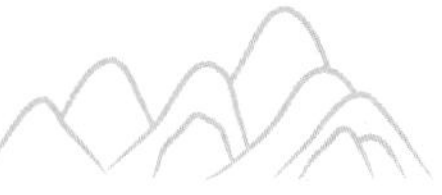

编辑幼科种痘心法要旨

夫痘，胎毒也。伏于有形之始，因感而发，为生人所不能免。然其发也，或染时气，或感风寒，或因饮食，或由惊恐，以病引病，为患多端，变更莫测。且其间顺吉者少，险逆者多，有千方百计而不能冀其愈于万一者，此其所以为难也。古有种痘一法，起自江右，达于京畿。究其所源，云自宋真宗时，峨眉山有神人出，为丞相王旦之子种痘而愈，遂传于世。其说虽似渺茫，然以理揆之，实有参赞化育之功，因时制宜之妙。盖正痘感于得病之后，而种痘则施于未病之先；正痘治于成病之时，而种痘则调于无病之日。自表传里，由里达表，既无诸证夹杂于其中，复有善方引导于其外，熏蒸渐染，胎毒尽出，又何虑乎为患多端，变更莫测，以致良工束手于无可如何之地耶？此诚去险履平，避危就安之良法也。然种痘一科，多口传心授，方书未载，恐后人视为虚诞之辞，相沿日久，无所考稽，使至理良法，竟置无用之地，神功湮没，岂不大可惜哉！今将种痘一法，细加研究，审度精详，纂辑成书，永垂千古，庶为种痘之津梁，咸登赤子于寿域也。

种痘要旨

尝考种痘之法，有谓取痘粒之浆而种之者；有谓服痘儿之衣而种之者；有谓以痘痂屑干吹入鼻中种之，谓之旱苗者；有谓以痘痂屑，湿纳入鼻孔种之，谓之水苗者。然即四者而较之，水苗为上，旱苗次之，痘衣多不应验，痘浆太涉残忍。故古法独用水苗，盖取其和平稳当也。近世始用旱苗，法虽捷径，微觉迅烈。若痘衣、痘浆之说，则断不可从。夫水苗之所以善者，以其势甚和平，不疾不徐，渐次而入；既种之后，小儿无受伤之处，胎毒有渐发之机，百发百中，捷于影响，尽善尽美，可法可传，为种痘之最优者。其次则旱苗虽烈，犹与水苗之法相近，儿体壮盛，犹或可施。至若痘痂之何以为顺？选苗之何以善藏？天时之何以得正？种期之何以为吉？调摄之何以合宜？禁忌之何以如法？形气之何以可种？与痘衣痘浆之弊，一一条分缕晰，细列于后。学者必细心体阅，则中有灼见，不致有他歧之惑，庶种法既善，而成功可必矣！

选　苗

苗者，痘之痂也。种痘者，全资乎此，以为胎毒之引导，关系匪轻。选苗时，宜留神细察，不可轻忽，其中有可用者，有不可用者，惟在痘之顺与不顺别之。痘之不顺者，出不尖圆，色不红润，浆不充满，所落之痂，黑暗而薄。此天人合病，内外合邪所致，即幸而得愈，亦不过良工之善为调治，非天然之美。此等痘痂，断不可用。痘之顺者，始终无夹杂之证，出则尖圆，色则红润，浆则充满；所落之痂，苍蜡光泽，肥大厚实。此得天地阴阳之正气，极顺之苗也，收而用之，效如响应。但此痂甚少，所遇无多，或不能亲其事而假手他人，亦必令彼身亲目睹方可。否则宁置而不用，切勿滥用，种者审之。

蓄　苗

种痘必资于苗，而苗之所可恃者，在气之相通耳。若遇热则气泄，日久则气薄，触污秽则气不清，藏不洁则气不正，此蓄苗之法，所以不可不慎也。如遇好苗，须贮新磁瓶内，上以物密覆之，置于洁净之所，清凉之处。其所贮之苗，在春天者，一月之痂可种。冬令严寒，四五十日之痂尚可种。盖寒则气收藏，热则气易泄，故时日有不同也。然于未收苗时，即当先与出痘之家明言其故，使彼乐从，无所疑忌。彼方肯用心收贮，不致稍有贻误也。

天　时

种痘贵得天时，得其时则种，不得其时则不种。夫天时之正，莫过于春。春为万物发生之际，天气融和，不寒不热，种之则痘自随其气而发生，此正、二、三月之时，所以可种也。若交夏之后，六阳尽出地上，人之阳气亦皆外浮，暑热烁金，受病者众。斯时种痘，儿何以堪？此四、五、六月之时，所以必不可种也。至若秋令，天气清肃，收敛之时，虽遇可种之儿，而无引毒之具，此七、八、九月之时，势有不能种也。至于十月，名曰小春，虽亦可种，然斯时寒气固结，纯阴用事，不若俟冬至后一阳鼓动，借其生生之气，种之甚吉。此十月之所以可种，犹不若十一、十二月之尤可种也。然当可种之时，亦有不可种者。如春应温而反寒，夏应热而反凉，秋应凉而反热，冬应寒而反温，当其时而非其气，是天地不正之气也。常人感染则成时疫，小儿调理未遑，况敢言种痘乎？倘或遇此，只宜稍避，俟时气平定，再为议种，方保万全。亦有未种之时，天时甚正，既种之后，忽尔寒暄不时，此又人事所遇不齐，偶尔变气，出乎意外者也。则宜屋中适其寒温，顺会天时，常烧辟秽香，饮食起居，更加谨慎，可保无恙。种痘者宜详审而体察之。

择　吉

下苗之日，必择成日、开日、栽种日及合天月二德日则吉。倘三者不能兼备，即成、开之日亦可。若值人神所在之日，忌不可种。

种痘吉日：

成日　　开日　　栽种日

天月二德日：正、五、九月在丙。二、六、十月在甲。三、

七、十一月在壬。四、八、十二月在庚。

人神所在之日：十一日在鼻柱。十五日在遍身。

调　摄

种痘之在调摄，最为紧要，自始至终，不可稍忽，如避寒热、慎饮食是也。天气严寒，盖覆宜温暖，勿使受寒，恐被寒气所触，则痘不得出。亦不可过于重棉叠褥，使热气壅滞，致痘不宣发。天气温暖，盖覆宜适中，恐客热与毒相并，致增烦热。亦不可轻易着单露体，使寒邪外侵，阻遏生发之气。此寒热所以贵得其平也。人之气血，必借饮食生化，痘之始终，全赖乎此。若饮食亏少，气血何所资助乎？但不可过甚。若过饮，则饮停不化津液；过食，则食滞必生痰热。所以吮乳之儿，不多乳、不阙乳；能食之儿，勿餐辛热炙煿，勿啖粘硬生冷，勿恣意茶水，勿使饮凉浆，食不过饱，亦不过饥，此饮食所以贵得其平也。至于寒热饮食之外，凡举止动作，既不可任意骄纵，亦不可过于拂逆，惟在调摄之人，耐其性情，兢兢业业，善为保护。不但慎于既种之后，且当慎于未种之先；不但慎之见苗之初，尤当慎之落痂之后。种痘者，宜谆谆告诫，务期详细，使彼知关系匪轻，心存谨慎，如法调摄，始保万全。倘稍有不谨，以致小儿或为寒热所侵，或为饮食所伤，咎将谁诿乎？此不知调摄者，所以断不可与种也。

禁　忌

种痘之家，房中最要洁净，切忌冲犯。最喜明亮，不可幽暗。择老成耐事之人，经过小儿出痘者，令其调护，不离左右。一切禁忌，俱当谨遵。勿詈骂呼怒，勿言语惊慌，勿对梳头，勿对搔痒，勿嗜酒，勿歌乐。凡房中淫液气，妇人经候气，腋下狐臭气，行远劳汗气，误烧头发气，误烧鱼骨气，吹灭灯烛气，硫磺柴烟气，葱蒜醉酒气，沟渠污浊气，悉宜避之。更当预嘱其左右之人，倘值迅雷、烈风、暴雨之变，大宜安定，勿使儿惊。其帏帐宜谨，盖覆宜密，切勿暴动生风。常烧辟秽香，以避偶尔不正之气。再令人谨伺其门，不许生人往来，不许僧、道、师、巫、孝服之人入室。以上禁忌，一一遵守则吉，稍有疏忽，每至败事。种痘者切宜谆谆告诫之。

辟秽香

南苍术半斤　川大黄四两

上锉细片，炉中烧之，不可间断。

可　种

小儿面部红润，精采明亮透达，印堂、山根、年寿、眼下、口角无青暗之色。两目黑白分明，视瞻平正，愈看愈有神气精光。囟不陷、不填。头不解颅。鼻孔不小。气清不浊。声音清亮。天柱骨正，颈不歪斜。骨肉相称，又宜紧束，肥不见肉，瘦不露骨。小便远而长，肾囊紧小，微带紫黑色，如荔枝壳。身无癓癣疮疥。项无结核。腹无积聚。形气充实。精神强健。脏腑调顺。脉息和平。

以上皆可种。

不可种

小儿面色青白，或黧黑、痿黄，无喜色，无精采。两目黑多白少，白睛带青色，视瞻歪斜，暗昧无神。囟陷囟填。解颅。囟不合。五软。五硬。龟胸。龟背。鹤膝。鼻孔小。气浊。声音不亮、不长，肉不束，骨松如发面样。身体瘦无腘肉。身有癓癣、疮疥。腹有痞积。项有结核。病后元气未复。素有惊痫之证。失乳之后。气血不足。脾胃虚弱。精神倦怠。脉不和平。

以上皆不可种。

凡小儿父母，行事疏忽，不知调摄，不听禁忌，不信医药，过于溺爱骄纵者，亦断不可与种。

水苗种法

种痘之时，要细阅小儿气血冲和，脏腑均平，内无痰热食积所伤，外无六淫之气相侵，方可用上好痘痂种之。一岁者，用二十余粒。三四岁者，用三十余粒。置于净磁钟内，以柳木作杵，碾为细末，以净水滴三五点入钟内，春温用，冬热用。干则再加水几点，总以调匀为度，不燥不湿。用新棉些须摊极薄片，裹所调痘屑在内，捏成枣核样，以红线拴定，仍留寸许，长则剪去。将苗纳入鼻孔，分男左、女右，不可离人，时时看守。倘小儿用手拈弄，急禁止之。或被嚏出，急将苗塞鼻内，不可稍缓，恐泄苗气。下苗后必以六个时辰为度，然后取出。如遇天气严寒，多留数刻，若遇时令和暖，早取数刻亦可，要在临时斟酌。痘苗取出之后，其苗气渐次而入，传遍五脏。至七日始发热，发热三日而苗见，见苗三日而出齐，出齐三日而灌浆，浆足三日而回水结痂，大功成矣！

五脏传送之理

鼻者，肺之外窍也。水苗种法，以苗塞鼻中，其气先传于肺；肺主皮毛，肺传于心；心主血脉，心传于脾；脾主肌肉，脾传于肝；肝主筋，肝传于肾。肾主骨，痘毒藏骨髓之内，感苗气而发，其毒自骨髓尽达于筋，肾脏之毒解矣；自筋尽达于肌肉，肝脏之毒解矣；自肌肉尽达于血脉，脾脏之毒解矣；自血脉尽达于皮毛，心脏之毒解矣；自皮毛尽达于颗粒，肺脏之毒解矣。五脏之毒层递而解，然后毒化浆成，收靥落痂。此种痘传送之次序也，不可不知。

旱苗种法

旱苗种法，用银管约长五六寸，曲其颈，碾痘痂极细，纳于管端。按男左、女右，对准鼻孔吹入之，至七日而亦发热。今时多用此法，盖取其简便捷入，不致脱落而有透泄苗气之患也。第恐后人用之不善，轻吹之则不骤入，重吹之则迅烈难当。且恐流涕过多，苗随涕去，往往不验。今欲垂法后世，当取其法之和平稳当万全者，而则效之。此所以独取于水苗也。

痘衣种法

小儿出痘者，当长浆。浆足之时，则彼痘气充盛，取其贴身里衣，与未出痘之儿女服之，服二三日，夜间亦不脱下，至九日、十一日始发热，此乃衣传。然恐气薄不透，多有不热不出，其法不灵，故不可用。

痘浆种法

择小儿出痘之顺者，取其痘浆以棉拭之，分男左、女右，塞入鼻中，亦能发痘。但取痘浆之时，不令本家知觉，捏破痘浆，盗以作种，使彼真气宣泄，毒不能解，此忍心害理不仁之事也。同志者切宜深恶而痛绝之，又岂可尤而效之也哉！

信　苗

种痘发热以前，小儿面部上忽出颗粒似痘，名曰信苗，此痘之将发毒气之标也。色红而软，听之自消。若红紫坚硬，有如鱼目者，急以银针挑破，上以二圣散则无虞。

二圣散

明雄黄　紫草各等分

共碾为细末，用油胭脂调上。

补　种

下苗后，宜令亲切之人左右看守，恐他人用心之不慎也。若视为泛常，看守疏忽，恐小儿恶其苗塞鼻中，不时捏出，使苗气一泄，种多不验。所以种而不发者亦有之也。然或小儿五内壮实，不受苗气，艰于传进不发者亦有之。更有胎毒深邃，潜藏内蓄，虽苗气传至，不能引出不发者亦有之。俱当俟逾十一日为度。过此不发,然后察天时和顺,再为补种之亦可。

自　出

种痘以七日为期。五脏传遍始发热者,常也。或有至九日、十一日而发者,此传送迟慢之故,亦无足虑。若发热于五日以前,此时苗气尚未传至,其毒何由而发?必因种后适逢天行时气,小儿感染而成。是乃自出之痘,非关苗气引出者。种痘者不可不知,要当于未种之时,预为申明其说焉。

治　法

种痘乃引毒达表,乘儿安宁无病之时,事属顺吉,又何言治。然恐痘家过于溺爱,起居不谨,饮食不节,此病所由生也,故治法亦所不免。当悉照治正痘之法,治之可也。